Postbariatrische Chirurgie

Asım Gueven · Sixtus Allert
(Hrsg.)

Postbariatrische Chirurgie

Plastische Chirurgie nach massivem Gewichtsverlust

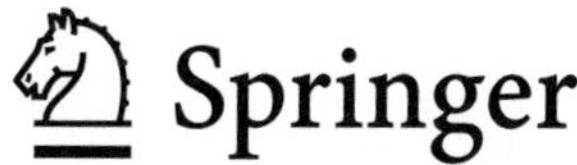

Hrsg.
Asım Gueven
Livion
Hamburg, Deutschland

Sixtus Allert
Klinik für Plastische und Ästhetische Chirurgie, Handchirurgie
Sana Klinikum Hameln-Pyrmont
Hameln, Niedersachsen, Deutschland

ISBN 978-3-662-69268-4 ISBN 978-3-662-69269-1 (eBook)
https://doi.org/10.1007/978-3-662-69269-1

Die Deutsche Nationalbibliothek verzeichnet diese Publikation in der Deutschen Nationalbibliografie; detaillierte bibliografische Daten sind im Internet über https://portal.dnb.de abrufbar.

Planung/Lektorat: Diana Kraplow
Springer ist ein Imprint der eingetragenen Gesellschaft Springer-Verlag GmbH, DE und ist ein Teil von Springer Nature.
Die Anschrift der Gesellschaft ist: Heidelberger Platz 3, 14197 Berlin, Germany

Geleitwort

Sehr geehrte Leserinnen und Leser,

mit großer Freude und Ehre verfasse ich das Vorwort für dieses außergewöhnliche Werk, welches als erstes umfassendes deutsches Fachbuch die faszinierende Welt der postbariatrischen Chirurgie in den Fokus rückt.

In einer Ära, in der innovative Abnehmstrategien wie Injektionstherapien die Adipositasbehandlung revolutionieren, bietet dieses Buch tiefgreifende Einblicke in die plastisch-chirurgische Nachsorge nach signifikantem Gewichtsverlust. Es beleuchtet die steigende Nachfrage nach plastisch-chirurgischen Eingriffen in Deutschland, parallel zur Zunahme von Adipositasfällen und den sich wandelnden Perspektiven auf bariatrische Operationen sowie die Unentbehrlichkeit unseres Fachgebietes bei der Betreuung dieser Patientengruppe.

Jedes Kapitel, verfasst von renommierten deutschen und internationalen Fachexperten, zeugt von einer beeindruckenden Tiefe des Verständnisses und der Expertise. Besondere Aufmerksamkeit verdienen die Abschnitte, die sich mit den Grundlagen der metabolischen und bariatrischen Chirurgie auseinandersetzen und die Vielfalt operativer Techniken detailliert darstellen. Sie bieten nicht nur Einblicke in die Komplexität der Verfahren, sondern auch in die psychologischen und metabolischen Aspekte der Adipositasbehandlung.

Ich bin überzeugt, dass dieses Buch sowohl für Fachleute als auch für die breite medizinische Gemeinschaft von unschätzbarem Wert sein wird. Es schlägt eine Brücke zwischen aktueller Forschung und praktischer Anwendung und inspiriert zu weiteren Fortschritten in diesem wichtigen, weiterwachsenden medizinischen Feld.

Mit tiefem Respekt und Anerkennung für die Autoren und ihre wegweisenden Beiträge möchte ich auch die Herausgeber beglückwünschen. Trotz ihres anspruchsvollen beruflichen Alltags in Praxis und Klinik haben sie die Zeit gefunden, ein derart hochwertiges Werk zu kuratieren und ihr profundes Wissen mit einzubringen.

Dieses Buch wird zweifellos dazu beitragen, das Ansehen der deutschen plastischen Chirurgie insgesamt zu steigern und die Qualität der Versorgung von Patienten nach erfolgreichem Gewichtsverlust auf ein neues Niveau zu heben.

Abschließend hoffe ich, dass dieses wertvolle Werk bald in mehrere Sprachen übersetzt wird, damit es der internationalen Fachwelt nicht vorenthalten wird.

Herzlichst
Dirk F. Richter

Vorwort der Herausgeber

Die postbariatrische Chirurgie ist eine junge Subdisziplin der Plastischen Chirurgie, die sich im späteren 20. Jahrhundert herausgebildet hat. Hintergrund ist, dass die postbariatrische Chirurgie eine Folge der Adipositas ist – einer Erkrankung, die sich vor allem in modernen Gesellschaften wie eine Epidemie ausbreitet. Sie betrifft viel mehr als nur die Körperform und bedarf einer multimodalen Therapie, um die teilweise tödlichen Langezeitfolgen zu vermeiden. Trotz erfolgreicher metabolischer Therapie und Gewichtsverlust verbleiben krankhafte Stigmata, die ohne plastisch chirurgische Therapien zu starken körperlichen und auch psychischen Beschwerden führen können.

Da in Sachen Adipositas die USA schon viele Jahre Vorsprung hatten, stammten die bisherigen Standardwerke zur postbariatrischen Chirurgie auch daher. Allerdings war es neben der eingeschränkten Aktualität vor allem der fehlende Bezug zum deutschen Versorgungssystem, das uns motiviert hat, diese komplexe Thematik im vorliegenden Fachbuch aufzuarbeiten. Denn moderne Operationstechniken und technologische Innovationen prägen die postbariatrische Chirurgie und sollen ebenso dargestellt werden wie die klassischen Techniken, aber auch die wirtschaftlichen und organisatorischen Herausforderungen bei der Versorgung dieser Patienten.

Es freut uns sehr, für dieses Buch einer große Zahl exzellenter Kolleginnen und Kollegen als Autoren gewonnen zu haben. Zwar können wir mit unserer Klinik auf über 20 Jahre Erfahrung in der postbariatrischen Chirurgie zurückschauen, doch nur die kollektive Expertise sorgt für einen umfassenden Eindruck aller Aspekte dieser Thematik. Dementsprechend richten wir einen großen Dank an unser Autoren-Team für ihre Beiträge zu diesem Werk.

Ebenso bedanken wir uns beim Team des Springer Verlags, das uns nicht nur die Möglichkeit gegeben hat, diese Expertise multimedial zugänglich zu machen, sondern uns auch auf dem langen Weg von der Konzeption bis zur Fertigstellung zur Seite stand.

Dieses Fachbuch soll allen dienen, die sich mit der postbariatrischen Chirurgie beschäftigen oder daran interessiert sind. Studenten und junge

Ärzte können die Grundlagen dieses Arbeitsgebietes der Plastischen Chirurgie lernen, fachfremde Ärzte können ein tieferes Wissen erlangen, und auch erfahrene Plastische Chirurgen können wertvolle chirurgische oder administrative Tipps finden.

Wir wünschen uns eine kritische Auseinandersetzung und hoffen, dass wir mit diesem Werk zu Forschungen und Innovationen in diesem Gebiet inspirieren können – im Sinne und zum Wohle unserer Patienten.

Asım Gueven
Sixtus Allert

Inhaltsverzeichnis

Autorenverzeichnis

Priv.-Doz. Dr. Seyed Arash Alawi Abteilung für Plastische und Handchirurgie am UniversitätsCentrum für Orthopädie, Unfall- & Plastische Chirurgie, Universitätsklinikum Carl Gustav Carus an der TU Dresden, Dresden

Prof. Dr. Christoph Andree Klinik für Plastische und Ästhetische Chirurgie, Interdisziplinäres Brustzentrum, Sana Krankenhaus Düsseldorf-Gerresheim, Düsseldorf

Dr. Sixtus Allert Klinik für Plastische und Ästhetische Chirurgie, Handchirurgie, Sana Klinikum Hameln-Pyrmont, Hameln

Dr. Alexander Aslani Cirumed Clinic, Marbella (Spanien)

Dr. Roland Bertolini Klinik für Orthopädie und Unfallchirurgie, Sektion für Hand-, Plastische und Mikrochirurgie, Ästhetische Chirurgie. Universitätsklinikum Schleswig-Holstein, Campus Kiel, Kiel

Prof. Dr. Adrian Dragu, MHBA Abteilung für Plastische und Handchirurgie am UniversitätsCentrum für Orthopädie, Unfall- & Plastische Chirurgie, Universitätsklinikum Carl Gustav Carus an der TU Dresden, Dresden

Priv.-Doz. Dr. Daniel Drücke Klinik für Orthopädie und Unfallchirurgie, Sektion für Hand-, Plastische und Mikrochirurgie, Ästhetische Chirurgie, Universitätsklinikum Schleswig-Holstein, Campus Kiel, Kiel

Dr. Joachim von Finckenstein Praxisklinik in den Seearkaden Starnberg, Starnberg

Dr. Konstantin Frank Ocean Clinic, Marbella (Spanien)

Dr. Asım Gueven, MBA Livion, Hamburg

Dr. Alexander Hämmerle Klinik für Allgemein- und Viszeralchirurgie, Kompetenzzentrum für Hernienchirurgie, Adipositas- und metabolische Chirurgie, Sana Klinikum Hameln-Pyrmont, Hameln

Dr. Li Laura Sophie Heinicke Cirumed Clinic, Marbella (Spanien)

Prof. Dr. Christian Herold Medizin im Mühlenviertel, Plastische und Ästhetische Chirurgie, Handchirurgie, Bremen

Prof. Dr. Dr. h. c. Raymund E. Horch Plastisch- und Handchirurgische Klinik und Labor für Tissue Engineering und Regenerative Medizin, Universitätsklinikum Erlangen, Friedrich-Alexander-Universität Erlangen-Nürnberg FAU, Erlangen

Dr. Raya Isaev Klinik für Plastische und Ästhetische Chirurgie, Handchirurgie, Sana Klinikum Hameln-Pyrmont, Hameln

Dr. Morad Kassem Privatpraxis für Plastische undÄsthetische Chirurgie, Handchirurgie, Düsseldorf

Dr. Kai Kaye Ocean Clinic, Marbella (Spanien)

Dr. Bijan KoushkJalali Hautzentrum Pulheim, Pulheim

Dr. Emre Kultas Livion, Hamburg

Dr. Nikolai Kuz Abteilung für Plastische, Rekonstruktive und Ästhetische Chirurgie, Handchirurgie, Ethianum Klinik, Heidelberg

Priv.-Doz. Dr. Ingo Ludolph Plastische Chirurgie Bamberg, Bamberg

Dr. Melodi Motamedi Klinik für Plastische und Ästhetische Chirurgie, Handchirurgie, Sana Klinikum Hameln-Pyrmont, Hameln

Dr. Katrin Müller Klinik Dr. Katrin Müller, Hannover

PDr. Robert Jonathan Musmann Klinik für Plastische und Ästhetische Chirurgie, Interdisziplinäres Brustzentrum, Sana Krankenhaus Düsseldorf-Gerresheim, Düsseldorf

Dr. Theresa Promny Plastisch- und Handchirurgische Klinik und Labor für Tissue Engineering und Regenerative Medizin, Universitätsklinikum Erlangen, Friedrich-Alexander-Universität Erlangen-Nürnberg FAU, Erlangen

Prof. Dr. Matthias Reichenberger Abteilung für Plastische, Rekonstruktive und Ästhetische Chirurgie, Handchirurgie, Ethianum Klinik, Heidelberg

Dr. Vanessa Restrepo Esquivel Cirumed Clinic, Marbella (Spanien)

Dr. Dirk F. Richter Institut Uniq, Schloss Bensberg, Bergisch Gladbach

Prof. Dr. Dr. Ulrich Rieger Klinik für Plastische und Ästhetische Chirurgie, Wiederherstellungs- und Handchirurgie, Agaplesion Markus Krankenhaus, Frankfurt am Main

Michele Rudari Abteilung für Plastische und Handchirurgie am UniversitätsCentrum für Orthopädie, Unfall- & Plastische Chirurgie, Universitätsklinikum Carl Gustav Carus an der TU Dresden, Dresden

Dr. Maximilian C. Stumpfe Plastisch- und Handchirurgische Klinik und Labor für Tissue Engineering und Regenerative Medizin, Universitätsklinikum Erlangen. Friedrich-Alexander-Universität Erlangen-Nürnberg FAU, Erlangen

Dr. Ursula Tanzella Park-Klinik Birkenwerder, Birkenwerder

Dr. Tunc Tiryaki Plastic Surgery Division, Cadogan Clinic, London (Vereinigtes Königreich)

Dr. Klaus Ueberreiter Park-Klinik Birkenwerder, Birkenwerder

Dr. Carolin Wachtel Klinik für Plastische und Ästhetische Chirurgie, Wiederherstellungs- und Handchirurgie, Agaplesion Markus Krankenhaus, Frankfurt am Main

Dr. Sylvia Weiner Klinik für Adipositas- und metabolische Chirurgie, Sana Klinikum Offenbach, Offenbach

Dr. Maria Wiedner Institut Uniq, Schloss Bensberg, Bergisch Gladbach

Priv.-Doz. Dr. Andreas Wolter Fakultät für Gesundheit, Universität Witten-Herdecke (UWH), Witten, und Klinik für Plastische und Ästhetische Chirurgie, Interdisziplinäres Brustzentrum, Sana Krankenhaus Düsseldorf-Gerresheim, Düsseldorf

Abkürzungsverzeichnis

A.	Arteria
Abb.	Abbildung
AICAP	Anterior Intercostal Artery Perforator
ALCL	Anaplastic Large Cell Lymphoma
ASAPS	American Society for Aesthetic Plastic Surgery
ASMBS	American Society for Metabolic and Bariatric Surgery, Amerikanische Gesellschaft für metabolische und bariatrische Chirurgie
BBL	Brazilian Butt Lift
BIA-ALCL	Breast Implant-Associated Anaplastic Large Cell Lymphoma
BIC-Zone	Below-Iliac-Crest Zone
BII	Breast Implant Illness
BPD-DS	Biliopankreatische Diversion mit Duodenalswitch
BMI	Body-Mass-Index
ciNPWT	Closed Incision Negative Pressure Wound Therapy
DHG	Deutsche Herniengesellschaft
DMP	Disease-Management-Programm
DGAV	Deutsche Gesellschaft für Allgemein- und Viszeralchirurgie
DJBL	Duodenojejunal Bypass-Liner, Duodenalschlauch
DS	Duodenalswitch
DSPRM	Dermal Suspension Parenchymal Reshaping Mastopexy
EBD	Energy-based Device
EHIS	European Health Interview Survey
EHS	European Hernia Society
ERCP	Endoskopische retrograde Cholangiopankreatikographie
EVL	Expansion-Vibration-Lipofilling
EWL	Excess Weight Loss, Übergewichtsverlust
FDA	Food and Drug Administration
FDL	Fleur-dy-Lys Abdominiplastik
FSN	Fibro-Septal-Network
G-BA	Gemeinsame Bundesausschuss
GBL	Gliding Brow Lift

GEDA	Gesundheit in Deutschland aktuell (Studie)
GERD	Gastroösophageale Refluxkrankheit
GVWG	Gesundheitsversorgungsweiterentwicklungsgesetz
ICAP	Intercostal Artery Perforator
ICR	Interkostalraum
IFSO	International Federation for the Surgery of Obesity and Metabolic Disorders
IMC	Intermediate Care Station
IMF	Inframammärfalte
JMA	Jugulum-Mamillen-Abstand
LABS	Longitudinal Assessment of Bariatric Surgery
LAE	Lungenarterienembolie
LAL	Laser-Assisted Liposuction, Laser-assistierte Liposuktion
LASER	Light Amplification by Stimulated Emission of Radiation
LICAP	Lateral Intercostal Artery Perforator
LIFT	Lower Island Flap Transposition
LOPOSAM	Lower Pole Subglandular Advancement Mammoplasty
LRYGB	Laparoskopischer Roux-en-Y-Gastric-Bypass
LSG	Laparoskopische Sleeve-Gastrectomy
LTAP	Lateral Thoracic Artery Perforator
M.	Musculus
MA	Mamillenabstand
MAK	Mamillen-Areolen-Komplex
MBS	Metabolic and Bariatric Surgery, Metabolische und bariatrische Chirurgie
MGF	Myocutaneous Gracilis Flap
MJA	Mamillen-Jugulum-Abstand
MTF	Male-to-Female, geschlechtsumwandelnde Operationen von männlich zu weiblich
MWL	Massive Weight Loss
N.	Nervus
NAFLD	Nichtalkoholische Fettlebererkrankung
NASH	Nichtalkoholische Steatohepatitis
NIH	National Institutes of Health
OAGB	One Anastomosis Gastric Bypass, Ein-Anastomosen-Magenbypass
OP	Operation
ORL	Orbital Retaining Ligament
PAL	Power Assisted Liposuction, Vibrations-assistierte Liposuktion
POSE	Primary Obesity Surgery Endoluminal
PSCM	Periareoläre subkutane Mastektomie
PTS	Progressive Tension Sutures
RF	Radiofrequenz
RFAL	Radiofrequency-Assisted Liposuction, Radiofrequenz-assistierte Liposuktion
RNYGB	Roux-en-Y-Gastric-Bypass
ROSE	Restaurative Obesity Surgery Endoluminal

ROOF Retro-Orbicularis Oculi Fatpad
RYGB Roux-en-Y-Gastric-Bypass
SADI-S Single Anastomosis Duodeno-Ileal Bypass mit Sleeve
SAFE Simultaneous Aspiration and Fat Equalization (Liposuktion)
SAJI Single Anastomosis Jujeno-Ileal Bypass
SASI Single Anastomosis Sleeve-Ileal Bypass
SAL Suction-Assisted Liposuction
SEAP Superior Epigastric Artery Perforator
SFS Superficial Fascial System
SMAS Superfizielles muskuloaponeurotisches System
SOOF Sub Orbicularis Oculi Fatpad
SVF Stromal-vaskuläre Fraktion
Tab. Tabelle
TDAP Thoracodorsal Artery Perforator
TDLE Terminalductus-Lobulus-Einheit
TENS Transkutane Elektrostimulation
TVT Tiefe Venenthrombose
UAL Ultrasound-Assisted Liposuction, ultraschallassistierte Liposuktion
V. Vena
VASER Vibration Amplification of Sound Energy at Resonance
VBG Vertical Banded Gastroplasty
WAL Waterjet-Assisted Liposuction, Wasserstrahl-assistierte Liposuktion
WHO World Health Organisation (Weltgesundheitsorganisation)
WHO Wiederherstellungsoperation
WHR Waist-to-Hip Ratio (Taille-zu-Hüfte-Verhältnis)
WtHR Waist-to-Height Ratio (Taille-zu-Größe-Verhältnis)
YAG Yttrium-Aluminium-Granat

Teil I
Metabolische und bariatrische Chirurgie

Die Adipositas-Pandemie stellt eine der größten Bedrohungen für die Gesundheit weltweit dar. Bereits im Jahr 1948 nahm die Weltgesundheitsorganisation (WHO) „Adipositas" in das Internationale Klassifikationssystem für Krankheiten (ICD) auf. Es ist die erste dokumentierte Anerkennung der Adipositas als eigenständige Erkrankung. Seit 2020 ist mit der Verabschiedung der Nationalen Diabetes-Strategie auch in Deutschland Adipositas offiziell als eine Krankheit anerkannt und stellt nicht mehr nur einen Risikofaktor für andere Erkrankungen dar.

Mit dem Gesundheitsversorgungsweiterentwicklungsgesetz (GVWG) beschloss 2022 der Deutsche Bundestag, ein „Disease-Management-Programm" (DMP) zu beauftragen. Der Gemeinsame Bundesausschuss (G-BA) soll ein strukturiertes Behandlungsprogramm für Menschen mit Adipositas entwickeln, wie es sie für andere chronische Krankheiten seit vielen Jahren gibt. Das erklärte Ziel des „DMP Adipositas": den Zugang zur Adipositastherapie flächendeckend grundlegend verbessern.

Die gesundheitspolitische Bedeutung der Adipositas ergibt sich vorwiegend aus der hohen Verbreitung in der Bevölkerung und dem hohen Risiko für Begleit- und Folgeerkrankungen. Nach Angaben des Robert Koch-Instituts sind in Deutschland 53,5 % der Erwachsenen von Übergewicht betroffen, Männer häufiger als Frauen. Die Adipositasprävalenz liegt für beide Geschlechter bei 19,0 %. Mit zunehmendem Alter steigt bei Frauen und Männern die Prävalenz von Übergewicht sowie Adipositas an. Adipositas ist in unteren Bildungsgruppen im Vergleich zu oberen Bildungsgruppen deutlich häufiger zu finden. Im Vergleich zur GEDA-Studie 2012 ist die Prävalenz von Übergewicht unverändert, die Adipositasprävalenz hat jedoch weiter zugenommen, insbesondere bei den 45- bis 64-Jährigen. In den letzten Jahren ist die Prävalenz von Personen mit Übergewicht und einem BMI $\geq$ 35 kg/m^2 deutlich angestiegen.

Die Adipositas verursacht vielfältige gesundheitliche Probleme wie Störungen des Wohlbefindens und der Lebensqualität, zahlreiche Folgekrankheiten, häufige Arbeitsunfähigkeit und vorzeitige Berentung sowie erhöhte Mortalität. Die gesundheitlichen Komplikationen sind durch die vermehrte Körperfettmasse und die dadurch bedingten endokrin-metabolischen Störungen und mechanischen Mehrbelastungen verursacht. Das Fettgewebe ist nicht nur ein Energiespeicher, sondern auch ein endokrin aktives Organ mit enger Verknüpfung zum Intermediärstoffwechsel. Es erzeugt zudem eine chronische Inflammation im Körper, welche einen Einfluss auf die Entwicklung bestimmter Krebserkrankungen hat.

Konservative Ansätze sind ohne sichtbaren und dauerhaften Erfolg. Sie werden daher auch nicht von den Kostenträgern erstattet. Die neuartigen Wirkstoffe aus der Gruppe der Inkretin-Mimetika werden nur bei Vorliegen eines Typ-2-Diabetes erstattet. Die Adipositaschirurgie ist die einzige effektive Behandlungsoption, die unter bestimmten Indikationen leitliniengerecht eingesetzt werden kann.

Indikationen zur metabolischen und bariatrischen Chirurgie

1

Sylvia Weiner

Inhaltsverzeichnis

Adipositas ist eine Erkrankung, die in den letzten Jahrzehnten weltweit zugenommen hat und eines der größten Gesundheitsprobleme der Gegenwart darstellt. Die WHO hat Adipositas schon lange als Erkrankung anerkannt. Sie erzeugt eine Vielzahl von Folgeerkrankungen, beeinträchtigt die Lebensqualität nachhaltig und verkürzt das Leben.

Die früher übliche Klassifikation einer krankhaften (morbiden) Adipositas (Body-Mass-Index [BMI] > 40 kg/m^2) wird nicht mehr verwendet, da die Adipositas per se eine Krankheit darstellt. Sie wird von der WHO mit einem BMI von > 30 kg/m^2 definiert. Die willkürliche Klassifikation nach einem Körpermassenindex wird aufgrund der einfachen Berechenbarkeit beibehalten.

Der Body-Mass-Index (BMI) errechnet sich aus dem Körpergewicht in Kilogramm (kg) dividiert durch Körperlänge in Metern (m) zum Quadrat. Sie dient weiterhin zur einfachen Einordnung der Adipositas.

S. Weiner (✉)
Klinik für Adipositas- und metabolische Chirurgie,
Sana Klinikum Offenbach, Offenbach, Deutschland
E-Mail: sylvia.weiner@sana.de

A. Gueven und S. Allert (Hrsg.), *Postbariatrische Chirurgie*, https://doi.org/10.1007/978-3-662-69269-1_1

1.1 Bislang anerkannte Indikationen

Die Indikation zu einem chirurgischen Eingriff wegen einer Adipositas benötigt aufwendige Abklärungen, die durch ein eingespieltes, interdisziplinäres Team von Spezialisten erfolgen sollte. Die Abklärungen beinhalten eine Ernährungsanamnese, die Abklärung der kardiopulmonalen Leistungsfähigkeit und der Ausschluss endokrinologischer Störungen. Bestehende Stoffwechselerkrankungen sind zu monitoren, da sie sich nach der Intervention rasch verändern. Oftmals werden bei der Abklärung noch unbekannte Erkrankungen aufgedeckt. Bereits manifeste Mängel an Vitaminen und Spurenelementen sollten bereits präoperativ korrigiert werden. Die gastroenterologische Untersuchung umfasst immer eine Gastroduodenoskopie zum Ausschluss pathologischer Veränderungen im oberen Gastrointestinaltrakt. Nach Magenbypass-Operation können sowohl Restmagen als auch das Duodenum und die Gallenwege endoskopisch nicht mehr auf herkömmlichem Wege untersucht werden. Eine psychiatrische oder psychologische Evaluation zum Ausschluss einer manifesten Psychose oder schweren Essstörungen kann die Abklärungen abschließen, falls anamnestische Anhaltspunkte für eine solche Erkrankung bestehen.

> Der endoskopische Zugang zu den Gallenwegen (ERCP) ist nach Magenbypass-Verfahren nicht in herkömmlicher Technik möglich. Sie muss mithilfe der Laparoskopie in zertifizierten Zentren durchgeführt werden.

1.2 Neue internationale Leitlinien von 2022

Vor 30 Jahren haben die National Institutes of Health (NIH) in den USA eine „Consensus Development Conference" einberufen und die Indikationen für die Adipositaschirurgie festgelegt, die weltweit übernommen wurden. Die NIH-Konsenserklärung von 1991 wurde von Ärzten, Krankenhäusern und Versicherern als Standard für die Auswahl der Patienten verwendet. Seither war ein BMI von 40 kg/m^2 oder 35 kg/m^2 mit Begleiterkrankungen die allgemein gültige Schwelle für die Adipositaschirurgie (bariatrische Chirurgie). Dies war willkürlich festgelegt und basierte auf keiner Evidenz von Studien. Seit dieser Veröffentlichung wurden jedoch nun Hunderte von Studien über die weltweite Adipositas-Epidemie und globale Erfahrungen mit metabolischer und bariatrischer Chirurgie („metabolic and bariatric surgery", MBS) veröffentlicht, die das Verständnis von Adipositas und ihrer Behandlung erheblich verbessert und vertieft haben.

Mittlerweile als chronische Krankheit anerkannt, ist Adipositas verbunden mit einem chronischen Entzündungszustand und Immundysfunktion. Es wird vermutet, dass der verlängerte Entzündungszustand zu einer Störung der Homöostase-Mechanismen und in der Folge zu vielfältigen Stoffwechselstörungen führt. Nach MBS konnte in Studien die deutliche Besserung von Stoffwechselerkrankungen sowie der Rückgang der Gesamtmortalität nachgewiesen werden. Diese waren in der Effektivität und Langzeitwirkung konservativen Methoden eindeutig überlegen. Die Sterblichkeit der MBS ist heute sehr gering und liegt zwischen 0,03 % und 0,2 %. Es ist daher nicht verwunderlich, dass die MBS zu einer der am häufigsten durchgeführten Operationen in der Viszeralchirurgie geworden ist.

Die Operationen selbst haben sich grundlegend weiterentwickelt. Ältere chirurgische Eingriffe wurden durch sicherere und effektivere Operationen ersetzt. Die NIH-Konsenserklärung von 1991 beschrieb noch die „offene" per Laparotomie durchgeführte Gastroplastik („Vertical Banded Gastroplasty", VBG) und Roux-en-Y-Magenbypass (RYGB) als dominierende Verfahren. Derzeit dominieren Schlauchmagen und RYGB das Spektrum mit rund ca. 90 % aller durchgeführten Operationen weltweit.

Vor diesem Hintergrund haben die International Federation for the Surgery of Obesity and Metabolic Disorders (IFSO) und die Amerikanische Gesellschaft für metabolische und bariatrische Chirurgie (ASMBS) eine Leitlinien-Kommission berufen. Trotz der Einschränkungen des BMI zur genauen Risikostratifizierung von Patienten mit Adipositas für ihr zukünftiges Gesundheitsrisiko ist es das am besten umsetzbare und am weitesten verbreitete Kriterium zur Identifizierung und Klassifizierung von Patienten mit Übergewicht oder Adipositas. Der Zugriff auf MBS sollte generell nicht ausschließlich auf Basis der traditionellen BMI-Risikozonen verweigert werden. Das Gesundheitsrisiko bei einem Patienten mit BMI 30 kg/m^2 mit viszeraler und ektopischer Fettansammlung, sowie resultierenden Stoffwechsel- und Herz-Kreislauf-Erkrankungen ist deutlich höher als bei einem Patienten mit BMI 40 kg/m^2, dessen Fettgewebe hauptsächlich in der unteren Extremität und peripher angesammelt ist. Die MBS ist derzeit die effektivste, evidenzbasierte Behandlung von Adipositas in allen BMI-Klassen.

1.2.1 Adipositas Klasse I: BMI 30–34,9 kg/m^2

Adipositas Klasse I ist eine gut definierte Krankheit, die mehrere medizinische und psychische Begleiterkrankungen verursacht oder verschlimmert, die die Lebenserwartung und die Lebensqualität beeinträchtigen. Prospektive und große retrospektive Studien unterstützen die Vorstellung, dass MBS auch als eine Behandlungsoption für Patienten mit Adipositas Klasse I angesehen werden muss, die keinen substanziellen oder dauerhaften Gewichtsverlust erreichen können.

> In Deutschland gelten die gültigen S3-Leitlinien, und die Klasse-I-Adipositas zählt dabei nicht zu den gültigen Indikationen.

1.2.2 Diabetes mellitus Typ 2 und BMI ≥ 30 kg/m^2

Die neue Leitlinie empfiehlt den Einsatz der MBS bei Diabetikern vom Typ 2 bereits ab einem BMI von 30 kg/m^2. Die frühzeitige Remission verhindert die mikro- und makrovaskulären Langzeitschäden.

1.2.3 Adipositas Klasse II: BMI 35–40 kg/m^2

Angesichts qualitativ hochwertiger wissenschaftlicher Daten zur Sicherheit, Wirksamkeit und Kosteneffizienz von MBS zur Verbesserung des Überlebens und der Lebensqualität von Patienten mit BMI ≥ 35 kg/m^2 ist MBS auch unabhängig von Begleiterkrankungen im Zusammenhang mit Fettleibigkeit zu empfehlen.

1.2.4 Adipositas Klasse III: BMI ≥ 40 kg/m^2

Die Indikation zur Operation ist bei Patienten mit vertretbarem Risiko, ausreichender Aufklärung und Schulung das Mittel der Wahl. Nationale Leitlinien, wie in Deutschland, verlangen einen konservativen Therapieversuch. Er wird nicht erforderlich, wenn der BMI ≥ 50 kg/m^2 erreicht hat oder sich rasch verschlechternde Gesundheitszustände eine Operation notwendig machen (z. B. Organstransplantation).

> Bei einem BMI ≥ 50 kg/m^2 liegt eine primäre Indikation vor. Sie ist vor jedem Sozialgericht einklagbar.

Es gibt keinen Konsens über das beste Verfahren für Personen mit besonders hohen BMI-Werten von 60 kg/m^2 und mehr. Die Wirksamkeit und Sicherheit von MBS ist allerdings auch in dieser Population nachgewiesen. Allerdings steigt das Sterblichkeitsrisiko mit zunehmendem Alter und einem BMI über 50 kg/m^2. Personen mit einem BMI >60 kg/m^2 gelten als besonders gefährdet, da diese Patienten mit einer größeren Krankheitslast und extremen intraabdominalen Fettansammlungen zu längeren Operationszeiten und höherer perioperativer Morbidität sowie längeren Krankenhausaufenthalten führen. Zahlreiche Studien haben inzwischen belegt, dass auch bei einem BMI von 70 kg/m^2 und mehr die MBS sicher durchgeführt werden kann. Die präoperative Vorbereitung ist für die Risikominimierung entscheidend. MBS bleibt die einzige Chance für diese Patienten, einen deutlichen Gewichtsverlust zu erzielen.

1.3 Besondere Adipositas-Patientengruppen

Adipositas-Definitionen unter Verwendung von BMI-Schwellenwerten gelten nicht für alle Patienten in ähnlicher Weise. Beispielsweise ist bei asiatischen Patienten die Prävalenz von Diabetes und Herz-Kreislauf-Krankheiten bei einem niedrigeren BMI höher. Daher sollten BMI-Risikozonen angepasst werden, für Asiaten beginnt Adipositas bei einem BMI-Schwellenwert von 25–27,5 kg/m^2.

Eine obere Altersgrenze für die MBS gibt es nicht mehr. Mit der steigender Evidenz für die Sicherheit der MBS nahm auch die Zahl der Operationen im höheren Lebensalter zu, wobei dies stets mit einer gründlichen Risikoevaluierung und Vorbereitung verbunden ist. Obwohl bei über 70-Jährigen etwas höhere Raten postoperativer Komplikationen im Vergleich zu jüngeren Patienten beobachtet werden konnten, bietet die MBS immer noch die wesentlichen Vorteile einer Gewichtsabnahme und Remission von Begleiterkrankungen.

> Das biologische Alter und nicht das kalendarische Alter sind bei der Indikationsstellung zu berücksichtigen.

Kinder und Jugendliche mit Adipositas nehmen die Last der Krankheit und ihrer Begleiterkrankungen bis ins Erwachsenenalter mit. Sie tragen das individuelle Risiko für vorzeitige Sterblichkeit und Komplikationen von Adipositas-Komorbiditäten.

Ab einem BMI von 120 % des 95. Perzentils (Klasse-II-Adipositas) mit einer bestehenden (größeren) Komorbidität oder ab einem BMI von 140 % des 95. Perzentils ohne Folgeerkrankungen (Klasse-III-Adipositas) sollten Kinder und Jugendliche prinzipiell für eine MBS in Betracht gezogen werden. Die Bewertung erfolgt immer durch ein multidisziplinäres Team in einem zertifizierten Adipositaszentrum unter Mitwirkung der Eltern.

MBS ist sicher bei Kindern und Jugendlichen, führt zu dauerhaftem Gewichtsverlust und zur Verbesserung der Komorbiditäten und ist den konservativen Ansätzen überlegen. Die Verbesserung bei Bluthochdruck und Dyslipidämie wurde im Langzeitverlauf nachgewiesen. Zusätzliche Studien aus der Teenager-Längsschnittbewertung der Datenbank für MBS in den USA (Longitudinal Assessment of Bariatric Surgery, Teen-LABS) zeigten einen langanhaltenden signifikanten Gewichtsverlust und die Verbesserung der kardiovaskulären Risikofaktoren. Das trifft insbesondere auf den Blutdruck und den Diabetes mellitus Typ 2 zu. Außerdem wirkt sich die MBS nicht negativ auf die Pubertätsentwicklung aus. Das trifft auch auf das die Knochenentwicklung zu. Zunehmend werden die syndromale Adipositas, Entwicklungsverzögerungen, Erkrankungen aus dem Autismus-Spektrum oder Traumata in der Vorgeschichte nicht mehr als Kontraindikation für MBS angesehen.

> Bei monogenetischen Erkrankungen mit Essstörungen kann MBS lebensrettend sein.

Adipositas ist ein bedeutender Risikofaktor für die nichtalkoholische Fettlebererkrankung (NAFLD), die nichtalkoholische Steatohepatitis (NASH) und die daraus resultierende Zirrhose. Gleichzeitig erhöht sich das Risiko einer Leberdekompensation um das Dreifache bei adipösen Patienten mit bekannter Zirrhose. MBS geht mit einer histologischen Verbesserung von NASH und Rückbildung der Fibrose einher, wodurch das Risiko der Entstehung einer Zirrhose (um 88 %) und eines hepatozellulären Karzinoms vermindert werden. Das Nutzen-Risiko-Verhältnis ist sehr gut. Nur bei signifikanter portaler Hypertension ist eine sorgfältige Abwägung notwendig. Die Leberzirrhose im Stadium Child C (nach Child-Pugh-Kriterien) gilt allgemein noch immer als Kontraindikation.

Lebererkrankungen (NAFLD, NASH und Zirrhose) stellen heute Indikationen und keine Kontraindikationen mehr für eine MBS dar. Ausgenommen sind aktive Formen jeder infektiösen Hepatitis.

1.4 MBS als Türöffner für andere Behandlungen

MBS ist eine wirksame Behandlung von klinisch schwerer Adipositas bei Patienten, die andere Spezialoperationen benötigen, z. B. Gelenkoperationen, Versorgung von Bauchwandhernien oder Organtransplantationen.

Orthopädische Fachgesellschaften raten vom Hüft- und Kniegelenkersatz bei Personen mit einem BMI ≥ 40 kg/m^2 ab. Es sind nicht nur die erhöhten technischen Herausforderungen bei der Durchführung orthopädischer Operationen, sondern auch das generell erhöhte perioperative Risiko für diese Patienten. Wiederaufnahmen ins Krankenhaus wegen chirurgischer Komplikationen, wie Wundinfektionen und tiefe Venenthrombosen, sind häufiger als bei Normalgewichtigen.

MBS wird als wirksame Brücke zur sicheren totalen Gelenkendoprothetik bei Personen mit Klasse-II- und -III-Adipositas gesehen. Sie sollte bereits 2 Jahre vor einer Gelenkoperation durchgeführt werden.

Adipositas der Klasse III ist mit Organerkrankungen im Endstadium assoziiert und kann den Zugang von adipösen Patienten zu Transplantationen einschränken. Die Adipositas ist eine relative Kontraindikation für solide Organtransplantationen und bietet spezifische technische Herausforderungen während der Operation. Dabei kann die MBS dem Patienten eine sichere Organtransplantation ermöglichen. Das trifft nicht nur auf die Nieren-, sondern auch auf die Leber- und Herztransplantation zu. Herztransplantationskandidaten können sogar durch MBS derart in ihrer kardialen Leistung, insbesondere die linksventrikuläre Ejektionsfraktion, verbessert werden, dass die Transplantation nicht mehr notwendig wird.

1.5 Kontraindikationen

Nur ein nicht akzeptables Operationsrisiko bei Leberzirrhose (Stadium Child C) und eine kardiopulmonal stark herabgesetzte Leistungsfähigkeit (linksventrikuläre Auswurfsleistung unter 15 %) stellen absolute Kontraindikationen dar. Leberzirrhose im Stadium Child A und B, NASH und NAFDL stellen keine Kontraindikation dar. Eine Niereninsuffizienz stellt ebenso keine Kontraindikation dar.

Monogenetische Adipositasformen (Prader-Willi-Syndrom, Bardelt-Biedl-Moon-Syndrom u. a.) stellen auch keine Kontraindikation für die MBS dar. Im Gegenteil, für viele ist es die einzige Lösung. Diese Patienten benötigen allerdings ein kooperatives Umfeld.

Spezifische Kontraindikationen gelten für bestimmte Operationsverfahren, wie der Barrett-Ösophagus für eine Schlauchmagenoperation oder Patienten mit Berufen mit Personentransport (Lokführer, Piloten etc.) für Magenbypass-Operationen.

1.6 Aufklärung

Es handelt sich um lebensverändernde Maßnahmen, die eine Stufenaufklärung erfordern. Der Patient muss ausreichend Zeit und Informationen erhalten, um sich entscheiden zu können. Die lebenslange Notwendigkeit der Supplementation und Nachsorge muss akzeptiert werden. Bei Magenbypass-Verfahren (reversibel) muss auf die erschwerte Zugänglichkeit zum Restmagen, Duodenum und den Gallenwegen aufgeklärt werden. Diese ist durch minimal-invasive Gastrotomie des Restmagens jedoch immer möglich. Die Schlauchmagenoperation ist irreversibel und birgt ein Refluxrisiko.

1.7 Präoperative Gewichtsreduktion

Der präoperative Gewichtsverlust bringt entscheidende Vorteile für den Patienten und den Operateur. Eine vergrößerte Leber (Fettleber) verkleinert sich rasch, wodurch die Sicht für den Operateur und die technische Durchführbarkeit verbessert werden. Das intraabdominale Fett beschmilzt schneller als externes Fett, was ebenfalls die Operation erleichtert. Postoperativ ist eine verbesserte Lungenfunktion für den Patienten nachweisbar, sodass er rascher mobilisiert werden kann. Der beste Weg ist eine eiweißreiche Flüssigkost für 10–14 Tage. Der Einsatz von GLP-1-Analoga ist ebenfalls möglich, benötigt aber eine längere Zeit. Die Vorbereitung mit einem Magenballon hat man verlassen, weil es zu lange dauert, kostenintensiv ist und zur Hypertrophie der Magenwand führt.

1.8 Ernährungsberatung

Die Ernährungsberatung ist integraler Bestandteil einer jeden Behandlung der Adipositas. Sie allein kann die Heilung von der existierenden Adipositas nur in extrem seltenen Fällen im Zusammenwirken mit Verhaltenstherapie und körperlicher Aktivität erreichen. Vor und nach MBS ist die Ernährungsberatung von fundamentaler Bedeutung, um Schäden und Folgeerkrankungen zu vermeiden. Diese Schulung der Patienten muss von Fachkräften auf der Grundlage der Empfehlungen der medizinischen Fachgesellschaften erfolgen. Zentrale Punkte sind ausreichende Trinkmengen, ballaststoffreiche Ernährung, Vermeidung von hochraffinierten Zuckern und ausreichende Mengen an Protein. Die Supplementation, d. h. die zusätzliche Zufuhr von Nahrungsergänzungsmitteln in Form von Vitaminen und Pro-Vitaminen sowie von Spurenelementen ist nach jeder Form einer MBS absolut notwendig.

> Supplementation geht vor Laborkontrollen und ist auch bei normalen Laborwerten notwendig.

1.9 Medikamentöse Therapie

Es besteht gegenwärtig ein „Hype" bei sog. GLP-1-Analogika. Die einzige Indikation besteht beim Diabetes mellitus Typ 2 und dort auch unter bestimmten Konstellationen, wobei die als Nebeneffekt zu beachtende Gewichtsreduktion gern bei Übergewicht in Kauf genommen wird. Der Gewichtsverlust erzielt zusätzlich einen positiven Effekt auf die Stoffwechsellage.

1.10 Fettabsaugung (Liposuktion)

Die Fettabsaugung ist keine Adipositaschirurgie, sondern ein Verfahren der plastischen Chirurgie, welches zur lokalen Entfernung überschüssiger Fettdepots eingesetzt werden kann. Sie ist zur Behandlung der Adipositas grundsätzlich nicht geeignet. Ein Nutzen dieser Technik für die langfristige Gewichtssenkung ist nicht belegt, die Risiken dieses Eingriffs sind schlecht dokumentiert, aber nicht unerheblich.

Weiterführende Literatur

Aminian A, Chang J, Brethauer SA et al (2018) ASMBS updated position statement on bariatric surgery in class I obesity (BMI XE „BMI“ 30–35 kg/m2). Surg Obes Relat Dis 14(8):1071–1087

AWMF (2018) S3-Leitlinie chirurgie der adipositas und metabolischer erkrankungen. registernummer 088–001. https://register.awmf.org/assets/guidelines/088-001l_S3_Chirurgie-Adipositas-metabolische-Erkrankugen_2018-02.pdf. Zugegriffen: 9 Aug 2023

Eisenberg D, Shikora SA, Aarts E et al (2022) 2022 American society for metabolic and bariatric surgery (asmbs) and international federation for the surgery of obesity and metabolic disorders (ifso): indications for metabolic and bariatric surgery. Surg Obes Relat Dis 18(12):1345–1356

Inge TH, Zeller MH, Jenkins TM, et al Teen-LABS Consortium (2014) Perioperative outcomes of adolescents undergoing bariatric surgery: The teen-longitudinal assessment of bariatric surgery (Teen-LABS) study. JAMA Pediatr 168(1):47–53

Noun R, Slim R, Nasr M et al (2016) Results of laparoscopic sleeve gastrectomy in 541 consecutive patients with low baseline body mass index (30–35 kg/m2). Obes Surg 26(12):2824–2828

Operative Techniken der bariatrischen Chirurgie

2

Sylvia Weiner

Inhaltsverzeichnis

Die Adipositaschirurgie erfolgte zwischen 1954 und 1992 ausschließlich durch einen Bauchschnitt (Laparotomie). Dieser Zugang hatte eine hohe Morbidität und damit verbunden eine beträchtliche Mortalität. Etwa 1 % der Patienten verstarb an Lungenembolien oder Platzbauch.

Mit der laparoskopischen (per Bauchspiegelung) durchgeführten Implantation des steuerbaren Magenbandes begann 1992 die Ära der minimal-invasiven Chirurgie in der Behandlung der Adipositas. Alle Operationsverfahren werden seither über diese schonende Technik ausgeführt. Mit der Jahrtausendwende erschienen die ersten Berichte über die Robotikchirurgie (roboterassistierte laparoskopische Chirurgie). In den USA wurden im Jahre 2022 bereits ein erheblicher Anteil der Adipositaseingriffe mithilfe eines Operations-Roboters durchgeführt. Diese Technik ist auf dem Weg, zu einem Standard zu werden (Morales-Marroquin et al. 2022).

2.1 Schlauchmagen

Die vertikale (Längs-)Resektion eines Großteils des Magens (große Kurvatur) unter Belassung der Magenstraße wird als Schlauchmagenbildung oder „sleeve gastrectomy" bezeichnet (Abb. 2.1). Diese Operation wird weltweit am häufigsten eingesetzt, da viele Patienten die geringeren Auswirkungen auf den Hormon- und Mineralhaushalt als Vorteil ansehen.

Die Ausschaltung der Reservoirfunktion des Magens durch die Schlauchmagenbildung hat auch hormonelle Effekte.

Der Gewichtsverlust hat sich mit der Weiterentwicklung der Technik in den letzten

S. Weiner (✉)
Klinik für Adipositas- und metabolische Chirurgie, Sana Klinikum Offenbach, Offenbach, Deutschland
E-Mail: sylvia.weiner@sana.de

A. Gueven und S. Allert (Hrsg.), *Postbariatrische Chirurgie*, https://doi.org/10.1007/978-3-662-69269-1_2

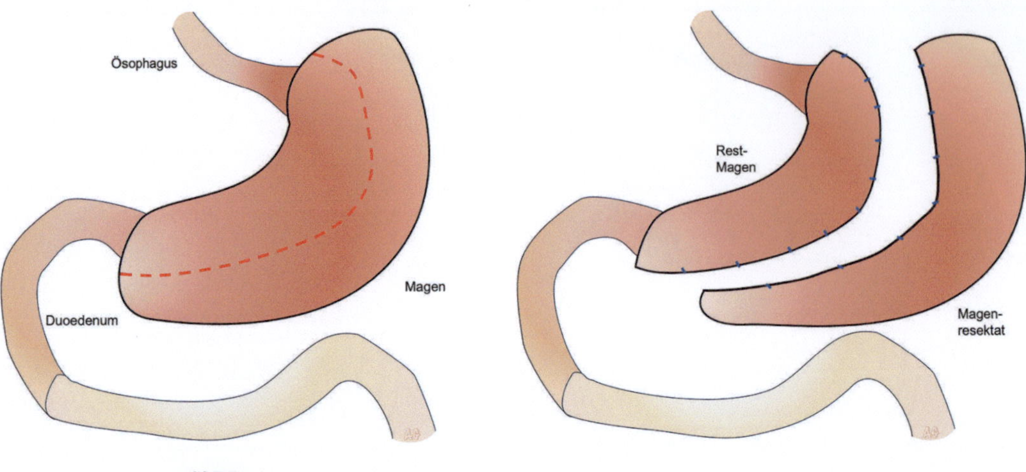

Abb. 2.1 Schlauchmagenbildung („sleeve gastrectomy")

Jahren verbessert. Das Risiko-Nutzen-Verhältnis scheint bei Hochrisiko-Patienten, insbesondere bei hohem BMI besser zu sein als bei dem klassischen Magenbypass. Bei Super-Obesen (BMI >50 kg/m^2) war im Vergleich zum laparoskopischen Roux-en-Y-Gastric-Bypass (LRYGB), das relative Risiko für Komplikationen nach laparoskopischer Sleeve-Gastrectomy (LSG) mit 1,19 bzw. 0,76 (p<0,0005) signifikant geringer (Wilkinson et al. 2019).

Ein Wiederanstieg des Gewichts nach wenigen Jahren oder die nicht seltene Entwicklung eines gastroösophagealen Refluxes (GERD) kann dann einen erneuten Eingriff in Form eines Bypass-Verfahrens erforderlich machen. Die Anpassung der Ernährung an die veränderten Bedingungen stellt das wesentliche Langzeitproblem des Eingriffs dar.

Bei den Zweiteingriffen setzen sich derzeit intestinale Bypass-Verfahren mit Anschluss von Jejunum- und Ileumschlingen an den Schlauchmagen durch. Sie werden als SASI (bei Anschluss des Ileum an den Schlauchmagen) oder SAJI (Anschluss des Jejunum an den Schlauchmagen) bezeichnet, wie im Folgenden beschrieben. Sie sind leicht reversibel und induzieren nicht nur einen Gewichtsverlust durch eine malabsorptive Komponente, sondern senken den Druck im Schlauchmagen, weshalb ein vorhandener gastroösophagealer Reflux sich rasch zurückbilden kann. Irreversible Verfahren mit Durchtrennung des Duodenums (BPD-DS: biliopankreatische Diversion mit Duodenalswitch, SADI: „sleeve gastrectomy with duodenoileostomy") sind prozentual selten vertreten (in Deutschland weniger als 1 %) und sind in der Verbreitung rückläufig.

2.2 Magenbypass (Roux-en-Y-Technik)

Der Roux-en-Y-Magenbypass (Roux-en-Y-Gastric-Bypass, RNYGB oder RYGB) wird seit über 50 Jahren eingesetzt und bleibt die am zweithäufigsten durchgeführte bariatrische Behandlung weltweit (Ramos et al. 2019). Für den Roux-en-Y-Magenbypass existieren zahlreiche Variationen. Das Hauptkonstruktionsmerkmal ist ein kleiner Magenpouch, der mit einer alimentären Schlinge anastomosiert ist. Die 50 cm lange (gemessen vom Treitz-Ligament) biliodigestive Schlinge leitet in die alimentäre Schlinge, die dann aboral „common channel" (gemeinsamer Verdauungskanal) genannt wird (Abb. 2.2).

Der sogenannte Übergewichtsverlust ("excess weight loss", EWL) als Kennzahl des Gewichtsverlusts liegt nach 10 Jahren noch immer um 55 % (Jiménez et al. 2019).

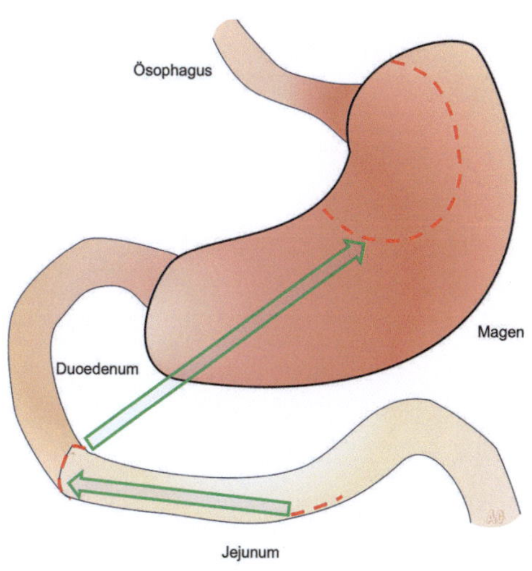

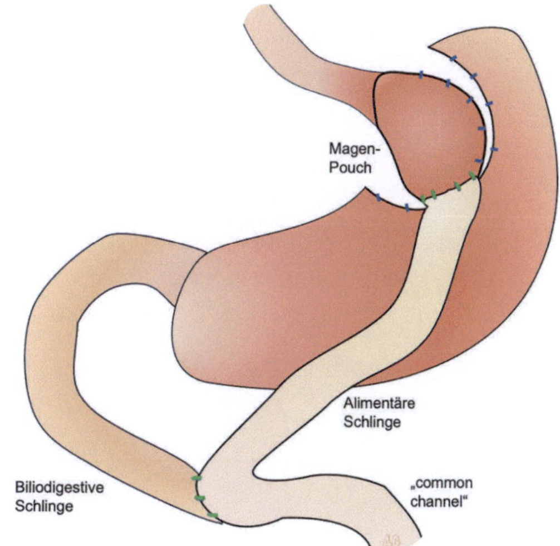

Abb. 2.2 Roux-en-Y-Magenbypass

EWL in % = Präoperatives Gewicht – Aktuelles Gewicht / Präoperatives Gewicht – Ideales Gewicht bei BMI 25 kg/m2.

Unerwünschte Nebeneffekte können Dumping-Syndrome sein, die durch den raschen Einstrom von Nahrung, insbesondere aber von Glukose, in das obere Jejunum hervorgerufen werden. Es kann hier ein Früh- und ein Spätdumping unterschiedenen werden.

Zu den Komplikationen gehören innere Hernien, Darmverschluss, Anastomoseninsuffizienz und Blutungen. Magengeschwüre an der Verbindung zum Darm sind relativ häufig (0,6 % und mehr) und können mit Stenosen einhergehen. Ischämie, Rauchen und nichtsteroidale entzündungshemmende Mittel sind die häufigsten Ursachen (Aman et al. 2015). Geschwüre können zu Schmerzen, Blutungen oder Perforationen führen, die eine Revision der gastrojejunalen Anastomose notwendig machen können.

Patienten, die sich einem LRYGB unterziehen, benötigen lebenslange Vitamin- und Mineralergänzung und eine regelmäßige Überwachung bei Mangelzuständen. Der LRYGB hat den zusätzlichen Vorteil, eine wirksame Behandlung für gastroösophageale Erkrankungen zu sein. Viele Chirurgen betrachten den LRYGB als die beste Option zur Behandlung von gastroösophagealem Reflux.

2.3 Magenbypass (Ein-Anastomosen-Technik)

Erstmals 1997 beschrieben, hat der Ein-Anastomosen-Magenbypass („one anastomosis gastric bypass", OAGB) eine Zunahme in den letzten Jahren erreicht und ist jetzt das dritthäufigste weltweit durchgeführte bariatrische Verfahren (4,1 %) (Ramos et al. 2019). In Deutschland wird leider noch immer der historische Begriff „Omega-Loop"- oder „Billroth II"-Magenbypass verwendet. Es ist faktisch ein kurzer Schlauchmagen, an dem großkurvaturseitig eine ungeteilte Dünndarmschlinge angeschlossen wird. Die Dünndarmschlinge wird als Seit-zu-Seit-Anastomose ohne Fußpunkt- oder Braun-Anastomose angeschlossen, weshalb ein Kontakt der Anastomose mit der Gallenflüssigkeit unausweichlich ist. Die biliodigestive Schlinge ist 150 bis 200 cm lang (Abb. 2.3).

Im Vergleich zum RYGB ist der OAGB technisch einfacher und hat daher eine kürzere Lernkurve. Die Vermeidung der jejunojejunalen Anastomose führt zu einer kürzeren Operationszeit

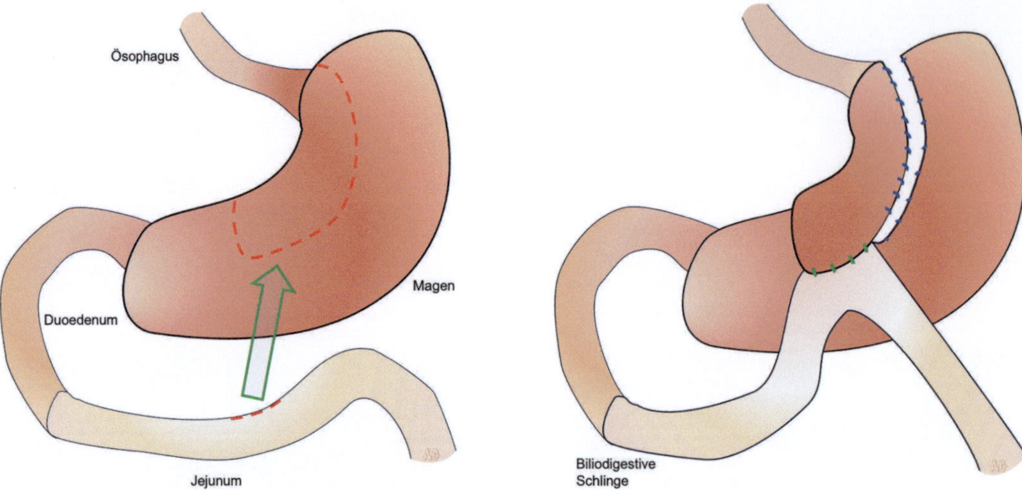

Abb. 2.3 Ein-Anastomosen-Magenbypass (auch „Omega-Loop")

und damit einer geringeren perioperativen Komplikationsrate (Mahawar et al. 2016).

Die Hauptsorge ist das Risiko eines Gallenrückflusses, der eine Umstellung erforderlich machen kann. Eine lange biliopankreatische Schlinge kann mit erhöhter Malabsorption und Ernährungsproblemen verbunden sein. In bis zu 3 % sind Schlingenkorrekturen oder eine Umkehrung des Verfahrens (Reversal) notwendig (Mahawar et al. 2018).

2.4 Schlauchmagen mit Dünndarmbypassverfahren

Die im Langzeitverlauf beobachteten negativen Effekte des Schlauchmagens wie Wiederanstieg des Körpergewichtes und GERD haben zur Entwicklung weiterer Verfahren geführt.

> Der alleinige Dünndarmbypass ist streng obsolet.

Duodenalswitch (DS), in Europa auch als biliopankreatische Diversion mit Duodenalwitch (BPD-DS) bezeichnet, ist die Kombination von Schlauchmagen und Dünndarmbypass. Aus ihm hat sich der Schlauchmagen als eigenständiger Eingriff entwickelt.

Er ist ein technisch anspruchsvoller Eingriff, weshalb er bei hohem BMI in zwei Schritten durchgeführt wurde. Nach einer ersten Schlauchmagenresektion kam es zum Gewichtsverlust, wodurch der anschließende Dünndarmbypass auch laparoskopisch durchführbar wurde. Nachdem wiederholt Patienten nach erfolgreichem Gewichtsverlust nicht mehr zu einem Zweiteingriff erschienen, war der Schlauchmagen als selbstständiger Eingriff entstanden.

Er macht nur noch weniger als 1 % der bariatrischen Eingriffe weltweit aus. DS beinhaltet neben einer Schlauchmagenresektion mit anschließender Durchtrennung des Zwölffingerdarms auch die Teilung des Dünndarms 250 cm von der Bauhin-Klappe entfernt. Der orale Teil wird am postpylorischen Dünndarm anastomosiert und wird daher alimentäre Schlinge genannt. Der galleführende Teil (biliopankreatische Schlinge) des Dünndarms wird 75 bis 100 cm von der Ileozökalklappe mit der alimentären Schlinge anastomosiert, wodurch ein kurzer gemeinsamer Verdauungskanal („common channel") entsteht. Nur hier kann eine Fettassimilation erfolgen.

SADI-S (Single Anastomosis Duodeno-Ileal Bypass mit Sleeve) wurde 2007 als Alternative zum DS vorgeschlagen. Im Gegensatz zum DS wird der ebenfalls geteilte Zwölffingerdarm mit einer Omega-Schleife anastomosiert, wodurch es nur bei einer Anastomose bleibt. Die Anastomose ist 200 bis 300 cm proximal der Ileozökalklappe. Der Vorteil ist eine technisch einfachere Operation mit einer verkürzten Operationszeit.

SASI (Single Anastomosis Sleeve Ileal Bypass) stellt eine jüngere Entwicklung dar, bei der ein Schlauchmagen im Bereich des Antrums mit einer Dünndarmschlinge anastomosiert wird. Analog zum SADI wird hier Ileum verwendet. Diese Operation ist noch einfacher als der SADI. Die Druckentlastung des Schlauchmagens führt dazu, dass Refluxsymptome wesentlich seltener auftreten als bei alleiniger Pyloruspassage (wie beim DS und SASI).

SAJI (Single Anastomosis Jujeno-Ileal Bypass) ist die neuste Entwicklung. Sie verwendet eine 150 cm lange Jejunumschlinge zur seitlichen Anastomosierung an den Schlauchmagen. Es hat sich gezeigt, dass der einsetzende Gewichtsverlust mit der SASI vergleichbar, aber die Nebenwirkungen (Mangelernährung) wesentlich geringer sind.

2.5 Endoskopische Verfahren

Der Einsatz von interventionellen Verfahren, die für einen natürlichen oralen Zugang im Rahmen einer Endoskopie entwickelt wurden, finden ein Interesse bei den Betroffenen, da diese Interventionen narbenfrei und ambulant durchgeführt werden können. Sie sind jedoch den operativen Verfahren hinsichtlich Effizienz und Langzeit-Effekten noch unterlegen.

Der Magenballon wird bereits seit den 90er Jahren des letzten Jahrhunderts in Europa eingesetzt. Der Übergewichtsverlust (EWL) betrug 30 % und mehr. Allerdings war die Haltbarkeit der Ballone auf 6 Monate limitiert. Nach Ballonentfernung hatten die meisten der Patienten nach 2 Jahren ihr Ausgangsgewicht erreicht. Wiederholte Implantationen waren in der Effizienz deutlich geringer. Die verlängerte Haltbarkeit der Ballons hat die Ergebnisbilanz nicht wesentlich verbessern können.

Overstitch, POSE (Primary Obesity Surgery Endoluminal) und ROSE (Restaurative Obesity Surgery Endoluminal) sind Bezeichnungen für endoskopisch im Magen platzierte Nahttechniken. Die Techniken sind ambulant, schmerz- und narbenfrei einsetzbar und werden daher auch mit diesen Vorteilen kommerziell aktiv beworben. Allerdings sind keine sicheren und belastbaren Studiendaten vorhanden.

Endosleeve oder endoskopischer Magenschlauch wird ein Operationsverfahren genannt, welches der Schlauchmagenoperation nachempfunden ist. Mithilfe von endoskopischen Nahtgeräten wird der Magen verkleinert, ohne dass Gewebe reseziert wird. Es wurden bereits Serien von 1000 Eingriffen, auch bei Kindern, publiziert, die eine Gewichtsreduktion auch über 2 Jahre nachweisen konnten. Langzeitergebnisse zur Gewichtsreduktion bei Adipositas fehlen, zumal diese Indikation nicht durch die Leitlinien und Erstattung der Krankenkassen gedeckt ist. Die Datenbanken der Qualitätskontrollen sind bislang leer.

Große Hoffnung in der Diabetes-Therapie wurde auf den implantierbaren Duodenalschlauch (Duodenojejunal Bypass-Liner, DJBL) gesetzt. Er kam bereits auch in Deutschland zur Anwendung. Die US-amerikanische Food and Drug Administration (FDA) hat vorerst wegen eines nicht zuverlässigen Verankerungssystems die Zulassung entzogen. An der technischen Verbesserung wird gearbeitet, sodass man bald mit einer erneuten Zulassung rechnen kann. Die HbA1c-Senkung und die Gewichtsreduktion waren mit dem Roux-Y-Magenbypass vergleichbar.

2.6 Historische Verfahren

Zahlreiche Operationsverfahren, die über mindestens ein Jahrzehnt zu den häufigen Verfahren zählten, werden heute nicht mehr oder extrem selten eingesetzt. Dazu zählen die vertikalen Gastroplastiken, das Magenband, die biliopankreatische Diversion mit oder ohne Duodenalswitch. Seit dem Jahr 2000 dominieren die oben beschriebenen Verfahren.

Der Einsatz von Botox-Injektionen und elektrischen Stimulationen (Magenschrittmacher, Vagusstimulatoren) haben keine signifikanten Effekte erreichen können. Es gibt Berichte über schwere Nebenwirkungen von Botox-Injektionen.

> Nur Verfahren, die in den S3-Leitlinien aufgeführt werden, dürfen in Deutschland eingesetzt werden.

Literatur

Aman MW, Steele KE, Magnuson TH et al (2015) Intestinal complications after Roux-en-Y gastric bypass. Bariatric Times. 12(4):14–8. https://bariatrictimes.com/intestinal-complications-after-roux-en-y-gastric-bypass/. Zugegriffen: 26 Aug 2023

Jiménez A, Ibarzabal A, Moizé V et al (2019) Ten-year outcomes after Roux-en-Y gastric bypass and sleeve gastrectomy: an observational nonrandomized cohort study. Surg Obes Relat Dis 15(3):382–388

Mahawar KK, Kumar P, Carr WR et al (2016) Current status of minigastric bypass. J Minim Access Surg 12(4):305–310

Mahawar KK, Parmar C, Carr WRJ et al (2018) Impact of biliopancreatic limb length on severe protein-calorie malnutrition requiring revisional surgery after one anastomosis (mini) gastric bypass. J Minim Access Surg 14(1):37–43

Morales-Marroquin E, Khatiwada S, Xie L et al (2022) Five Year Trends in the utilization of robotic bariatric surgery procedures, United States 2015–2019. Obes Surg May;32(5):1539–1545

Wilkinson KH, Helm M, Lak K et al (2019) The risk of post-operative complications in super-super obesity compared to super obesity in accredited bariatric surgery centers. Obes Surg 29(9):2964–2971

Weiterführende Literatur

Aminian A, Al-Kurd A, Wilson R et al (2021) Association of bariatric surgery with major adverse liver and cardiovascular outcomes in patients with biopsy-proven nonalcoholic steatohepatitis. JAMA 326(20):2031–2042

AWMF (2018) S3-Leitlinie Chirurgie der Adipositas und metabolischer Erkrankungen. Registernummer 088–001. https://register.awmf.org/assets/guidelines/088-001l_S3_Chirurgie-Adipositas-metabolische-Erkrankugen_2018-02.pdf. Zugegriffen: 9 Aug 2023

Gagner M, Ramos AC, Palermo M et al (Hrsg) (2020) The perfect sleeve gastrectomy: a clinical guide to evaluation, treatment, and techniques. Springer

Noun R, Slim R, Nasr M et al (2016) Results of laparoscopic sleeve gastrectomy in 541 consecutive patients with low baseline body mass index (30–35 kg/m2). Obes Surg 26(12):2824–2828

Ramos A, Kow L, Brown W et al (2019) 5th IFSO Global Registry Report https://www.ifso.com/pdf/5th-ifso-global-registry-report-september-2019.pdf. Zugegriffen: 26 Aug 2023

Postoperative Aspekte nach bariatrischer Chirurgie

3

Sylvia Weiner

Inhaltsverzeichnis

Wesentliche Voraussetzung für eine erfolgreiche Therapie der Adipositas und ihrer Begleiterkrankungen ist die lebenslange Nachsorge der Patienten. Hierin liegt eine spezifische Besonderheit der Adipositaschirurgie, die sich grundlegend von allen anderen elektiven chirurgischen Operationsverfahren mit Ausnahme der Organtransplantation unterscheidet. Entgegen früheren Auffassungen kann die Nachsorge der zunehmenden Patientenzahl nicht an den operativen Zentren gebunden werden, sondern wird Bestandteil der hausärztlichen Tätigkeit.

Das Nachsorge-Management sollte an ein Netzwerk gebunden sein, welches dem Patienten eine ortsnahe Betreuung ermöglicht, jedoch auch eine rasche Wiedervorstellung des Patienten beim Adipositaschirurgen gewährleistet, wenn Abweichungen vom Normalverlauf beobachtet werden. Die Kontrolle des Gewichtsverlaufes, die Veränderung der Komorbiditäten und die Früherkennung von Langzeitkomplikationen werden in den Nachsorge-Sprechstunden erfasst und dokumentiert.

Darüber hinaus erfolgt die Datensicherung und Eingabe in die zentrale Qualitätssicherung für Adipositaschirurgie in Deutschland. Da die krankhafte Adipositas nicht kausal therapiert wird, und es sich um eine chronische Erkrankung handelt, muss die Nachbetreuung lebenslang erfolgen. Einen kurativen Behandlungsansatz für die Adipositas gibt es derzeit nicht. Der Schwerpunkt bleibt eine gesamtgesellschaftliche Aufgabe in der Prävention. Ohne lebenslange Nachsorge entwickeln viele Patienten Mangelerscheinungen, Langzeitkomplikationen oder haben durch eine erneute Gewichtszunahme aufgrund einer Ernährungsumstellung oder einer chirurgischen Komplikation den therapeutischen Effekt verloren. Das lebens-

S. Weiner (✉)
Klinik für Adipositas- und metabolische Chirurgie,
Sana Klinikum Offenbach, Offenbach, Deutschland
E-Mail: sylvia.weiner@sana.de

A. Gueven und S. Allert (Hrsg.), *Postbariatrische Chirurgie*, https://doi.org/10.1007/978-3-662-69269-1_3

lange Follow-up für die operierten Patienten ist eine Conditio sine qua non für die Adipositaschirurgie. Dennoch sind die Drop-out-Raten bereits 2 Jahre nach dem Eingriff deutlich. Diese Situation ist auch durch die aufwendigen Reisen zum Adipositaszentrum bedingt, an dem der Eingriff durchgeführt worden war. Die Übernahme der Nachsorge durch den Hausarzt ist daher ein wichtiger Schritt, um dem Ziel einer lebenslangen Nachsorge nachzukommen.

3.1 Stationärer Aufenthalt

Der Krankenhausaufenthalt verkürzt sich stetig und beträgt derzeit in Deutschland durchschnittlich 4–6 Tage, in anderen Ländern 2–3 Tage oder zunehmend nur noch mit einer Nacht zur Überwachung. Bei endoskopischen Eingriffen gibt es bereits ambulante Eingriffe.

Die Frischoperierten werden nach Risikoklassifikation auch auf einer IMC- (Intermediate Care) oder Intensivstation für mindestens 12 h überwacht. Der Ernährungsaufbau schließt verschiedene Kostphasen ein. Die rasche Minderung der Insulinresistenz macht eine Anpassung der Medikation notwendig. Bei einer Diabetesdauer von einem Jahr kann mit einer Vollremission noch innerhalb des Klinikaufenthalts gerechnet werden.

3.2 Komplikationsmanagement

Die Letalität liegt in Kliniken mit einem hohen Operationsvolumen unter 0,02 % und damit unter der operativen Gallenblasenentfernung oder Knie- und Hüftprothesen. Die häufigsten Komplikationen sind Blutungskomplikationen, die durch rasche Interventionen beherrscht werden.

> Jede Form einer klinischen Symptomatik (Tachykardie, Erbrechen u. a.) sind Anlass, rasch über eine Laparoskopie nachzudenken.

Langfristig können Mangelzustände auftreten, wenn keine ausreichende Supplementation erfolgt. Mit der minimal-invasiven Chirurgie und der weiterentwickelten perioperativen Medizin sind allgemeine Komplikationen, wie sie in der offenen Adipositaschirurgie häufig waren, inzwischen weitgehend verschwunden (Lungenembolien, Pneumonien, Platzbäuche u. a. m.).

Langzeitfolgen des Diabetes wie Polyneuropathie, erektile Dysfunktion etc. können sich entgegen früheren Auffassungen nach metabolischen Eingriffen zurückbilden. Die positiven Auswirkungen auf makrovaskuläre Komplikationen, wie Myokardinfarkt, konnten ebenfalls nachgewiesen werden.

3.3 Vitamin- und Ernährungsstatus

Die regelrechte Supplementation kann nicht in jedem Fall die Entwicklung von Mangelzuständen vermeiden. Oftmals kommen die adipösen Patienten bereits mit verschiedenen Mangelzuständen infolge einer Fehlernährung zur Operation. Diese Defizite sollten bereits präoperativ erfasst und ausgeglichen werden. Besonders gefährdet sind Patienten nach Operationen mit einer malabsorptiven Komponente. Dazu zählen alle Operationen (außer Schlauchmagen) mit einer Dünndarmbeteiligung. Je kürzer der „common channel" und/oder je länger die biliodigestive Schlinge, desto stärker wird die Resorption fettlöslicher Vitamine (A, D, E, K) beeinträchtigt.

> Vitamin-K-Mangel führt zur Gerinnungshemmung und stellt eine Gefahr dar. Insbesondere für postbariatrische Operationen, wie die der plastischen Chirurgie.

Die Ausschaltung des Duodenums begünstigt einen Eisenmangel, da sich hier der Hauptresorptionsort befindet. Eisenmangel lässt sich schnell und sicher durch parenterale Eisenapplikation beseitigen. Vitamin-B12-Mangel führt zu megaloblastärer Anämie, während die übrigen B-Vitamine neurologische Veränderungen bewirken können.

3.4 Endoskopische Kontrollen

Jeder operierte Magen birgt das Risiko von Langzeitkomplikationen. Die Inzidenz von malignen Erkrankungen des Magens und der Speiseröhre steigen nach Mageneingriffen generell leicht an, wenngleich die Gesamthäufigkeit von malignen Erkrankungen durch den Gewichtsverlust gesenkt wird. Während ein Konsensus darüber besteht, dass präoperativ der Magen endoskopisch abgeklärt werden muss, ist der Zeitpunkt einer postoperativen Kontrolle umstritten. Eine bereits nachgewiesene Barrett-Metaplasie des Ösophagus muss engmaschig kontrolliert werden. Die Zeiträume sind vom Grading abhängig und in der S2K-Leitline zusammengefasst (Madisch et al. 2023). Generell empfiehlt es sich im ersten Jahr nach der Operation, eine Ausgangsbeschreibung der anatomischen Situation anzufertigen. Sind keine Anzeichen eines massiven Refluxes, insbesondere kein Gallenreflux, nachweisbar, sollte die nächste Kontrolle nach 5 bis 7 Jahren erfolgen, bei auftretenden Symptomen natürlich eher.

3.5 Body-Conturing nach bariatrischer Chirurgie

Etwa 70 % der Patienten mit massivem Gewichtsverlust („massive weight loss“, MWL) leiden unter überschüssiger Haut und Gewebefalten, die ihre Lebensqualität negativ beeinflussen. Diese Falten sind schwer, unhandlich und erzeugen funktionale und ästhetische Probleme. Die Techniken, die verwendet werden, um diese schweren Deformitäten zu korrigieren sind rekonstruktive Veränderungen etablierter ästhetischer Verfahren. Es ist wichtig, diese unterschiedliche Terminologie hervorzuheben, um eine Akzeptanz der Kostenträger zu erreichen. Studien zeigen, dass die Patientenzufriedenheit und Lebensqualität der Patienten ohne Hautüberschuss deutlich höher als Personen mit überschüssiger Haut nach einer bariatrischen Operation ist (Poulsen et al. 2017). Dies liegt an den belastenden Symptomen von Intertrigo, Blasen, Abnutzungsgeschwüren der Hautfalten, eingeschränkter Mobilität, Schwierigkeiten mit der Kleidung, anhaltender sozialer Isolation und Beziehungsproblemen (Klassen et al. 2018).

Die organischen Schäden und die psychologischen Wirkungen der Adipositas können tiefgreifend sein und sich negativ auf die Genesung nach plastisch-ästhetischer Chirurgie auswirken. Die Erstberatung des Patienten sollte neben den funktionellen Behinderungen und der Wahrnehmung des Körperbildes auch die Erwartungen an das chirurgische Ergebnis sowie ihre Eignung für die Operation beinhalten. Eine psychologische Begutachtung steht in Deutschland vor jeder Adipositaschirurgie. Dennoch können nach erfolgter Gewichtsreduktion vorbestehende Abnormitäten erneut zum Vorschein kommen. Generell ist der Abgleich und Ausgleich der Erwartungen von Anfang an bei postbariatrischen Patienten von größter Bedeutung. In der Regel akzeptieren diese ehemals extrem adipösen Patienten die erhebliche Narbenbildung im Austausch für Entfernung von überflüssigem Gewebe und Wiederherstellung von Funktion und Komfort. Die Aufklärung ist hier von besonderer Bedeutung.

Grundsätzlich muss davon ausgegangen werden, dass bei etwa 50 % der MWL-Patienten eine Mangel- und Fehlernährung vorliegen. Das ist nicht nur auf solche Patienten beschränkt, die sich malabsorptiven Verfahren unterzogen haben (Agha-Mohammadi and Hurwitz 2008). Patienten entwickeln auch nach restriktiver Chirurgie oftmals durch gehäuftes Erbrechen einen Ernährungsmangel. Anämie ist häufig vorhanden und muss identifiziert und präoperativ beseitigt werden (Marti-Carvajal et al. 2009), da plastisch-ästhetische Eingriffe am Haut-Weichteil-Mantel oftmals mit einem erheblichen Blutverlust verbunden sein können. Einen weiteren Risikofaktor stellt der Albumin-Mangel dar, der nach einem malabsorptiven Bypass häufiger beobachtet wird. Er beeinträchtigt die Wundheilung und begünstigt die Serombildung, wenn er nicht zuvor identifiziert und behandelt wurde (Agha-Mohammadi and Hurwitz 2008).

Ein schneller und anhaltender Gewichtsverlust bringt den Patienten rasch in einem „katabolischen" Zustand. Die Wundheilung ist schlecht, und eine elektive Operation sollte daher aufgeschoben werden. Das Gewicht sollte seit mindestens 6 Monaten, noch besser 12 Monaten stabil sein (Kenkel 2006). Die Gewichtsstabilität minimiert Ernährungsmängel und ermöglicht eine Rückkehr in einen anabolen Zustand mit verbesserter chirurgischer Sicherheit. Es ist zu beachten, dass ein hoher Body-Mass-Index (BMI) zum Zeitpunkt der Operation direkt mit einer höheren Inzidenz perioperativer Komplikationen korreliert (Whitlock et al. 2009). Der Begriff „fully deflated" ist in der angloamerikanischen Fachliteratur gebräuchlich, um den idealen postbariatrischen Patienten zu beschreiben. Dieser Zustand wird normalerweise erreicht, wenn der BMI weniger als 30 kg/m^{2}beträgt. Es ist nicht gleichzusetzen mit dem in der AC beschriebenen Zustand eines Übergewichtsverlusts (EWL) von 50 % oder mehr.

Angesichts der physiologischen und psychologischen Herausforderungen ist für den postbariatrischen Patienten ein multidisziplinäres Herangehen im Team die beste Voraussetzung für den Erfolg. Im Zentrum steht die enge Zusammenarbeit zwischen dem bariatrischen Team und den plastischen Chirurgen.

Literatur

Agha-Mohammadi S, Hurwitz DJ (2008) Nutritional deficiency of post-bariatric surgery body contouring patients: what every plastic surgeon should know. Plast Reconstr Surg 122:604

Kenkel JM (2006) The physiological impact of bariatric surgery on the massive weight loss patient. Plast Reconstr Surg 117(1):14S

Klassen A, Kaur M, Breitkopf T et al (2018) Using the BODY-Q to understand impact of weight loss, excess skin, and the need for body contouring following bariatric surgery. Plast Reconstr Surg 142(1):77–86

Madisch A, Koop H, Miehlke S et al (2023) S2k-Leitlinie gastroösophageale refluxkrankheit und eosinophile ösophagitis der deutschen gesellschaft für gastroenterologie, verdauungs- und stoffwechselkrankheiten (DGVS) https://register.awmf.org/assets/guidelines/021-013l_S2k_Gastrooesophageale-Refluxkrankheit-eosinophile_Oesophagitis_2023-03.pdf. Zugegriffen: 26 Aug 2023

Martí-Carvajal AJ, Solà I, Lathyris D, et al (2009) Homocysteine lowering interventions for preventing cardiovascular events. Cochrane Database Syst Rev 17;8(8):CD006612

Poulsen L, Klassen A, Rose M et al (2017) Patient-reported outcomes in weight loss and body contouring surgery: a crosssectional analysis using the BODY-Q. Plast Reconstr Surg 140(3):491–500

Whitlock G, Lewington S, Sherliker P et al (2009) Body-mass index and cause-specific mortality in 900000 adults: collaborative analyses of 57 prospective studies. Lancet 373(9669):1083

Weiterführende Literatur

Rohrich RJ, Coberly DM, Krueger JK et al (2002) Planning elective operations on patients who smoke: survey of North American plastic surgeons. Plast Reconstr Surg 109:350

Sleiwah A, McBride M, Black CE (2017) Euglycaemic ketoacidosis: a potential new hazard to plastic surgery day case and inpatient procedures. BMJ Case Rep. 2017:bcr2017220253

Sørensen LT, Jørgensen S, Petersen LJ (2009) Acute effects of nicotine and smoking on blood flow, tissue oxygen, and aerobe metabolism of the skin and subcutis. J Surg Res 152:224

Teil II Postbariatrische Patienten

Patienten nach massivem Gewichtsverlust, ob durch Eigenleistung oder einen bariatrischen Eingriff stellen in vielerlei Hinsicht ein besonderes Patientengut dar. Neben den offensichtlichen Veränderungen ihrer Körperform haben diese Patienten oftmals auch eine Transformation ihres Gesundheitszustands und nicht selten auch ihrer Beziehungen zu anderen, wie auch zu sich selbst erlebt. Alle diese Punkte müssen im Umgang und der Behandlung dieser Patienten beachtet werden.

Für den plastischen Chirurgen ist zunächst die Beschaffenheit des Haut- und Weichteilmantels von besonderem Interesse, da hier gesundheitliche wie auch ästhetische Einschränkungen behandelt werden wollen. Allerdings gibt es einige Besonderheiten in Bezug auf die Haut, das Fett- und das Bindegewebe von Patienten nach massivem Gewichtsverlust, die die plastisch-chirurgische Versorgung vor besondere Herausforderungen stellen können. Zur optimalen Versorgung gilt es die Veränderungen der Anatomie richtig einzuordnen und die passenden Techniken zu nutzen sowie typische Komplikationen zu erkennen und korrekt zu behandeln, um ein optimales Ergebnis zu erhalten.

Allerdings reicht auch das nicht aus...

Auch muss man ein guter Ratgeber und ehrlicher Aufklärer sein. Nicht selten träumen die Patienten bereits vor dem Gewichtsverlust davon, bald wieder oder endlich eine „normale“ Körperform zu haben. Dieser Gedanke kann trügerisch sein, da – vor allem bei sehr starkem Gewichtsverlust – Stigmata der Vorgeschichte verbleiben können. Es gilt die Patienten stets optimal zu unterstützen und auch nach dem Gewichtsverlust eine ausgewogene Ernährung, regelmäßige körperliche Aktivität und gegebenenfalls die weitere Unterstützung von Fachleuten, wie z. B. aus der Ernährungsberatung, Physio- oder Ergotherapie, oder auch Psychotherapie, zu empfehlen. Für manche Menschen kann der Gewichtsverlust letztlich zu einem völlig veränderten Erscheinungsbild führen. Es ist wichtig zu verstehen, dass das individuelle Ergebnis von vielen Faktoren beeinflusst wird und nicht immer vorhersehbar ist.

In dem Rahmen ist es leicht nachzuvollziehen, dass die Patienten auch mit psychologischen oder sozialen Herausforderungen zu kämpfen haben. Dies kann an den belastenden Symptomen der Hauterkrankungen oder an einer eingeschränkten Mobilität, nicht selten aber auch an Schwierigkeiten mit der Kleidung oder anhaltender soziale Isolation und Beziehungsproblemen liegen.

Die Behandlung ist vielschichtig, lang, und manchmal überaus komplex. Allerdings sind die Freude und der Dank der Patienten am Ende eines Behandlungsweges ein exzellenter Motivator für jeden Behandler.

Haut- und Bindegewebe postbariatrischer Patienten

4

Asım Gueven und Bijan Koushk Jalali

Inhaltsverzeichnis

Der massive Gewichtsverlust in kurzer Zeit führt unvermeidbar zu einer Veränderung der Haut- und Weichteile. Patienten, die eine signifikante Gewichtsabnahme anstreben, sollten sich dessen bewusst sein und realistische Erwartungen an das Ergebnis haben. Die irreführende Vorstellung, dass alleinig durch einen Gewichtsverlust die „normale" Körperform wiedererlangt werden kann, ist oft noch bei vielen Patienten präsent und sollte bereits im Rahmen der bariatrischen Behandlung oder anderer Vorbehandlungen thematisiert werden. Je weiter bei der Adipositas die Körperform von der Norm abweicht, desto unrealistischer ist es, durch den Gewichtsverlust eine normale Figur wiederzuerlangen.

A. Gueven
Livion, Hamburg, Deutschland
E-Mail: info@asimgueven.com

B. K. Jalali (✉)
Hautzentrum Pulheim, Pulheim, Deutschland
E-Mail: bkj@hautzentrum-pulheim.de

Es ist von entscheidender Bedeutung, die Patienten während dieses Prozesses optimal zu unterstützen und ihnen auch nach dem Gewichtsverlust eine ausgewogene Ernährung, regelmäßige körperliche Aktivität und gegebenenfalls die weitere Unterstützung von Fachleuten wie Ernährungsberatern, Physiotherapeuten, Ergotherapeuten oder Psychotherapeuten zu empfehlen. Für einige Menschen kann der Gewichtsverlust letztendlich zu einem völlig veränderten Erscheinungsbild führen, während andere trotz des Gewichtsverlusts ähnliche Körperformen beibehalten. Es ist wichtig zu verstehen, dass das individuelle Ergebnis des massiven Gewichtsverlusts von vielen Faktoren beeinflusst wird und nicht immer vorhersehbar ist.

Die postbariatrischen Patienten oder jene nach massivem Gewichtsverlust sind insofern als eine einzigartige Gruppe zu betrachten. Besonders für Fachfremde besteht die Neigung, die Straffungsoperationen bei diesen Patienten mit denen zu vergleichen, die bei Patienten ohne Vor-

A. Gueven und S. Allert (Hrsg.), *Postbariatrische Chirurgie,* https://doi.org/10.1007/978-3-662-69269-1_4

geschichte von massiver Adipositas durchgeführt werden, wie etwa aufgrund von fortgeschrittenen Hautalterungserscheinungen oder bei Frauen, die eine Bauchdecken- oder Bruststraffung nach Schwangerschaften wünschen.

Es ist jedoch unzureichend, diese Patienten mit massivem Gewichtsverlust als homogene Gruppe zu betrachten. Obwohl diese Patienten tatsächlich viele gemeinsame gesundheitliche Herausforderungen haben, variieren sie erheblich. Während einige nach dem Gewichtsverlust eine Haut- und Weichteilqualität aufweisen, die der Normalität sehr nahekommt, zeigen andere deutliche Veränderungen. Die Gruppe der Patienten mit massivem Gewichtsverlust sollte in Bezug auf ihre klinische Präsentation eher als ein Spektrum betrachtet werden und nicht als eine einfache Unterscheidung zwischen typischen postbariatrischen Patienten und normalen Patienten. Zur besseren Übersicht sind folgende Faktoren zu berücksichtigen:

4.1 Body-Mass-Index (BMI)

Der Body-Mass-Index (BMI) stellt zwar lediglich das Verhältnis zwischen Körpergewicht in Kilogramm und Körpergröße in Metern zum Quadrat dar, bleibt jedoch ein nützliches Werkzeug zur Bewertung des individuellen Gewichtsverlusts. Dabei sollte nicht übersehen werden, dass insbesondere bei sportlicher Aktivität Muskulatur aufgebaut wird, was den BMI tendenziell erhöhen kann. Der BMI sollte grundsätzlich nie isoliert betrachtet werden, sondern immer in Verbindung mit den Ergebnissen der körperlichen Untersuchung des Patienten. Zudem können weitere Messwerte wie das Taille-zu-Größe-Verhältnis (Waist-to-Height Ratio, WtHR) ermittelt werden, um die Verteilung des Körperfetts oder die Menge an viszeralem Fett zu beschreiben und so die gesundheitliche Bedeutung zu beurteilen.

Die Abnahme des BMI-Werts ist ein wichtiger Indikator für das Erscheinungsbild von Patienten nach massivem Gewichtsverlust. Patienten mit erheblicher Reduktion ihres BMI-Werts haben oft mit überschüssiger Haut zu kämpfen, die nicht mehr ausreichend elastisch ist, um sich an die neue Körperform anzupassen. Gleichzeitig kann eine dünnere subkutane Fettschicht dazu führen, dass die Haut weniger Unterstützung hat und daher leer und schlaff wirkt (Abb. 4.1).

Einige Patienten erreichen nach dem Abnehmen ihren idealen BMI und können diesen stabil halten. Andere hingegen haben möglicherweise Schwierigkeiten, das Gewicht auf einem niedrigeren Niveau zu halten und stabilisie-

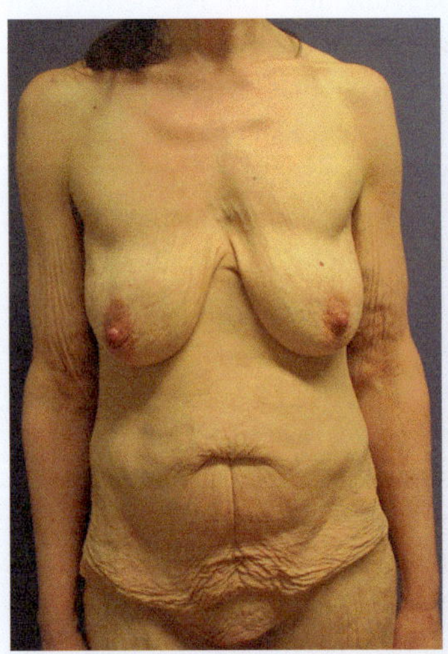
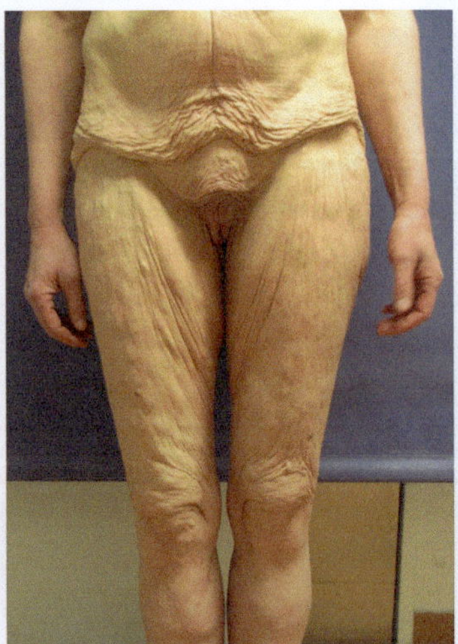
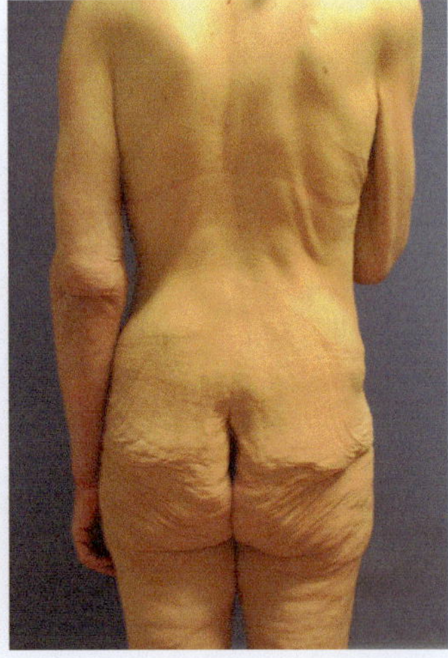

Abb. 4.1 (**a**) Weibliche Patientin mit großer Reduktion des BMI-Werts und kaum subkutanem Fettgewebe. (**b**) Männlicher Patient mit großer Reduktion des BMI-Werts, kaum subkutanem Gewebe und gut ausgeprägter Muskulatur

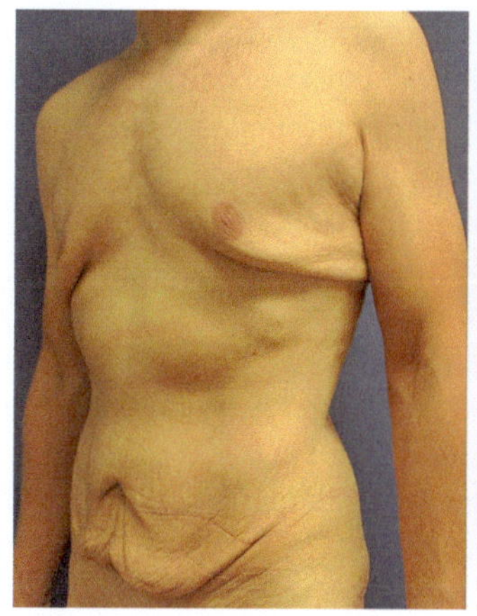
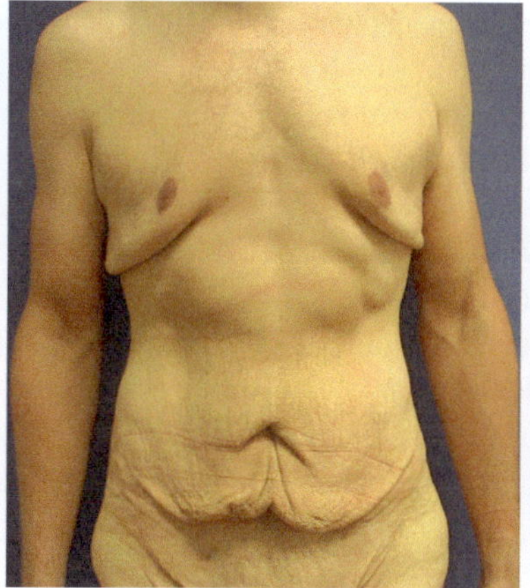
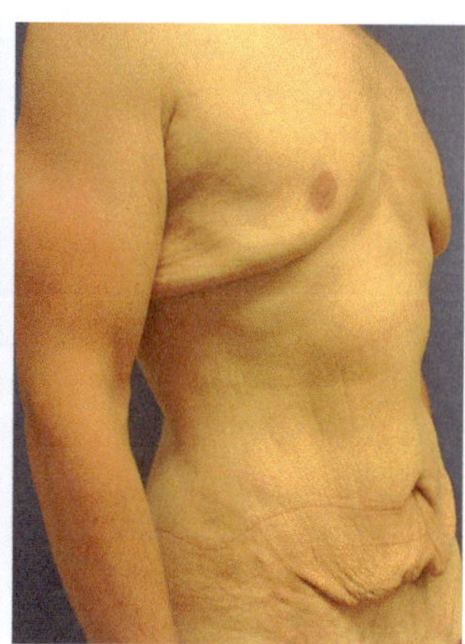

Abb. 4.1 (Fortsetzung)

ren sich stattdessen in einem Bereich, der immer noch als stark übergewichtig betrachtet wird. Es gibt auch Fälle, in denen Patienten sich vorübergehend auf einem Plateau befinden und dann wieder an Gewicht verlieren. Es scheint jedoch auch einen Mechanismus zu geben, der das individuelle Gewicht reguliert und eine gewisse Stabilität aufrechterhält. Dies kann dazu führen, dass einige Patienten starke Schwierigkeiten haben, ihr Gewicht weiter zu reduzieren, selbst wenn sie sich an eine gesunde Ernährung und ausreichend Bewegung halten. Bei der Entscheidung, ob der Patient das endgültige Plateau erreicht hat und ob eine körperformende Operation sinnvoll ist, ist die Rücksprache mit den behandelnden bariatrischen Chirurgen hilfreich. Nichtsdestotrotz ist es notwendig, dass das Gewicht mindestens 6 Monate lang stabil bleibt, bevor eine endgültige Beurteilung getroffen werden kann.

4.2 Fettgewebsverteilung

Das Muster des Fettabbaus beim massiven Gewichtsverlust variiert von Person zu Person. Einige Patienten verlieren Fett gleichmäßig am ganzen Körper, während andere in bestimmten Bereichen mehr Fett verlieren, aber in anderen Regionen das Fett sich nur mäßig reduziert oder weiterhin erhalten bleibt. Dies führt dazu, dass das Erscheinungsbild der Patienten nach dem Gewichtsverlust sehr unterschiedlich ausfallen kann. Neben der genetischen Veranlagung beeinflusst die gesamte Körpermorphologie des Patienten das Erscheinungsbild nach dem Gewichtsverlust. Die Form und Größe der muskuloskeletalen Anatomie spielen dabei ebenfalls eine wichtige Rolle, wie der Körper insgesamt geformt ist, nachdem das Fettgewebe reduziert wurde. Nicht zuletzt ist die Menge von viszeralem Fett ebenfalls von besonderer Wichtigkeit. Besonders bei männlichen Patienten kann eine erhebliche Menge an viszeralem Fett noch vorhanden sein und die Kontur des Abdomens dominieren. Bei diesen Patienten ist trotz einer Abdominoplastik oder Fettschürzenresektion keine starke Veränderung der Kontur zu erreichen.

Während der körperlichen Untersuchung sollte neben der Hautlaxizität vor allem die Menge des subkutanen Fettgewebes an verschiedenen Körperbereichen beurteilt werden. Je nach Fettverteilung kann es Bereiche geben, die wenig subkutanes Fett haben und mehr überschüssige Haut aufweisen, während andere Bereiche noch eine beträchtliche subkutane Fettdicke haben. Diese Bereiche sind wiederum bei der Planung von Straffungsoperationen zu berücksichtigen. Je dicker das subkutane Fettgewebe um eine Resektionsregion ist, umso geringer ist üblicherweise der Straffungseffekt auf das umliegende Gewebe durch diese Resektion. Dieser Effekt kann während der körperlichen

Untersuchung durch das Pinchen eines geplanten Resektionsbereichs simuliert werden. Ein häufiges Beispiel hierfür sind die Flanken bei einer Abdominoplastik. Falls die Flanken noch viel subkutanes Fettgewebe aufweisen, wird eine konventionelle Abdominoplastik dort keine Veränderung bewirken (Abb. 4.2). Infolgedessen sollten andere Resektionsregionen oder -linien in Erwägung gezogen werden, oder es könnte eine Liposuktion oder Lipektomie in diesem Bereich durchgeführt werden. Bei der Abdominoplastik ist beispielsweise oft eine Liposuktion bereits ausreichend, alternativ könnte eine Schnitterweiterung in die Flanken mit einer schrägen Verlaufslinie der Resektion durchgeführt werden.

4.3 Qualität der Haut- und Weichteile

Aus dem BMI (bzw. der BMI-Reduktion) und der Verteilung des Fettgewebes ergeben sich bereits typische Phänotypen in Bezug auf die Verteilung und Ausprägung der Haut- und Weichteilüberschüsse in den jeweiligen anatomischen Regionen. Am Beispiel des Abdomens zeigt Abb. 4.3 die Extreme des Spektrums: Zum einen Personen mit sehr großer BMI-Reduktion und kaum subkutanem Fettgewebe am gesamten Körper, auch als „fully deflated" bezeichnet (a), und zum anderen Personen mit moderater BMI-Reduktion, noch erheblichem subkutanem Fettgewebe an Abdomen, Flanken und Hüften sowie extremer Rollen- und Lappenbildung (b).

Die Verteilung und das Aussehen der Hautüberschüsse am Stamm hängen neben der Menge an subkutanem Fettgewebe hauptsächlich von den Adhärenzzonen ab. Diese sorgen für eine Einziehung der Hautoberfläche bzw. die Bildung von Falten. Anatomisch gewährleisten sie, dass die Haut in bestimmten Bereichen stabil anliegt und nicht beliebig verschoben werden kann. Die Hautüberschüsse liegen über diesen Adhärenzen und hängen flächig herab (Hautlappen), typischerweise am Unterbauch. Wenn sie zwischen zwei Adhärenzzonen liegen, können die Überschüsse, insbesondere wenn noch viel subkutanes Fettgewebe vorhanden ist, rollenartig erscheinen (Hautrollen), typischerweise am Oberbauch oder unterhalb der Inframammärfalte.

Auch das sogenannte Tannenbaumphänomen am Rücken oder multiple Hautlappen am Abdomen werden durch die Adhärenzzonen verursacht. Das Ausmaß und die Verteilung der Adhärenzzonen können sehr individuell sein. Zum Beispiel zeigt Abb. 4.4 eine stark ausgeprägte Adhärenzzone der Hüften, die von den Inguinalfalten ausgeht und sich seitlich bis zum Gesäß erstreckt. Infolgedessen bildet sich über dieser Adhärenzzone eine Hautrolle, die nach oben von der Adhärenzzone des Unterbauch- und Schambereichs begrenzt wird.

Obwohl die Verteilung und Ausprägung der Hautüberschüsse sehr individuell und teilweise komplex sein können, ist eine systematische Klassifizierung vorteilhaft, um Behandlungsalgorithmen zu entwickeln und die langfristige Behandlungsqualität zu optimieren. Eine hilfreiche Klassifizierung ist die Pittsburgh Rating Scale (Song et al. 2011), die für jede anatomische Region einen Score vergibt. Dieser Score hängt von der Größe des Hautüberschusses (Hautlappen), der Menge an subkutanem Fettgewebe (Adipositas) und dem Ausmaß der Falten- und Rollenbildung ab. Je nach Region können weitere Faktoren in die Bewertung einfließen, wie in Tab. 4.1 dargestellt.

4.4 Mikroskopische Veränderungen von Haut, Fett- und Bindegewebe

Postbariatrische Patienten weisen nicht nur klinisch bzw. makroskopisch sichtbare Veränderungen in Haut- und Bindegewebe auf. Es wurden auch Veränderungen in der biochemischen und histologischen Zusammensetzung der Haut und des subkutanen Fett- und Bindegewebes nachgewiesen. Diese strukturellen Veränderungen können größtenteils auf die pathologischen Auswirkungen der Adipositas als metabolische Erkrankung zurückgeführt werden. Die krankhafte Fettleibigkeit kann nämlich als systemische entzündliche Erkrankung be-

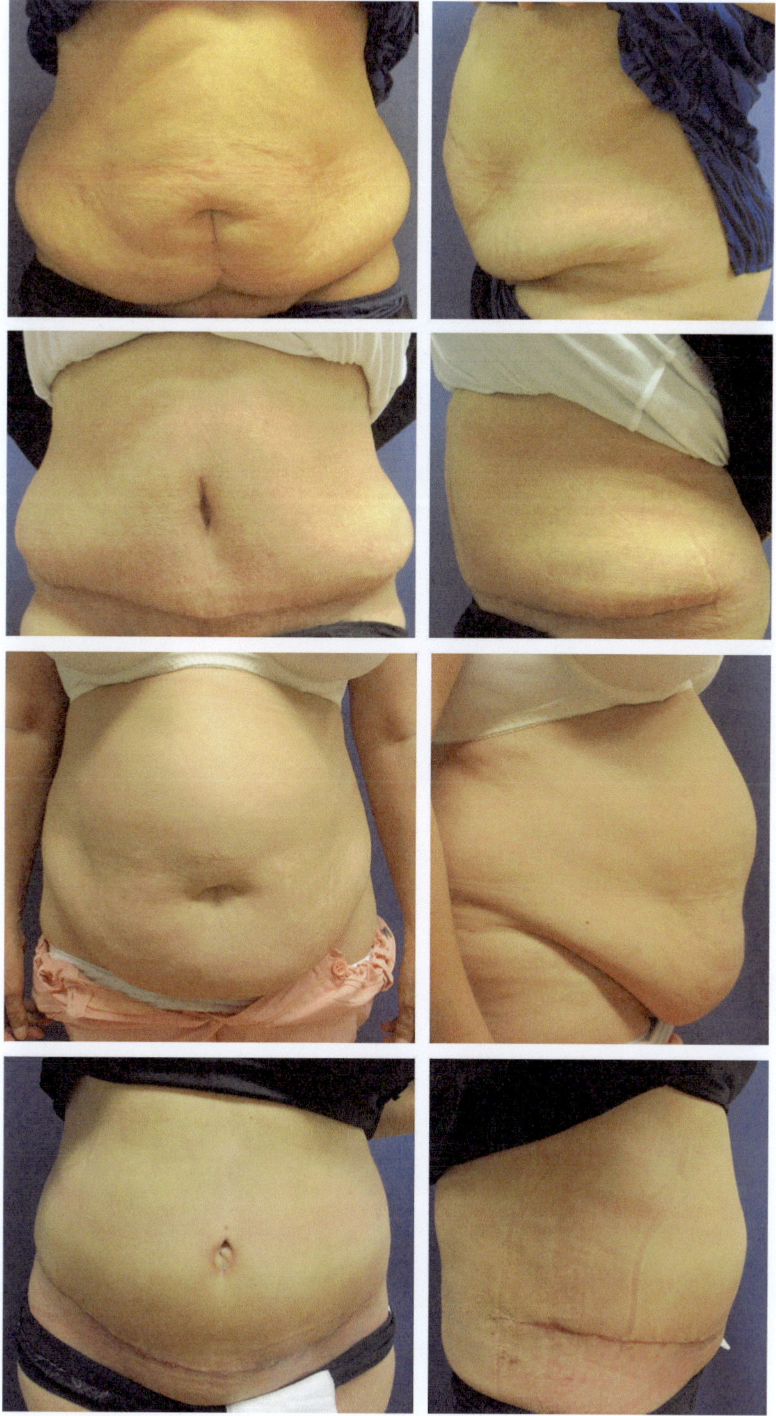

Abb. 4.2 (**a**) Patientin mit Bauchhautfettschürze und Rektusdiastase sowie dickerem subkutanem Fettgewebe zu den Flanken, vor und nach einer konventionellen Abdominoplastik. (**b**) Patientin mit ähnlicher Bauchhautfettschürze und Rektusdiastase, aber weniger subkutanem Fettgewebe zu den Flanken, vor und nach einer konventionellen Abdominoplastik

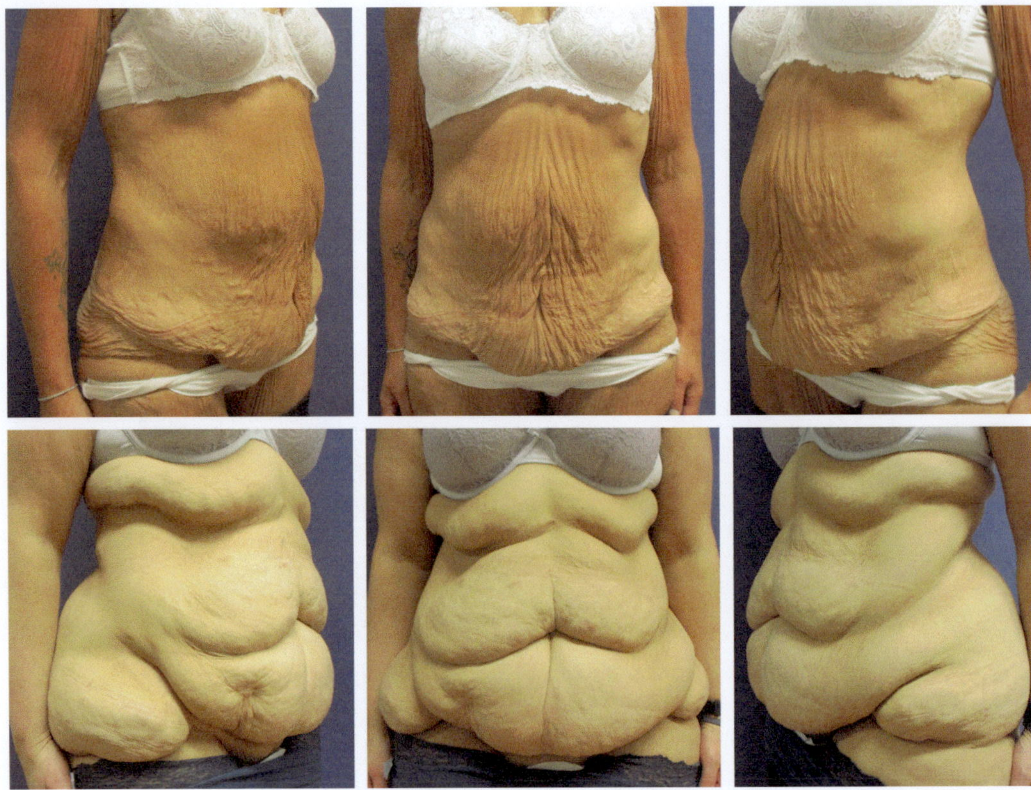

Abb. 4.3 (**a**) Patientin mit kaum subkutanem Fettgewebe am Rumpf nach Gewichtsreduktion, auch als „fully deflated“ bezeichnet. (**b**) Patientin mit noch erheblichem subkutanem Fettgewebe am Rumpf nach Gewichtsreduktion und multipler Rollen- und Lappenbildung

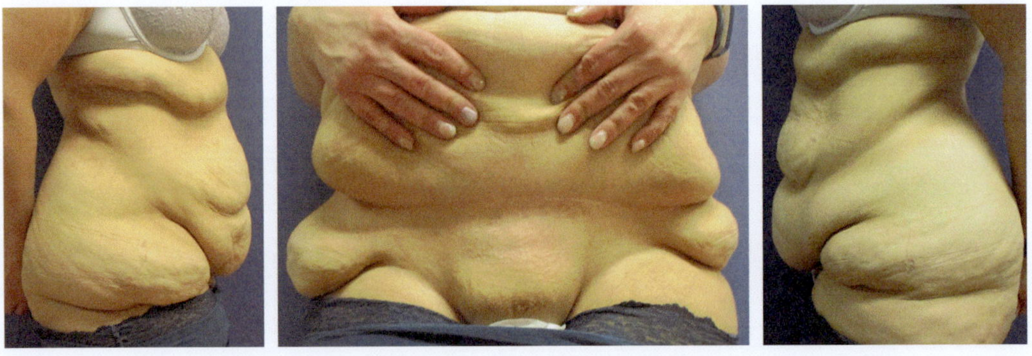

Abb. 4.4 Patientin aus Abb. 4.3 (**b**) mit stark ausgeprägter Adhärenzzone der Hüften

trachtet werden, bei der das Fettgewebe selbst proinflammatorische Zytokine produziert (Hotamisligil 2006; Silva et al. 2017).

Es wurden Veränderungen in verschiedenen Kollagenen mit einer Abnahme bestimmter Kollagentypen und weiterer Strukturproteine der Extrazellulärmatrix bei postbariatrischen Patienten festgestellt (Veiga et al. 2011; Gallo et al. 2019). Eine schlechtere Kollagenorganisation und -struktur konnte sogar mikroskopisch in

Tab 4.1 Die Pittsburgh Rating Scale in deutscher Übersetzung aus Tab. 1 der Originalarbeit von Song et al. von 2005. Einige Übersetzungen wurden zur einfacheren Darstellung gekürzt (FDL: Fleur-de-Lys-Abdominoplastik, UBL: Upper Body Lift)

Bereich	Score	Empfohlenes Verfahren
Arme	0 Normal	
	1 Adipositas mit gutem Hauttonus	Liposuktion
	2 Hängende Haut ohne starke Adipositas	Straffung
	3 Hängende Haut mit starker Adipositas	Straffung mit Liposuktion
Brust	0 Normal	
	1 Ptose Grad I-II oder Mammahypertrophie	Klassische Straffung, Reduktions- oder Augmentationstechniken
	2 Ptose Grad III oder moderater Volumenverlust oder tubuläre Brust	Klassische Straffung mit/ohne Augmentation
	3 Starke laterale Ausläufer und/oder starker Volumenverlust mit hängender Haut	Straffung mit Autoaugmentations-techniken
Rücken	0 Normal	
	1 Einzelne (Fett-)Rolle oder Adipositas	Liposuktion
	2 Multiple (Haut-Fett-)Rollen	Straffung
	3 Hängende (Haut-Fett-)Rollen	Straffung
Abdomen	0 Normal	
	1 Überschüssige Haut mit Falten oder moderate Adipositas ohne Herabhängen	Mini-Abdominoplastik mit/ohne Liposuktion
	2 Herabhängende Haut-Fett-Schürze	Klassische Abdominoplastik
	3 Multiple Rollen oder Überschuss am Oberbauch	Erweiterte Abdominoplastik Techniken, inkl. FDL und UBL
Flanken	0 Normal	
	1 Adipositas	Liposuktion
	2 (Haut-Fett-)Rollen	Liposuktion
	3 Hängende (Haut-Fett-)Rollen	Straffung
Gesäß	0 Normal	
	1 Milde bis moderate Adipositas und/oder milde bis moderate Cellulite	Liposuktion
	2 Starke Adipositas und/oder starke Cellulite	Liposuktion mit/ohne Straffung
	3 Hautfaltenbildung	Straffung
Mons	0 Normal	
	1 Überschüssige Adipositas	Liposuktion
	2 Ptose	Straffung
	3 Starkes Herabhängen unterhalb der Symphyse	Straffung
Hüfte/laterale Oberschenkel	0 Normal	
	1 Milde bis moderate Adipositas und/oder milde bis moderate Cellulite	Liposuktion
	2 Starke Adipositas und/oder starke Cellulite	Liposuktion mit/ohne Straffung
	3 Hautfaltenbildung	Straffung
Mediale Oberschenkel	0 Normal	
	1 Überschüssige Adipositas	Liposuktion mit/ohne Straffung
	2 Starke Adipositas und/oder starke Cellulite	Liposuktion mit/ohne Straffung
	3 Hautfaltenbildung	Straffung
Distale Oberschenkel/Knie	0 Normal	
	1 Adipositas	Liposuktion mit/ohne Straffung
	2 Starke Adipositas	Liposuktion mit/ohne Straffung
	3 Hautfaltenbildung	Straffung

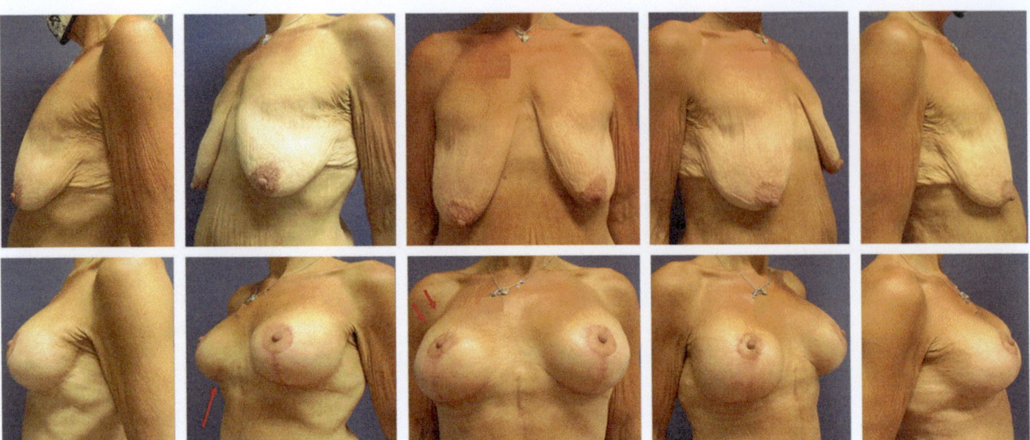

Abb. 4.5 Postbariatrische Patientin vor und 3 Monate nach Bruststraffung mit Einlage von Implantaten (sowie 9 Monate nach Abdominoplastik) und einem langsamen Abrutschen des rechten Brustimplantats, was konsekutiv zur Verlagerung der Unterbrustfalte und Entrundung des Mamillen-Areolen-Komplexes geführt hat (rote Pfeile)

Arealen nachgewiesen werden, die makroskopisch unauffällig waren (Light et al. 2010).

Strukturelle Veränderungen finden sich nicht nur im subkutanen Bindegewebe, sondern auch in der Dermis. Patienten mit massivem Gewichtsverlust zeigten in der Dermis eine veränderte Kollagenstruktur mit einer Verringerung der Dicke, Organisation, Struktur und Ausrichtung der Kollagenfasern (Rocha et al. 2021). Diese dünnen, falsch ausgerichteten und locker angeordneten Kollagenfasern sind mit einer erhöhten Elastizität der Haut assoziiert.

Diese verringerte Stabilität des Bindegewebes kann typischerweise zu einem Nachsacken der Haut im Langzeitverlauf führen, obwohl kurzzeitige Ergebnisse straff waren. Auch die Gefahr des Absackens von Implantaten bei Bruststraffungen ist dieser Problematik geschuldet (Abb. 4.5).

4.5 Cutis laxa und ihre Folgen

Krankhafte Hautüberschüsse werden seit 2016 in der 10. Version der internationalen statistischen Klassifikation der Krankheiten und verwandter Gesundheitsprobleme (International Statistical Classification of Diseases and Related Health Problems International Classification of Diseases, ICD) als Krankheit der Haut und Unterhaut unter dem Code L98.7 geführt: Überschüssige und erschlaffte Haut und Unterhaut, schlaffe oder hängende Haut nach Gewichtsverlust (bariatrische Chirurgie oder Diät). Üblicherweise wird der Terminus „Cutis laxa" zur weiteren Beschreibung dieser Erkrankung benutzt und dann auf die anatomische Region bezogen, wie z. B. Cutis laxa des Abdomens oder Cutis laxa der Oberschenkel-Innenseiten.

Abhängig vom Ausmaß und der Lokalisation der Hautüberschüsse ist die Cutis laxa mit typischen Folgeerkrankungen assoziiert.

Eine Intertrigo, wie sie in Abb. 4.6 dargestellt ist, ist eine Hauterkrankung, die in Bereichen auftritt, in denen Haut auf Haut trifft und miteinander in Kontakt steht. Dieses Problem entsteht durch mechanische Reibung und eine gestörte Schweißableitung, was zu einer Art „feuchter Kammer" führt. Diese feuchte Umgebung schafft ideale Bedingungen für das Wachstum von Mikroorganismen. Zusätzlich wird der Säuremantel der Haut beeinträchtigt, was zu Mazeration und Entzündung führt. Die Hornschicht der Haut quillt auf, was das Risiko für bakterielle oder Pilzinfektionen erheblich erhöht, da Mikroorganismen leichter in das Epithel eindringen können.

Wenn die auslösenden Faktoren weiterhin bestehen, kann sich eine chronische intertriginöse

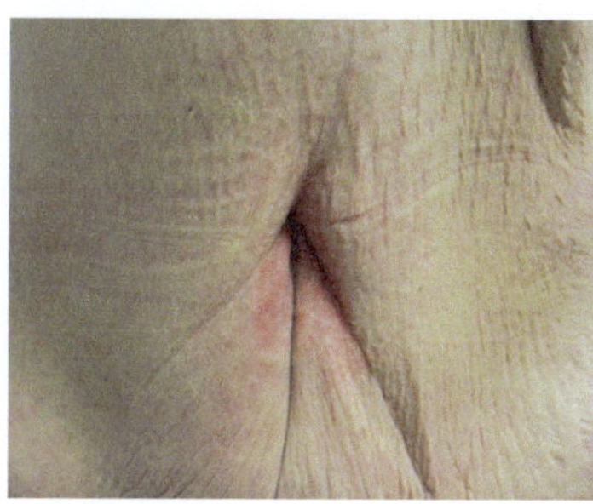
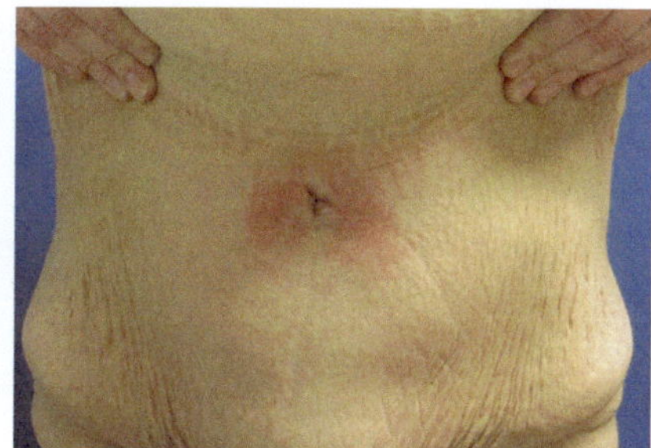

Abb. 4.6 Intertrigo des Bauchnabels

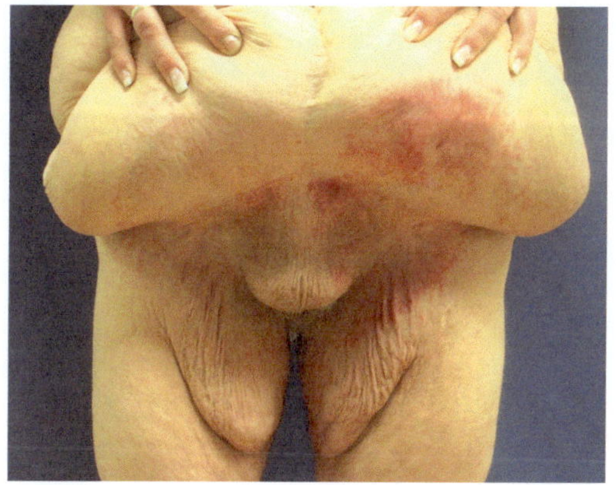

Abb. 4.7 Chronische intertriginöse Dermatitis der Unterbauchfalte und Leistenfalten

Dermatitis entwickeln (Abb. 4.7). Bei dieser Erkrankung zeigt sich eine deutlich abgegrenzte, entzündliche Rötung der Haut, begleitet von starkem Juckreiz und einer Verdickung der Haut. Es kann zu Schuppenbildung kommen, teilweise begleitet von Feuchtigkeit oder Rissen. Typische Stellen für intertriginöse Ekzeme sind die Hautfalten unter der Brust und die Falten des Bauches. Als Komplikation können bakterielle oder Hefepilzinfektionen auftreten, insbesondere durch Candida albicans, die sogar lokale Abszesse verursachen können.

Die übliche Behandlung besteht darin, die betroffenen Bereiche mit Gazestreifen trocken zu legen und die Haut nur mit Wasser zu reinigen, gefolgt von sorgfältigem Abtrocknen. Bei starkem Schwitzen kann das Einlegen eines Tuchs oder Tupfers in die Falte hilfreich sein. Eine regelmäßige Überwachung und gegebenenfalls der Wechsel der Einlage sind notwendig, um eine Verschlimmerung der Erkrankung zu verhindern. Bei postbariatrischen Patienten, die oft überschüssige Hautfalten haben, kann die einzige kausale Lösung die operative Entfernung der Hautüberschüsse sein, um die Reibung und Feuchtigkeitsansammlung dauerhaft zu reduzieren und das Risiko für intertriginöse Ekzeme zu minimieren. Es ist wichtig, frühzeitig ärztliche Hilfe in Anspruch zu nehmen, um Komplikationen zu vermeiden und die Lebensqualität der Betroffenen zu verbessern.

Von besonderer Wichtigkeit sind diese Hauterkrankungen im Prozess der Antragsstellung zur Kostenübernahme für die Krankenversicherer (siehe auch Kap. 7.). Es ist ratsam, dass der Patient seine Hautprobleme selbstständig in Bildern festhält und dokumentiert. Jegliche dermatologische oder hausärztliche Behandlung sollte sorgfältig aufgezeichnet werden. Bei der Einreichung des Antrags sollten unterstützende Gutachten von den behandelnden Dermatologen oder Hausärzten beigefügt werden.

4.6 Implikationen für die plastisch-chirurgische Versorgung

Die geschilderten Eigenheiten in Bezug auf die Haut, das Fettgewebe und das Bindegewebe von Patienten nach erheblichem Gewichtsverlust stellen die plastisch-chirurgische Versorgung vor besondere Herausforderungen. Es ist erforderlich, die chirurgischen Verfahren den anatomischen Gegebenheiten anzupassen, die Patienten angemessen aufzuklären und zu überwachen sowie eventuelle Komplikationen rechtzeitig zu identifizieren und zu behandeln. Im Folgekapitel werden die speziellen Komplikationen, die bei diesem Patientengut vermehrt auftreten können, dargestellt. Kap. 6. beleuchtet dann psychologische und soziale Faktoren, die ebenfalls eine besondere Rolle in der Behandlung dieser Patienten spielen.

Literatur

Gallo JRB, Maschio-Signorini LB, Cabral CRB et al (2019) Skin protein profile after major weight loss and its role in body contouring surgery. Plast Reconstr Surg Glob Open 7(8):e2339

Hotamisligil GS (2006) Inflammation and metabolic disorders. Nature 444:860–867

Light D, Arvanitis GM, Abramson D et al (2010) Effect of weight loss after bariatric surgery on skin and the extracellular matrix. Plast Reconstr Surg 125:343–351

Rocha RI, Junior WC, Modolin MLA et al (2021) Skin changes due to massive weight loss: histological changes and the causes of the limited results of contouring surgeries. Obes Surg 31(4):1505–1513

Silva KR, Côrtes I, Liechocki S et al (2017) Characterization of stromal vascular fraction and adipose stem cells from subcutaneous, preperitoneal and visceral morbidly obese human adipose tissue depots. PLoS ONE 12:e0174115

Veiga DF, Bussolaro RA, Kobayashi EY et al (2011) Glycosaminoglycans of abdominal skin after massive weight loss in post-bariatric female patients. Obes Surg 21:774–782

Weiterführende Literatur

Black MM, Bottoms E, Shuster S (1971) Skin collagen and thickness in simple obesity. Br Med J 4:149–150

Halawi A, Abiad F, Abbas O (2013) Bariatric surgery and its effects on the skin and skin diseases. Obes Surg 23:408–413

Rosa SC, de Macedo JLS, Canedo LR et al (2019) What is the impact of comorbidities on the risk for postoperative body-contouring surgery complications in postbariatric patients? Obes Surg 29(2):552–559

Shipman AR, Millington GW (2011) Obesity and the skin. Br J Dermatol 165:743–750

Song AY, Jean RD, Hurwitz DJ et al (2005) A classification of contour deformities after bariatric weight loss: the Pittsburgh Rating Scale. Plast Reconstr Surg. 116(5):1535–44; discussion 1545–6

5 Spezielle Komplikationen bei postbariatrischen Patienten

Maximilian C. Stumpfe, Ingo Ludolph, Theresa Promny und Raymund E. Horch

Inhaltsverzeichnis

Patienten nach massiver Gewichtsreduktion mit folglich ausgeprägten Hautweichteilüberschüssen weisen besondere Merkmale auf, die für eine operative Therapieplanung bedeutsam sind. Neben einem weiterhin bestehenden Übergewicht aufgrund einer stagnierenden Gewichtsreduktion bestehen zudem metabolische Nebenerkrankungen. Fortbestehendes Übergewicht ist bekanntermaßen ein nicht unerheblicher Risikofaktor für postoperative Komplikationen wie Serome, Wunddehiszenzen, Infektionen oder Hämatome.

> Der BMI sollte idealerweise präoperativ im Normbereich sein. Ein stabiles Körpergewicht sollte 6 Monate vor dem Operationszeitpunkt erreicht sein.

Zudem ist bei einem beträchtlichen Teil der Patienten eine Veränderung am Magen-Darm-Trakt im Sinne eines bariatrischen Eingriffs vorausgegangen. Es besteht die Annahme, dass durch diese Form der Gewichtsreduktion ein höheres Komplikationsrisiko im Rahmen von postbariatrischen Eingriffen gegenüber einer diätetischen Gewichtsabnahme besteht, wobei die Literatur hierzu nicht konsistent ist (Staalesen et al. 2012). Gründe hierfür sollen mehr Komorbiditäten, höhere BMI-Werte vor der postbariatrischen Operation sowie eine größere Menge an überschüssigem Gewebe sein (Chetta et al. 2016). Demgegenüber haben vergleichbare Studien keinen Unterschied

M. C. Stumpfe · T. Promny · R. E. Horch (✉)
Plastisch- und Handchirurgische Klinik und Labor für Tissue Engineering und Regenerative Medizin, Universitätsklinikum Erlangen, Friedrich-Alexander-Universität Erlangen-Nürnberg FAU, Erlangen, Deutschland
E-Mail: raymund.horch@uk-erlangen.de

M. C. Stumpfe
E-Mail: maximilian.stumpfe@uk-erlangen.de

T. Promny
E-Mail: theresa.promny@uk-erlangen.de

I. Ludolph
Plastische Chirurgie Bamberg, Bamberg, Deutschland
E-Mail: info@plastische-chirurgie-bamberg.de

A. Gueven und S. Allert (Hrsg.), *Postbariatrische Chirurgie*, https://doi.org/10.1007/978-3-662-69269-1_5

zwischen der Art des Gewichtsverlustes und den aufgetretenen Komplikationen gesehen (ElAbd et al. 2022). Zwischen den einzelnen bariatrischen Verfahren besteht kein Unterschied bezüglich der Komplikationsrate bei körperstraffenden Operationen (Pajula et al. 2019).

Einen weiteren Aspekt stellt ein potenzieller Mangel an Nährstoffen infolge bariatrischer Eingriffe dar, der mitunter einen bereits bestehenden Nährstoffmangel begünstigen kann (Chetta et al. 2016). Ein präoperativer Mangel an Mikronährstoffen (Folsäure, Vitamin D3, Eisen, Magnesium, Phosphat und Vitamin A) konnte vor dem bariatrischen Eingriff gezeigt werden wobei zwei oder mehr Mikronährstoffe in bis zu 28,5 % der Fälle betroffen sind (Lefebvre et al. 2014, van der Beek 2015). Gründe hierfür sind unausgewogene Diäten vor einem bariatrischen Eingriff. Durch Letzteren kommt es zusätzlich zu einer Veränderung des Verdauungstraktes, der Nahrungsaufnahme und des Essverhaltens. Makro- und Mikronährstoffe können nicht in ausreichendem Umfang aufgenommen werden. Eiweißreiche und ballaststoffreiche Lebensmittel sind deshalb zu empfehlen (Moize et al. 2010). Ein Mangel an Nährstoffen wie beispielsweise Eisen und Zink aber auch Vitamin A, B, C kann Einfluss auf die Wundheilung haben (Agha-Mohammadi und Hurwitz, 2008).

Eine leitliniengerechte Supplementation der Nährstoffe nach bariatrischen Operationen ist vor allem bei Bypass-Operationen aufgrund der Veränderung der Resorption notwendig (AWMF 2018). Weitere Empfehlungen gemäß der S3-Leitlinie werden in Abhängigkeit des bariatrischen Verfahrens ausgesprochen (AWMF 2018). Ein Monitoring dieser Parameter sollte regelmäßig in einem Adipositaszentrum erfolgen.

Aufgrund der inhomogenen Erfassung von Komplikationen in der Literatur sowie der daraus resultierenden Ergebnisse kommt es zu teils stark differierenden Angaben hinsichtlich der Komplikationsraten nach postbariatrischen Eingriffen. Um Komplikationen einheitlich in der Literatur zu erfassen, wurde daher die Clavien-Dindo-Klassifikation entwickelt, die Komplikationen gemäß ihrer Therapieform einteilt (Dindo et al. 2004). Ein noch exakteres Instrument, um gängige Komplikationen in der postbariatrischen Chirurgie zu erfassen, wurde von der Arbeitsgruppe um Guest et al. entworfen. Das sogenannte „Pittsburgh Body Contouring Complication Reporting System" ermöglicht eine einheitliche Erfassung von Komplikationen und daraus resultierenden Komplikationsraten (Guest et al. 2017). Auch wurden Systeme entwickelt, um das Risiko von Komplikationen im Rahmen postbariatrischer Eingriffe individuell besser einschätzen zu können (Coblijn et al. 2017, Simunovic et al. 2021).

Tab. 5.1 zeigt eine Übersicht über die gängigsten Komplikationen und deren Häufigkeit. Die Übersicht stützt sich auf Reviews und eine Metaanalyse (Guest et al. 2017, Marouf und Mortoada, 2021).

In diesem Kapitel können nicht alle erwähnten Komplikationen näher betrachtet werden, jedoch gibt diese Auflistung eine Übersicht über die am häufigsten berichteten Komplikationen im Rahmen von Studien über postbariatrische Eingriffe. Nach dem Pittsburgh Body Contouring Complication Reporting System erfolgt eine Unterteilung in Minor- und Major-Komplikationen. Mithilfe dieses Instruments können Komplikationen im klinischen Alltag einheitlich erfasst und somit für wissenschaftliche Zwecke einheitlich bewertet werden. Tab. 5.2 zeigt die Einteilung der gängigsten Komplikationen samt therapeutischer Maßnahmen.

Tab 5.1 Übersicht über die zu erfassenden Komplikationen nach dem „Pittsburgh Body Contouring Complication Reporting System" sowie die minimale und maximale beschriebene Rate der häufigsten Komplikationen (Guest et al. 2017, Marouf und Mortoada, 2021)

Häufigste Komplikationen	Hämatome (0,3–12,2 %)
Serome (2,4–35,6 %)	
Wunddehiszenz (1,3–39,6 %)	Infektion (0,7–25,2 %)
Weitere Komplikationen	Pathologische Narbenbildung
Fadenextrusion	
Fettnekrose	Hautnekrose
Lymphödem	Übermäßige/anhaltende Schmerzen
Tiefe Beinvenenthrombose bzw. Lungenembolie	Versterben

Tab 5.2 Einteilung der gängigsten Minor- und Major-Komplikationen angelehnt an das „Pittsburgh Body Contouring Complication Reporting System" (Guest et al. 2017)

	Minor-Komplikation	Major-Komplikation
Serom	• Drainageneinlage • Punktion	• Operative Revision • Chronisch (>2 Monate)
Hämatom	• „Watchful waiting" • Aspiration	• Operative Revision
Wunddehiszenz	• Oberflächliche Wunddehiszenz • Wundnaht oder konservative Wundbehandlung mit Verbandswechseln	• Allschichtige Wunddehiszenz • Operative Revision
Infektion	• Wundsäuberung • Orale Antibiotika • Topische Antibiotika	• Operative Revision • Parenterale Antibiotika

5.1 Allgemeine Risiken – Hämatom, Infektion und Narbenbildung

Allgemeine Operationsrisiken wie beispielsweise Hämatome, Infektionen und Störungen der Narbenbildung sind aufgrund metabolischer Veränderungen nach bariatrischen Eingriffen, der großen Wundflächen, langer Narbenverläufe und der besonderen Beschaffenheit der Haut im Rahmen postbariatrischer Eingriffe von Bedeutung.

Ein perioperatives Gerinnungsmanagement bei Besonderheiten in der Gerinnungs- und Medikamentenanamnese ist ebenso wie eine Optimierung pathologisch veränderter Laborparameter erforderlich.

Aufgrund der großen Wundflächen kann die Verwendung von Clips und Ligaturen neben der Diathermie intraoperativ das Risiko für Hämatome reduzieren (Romano et al. 2019). Bei jeder Blutung über einliegende Drainagen oder bei Verdacht auf einen blutigen Verhalt muss kritisch die Indikation zur frühzeitigen operativen Revision geprüft werden, da ein Blutverlust in die großflächigen Wundhöhlen rasch hämodynamische Relevanz mit bekannten Folgen erreichen kann.

Infektionen können in verschiedener Ausprägung wie oberflächlichen Rötungen bis hin zu Abszessen und einer Bakteriämie beobachtet werden. Dementsprechend kann das therapeutische Regime von einer ambulanten oralen und-/oder topischen Applikation von Antibiotika, bis hin zu einer stationären Wiederaufnahme mit einer intravenösen Antibiotikatherapie und/oder operativen Revision reichen. Insbesondere aufgrund der großen Wundflächen kann sich eine Infektion folgenschwer ausdehnen. Neben den klassischen klinischen Entzündungszeichen können Entzündungsparameter in der Blutanalyse sowie bildgebende Verfahren wichtige Anhaltspunkte für die weitere Behandlung liefern.

Verbreiterte Narben oder auch hypertrophe Narbenbildungen sind bei postbariatrischen Operationen aufgrund der langen Narbenverläufe Risiken, welche im Hinblick auf ein kosmetisches Ergebnis und aufgrund verschiedener Inzisionsverläufe in der Operationsplanung einen wichtigen Bestandteil der Aufklärung darstellen. Neben einer atraumatischen Operationstechnik und der Lage der Narbe spielen hierbei die adäquate Einstellung und die Verteilung der Gewebespannung in der Narbenentwicklung eine besondere Rolle.

5.2 Serome und Lymphfisteln

Die Bildung einer postoperativen Wundwasseransammlung, eines sog. Seroms, ist eine der häufigsten postoperativen Komplikationen bei postbariatrischen Eingriffen. Patienten müssen dadurch oft mehrfache Wiedervorstellungen in der Klinik und Punktionen im Operationsgebiet in Kauf nehmen.

Bei anhaltender Wundwasseransammlung kann eine weitere Operation die Folge sein (Abb. 5.1). Shermak et al. haben eine positive

Korrelation des Resektionsgewichts sowie des BMI zum Zeitpunkt der Operation mit dem Auftreten von Seromen beschrieben (Shermak et al. 2007).

In der Klinik finden konservative Maßnahmen wie konsequente lokale Kompression durch das Tragen von Kompressionswäsche sowie wiederholte Punktionen regelmäßig Anwendung zur Behandlung von Seromen. Darüber hinaus ist die sogenannte Sklerotherapie als Methode zur Behandlung eines persistierenden postoperativen Seroms beschrieben (Sood et al. 2017). Die Sklerotherapie stellt eine Option dar, die aktuell als Off-label-Anwendung unter Zuhilfenahme bereits bekannter Medikamente bislang noch nicht in breiter Form zum Einsatz kommt. Für die Sklerotherapie im Allgemeinen werden v. a. Doxycyclin und Bleomycin angewandt (Shermak et al. 2008, Sood et al. 2017). Jedoch sind auch Medikamente wie Erythromycin, Ethanol und Talc Gegenstand von Forschungen (Tab. 5.3) (Sawhney et al. 1996, Daltrey et al. 2006, Ali-Khan et al. 2009).

> Der Patient muss vor einer Sklerotherapie über die Off-label-Anwendung der entsprechenden Medikamente aufgeklärt werden.

Doxycyclin, bekannt als gängiges Antibiotikum aus der Gruppe der Tetracycline, wird in den bisherigen Berichten zur Sklerotherapie in der Regel in einer Dosierung von 500 mg pro Sitzung in Verdünnung mit beispielsweise Kochsalzlösung in die Seromhöhle injiziert (Shermak et al. 2008). Zumeist sind mehrere Anwendungen dieses Verfahrens im Intervall erforderlich. Doxycyclin wird aufgrund der Erfahrungen im klinischen Einsatz als effektives Therapieregime für die Serombehandlung angesehen (Sood et al. 2017). Tab. 5.3 zeigt eine Übersicht über die gängigen Substanzen zur Sklerotherapie und ihren Mechanismus.

Insgesamt ist die Datenlage zur prophylaktischen Sklerotherapie gering. In einem systematischen Review von Janis et al. konnten insgesamt 19 Studien identifiziert werden, wel-

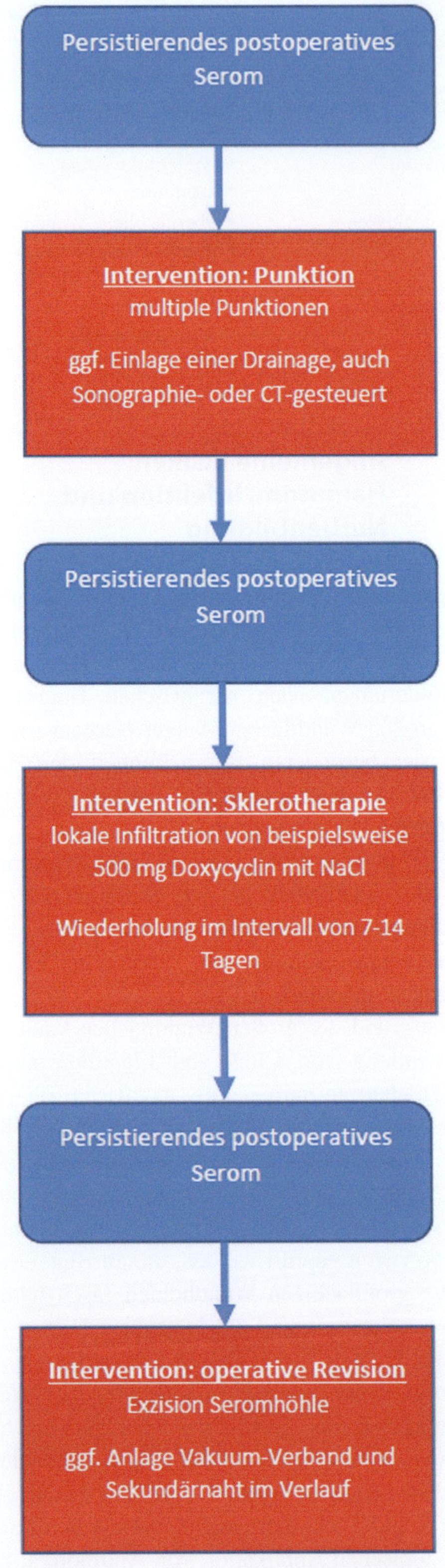

Abb. 5.1 Behandlungsalgorithmus von Seromen

Tab 5.3 Gängige Substanzen zur Sklerotherapie und ihr Mechanismus (Sood et al. 2017)

Substanz	Mechanismus
Talc	Verringerung der Scherkräfte durch erhöhte Reibung
Doxycyclin	Zerstörung von Mesothelzellen (Auskleidung der Pseudozysten) sowie Hemmung der Fibrinolyse, folglich Induktion von Fibroblasten-Wachstumsfaktoren
Ethanol	Proteinkoagulation und Zerstörung hyperosmolarer Zellen, durch Nekrose und resultierende Entzündung Entstehung einer Fibrose und Verschluss der Pseudozyste
Polidocanol	Provokation einer Entzündungsreaktion des Endothels von Lymphgefäßen und somit einer apoptotischen Wirkung auf das umgebende Gewebe
Erythromycin	Induktion einer Entzündung mit resultierender Fibrose
OK-432	Stimulierung der Zytokinfreisetzung mit Erhöhung der Endothelpermeabilität und Lymphflussbeschleunigung, zusätzlich Bildung von Granulationsgewebe und fibrotischer Veränderungen
Fibrinkleber	Stimulation des Endstadiums der Gerinnungskaskade, Fibrin direkt an den Gewebeoberflächen haftend ohne Stimulation der Entzündung

che sich mit Sklerotherapie intraoperativ beschäftigten (Janis et al. 2016). Drei Studien zeigten einen Anstieg der Serommenge durch Tetracyclin. 15 Studien beschäftigten sich mit dem Einsatz von Fibrin und Thrombin. Jedoch nur drei dieser Studien konnten einen signifikanten Rückgang der Serommenge feststellen. Im oben genannten Review konnte eine prospektive Studie gefunden werden, die bei 180 Patienten Talc als Substanz zur Sklerotherapie bei Patienten mit Hernienrepair einsetzten. Bei 72 Patienten konnte eine signifikante Reduktion der Serommenge festgestellt werden (Janis et al. 2016).

Die Anwendung von Glukokortikoiden konnte eine signifikante Prävention von Seromen zeigen (Qvamme et al. 2015). Bei der intraoperativen Anwendung eines synthetischen Glukokortikoids bei Abdominoplastiken wurde ein positiver Effekt auf die Reduktion der Serommenge beobachtet (Anker et al. 2021). Weitere Studien zur intraoperativen und postoperativen Sklerotherapie als Prophylaxe bzw. Therapie eines Seroms sowie die Untersuchung der Wirkmechanismen einzelner Substanzen sind erforderlich, um eine konkrete Empfehlung aussprechen zu können.

Weitere Techniken zur Reduktion von Seromen werden in der Literatur diskutiert. 1998 beschrieben Baroudi und Ferreira die sogenannten „Quilting sutures“, die an die bereits seit Jahrzehnten geübten unterschiedlichen Stütz-Verschlussnähte anknüpften, sich aber wegen mangelnder Reproduzierbarkeit nicht allgemein durchsetzen konnten (Baroudi und Ferreira, 1998). Im Jahre 2000 publizierten Pollock und Pollock ihre Methode der „progressive tension sutures“ (PTS) (Pollock 2000). Beide Methoden werden in der Literatur als Mittel zur Reduktion von Seromen angesehen, beruhen mehrheitlich aber auf Fallserien (Pollock 2000, Antonetti und Antonetti 2010, Li und Wang, 2021). Hierbei erfolgt die Anlage von Nähten zwischen der oberflächlichen und der tiefen Faszie. Dadurch soll eine Reduktion des Totraums und somit eine Verminderung der Seromsekretion erzielt werden (Baroudi und Ferreira, 1998, Pollock 2000). Die Technik nach Pollock zielt zusätzlich auf eine Verteilung der Spannungskräfte hin (Pollock 2000). Es muss zusätzlich angemerkt werden, dass derartige Nähte zumindest vorübergehend unangenehme Einziehungen an der Hautoberfläche verursachen können, wenn sie in die Dermis greifen. Der Patient sollte über diesen Umstand und eine etwaige Auflösung der Einziehungen im Laufe der Zeit bei Verwendung von resorbierbarem Fadenmaterial aufgeklärt werden. Inwieweit prinzipiell eine Naht von Fettgewebe, etwa auf die Bauchwandfaszien, tatsächlich einen sicheren Halt bewirken kann, ist fraglich.

Gerade in der postbariatrischen Chirurgie sollte dieses Vorgehen jedoch kritisch im Einzelfall abgewogen werden, da das subkutane Fettgewebe ober- und unterhalb der Skarpafaszie bei Patienten nicht selten noch ausgeprägter und die Wundfläche sehr großflächig ist, wodurch das Risiko von Fettgewebsnekrosen zunehmen kann.

Weiterhin wird diskutiert, einen Verschluss der perforierenden Arterien mit Clips oder Ligaturen anstelle der traditionellen Diathermie durchzuführen (Romano et al. 2019). Dies soll das Risiko von Seromen und Hämatomen reduzieren. Ebenso könnte eine atraumatische und scharfe Präparation einen positiven Einfluss auf die Seromproduktion haben. Die Anwendung von Drainagen wird gerade bei Operationen am Abdomen weitläufig durchgeführt und soll ebenfalls das Risiko einer Seromentstehung senken. Der Verwendung von Kompressionswäsche werden unterschiedliche positive Effekte zugeschrieben, auch wenn die Evidenz für diese Anwendung unterschiedlich zu bewerten ist (Janis et al. 2016).

Lymphozelen bilden eine Sondergruppe von Komplikationen im postbariatrischen Bereich. Vor allem bei Oberschenkelstraffungen, seltener an der oberen Extremität, kann es zur Bildung einer Lymphozele bzw. Lymphfistel kommen. Analog zur Therapie des Seroms kann eine singuläre oder mehrfache Punktion des Lymphsekretes zu einer Stagnation führen. Sollte dies keinen Erfolg bringen, so kann wie bereits oben beschrieben eine Sklerotherapie als Off-label-Therapieversuch durchgeführt werden. Diese kann im interdisziplinären Ansatz auch in Kombination mit transpedalen oder transnodalen Lymphangiographieverfahren simultan zur Diagnostik durchgeführt werden. Zumeist zeigen sich Lymphozelen und Lymphfisteln jedoch persistierend, weswegen eine operative Revision erforderlich werden kann (Ludolph et al. 2023). Durch die Kombination einer sub- und intradermalen Injektion von Indocyaningrün und Methylenblau kann eine intraoperative Darstellung von Lymphbahnen erfolgen. Mittels einer Nahinfrarot-Laserangiographie kann im Bereich einer Lymphfistel eine Leckage im Lymphabfluss dargestellt und gezielt behandelt werden. Ergänzend hierzu kann die Leckage durch den Methylenblaufarbstoff direkt visualisiert werden (Abb. 5.2). Die kombinierte Anwendung beider Substanzen für diese Indikation soll die Sicherheit in der Detektion der Lymphleckage erhöhen. Die Lymphfistel sollte schließlich mittels Ligatur verschlossen werden (Ludolph et al. 2023). Die Lymphbahnrekonstruktion im Sinne einer lymphovenösen Anastomose stellt zwar eine prinzipielle Möglichkeit in derartigen Fällen dar, ist allerdings aufgrund der Voroperation und nach gleichzeitiger Resektion der Seromhöhle nicht ohne weiteres realisierbar (Zetzmann et al. 2018).

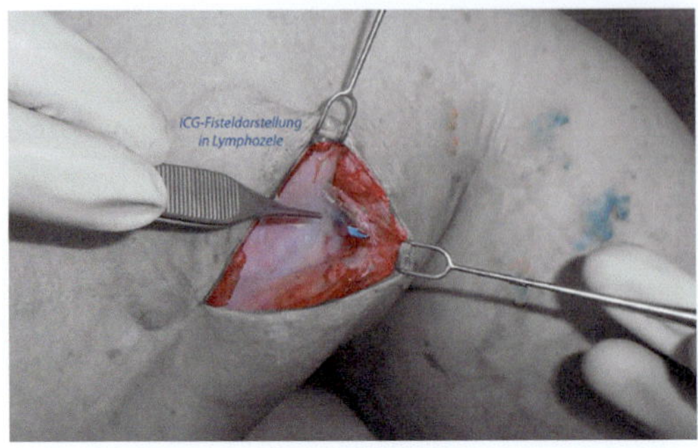

Abb. 5.2 Injektion Indocyaningrün (ICG) zur Detektion der Lymphabflussbahn im Bereich des linken medialen Oberschenkels. Es zeigt sich ein Austritt von Farbstoff in der bereits eröffneten Lymphozele (Pfeil). (Mit freundlicher Genehmigung, ©R. E. Horch, Erlangen, alle Rechte vorbehalten)

Die ergänzende temporäre Anwendung einer Vakuumversiegelungstherapie stellt sowohl bei der operativen Therapie von Seromen, als auch von Lymphfisteln eine Behandlungsmöglichkeit dar, einen Second Look zu realisieren und vor einem Wundverschluss durch Verkleinerung der Wundhöhle einen nachhaltigen Therapieerfolg zu erzielen.

> Die intraoperative Detektion von Lymphfisteln mittels Indocyaningrün-Laserangiographie sowie die Injektion von Methylenblau ermöglicht deren Identifikation, sodass eine gezielte Therapie durchgeführt werden kann.

5.3 Verzögerte Wundheilung, Wunddehiszenz und Pseudotumoren

Die kritische Entscheidung über die Resektionsmenge ist eine Balance zwischen einer gesicherten Wundheilung und einem guten ästhetischen Ergebnis. Eine mögliche Ursache für Störungen der Wundheilung ist eine verminderte Durchblutung im Bereich der Wundränder als Folge durchtrennter nutritiver Blutgefäße. Zusätzlich treten weitere Durchblutungsstörungen durch zu hohe Zugkräfte an der Wundgrenzfläche auf (Mayr et al. 2004, Dragu et al. 2012).

Vor diesem Hintergrund sind eine umfassende Aufklärung der Patienten und eine besondere Erfahrung des Chirurgen erforderlich, um den Anspruch auf ein ästhetisch zufriedenstellendes Ergebnis und die Minimierung des Risikos operationsassoziierter Wundkomplikationen in Einklang zu bringen.

Aufgrund der Operation kann es zu einem Gewebeödem an den bereits traumatisierten Operationsrändern kommen und die Durchblutung und Sauerstoffversorgung des Gewebes beeinträchtigt werden. Die Wundheilung wird dadurch geschwächt und das Auftreten postoperativer Komplikationen erhöht (Dragu et al. 2012). Analog zu vielen anderen chirurgischen Bereichen ist in der postbariatrischen Chirurgie der Nikotinkonsum ein Risikofaktor für Komplikationen der Wundheilung. Nikotin führt zu einer reduzierten Blutzirkulation aufgrund einer Vasokonstriktion in der Haut und somit zu einer Hypoxie (Leow und Maibach 1998). So haben Raucher ein signifikant höheres Risiko, an einer Wundheilungsstörung zu leiden als Nichtraucher (Manassa et al. 2003). Hensel und Araco fanden ein bis zu 12-fach erhöhtes Risiko für Komplikationen (Hensel et al. 2001, Araco et al. 2008). In Anbetracht dessen sollte eine präoperative Aufklärung über die Risiken des Nikotinkonsums auf die Wundheilung erfolgen.

Generell gelten Wundheilungsstörungen als eine der häufigsten Komplikationen bei postbariatrischen Straffungsoperationen. Wundheilungsstörungen treten in bis zu 39,6 % der Operationen auf, wobei hierzu sehr inhomogene Daten existieren (Guest et al. 2017, Marouf und Mortada 2021). Es wurde festgestellt, dass Betroffene einen erhöhten Body-Mass-Index (BMI) aufwiesen (Bertheuil et al. 2014). Ein präoperativer Body-Mass-Index größer als 30 kg/m^2 stellt einen Risikofaktor dar (Parvizi et al. 2015). Jedoch stellt auch ein BMI größer als 35 kg/m^2 keine absolute Kontraindikation für derartige Eingriffe dar (Hauck et al. 2019, Christopher et al. 2022). Tatsächlich kann der Body-Mass-Index allein nicht als Prädiktor für Wundheilungsprobleme dienen.

Um das Risiko einer Wunddehiszenz zu minimieren, sollten die Patienten über den richtigen Umgang mit ihren Wunden informiert werden (Tab. 5.4). So sollte beispielsweise nach einer Oberschenkelstraffung vor allem auf ein längeres Sitzen postoperativ verzichtet werden.

Einen positiven Einfluss auf Wundheilungsstörungen bei hohen Resektionsmengen im Rahmen körperformender Operationen und damit eine mögliche Prophylaxe ist die Anwendung der sogenannten „closed incision negative pressure wound therapy (ciNPWT)" (Cooper et al. 2023). Studien haben gezeigt, dass es durch die Applikation eines VAC-Verbands auf eine frisch verschlossene Wunde zu einer Entlastung der Wundränder und somit zu einer Stabilisierung der Wunde kommt (Cooper et al. 2023). Ebenso wurde herausgefunden, dass diese Anwendung die Gewebedurchblutung und Sauerstoffsättigung verbessert (Muenchow et al. 2019). Durch die Anwendung von ciNPWT kann es zu einem protektiven Effekt im Hinblick auf Serome und Hämatome kommen (Dragu et al. 2011). Allerdings ist die Anwendung mit einem erhöhten perioperativen Aufwand und nicht zuletzt zusätzlichen Kosten verbunden. Welchen mittel- und langfristigen Einfluss dieses Ver-

Tab 5.4 Übersicht über die Rate an Wunddeshiszenzen aufgegliedert nach der operierten Region nach Marouf et al. (Marouf und Mortada, 2021)

Wunddehiszenz	Häufigkeit
Abdomen	Bis zu 32 %
Brust	Bis zu 3 %
Extremitäten	Bis zu 31 %

fahren zur Reduktion von Komplikationen aufweist und inwiefern sich der Aufwand damit rechtfertigen lässt, muss in weiteren prospektiven Studien noch untersucht werden.

Eine seltene Komplikation nach Durchführung einer Abdominoplastik sind die sogenannten Pseudotumoren bzw. Pseudozysten. Es kommt mit einer zeitlichen Latenz von bis zu zwei Jahren nach Abdominoplastik zu einer unklaren, meist schmerzhaften Schwellung im Bereich des Abdomens. In der histopathologischen Begutachtung bekannter Fälle konnte ein abgekapseltes Hämatom festgestellt werden (Dragu et al. 2009). Bei neu aufgetretenen dichten, soliden und tumorähnlichen Formationen nach einer Operation ohne einschlägiges Trauma müssen sekundäre Tumorerkrankungen ausgeschlossen werden (Stumpfe et al. 2020).

5.4 Postoperative Schmerzen

Eine adäquate postoperative Analgesie ist nach postbariatrischen Eingriffen ebenso wichtig wie bei allen anderen Operationen. Grundlage einer adäquaten Schmerztherapie bildet im Allgemeinen das WHO-Stufenschema (Ventafridda et al. 1985). Eine adäquate Analgesie ist von Bedeutung, da postoperative Schmerzen beispielsweise zu tiefen Beinvenenthrombosen und Lungenembolien aufgrund einer insuffizienten Mobilisation führen können (Constantine und Matarasso 2014). In einer in den USA durchgeführten Studie von Bennett et al. entwickelten 6–9 % der Opioid-naiven Patienten einen dauerhaften Konsum von mehr als 90 Tagen postoperativ (Bennett et al. 2019). Zumeist bestehen hier jedoch andere Schmerzdiagnosen oder psychische Probleme. Daher sollte der plastische Chirurg auch auf alternative Schmerzmedikamente hinweisen, die es ermöglichen, auf Opioide zu verzichten und so eine Abhängigkeit zu vermeiden. So ist laut Bennett eine ausreichende Evidenz für den Einsatz nichtopioider Alternativen für die postoperative Schmerzkontrolle in der plastischen Weichteilchirurgie vorhanden (Bennett et al. 2019).

Postbariatrische Eingriffe können mit speziellen Komplikationen einhergehen und bringen insbesondere verglichen mit rein kosmetischen Eingriffen ohne vorhergehenden massiven Gewichtsverlust besondere Grundvoraussetzungen mit sich. Der Chirurg muss das individuelle Risikoprofil einschätzen können und sicher im Umgang mit möglichen Komplikationen sein. Präoperativ sollte durch Optimierung der Voraussetzungen wie beispielsweise die Bestrebung nach einem stabilen Normalgewicht das Risiko für postoperative Komplikationen minimiert werden. Eine interdisziplinäre Zusammenarbeit mit anderen Fachdisziplinen wie Viszeralchirurgen, Internisten und Ernährungswissenschaftlern sollte angestrebt werden.

Literatur

Agha-Mohammadi S, Hurwitz DJ (2008) Potential impacts of nutritional deficiency of postbariatric patients on body contouring surgery. Plast Reconstr Surg 122(6):1901–1914

Ali-Khan AS, Orlando A, Kenealy J (2009) Erythromycin sclerotherapy in the management of seroma. J Plast Reconstr Aesthet Surg 62(3):e55-58

Anker AM, Felthaus O, Prantl L et al (2021) Local triamcinolone treatment affects inflammatory response in seroma exudate of abdominoplasty patients: a randomized controlled trial. Plast Reconstr Surg 147(2):345–354

Antonetti JW, Antonetti AR (2010) Reducing seroma in outpatient abdominoplasty: analysis of 516 consecutive cases. Aesthet Surg J 30(3):418–425

Araco A, Gravante G, Sorge R et al (2008) Wound infections in aesthetic abdominoplasties: the role of smoking. Plast Reconstr Surg 121(5):305e–310e

AWMF (2018) S3-Leitlinie chirurgie der adipositas und metabolischer erkrankungen. Registernummer 088–001. https://register.awmf.org/assets/guidelines/088-001l_S3_Chirurgie-Adipositas-metabolische-Erkrankugen_2018-02.pdf. Aufgerufen am 09 Aug 2023

Baroudi R, Ferreira CA (1998) Seroma: how to avoid it and how to treat it. Aesthet Surg J 18(6):439–441

Bennett KG, Kelley BP, Vick AD et al (2019) Persistent opioid use and high-risk prescribing in body contouring patients. Plast Reconstr Surg 143(1):87–96

Bertheuil N, Thienot S, Huguier V et al (2014) Medial thighplasty after massive weight loss: are there any risk factors for postoperative complications? Aesthetic Plast Surg 38(1):63–68

Chetta MD, Aliu O, Tran BA et al (2016) Complications in body contouring stratified according to weight loss method. Plast Surg (Oakv) 24(2):103–106

Christopher AN, Morris MP, Patel V et al (2022) Abdominal body contouring: does body mass index affect clinical and patient reported outcomes? J Surg Res 270:348–358

Coblijn UK, Karres J, de Raaff CAL et al (2017) Predicting postoperative complications after bariatric surgery: the Bariatric Surgery Index for Complications. BASIC. Surg Endosc 31(11):4438–4445

Constantine FC, Matarasso A (2014) Putting it all together: recommendations for improving pain management in body contouring. Plast Reconstr Surg 134(4 Suppl 2):113S-119S

Cooper HJ, Singh DP, Gabriel A et al (2023) Closed incision negative pressure therapy versus standard of care in reduction of surgical site complications: a systematic review and meta-analysis. Plast Reconstr Surg Glob Open 11(3):e4722

Daltrey I, Thomson H, Hussien M et al (2006) Randomized clinical trial of the effect of quilting latissimus dorsi flap donor site on seroma formation. Br J Surg 93(7):825–830

Dindo D, Demartines N, Clavien PA (2004) Classification of surgical complications: a new proposal with evaluation in a cohort of 6336 patients and results of a survey. Ann Surg 240(2):205–213

Dragu A, Bach AD, Polykandriotis E et al (2009) Pseudotumors after primary abdominal lipectomy as a new sequela in patients with abdominal apron. Obes Surg 19(11):1599–1604

Dragu A, Schnurer S, Horbach T et al (2012) Evaluation of intra-operative abdominal wall perfusion in post-bariatric abdominal dermolipectomy. Obes Facts 5(5):651–659

Dragu A, Schnurer S, Unglaub F et al (2011) Wide topical negative pressure wound dressing treatment for patients undergoing abdominal dermolipectomy following massive weight loss. Obes Surg 21(11):1781–1786

ElAbd R, AlMojel M, AlSabah S et al (2022) Complications post abdominoplasty after surgical versus nonsurgical massive weight loss: a comparative study. Obes Surg 32(12):3847–3853

Guest RA, Amar D, Czerniak S et al (2017) Heterogeneity in body contouring outcomes based research: the pittsburgh body contouring complication reporting system. Aesthet Surg J 38(1):60–70

Hauck T, Schmitz M, Horch RE et al (2019) Operating on the edge? Body contouring procedures in patients with body mass index greater 35. Obes Surg 29(5):1563–1570

Hensel JM, Lehman JA Jr, Tantri MP et al (2001) An outcomes analysis and satisfaction survey of 199 consecutive abdominoplasties. Ann Plast Surg 46(4):357–363

Janis JE, Khansa L, Khansa I (2016) Strategies for postoperative seroma prevention: a systematic review. Plast Reconstr Surg 138(1):240–252

Lefebvre P, Letois F, Sultan A et al (2014) Nutrient deficiencies in patients with obesity considering bariatric surgery: a cross-sectional study. Surg Obes Relat Dis 10(3):540–546

Leow YH, Maibach HI (1998) Cigarette smoking, cutaneous vasculature, and tissue oxygen. Clin Dermatol 16(5):579–584

Li M, Wang K (2021) Efficacy of progressive tension sutures without drains in reducing seroma rates of abdominoplasty: a systematic review and meta-analysis. Aesthetic Plast Surg 45(2):581–588

Ludolph I, Arkudas A, Muller-Seubert W et al (2023) Complications and their management following axillary, inguinal and iliac lymph node dissection. Chirurgie (Heidelb) 94(2):130–137

Manassa EH, Hertl CH, Olbrisch RR (2003) Wound healing problems in smokers and nonsmokers after 132 abdominoplasties. Plast Reconstr Surg 111(6): 2082–2087; discussion 2088–2089

Marouf A, Mortada H (2021) Complications of body contouring surgery in postbariatric patients: a systematic review and meta-analysis. Aesthetic Plast Surg 45(6):2810–2820

Mayr M, Holm C, Hofter E et al (2004) Effects of aesthetic abdominoplasty on abdominal wall perfusion: a quantitative evaluation. Plast Reconstr Surg 114(6):1586–1594

Moize VL, Pi-Sunyer X, Mochari H et al (2010) Nutritional pyramid for post-gastric bypass patients. Obes Surg 20(8):1133–1141

Muenchow S, Horch RE, Dragu A (2019) Effects of topical negative pressure therapy on perfusion and microcirculation of human skin. Clin Hemorheol Microcirc 72(4):365–374

Pajula S, Jyranki J, Tukiainen E (2019) Complications after lower body contouring surgery due to massive weight loss unaffected by weight loss method. J Plast Reconstr Aesthet Surg 72(4):649–655

Parvizi D, Friedl H, Wurzer P et al (2015) A multiple regression analysis of postoperative complications after body-contouring surgery: a retrospective analysis of 205 patients : Regression analysis of complications. Obes Surg 25(8):1482–1490

Pollock H, Pollock T (2000) Progressive tension sutures: a technique to reduce local complications in abdominoplasty. Plast Reconstr Surg 105(7): 2583–2586; discussion 2587–2588

Qvamme G, Axelsson CK, Lanng C et al (2015) Randomized clinical trial of prevention of seroma formation after mastectomy by local methylprednisolone injection. Br J Surg 102(10):1195–1203

Romano L, Zoccali G, Orsini G et al (2019) Reducing complications in post-bariatric plastic surgery: our experience and literature review. Acta Biomed 90(4):475–481

Sawhney R, D'Agostino HB, Zinck S (1996) Treatment of postoperative lymphoceles with percutaneous drainage and alcohol sclerotherapy. J Vasc Interv Radiol 7(2):241–245

Shermak MA, Chang DC, Heller J (2007) Factors impacting thromboembolism after bariatric body contouring surgery. Plast Reconstr Surg 119(5):1590–1596

Shermak MA, Rotellini-Coltvet LA, Chang D (2008) Seroma development following body contouring surgery for massive weight loss: patient risk factors and treatment strategies. Plast Reconstr Surg 122(1):280–288

Simunovic F, Bonaventura B, Schneider L et al (2021) The edmonton obesity staging system predicts postoperative complications after abdominoplasty. Ann Plast Surg 87(5):556–561

Sood A, Kotamarti VS, Therattil PJ et al (2017) Sclerotherapy for the management of seromas: a systematic review. Eplasty 17:e25

Staalesen T, Olsen MF, Elander A (2012) Complications of abdominoplasty after weight loss as a result of bariatric surgery or dieting/postpregnancy. J Plast Surg Hand Surg 46(6):416–420

Stumpfe MC, Horch RE, Geierlehner A et al (2020) Rare pseudotumor-like hematoma at the latissimus dorsi muscle flap donor site: a treatment strategy utilizing negative pressure wound therapy with instillation and dwell time. Wounds 32(12):E101–E105

van der Beek ES, Monpellier VM, Eland I et al (2015) Nutritional deficiencies in gastric bypass patients; incidence, time of occurrence and implications for post-operative surveillance. Obes Surg 25(5):818–823

Ventafridda V, Saita L, Ripamonti C et al (1985) WHO guidelines for the use of analgesics in cancer pain. Int J Tissue React 7(1):93–96

Zetzmann K, Ludolph I, Horch RE (2018) Imaging for treatment planning in lipo-and lymphedema. Handchir Mikrochir Plast Chir 50(6):386–392

Psychosoziale Faktoren nach massivem Gewichtsverlust

6

Roland Bertolini und Daniel Drücke

Inhaltsverzeichnis

Verschiedene psychosoziale Einflussfaktoren spielen eine wesentliche Rolle im Heilverlauf postbariatrischer Straffungsoperationen. Es ist gesichert, dass einhergehende Risiken, wie das Rauchen, zu erhöhten Komplikationsraten im Allgemeinen in Bezug auf die Wundheilung, die Infektion, die Narbenbildung und die Thrombosegefahr führen. Neuere Untersuchungen zeigen, dass psychische Begleiterkrankungen, wie eine Major-Depression, die postoperativen Schmerzen verstärken und die subjektive Wahrnehmung des postoperativen Ergebnisses negativ beeinflussen. Wohingegen es bei ehemals adipösen Patienten nach postoperativer Straffungsoperation als Abschluss der Transformation nicht nur zu einer Verbesserung, sondern zu einer Normalisierung der gesundheitsbezogenen Lebensqualität kommt.

R. Bertolini (✉) · D. Drücke
Klinik für Orthopädie und Unfallchirurgie,
Sektion für Hand-, Plastische und Mikrochirurgie,
Ästhetische Chirurgie, Universitätsklinikum
Schleswig-Holstein, Kiel, Deutschland
E-Mail: roland.bertolini@uksh.de

D. Drücke
E-Mail: daniel.druecke@uksh.de

6.1 Rauchen

Tabakrauch beinhaltet mehr als 4000 chemische Stoffe und Toxine, welche stark schädigend, karzinogen wirken. Aufgrund der Vielzahl an Stoffen sind die Effekte vielfältig und betreffen die Funktionsweise sämtlicher Organe. Nikotin führt direkt durch eine Vasokonstriktion zu einer Verminderung des peripheren Blutflusses und zu einer Gewebehypoxie bei Lappenplastiken (Krueger und Rohrich 2001; Ellsworth und Colon 2006). Eine gesteigerte Tendenz postoperativer Komplikationen bei Rauchern nach Abdominoplastik wird bestätigt, ist jedoch in einer Metaanalyse bei mehr als 25.000 Patienten statistisch nicht signifikant (Winocour et al. 2015).

A. Gueven und S. Allert (Hrsg.), *Postbariatrische Chirurgie*, https://doi.org/10.1007/978-3-662-69269-1_6

6.2 Psychische Begleiterkrankungen

In Sprechstunden wird rasch vergessen, dass man vor einer Straffungsoperation nicht nur eine kleine Anamnese mit einer fokussierten Untersuchung durchführen sollte, sondern die gesamte Person beleuchten muss. Eine unvollständige Anamnese mag initial Zeit sparen, ist jedoch im Hinblick auf mögliche Auswirkungen auf das Ergebnis langfristig nicht zielführend.

Bereits beim Erstkontakt ist es essenziell die soziale Anamnese, die psychischen und psychosomatischen Begleiterkrankungen zu evaluieren. Dies muss nicht sehr ausführlich sein, sondern kurz und knapp folgende Punkte erfassen: Alltag beruflich und privat, Wohnsituation (Stockwerk, Wohnung oder Haus, Lift), familiäre und soziale Unterstützung, Partnerschaft, Kinder. Es wird anhand dieser Daten rasch klar, ob postoperativ eine Unterstützung im häuslichen Umfeld vorliegt oder ob bereits präoperativ Hilfestellungen für u. a. die Kinderbetreuung und den Haushalt angeboten werden sollten. Eine Dekompensation führt unweigerlich zu einer psychischen und physischen Mehrbelastung, die sich verschlechternd auf den Heilverlauf auswirkt.

Abschließend sollten die psychische Gesundheit, bekannte psychische Erkrankungen und Therapien (Psychotherapie, Medikation) erfragt und erfasst werden. Seltener liegt neben allgemein häufigen psychischen Störungen, wie einer Angststörung oder Depression, eine Körperschemastörung vor und sollte von den Behandlern erkannt werden. Oben genannte Fragen können in einem kurzen Fragebogen ausgehändigt und effizient vor der ärztlichen Anamnese erfasst werden.

Patienten mit einem ehemals hohen BMI, einer hochgradigen Adipositas, zeigen eine hohe Komorbidität psychischer Störungen. Das Lebenszeitrisiko für eine diagnostizierte depressive Störung in der deutschen Allgemeinbevölkerung beträgt 11,6–15,9 %. Die Lebenszeitprävalenz einer Depression bei schwergradig adipösen Personen liegt nach Marek (2016) bei 45,5 % und ist um das Dreifache gegenüber der Kontrollgruppe in Deutschland erhöht. Die Punktprävalenz einer Depression, d. h. Patienten mit einer aktuellen Depression, liegt bei o. g. Patienten bei 15,5 %.

Nach bariatrischen Operationen verbessert sich die Prävalenz und die Symptomatik depressiver Störungen bereits deutlich (Marek et al. 2016, von de Zwaan et al. 2022). In einer Untersuchung von Bienert et al. (2022) wurde erfasst, dass sich nach Durchführung einer postbariatrischen Abdominoplastik die gesundheitsbezogene physische und psychische Lebensqualität normalisiert, sodass sie der Kontrollgruppe entspricht. Im Rahmen dieser Untersuchung konnte ebenfalls gezeigt werden, dass bei Vorliegen einer manifesten nicht ausreichend therapierten Major-Depression, im allgemeinen Gesundheitszustand (SF-36 Test) mehr Schmerzen vorliegen, eine schlechtere physische Gesundheit resultiert und eine schlechtere emotionale Rollenfunktion besteht (Bienert et al. 2022).

> Nach Abdominoplastik „normalisiert" sich die gesundheitsbezogene Lebensqualität postbariatrischer Patienten physisch und psychisch und entspricht der Kontrollgruppe.

6.3 Körperwahrnehmungsstörung

Die Dysmorphophobie, auch als Körperschemastörung oder körperdysmorphe Störung (KDS; „body dysmorphic disorder", BDD) bezeichnet, ist eine schwerwiegende, einschränkende psychische Gesundheitsstörung, die durch eine Reihe von Symptomen im Zusammenhang mit Bedenken gegenüber des eigenen Körperbildes gekennzeichnet ist. Dazu gehören wiederkehrende aufdringliche Gedanken über wahrgenommene Verformungen oder Makel im physischen Erscheinungsbild (Angelakis et al. 2016). Fokussieren sich die Gedanken auf mehrere Areale, kann eine generalisierte Körperbildstörung vorliegen (Schoenenberg und Martin 2021). Betroffene berichten, dass sie teilweise mehrere Stunden vor dem Spiegel verbringen, um ihre Makel zu überprüfen („mirror checking").

Die Prävalenz hierfür beträgt 1,9 %, wobei bei einer Beschäftigung mit „mirror checking" von mehr als einer Stunde täglich die Prävalenz auf 0,8 % sinkt (Veale et al. 2016). Betroffene versuchen, ihre Makel zu überschminken („camouflaging"), durch Kleidung zu verdecken oder durch z. B. Kompression zu verändern. Laut Metaanalyse sind 17,0–77,2 % mit KDS von suizidalen Gedanken betroffen, wobei Suizidversuche bei 2,6–62,5 % registriert wurden – was dem Vierfachen der Normalbevölkerung entspricht.

Mit wenigen Fragen lässt sich bereits eine Tendenz erkennen und es können weitere Untersuchungen eingeleitet werden (Bowyer et al. 2016; Veale et al. 2016):

1. Sind Sie übermäßig besorgt wegen eines Aspekts ihres äußeren Erscheinungsbildes?
2. Vermeiden Sie wegen ihres Aussehens bestimmte soziale Situationen oder gehen Sie diesen aus dem Weg?
3. Verbringen Sie viel Zeit (über 1 h täglich) mit Überprüfen oder Verstecken ihres vermeintlichen Makels?

Der Screeningtest ist positiv, sobald die erste Frage und eine zusätzliche Frage mit „Ja" beantwortet werden (Abb. 6.1). Im Rahmen der körperlichen Untersuchung soll ein Augenmerk daraufgelegt werden, ob ein Überschminken, ein Verdecken mit Kleidung besteht, oder ob Narben zu erkennen sind (selbst zugefügt oder chirurgisch). Für das Screening einer BDD stehen evidenzbasierte Fragebögen wie der Body Dysmorphic Disorder Questionnaire (BDDQ) zur Verfügung. Dieser ist ein kurzer Selbstbericht-Fragebogen mit einer sehr hohen Sensitivität von 100 % und einer Spezifität von 89–93 %, um eine BDD zu erfassen (Sarwer et al. 2005; Houschyar et al. 2019). In einer Metaanalyse von insgesamt 1765 Personen lässt sich die Tendenz erkennen, dass positiv gescreente Patienten für eine BDD mit dem postoperativen Ergebnis weniger zufrieden sind als die Kontrollgruppe (Veale und Bewley 2015; Bowyer et al. 2016; Joseph et al. 2017; Patel et al. 2023; Pereira et al. 2023). Ein Screeningtest eignet sich nicht dafür, eine Diagnose zu stellen, sondern vielmehr betroffene Personen zu identifizieren, denen eine psychiatrische oder psychologische Mitbeurteilung empfohlen werden sollte.

Präoperativ muss chirurgischerseits geprüft werden, ob die Erwartungen seitens der Patienten realistisch sind. Dies lässt sich durch Bilder und Simulationen am Spiegel abschätzen. Pa-

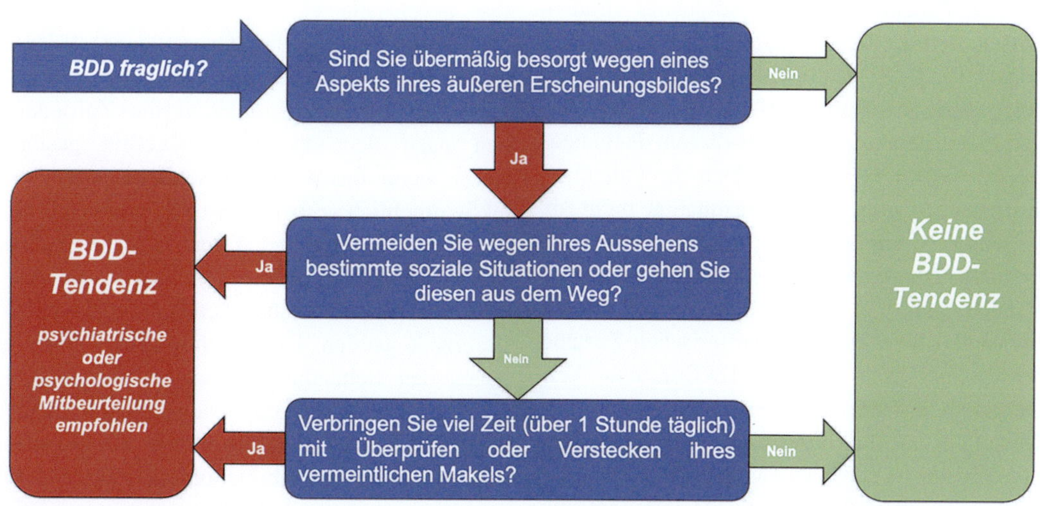

Abb. 6.1 Screeningtest zur Beurteilung einer Tendenz für eine Körperwahrnehmungsstörung (BDD)

tienten, die unrealistische Erwartungen haben, werden enttäuscht sein, wenn die tatsächlichen Ergebnisse nicht ihren unrealistischen Vorstellungen entsprechen bzw. wenn noch vermeintliche Makel bestehen. Empfehlen Sie eine Zweitmeinung oder eine psychiatrische Mitbeurteilung.

> Positiv gescreente Patienten für eine BDD sind im Vergleich mit einer Kontrollgruppe mit dem postoperativen Ergebnis weniger zufrieden und sollten einer psychiatrischen oder psychologischen Mitbeurteilung zugeführt werden.

6.4 Veränderungen der Lebensqualität

Der rasche und übernormale Gewichtsverlust postbariatrischer Patienten führt zwar langfristig zu einer Verbesserung, jedoch mittelfristig zu einem Verlust an Lebensqualität, da neue Probleme, wie hängende Haut, Gefühl von Unattraktivität, Bewegungseinschränkungen, hygienische Probleme, sexuelle Probleme, Hautreizungen und Infektionen sich verstärken oder hinzukommen können.

Nach einer Abdominoplastik bei postbariatrischen Patienten, vormals Adipositas Grad 3, bessert sich die Lebensqualität signifikant (Bienert et al. 2022). Postoperative Komplikationen bei postbariatrischen Straffungsoperationen liegen laut Literaturangaben in diesem Patientengut bei 20–50 %, werten jedoch die Patientenzufriedenheit oder die Lebensqualität nicht ab. Es wurde gezeigt, dass sich die postbariatrische gesundheitsbezogene Lebensqualität (Health-Related Quality of Life, HRQoL) von Patienten im Vergleich zu ihrem präbariatrischen Zustand bessert und auch dass die HRQoL eine Verbesserung erfährt, wenn eine körperstraffende Operation an die bariatrische Operation angeschlossen wird (Chandawarkar 2006; van der Beek et al. 2010, 2012). Eine Abdominoplastik führt in den meisten Fällen in diesem Patientengut zu einer von der „normalen Bevölkerung" nicht mehr zu unterscheidenden Lebensqualität (Bienert et al. 2022).

Dieses Ergebnis betrifft sowohl die psychische als auch die physische HRQoL. Werden die verschiedenen Gesundheitsdimensionen durch standardisierte Tests wie den SF-36 erfasst, bessern sich die Werte in sämtlichen Subskalen des SF-36. Diese Effekte sind jedoch beim Vorliegen einer Major-Depression deutlich herabgesetzt. Postoperativ zeigt diese Patientengruppe in der SF-36 eine herabgesetzte Vitalität (Energie/Fatigue), eine Rollenbeschränkung aufgrund emotionaler Probleme und vermehrte körperliche Schmerzen als jene ohne Depressionen. Grundsätzlich ist durch das Vorliegen einer depressiven Störung ein guter Ansatz gefunden, wie die Diskrepanz zwischen der körperlichen und der psychischen HRQoL erklärt werden könnte. Dies unterstreicht die Notwendigkeit der Auseinandersetzung und fachgerechten Therapie einer Depression bereits im Vorfeld einer plastischen Operation, da eine Major-Depression direkt mit einem schlechteren HRQoL-Outcome korreliert (Bienert et al. 2022).

Zusammengefasst ergeben sich durch einen kritischen Umgang mit den psychosozialen Faktoren unserer Patienten Möglichkeiten, darauf gezielt Einfluss zu nehmen, um das postoperative Ergebnis zu verbessern. Die psychische Gesundheit spiegelt sich in der Wahrnehmung des Operationsergebnisses wider. So ist bei Vorliegen depressiver Störungen oder Körperbildstörungen die Zufriedenheit nach der Operation weiterhin gestört, selbst wenn das äußere Erscheinungsbild objektiv erheblich verbessert wurde. Über eine begleitende Therapie der Depression kann eine Verbesserung der erlebten psychischen und physischen gesundheitsbezogenen Lebensqualität erzielt werden. Die psychosozialen Aspekte geben den Behandlern Hinweise für die perioperative Phase, um prophylaktisch, präoperativ und in der postoperativen Phase der privaten und beruflichen Rehabilitation unterstützend zu agieren.

Literatur

Angelakis I, Gooding PA, Panagioti M (2016) Suicidality in body dysmorphic disorder (BDD): a systematic review with meta-analysis. Clin Psychol Rev 49:55–66

Bienert JDCW, Bertolini J, Bertolini R et al (2022) Einflussfaktoren auf die veränderte lebensqualität nach postbariatrischer abdominoplastik. Handchir Mikrochir Plast Chir 54(2):106–111

Bowyer L, Krebs G, Mataix-Cols D et al (2016) A critical review of cosmetic treatment outcomes in body dysmorphic disorder. Body Image 19:1–8

Chandawarkar RY (2006) Body contouring following massive weight loss resulting from bariatric surgery. In: Vaidya v (ed) health and treatment strategies in obesity, Volume 27

Drüge M, Buhlmann U, Dietel FA, Hansmeier J, Jäger A, Dworakowski O, Rück C, Enander J, Watzke B (2022) BDD-NET – Ein internetbasiertes Programm bei Körperunzufriedenheit zur niedrigschwelligen Behandlung der körperdysmorphen Störung für den deutschen Sprachraum. Verhaltenstherapie 32(1–2):1–10. https://doi.org/10.1159/000520345

Ellsworth WA IV, Colon GA (2006) Management of medical morbidities and risk factors before surgery: smoking, diabetes, and other complicating factors. Semin Plast Surg 20(4):205–213

Houschyar KS, Philipps HM, Duscher D et al (2019) Die körperdysmorphe störung in der plastischen chirurgie – eine systematische übersicht der screening-methoden. Laryngorhinootologie 98(5):325–332

Joseph AW, Ishii L, Joseph SS et al (2017) Prevalence of body dysmorphic disorder and surgeon diagnostic accuracy in facial plastic and oculoplastic surgery clinics. JAMA Facial Plast Surg 19(4):269–274

Krueger JK, Rohrich RJ (2001) Clearing the smoke: the scientific rationale for tobacco abstention with plastic surgery. Plast Reconstr Surg 108(4):1063–73; discussion 1074–7

Marek RJ, Heinberg LJ, Lavery M et al (2016) A review of psychological assessment instruments for use in bariatric surgery evaluations. Psychol Assess 28(9):1142–1157

Patel TA, Summers BJ, Wilver NL et al (2023) Reliability and validity of the self-report version of the yale-brown obsessive-compulsive scale modified for body dysmorphic disorder. Assessment 30(6):1935–1946

Pereira IN, Chattopadhyay R, Fitzpatrick S et al (2023) Evidence-based review: Screening body dysmorphic disorder in aesthetic clinical settings. J Cosmet Dermatol 22(7):1951–1966

Sarwer DB, Cash TF, Magee L et al (2005) Female college students and cosmetic surgery: an investigation of experiences, attitudes, and body image. Plast Reconstr Surg 115(3):931–938

Schoenenberg K, Martin A (2021) Update zur körperdysmorphen störung – klassifikation, störungsmechanismen und behandlung. PSYCH up2date 15(04): 305–320

Thomson DR, Thomson NE, Southwick G (2024) Screening for body dysmorphic disorder in plastic surgery patients. Aesthetic Plastic Surgery. 48(14):2738–2743. https://doi.org/10.1007/s00266-024-03959-6

van der Beek ES, Te Riele W, Specken TF et al (2010) The impact of reconstructive procedures following bariatric surgery on patient well-being and quality of life. Obes Surg 20(1):36–41

van der Beek ESJ, Geenen R, de Heer FAG et al (2012) Quality of life long-term after body contouring surgery following bariatric surgery: sustained improvement after 7 years. Plast Reconstr Surg 130(5):1133–1139

Veale D, Bewley A (2015) Body dysmorphic disorder. BMJ 350:h2278

Veale D, Gledhill LJ, Christodoulou P et al (2016) Body dysmorphic disorder in different settings: a systematic review and estimated weighted prevalence. Body Image 18:168–186

von de Zwaan M, Herpertz S, Zipfel S, (Hrsg) (2022) Psychosoziale aspekte der adipositas-chirurgie. Springer, Heidelberg

Winocour J, Gupta V, Ramirez JR et al (2015) Abdominoplasty: Risk factors, complication rates, and safety of combined procedures. Plast Reconstr Surg 136(5):597e–606e

Teil III Management in der postbariatrischen Chirurgie

Patienten nach massivem Gewichtsverlust sind ein heterogenes Patientengut, das nicht nur in der chirurgischen Versorgung im Operationssaal, sondern auch im Management des Behandlungsweges besondere Herausforderungen bieten kann.

Um den komplexen Anforderungen dieser Behandlung gerecht zu werden, wird das Konzept des Adipositaszentrums vorgestellt, ein multidisziplinäres Netzwerk, in dem die plastische Chirurgie ein wichtiges Bindeglied zwischen verschiedenen Gruppen darstellt. Diese Beziehungen innerhalb des professionellen Netzwerkes selbst wie auch die Beziehungen nach außen gilt es optimal zu managen, wobei die Öffentlichkeitsarbeit inkl. der Nutzung digitaler Medien heutzutage obligat ist.

Eine weitere Herausforderung sind die Rahmenbedingungen unseres Krankenversicherungssystems – gerade in Zeiten von Kürzungen von finanziellen Mitteln und personeller Knappheit. Die Zusammenarbeit mit den Krankenversicherungen bis hin zur Beachtung abrechnungstechnischer Details können dabei den entscheidenden Unterschied machen.

Operatives Setting im Adipositaszentrum

7

Sixtus Allert

Inhaltsverzeichnis

Adipositas ist eine chronische Krankheit, die mit eingeschränkter Lebensqualität und hohem Morbiditäts- und Mortalitätsrisiko einhergeht. Dabei kommt es nicht selten zu einem Teufelskreis aus Gewichtszunahme und abnehmender körperlicher Bewegung. Hinzu kommen Ernährungsformen, die kaum dazu geeignet sind, als gesund bezeichnet zu werden. Zudem hat es die Ernährungsindustrie bisher konsequent geschafft, ihre ungesunden Produkte nicht klar kennzeichnen zu müssen. In der Folge sehen wir in Deutschland eine besorgniserregende Entwicklung:

So wurden für die Studie Gesundheit in Deutschland aktuell (GEDA und European Health Interview Survey, EHIS) Selbstangaben zu Körpergewicht und Körpergröße abgefragt. Daraus wurde der Body-Mass-Index (BMI) berechnet und die Indikatoren Übergewicht (einschließlich Adipositas, BMI ≥ 25 kg/m²) und Adipositas (BMI ≥ 30 kg/m²) abgeleitet. Laut dieser Selbstauskunft sind in Deutschland 53,5 % der Erwachsenen von Übergewicht betroffen, Männer häufiger als Frauen. Die Adipositasprävalenz liegt für beide Geschlechter bei 19,0 %. Mit zunehmendem Alter steigt bei Frauen und Männern die Prävalenz von Übergewicht sowie Adipositas an. Adipositas ist in unteren Bildungsgruppen im Vergleich zu oberen Bildungsgruppen deutlich häufiger zu finden. Im Vergleich zu GEDA 2012 hat die Adipositasprävalenz insbesondere bei den 45- bis 64-Jährigen weiter zugenommen.

Adipositas ist definiert als eine über das Normalmaß hinausgehende Vermehrung des Körperfetts. Beurteilungsgrundlage für die Gewichtsklassifikation ist der Körpermassenindex (Body-Mass-Index, BMI). Der BMI ist der Quotient aus Gewicht und Körpergröße zum Quadrat (kg/m²). Übergewicht ist definiert als ein BMI von 25–29,9 kg/m², Adipositas als ein BMI ≥ 30 kg/m² (Tab. 7.1) (AWMF).

Wenn konventionelle Wege der Gewichtsabnahme nicht erfolgreich sind und der Leidensdruck, ggf. auch durch Komorbiditäten steigt,

S. Allert (✉)
Klinik für Plastische und Ästhetische Chirurgie, Handchirurgie, Sana Klinikum Hameln-Pyrmont, Hameln, Deutschland
E-Mail: sixtus.allert@sana.de

A. Gueven und S. Allert (Hrsg.), *Postbariatrische Chirurgie*, https://doi.org/10.1007/978-3-662-69269-1_7

Tab 7.1 Klassifikation der Adipositas bei Erwachsenen gemäß BMI

Kategorie	BMI (kg/m²)	Risiko für Folgeerkrankungen
Untergewicht	<18,5	Niedrig
Normalgewicht	18,5–24,9	Durchschnittlich
Übergewicht	25,0–29,9	Gering erhöht
Adipositas Grad I	30,0–34,9	Erhöht
Adipositas Grad II	35,0–39,9	Hoch
Adipositas Grad III	≥40,0	Sehr hoch

bieten moderne Adipositaszentren alternative Angebote.

Ein solches Zentrum sichert eine umfassende Versorgung für Patienten mit Adipositas, angefangen von der Diagnosestellung bis hin zur Nachsorge (Abb. 7.1). Dazu gehört ein gut etabliertes Netzwerk von Fachleuten und Einweisern. Neben den klassischen Partnern aus Allgemeinchirurgie und Plastischer Chirurgie sollte das Netzwerk Allgemeinmediziner, Endokrinologen, Ernährungsberater, Psychologen, Physiotherapeuten und Sporttrainer umfassen, die eng zusammenarbeiten, um eine ganzheitliche Betreuung der Patienten zu gewährleisten. Die Zusammenarbeit, Verantwortlichkeiten und Haftungsfragen sollten vertraglich geregelt sein und z. B. durch regelmäßige gemeinsame Veranstaltungen, Besuche bei Selbsthilfegruppen usw. gelebt werden.

Die Zusammenarbeit mit der Allgemeinchirurgie ist der wichtigste Bestandteil eines Adipositaszentrums. Die Allgemeinchirurgie führt metabolische Operationen wie zum Beispiel Magenbypass oder Schlauchmagen durch, während das Adipositaszentrum die prä- und postoperative Betreuung übernimmt und die Plastische Chirurgie die Wiederherstellungsoperationen durchführt. Jedoch kann es auch während der plastisch-chirurgischen Eingriffe immer wieder zu Situationen kommen, die die Hilfe der Allgemeinchirurgie sinnvoll, wenn nicht gar notwendig macht: So können unerwartet große Hernien gefunden werden oder Darmverletzungen bei Fettabsaugungen auftreten.

Für metabolische Operationen sind spezielle Operationssäle erforderlich. Diese Operations-

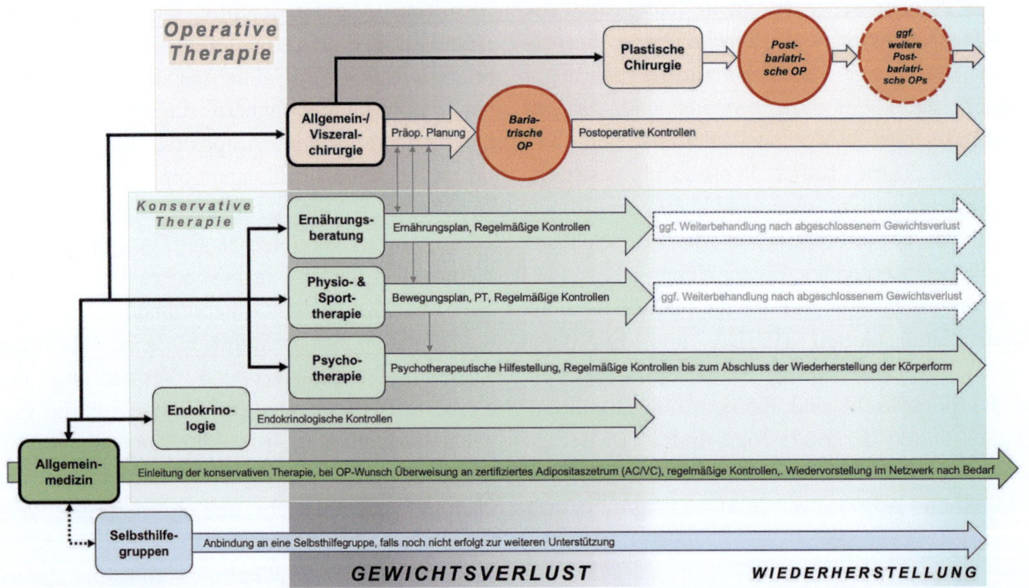

Abb. 7.1 Multidisziplinärer Behandlungsweg bei Adipositas. Der Allgemeinmediziner leitet die konservative Behandlung ein durch endokrinologische Vorstellung sowie Einbindung der Ernährungsberatung, Physio- und Sporttherapie, sowie einer psychologischen Vorstellung des Patienten. Bei Operationswunsch erfolgt die Vorstellung in der Allgemein- bzw. Viszeralchirurgie (AC/VC) eines zertifizierten Adipositaszentrums zur Evaluation und Planung der bariatrischen Operation. Danach erfolgen regelmäßige Kontrollen bis zum stabilen Gewichtsverlust und auch darüber hinaus, sowie die Vorstellung in der plastischen Chirurgie zur Planung der Wiederherstellungsoperationen

säle sollten über die notwendige Ausrüstung und Technologie verfügen, um solche Eingriffe sicher und effektiv durchführen zu können. So sollten z. B. die Säulen der OP-Tische 400 bis 500 kg tragen können, es müssen sehr lange Instrumente für offene Verfahren und z. B. entsprechend lange Trokare für endoskopische Verfahren vorgehalten werden.

Die Sprechstunde der Plastischen Chirurgie sollte so organisiert sein, dass ausreichend Zeit für jeden Patienten (30–45 min) eingeplant wird. Neben inhaltlichen Aspekten sind auch bauliche Aspekte zu berücksichtigen. So sollte die Bestuhlung des Wartezimmers auf die entsprechenden Gewichtsklassen ausgelegt sein (postbariatrisch bis zu 200 kg, mit entsprechender Sitztiefe und -breite), die Türstöcke sollten breit genug sein, auch diese Patienten im Bett oder Rollstuhl aufnehmen zu können. Die Statik der Ambulanzen und Stationen muss ebenfalls auf die Sicherheit hinsichtlich der Gewichtsklassen überprüft werden.

Anamnesebögen haben sich bewährt, um die wesentlichen Aspekte abzuklären (Abb. 7.2). Da vielfach Patienten auch aus anderen Zentren in die eigene plastische Chirurgie kommen, ist es wichtig, die chirurgisch verantwortlichen Kollegen des zuweisenden Zentrums zu kennen, um die notwendigen Informationen zu erhalten und weiterzugeben. Dazu sollte auch die Nahrungsergänzungstherapie bekannt sein, da diese z. B. auch für eine angemessene Wundheilung notwendig ist.

7.1 Vor- und Nachsorge

Leider finden sich in den Sprechstunden immer wieder auch Patienten, die Gründe aufweisen, derzeit noch nicht weiter tätig zu werden: ein zu hoher Body-Mass-Index, erhebliche Komorbiditäten, eine erkennbare Störung der Compliance oder abwegige Ergebnisvorstellungen. Um gute Ergebnisse zu erzielen, ist es wichtig, auch eine kritische Patientenauswahl zu treffen.

Plastische Chirurgie
Ästhetische Chirurgie
Handchirurgie

Chefarzt: Dr. med. Sixtus Allert

Wie haben Sie von uns gehört?

□ Privat/Freunde ____ □ Arzt/Praxis ____ □ Arzt/Krankenhaus ____ □ Web ____ □ Social Media ____ □ Sonstiges ____

Telefon: ____________
Tel. Angehörige: ____________
Beruf: ____________
E-Mail: ____________

□ **Rechtshänder** □ **Linkshänder**

Name der Krankenversicherung bzw. Berufsgenossenschaft (Kostenträger)

____

Wir heißen Sie in unserer Sprechstunde herzlich willkommen!

In Kürze werden Sie uns Ihr Anliegen schildern können. Um mehr Zeit dafür zu haben, bitten wir Sie, uns vorab einige Fragen zu beantworten:

Größe ______ cm Gewicht ______ kg

Bestehen bei Ihnen Allergien/ Unverträglichkeiten (speziell Medikamente)? Welche?

____

Rauchen Sie? Wieviel täglich? Trinken Sie regelmäßig Alkohol?

____

Sollten Sie rauchen, müssen Sie dieses 4 Wochen vor jedem Eingriff einstellen!

Sind Sie schon einmal operiert worden?
Woran:

____

Haben Sie Vorerkrankungen (z.B. Bluthochdruck, Zucker, Thrombosen)?

____

Leiden oder litten Sie an einer chronischen Infektionskrankheit (z.B. Hepatitis, HIV, Tuberkulose)?

____

bitte wenden →

Besteht die Möglichkeit einer Schwangerschaft? □ ja □ nein

Nehmen Sie täglich Medikamente ein? Welche?

____

Hausarzt: Name/ Anschrift

____

Weiterer Brief an: Name des Arztes/ Anschrift

____

Ich interessiere mich für:

- □ Faltenbehandlung
- □ Facelift
- □ Lidstraffung
- □ Nasenkorrektur
- □ Ohranlegeplastik
- □ Fettabsaugung
- □ Brustverkleinerung
- □ Brustvergrößerung
- □ Straffungsoperationen (Brust, Bauch, Arme, Beine, Gesäß)
- □ Hyperhidrosebehandlung
- □ Intimkorrektur
- □ Sonstiges ____________

Datum/ Unterschrift Patient ____________

Vielen Dank für Ihre freundliche Mitarbeit!

□ geprüft und besprochen ____________
Datum und Unterschrift Ärztin/Arzt

Abb. 7.2 Patientenfragebogen

Patienten, die metabolisch operiert wurden, leiden zumeist unter erheblichen Veränderungen der Körperoberfläche. Hier muss zunächst eine intensive Untersuchung und Beratung durch einen versierten Operateur erfolgen, ggf. auch unter Beachtung von Befunden anderer Fachgebiete, z. B. Dermatologie und Orthopädie. Auch diese Fachbereiche können bereits eine Indikation zur Operation stellen, obwohl sie diese nicht selber durchführen. Die Zusammenschau aller Befunde durch einen Plastischen Chirurgen mündet in einen komplexen Behandlungsplan. Dabei werden die operativen plastisch-chirurgischen Indikationen zur Wiederherstellungsoperation gestellt. Dabei sollten alle geplanten bzw. notwendigen Operationen aufgeführt werden, inklusive der jeweiligen stationären Behandlungsdauern und der ggf. notwendigen Nachbehandlung z. B. durch Physiotherapeuten (manuelle Therapie, Lymphdrainage). Das Thema Kostenübernahme ist im Folgekapitel (8) ausführlich dargestellt.

Ein Adipositaszentrum sollte ein strukturiertes Nachsorgeprogramm anbieten, das den Patienten dabei hilft, ihre Gewichtsabnahme langfristig aufrechtzuerhalten. Dies kann regelmäßige ärztliche Untersuchungen, Ernährungsberatung, Bewegungstherapie und psychologische Unterstützung umfassen. Insbesondere ist bei Veränderungen der Verdauungsstrecke darauf zu achten, dass die nicht über die Verdauung kommenden essenziellen Nahrungsbestandteile dauerhaft ersetzt werden (siehe auch Kap. 2 und 3).

7.2 Qualitätssicherung

Die Dokumentation chirurgischer Ergebnisse in der postbariatrischen Chirurgie spielt eine entscheidende Rolle, um den Verlauf und die Ergebnisse der Operationen zu erfassen und zu analysieren. Eine gründliche und präzise Dokumentation ermöglicht es, den Behandlungsverlauf nachzuvollziehen, potenzielle Komplikationen zu erkennen und Behandlungsstrategien zu optimieren. Dazu gehören die Erfassung präoperativer Informationen, wie beispielsweise Gewichtsverlauf und gesundheitlicher Zustand des Patienten sowie intraoperative Details wie angewendete Techniken und verwendete Implantate. Postoperative Ergebnisse, wie Gewichtsverlust, Verbesserung von Körperkontur und Komplikationen sollten ebenfalls dokumentiert werden. Im Zusammenhang mit Komplikationen ist ein Foto oftmals aussagekräftiger (und schneller gemacht) als jede Beschreibung. Eine systematische Dokumentation trägt zur Qualitätssicherung bei und bietet die Grundlage für wissenschaftliche Forschung und die Weiterentwicklung der postbariatrischen Chirurgie.

> Fotografische Dokumentation ist unerlässlich und sollte großzügig genutzt werden. Die Fotos sollten systematisch archiviert und geschützt werden. Es empfiehlt sich, einen festen Verantwortlichen für das Fotoarchiv zu benennen.

Um möglichst umfassend alle Patientengruppen behandeln zu können, empfiehlt es sich, eine Zulassung zur vertragsärztlichen Versorgung oder eine Ermächtigung zu beantragen. Daneben gibt es verschiedene Zertifizierungsstufen von Adpositaszentren: Kompetenz, Referenz und Excellenz. Die Zertifizierung erfolgt über die Deutsche Gesellschaft für Allgemein- und Viszeralchirurgie (DGAV). Dazu gehören u. a. die Prüfung der Anträge, das Durchführen des Audits vor Ort, die Erhebung der Gebühren und das Aushändigen des Zertifikats.

7.3 Öffentlichkeitsarbeit

Adipositas ist heute gesellschaftlich ein sensibles Thema, die Kommunikation darüber sollte ebenso sensibel gestaltet werden. Stigmatisierung oder Diskriminierung von Menschen mit Adipositas sollten vermieden werden und stattdessen positive Aspekte wie Gesundheit, Wohlbefinden und Unterstützung für Betroffene durch Aufklärung und Information hervorgehoben werden.

Eine effektive PR-Strategie kann durch die Bereitstellung von Informationsmaterialien, die Organisation von Veranstaltungen in der eigenen Klinik oder Praxis, aber auch z. B. in Sportstudios oder Reha-Einrichtungen, die Zusammenarbeit mit lokalen Medien und die Präsenz in sozialen Medien geprägt sein. Bei der Öffentlichkeitsarbeit für ein Adipositaszentrum gibt es einige wichtige Aspekte zu beachten, insbesondere in Bezug auf unterschiedliche Medien und rechtliche Aspekte. Dabei sollten nicht möglichst alle Medien gleichermaßen bedient werden, sondern zwei bis drei konzentriert.

Aus heutiger Sicht sind Printmedien nicht mehr zielführend, Fernsehen und Radio für den Zweck zu teuer. Eine Website ist hingegen unerlässlich. Soziale Medien spielen eine zunehmende Rolle. Bei der Auswahl der Kanäle ist zu beachten, welche Zielgruppe angesprochen werden soll: So ist z. B. Facebook eher für die Generation „40 plus" geeignet. Andererseits sind deren offene und geschlossene Gruppen durchaus hilfreich, bestimmte Themen aus dem Umfeld eines Adipositaszentrums zu platzieren. Für die jüngere Generation sind Plattformen wie Instagram, YouTube oder TikTok wichtige Plattformen. Für den beruflich-wissenschaftlichen Austausch eignen sich eher Dienste wie LinkedIn oder Silo. Kriterien wie Seriosität, Authentizität und Zeit sollten für die Auswahl der „richtigen" Kanäle ebenfalls beachtet werden. Die veröffentlichten Informationen sollten sachlich richtig sein. So sollten nie eigene Überzeugungen ohne Bezug zu Literaturquellen als „Maß der Dinge" dargestellt werden. Bei der Nutzung digitaler Medien sind alle berufsrechtlichen und gesetzlichen Bestimmungen z. B. aus der Musterberufsordnung, dem Heilmittelwerbegesetz oder der Datenschutzgrundverordnung zu beachten. Insbesondere, wenn es um die Veröffentlichung von Patienteninformationen oder -fotos geht, sollte sichergestellt sein, dass die schriftliche Zustimmung der Patienten vorliegt.

Daneben spielen Veranstaltungen der Zentrumspartner, z. B. Informationsabende eine große Rolle. Wichtig ist der enge Kontakt zu den Selbsthilfegruppen, weil hier sowohl Nichtoperierte, gerade Operierte und Menschen am Ende der Wiederherstellung ihre Erfahrungen teilen. Solche Gruppen bieten Patienten die Möglichkeit, sich mit Gleichgesinnten auszutauschen, Erfahrungen zu teilen und sich gegenseitig zu unterstützen. Die psychosoziale Unterstützung, die durch Selbsthilfegruppen geboten wird, kann für viele Patienten von unschätzbarem Wert sein und zu langfristigen positiven Ergebnissen beitragen. Es wird über Ergebnisse gesprochen, die Behandlung von Komplikationen thematisiert, neue Entwicklungen aufgezeigt. So werden auch relevante Teile einer angemessenen Aufklärung durch Selbsthilfegruppen übernommen.

Selbsthilfegruppen, auch Online-Gruppen auf sozialen Plattformen wie z. B. Facebook, sind für viele Patienten wichtig. Ein regelmäßiger Kontakt ermöglicht neben einem Austausch vor allem eine Aufklärung und Öffentlichkeitsarbeit.

Der Aufbau eines funktionierenden operativen Adipositaszentrums kann alleine schon wegen der Bedingungen für die Zertifizierung mehrere Jahre in Anspruch nehmen. Umso wichtiger ist das vertrauensvolle Zusammenspiel aller Mitglieder des Zentrums, um gemeinsam zum Erfolg beizutragen.

Weiterführende Literatur

Allert S, Germann G (2022) Zur medizinischen indikation bei ästhetisch-plastischen Operationen. Handchir Mikrochir Plast Chir 54(06):484–488

AWMF (2018) S3-Leitlinie Chirurgie der aAdipositas und metabolischer Erkrankungen. Registernummer 088–001. https://register.awmf.org/assets/guidelines/088-001l_S3_Chirurgie-Adipositas-metabolische-Erkrankugen_2018-02.pdf. Aufgerufen: 09. Aug 2023

Fischer L, El Zein Z, Bruckner K et al (2014) Herausforderungen beim Aufbau eines operativen Adipositaszentrums. Chirurg 85:334–341

Motamedi M, Herold C, Allert S (2019) Kostenübernahmen beim Lipödem – was ist zu beachten? Handchir Mikrochir Plast Chir 51:139–143

Motamedi M, Hegemann J, Allert S (2020) Aktuelle Aspekte zur Fotodokumentation in der Plastischen Chirurgie und deren Veröffentlichung. Handchir Mikrochir Plast Chir 52(02):88–95

Schienkiewitz A, Kuhnert R, Blume M et al (2022) Übergewicht und Adipositas bei Erwachsenen in Deutschland. J Health Monit 7(3):23–31

Zertifizierungen der Deutschen Gesellschaft für Adipositaschirurgie. http://www.dgav.de/dgav-gmbh/zertifizierungen.html. Zugegriffen: 9. Aug 2023

Management medikolegaler Themen

8

Sixtus Allert

Inhaltsverzeichnis

8.1 Kostenübernahmen für Wiederherstellungsoperationen nach metabolischen Eingriffen und großem Gewichtsverlust

Einer der wichtigsten Erfolgsfaktoren für ein funktionierendes Adipositaszentrum ist die enge Zusammenarbeit mit den Krankenversicherungen. Bariatrische oder besser metabolische Operationen wie Magenbypass oder Schlauchmagen können dabei helfen, signifikante Gewichtsverluste zu erreichen und sich damit positiv auf die Gesundheit auswirken, indem sie das Risiko von schweren Erkrankungen wie Diabetes, Herz-Kreislauf-Erkrankungen und Gelenkproblemen erheblich verringern. Daher werden diese Eingriffe meist relativ unproblematisch von den Krankenversicherungen finanziert, obwohl sie Eingriffe in gesunde Organsysteme darstellen.

Als Folge des Gewichtsverlustes kommt es oftmals auch zu überschüssiger Haut im Sinne von Fettschürzen (Cutis laxa) und anderen körperlichen Veränderungen, die plastisch-chirurgische Wiederherstellungsoperationen (WHO) erforderlich machen, um das Körperbild dem neuen Gewicht anzupassen. Die Kosten für diese Wiederherstellungsoperationen werden allerdings nicht zwangsläufig von den Versicherungen übernommen.

Da es neben der klassischen Aufklärungspflicht auch eine Pflicht zur wirtschaftlichen Aufklärung gibt, ist die Kostenübernahme vor einem Eingriff zu klären. Das Sozialgesetzbuch sieht die Möglichkeit der nachträglichen Prüfung der Indikation vor. Dadurch besteht das Risiko der Leistungserbringung ohne finanziellen Ausgleich durch die Versicherungen, falls bei der einer solchen späteren Fallprüfung eine medizinische Notwendigkeit für diese Leistung und damit die Kompensationspflicht abgelehnt wird. Zwar sieht das Sozialgesetzbuch Kostenüber-

S. Allert (✉)
Klinik für Plastische und Ästhetische Chirurgie, Handchirurgie, Sana Klinikum Hameln-Pyrmont, Hameln, Deutschland
E-Mail: sixtus.allert@sana.de

A. Gueven und S. Allert (Hrsg.), *Postbariatrische Chirurgie*, https://doi.org/10.1007/978-3-662-69269-1_8

nahmeerklärungen nicht vor, allerdings sind sie auch nicht verboten.

Ziel muss es dabei sein, die medizinische Notwendigkeit der Eingriffe zu dokumentieren, indem die Beseitigung der Fettschürzen und Hautüberschüsse zur Beseitigung von gesundheitlichen Problemen führt. Dafür muss eine sorgfältige Untersuchung mit schriftlicher und fotografischer Dokumentation der Ergebnisse stattfinden. Wichtige Parameter sind:

- Größe und Gewicht
- Body-Mass-Index (BMI)
- Dauer des Haltens des Zielgewichtes
- Waist-to-Height Ratio (WHtR)
- Waist-to-Hip Ratio (WHR)
- Zusätzliche Erkrankungen und Nebendiagnosen
- Erkrankungen, die auf die Cutis laxa zurückzuführen sind, wie z. B. Intertrigo und Störungen des Haltungs- und Bewegungsapparates (s. auch Kap. 4.)
- Messwerte, z. B. Umfangsmaße, Größe der Hautüberschüsse, Aufliegefläche, Jugulo-Mamillen-Abstand, Steglänge der Brust
- Dokumentation von Stria distensae und vorbestehenden Narben

Alle Befunde aus der Untersuchung sollten in Form eines ausführlichen Kostenübernahmeantrages zusammengefasst werden. Die dafür angefertigten Fotografien sollten vor allem die funktionellen Beeinträchtigungen darstellen: Rötungen, Verletzungen, Infekte der Haut oder Haltungsschäden etc. Zudem sollten sie in standardisierten Ebenen ohne Kleidung im Bild aufgenommen werden. Hilfreich können auch die Befunde weiterer Disziplinen wie Orthopädie, Dermatologie oder Frauenheilkunde sein.

Der Weg über die präoperative Kostenübernahme wird von den allermeisten Versicherungen mittlerweile unkompliziert begangen. Denn auch die Versicherungen sind sich im Klaren darüber, dass die geforderte ungeprüfte Leistungserbringung mit dem Risiko der anschließenden Abrechnungsprüfung nur höchst kurzfristig Bestand haben kann. Letztlich werden so durch die Vermeidung rückwirkender Abrechnungsprüfungen bei Kliniken, Ärzten und Krankenkassen auch Ressourcen geschont.

In dem Zusammenhang sei zudem erwähnt, dass es Fristenregelungen für die Überprüfung von Anträgen der Versicherten auf Leistungserbringung gibt (z. B. § 13 Abs. 3a SGB V). Hier ist die „Genehmigungsfiktion" mittlerweile sozialrechtlich etabliert. Sollte eine Versicherung innerhalb von 3 bzw. 5 Wochen nach Beantragung einer Leistung keine Stellungnahme abgegeben haben, gilt die beantragte Leistung somit als genehmigt.

Dennoch kommt es immer wieder auch zu Ablehnungen der Kostenübernahmeanträge. Es ist notwendig, dann auf die Möglichkeiten des Widerspruchs, inklusive der persönlichen Untersuchung durch Ärzte des Medizinischen Dienstes als auch auf die Möglichkeiten der Klage vor den Sozialgerichten hinzuweisen.

> Kostenübernahme für Wiederherstellungsoperationen nach metabolischen Eingriffen und großem Gewichtsverlust sind de jure nicht vorgesehen, de facto aber unumgänglich. Eine sorgfältige Untersuchung mit schriftlicher und fotografischer Dokumentation der Ergebnisse sollte in Form eines Kostenübernahmeantrages zusammengefasst der Versicherung vorgelegt werden.

8.2 Abrechnung von Wiederherstellungsoperationen

Das DRG-System (Diagnosis-Related Groups), das derzeitige Abrechnungssystem für allgemein versicherte stationäre Leistungen in Deutschland, basiert auf der Idee, dass Patienten mit ähnlichen Diagnosen und Behandlungsverläufen ähnliche Kosten verursachen und daher auch ähnlich vergütet werden sollten. Für Straffungsoperationen nach Gewichtsverlust werden in der Regel verschiedene DRGs (sog. Fallpauschalen) verwendet, je nachdem, welche Art von Eingriff durchgeführt wird. Die genaue

Zuordnung hängt von der Diagnose, dem Umfang des Eingriffs und anderen Faktoren, wie Nebenerkrankungen, ab. Diese Pauschale wird unabhängig von der tatsächlichen Dauer des Krankenhausaufenthalts oder den individuellen Kosten für Medikamente, Verbrauchsmaterialien oder Untersuchungen festgelegt. Für eine genaue Abrechnung im DRG-System ist eine detaillierte Dokumentation der durchgeführten Maßnahmen und der Diagnosen essenziell. Hierbei spielen sowohl der OP-Bericht als auch die Codierung der erbrachten Leistungen eine wichtige Rolle. Daher ist es unbedingt ratsam, eng mit versierten Codierkräften (Medizinischem Controlling) zusammenzuarbeiten und den OP-Bericht so präzise wie möglich abzufassen.

Das DRG-System erlaubt es nicht, Eingriffe gemeinsam abzurechnen. So ist zwar ein sog. Mommy Makeover (zumeist Kombination von Eingriffen an Brust und Bauch, klassisch nach Schwangerschaften) technisch unproblematisch möglich, jedoch abrechnungstechnisch problematisch, da pro stationärem Aufenthalt jeweils nur eine Fallpauschale abgerechnet werden kann. Denkbar wären Anhebungen der Fallpauschale durch den zweiten Eingriff, jedoch gleicht das nie den Wert einer weiteren Fallpauschale bei gesondert durchgeführtem Eingriff aus. Es bleibt die Möglichkeit der Aufteilung der Eingriffe in einen DRG- und einen Selbstzahler-Teil. Allerdings dürfen bereits genehmigte Eingriffe, also Eingriffe, die unter die Leistungspflicht der Versicherungen fallen, nicht als Selbstzahlerleistungen umgewandelt werden, um sie kombinieren zu können. Zudem führt die Kombination von Versicherungs- und Selbstzahlerleistungen zu einem erhöhten Dokumentationsaufwand, da Operationszeiten, Personal- und Materialeinsatz etc. für beide Eingriffe gesondert dokumentiert werden müssen. Hinzukommt, dass in diesem Fall auch Umsatzsteueraspekte zu beachten sind. Abb. 8.1 zeigt exemplarisch eine mögliche Honoraraufteilung unter Beachtung steuerlicher Aspekte.

Leistungen, die nicht von den Versicherungen bezahlt werden, unterliegen dann der Umsatzsteuerpflicht, wenn keine medizinische Indikation vorliegt. Wenn eine Versicherung die Kosten eines Eingriffs nicht übernimmt, bedeutet das nicht automatisch das Fehlen einer medizinischen Indikation. Unterschiedliche Versicherungsverträge, keinesfalls einheitliche Entscheidungskriterien, z. B. bei der Bewertung postbariatrisch notwendiger Leistungen durch den Medizinischen Dienst sowie voneinander stark abweichende sozialgerichtliche Entscheidungen zu gleich gelagerten Fällen, führen zu einer extrem breiten Streuung bei der Bewertung medizinischer Indikationen. Diese unterschiedlichen Ansichten zur medizinischen Indikation betonen die Notwendigkeit der Dokumentation aller Aspekte, die zur Annahme einer solchen Indikation führen, um diese später nachweisen zu können. Ist das nicht möglich, muss Umsatzsteuer auf die Leistung erhoben und abgeführt werden. Je nach Praxis- oder Klinikkonstrukt muss dabei beachtet werden, dass dann nicht nur die Leistung als solche, sondern ggf. auch alle sonstigen Personal- und Materialkosten, die im Rahmen dieser Leistung anfallen, mit Umsatzsteuer belegt werden.

Es sind zudem Konstellationen denkbar, bei denen die Versicherungen einen Teil der Leistung übernehmen, einen anderen Teil nicht. Bei beantragten Bauchdeckenplastiken kann z. B. die Rektusdiastase bezahlt werden, die Entfernung der Fettschürze nicht. Auch bei Eingriffen wie bei beantragten Augmentationsmastopexien kommt es häufig dazu, dass die Straffung zwar bezahlt wird, jedoch nicht die Implantate. Die für den Gesamteingriff fehlenden Teilaspekte müssen, soweit zusätzlich gewünscht, den Patienten dann gesondert in Rechnung gestellt werden.

> Die Kombination von Eingriffen ist im DRG-System nicht so vorgesehen und damit nicht ausreichend vergütet. Kombinationseingriffe können in einen DRG- und einen Selbstzahler-Anteil aufgetrennt werden, falls der Selbstzahler-Anteil nicht von der Versicherung übernommen wird. In diesem Fall sind eine gesonderte Dokumentation und Umsatzsteueraspekte zu beachten.

Abrechnung ästhetisch-plastische Operationen

Patient: Frau/Herrn geb. am ....

Art der OP: ....am:....................................

Dauer der Operation: ....Std.

Vereinbarte Honorarsumme: .... **EUR**

zzgl. Mwst.: .... **EUR**

./. Stationäre Behandlung vom...........................bis ....

.... Tage x Tagessatz Plastische Chirurgie = ... EUR

./. Unterbringung im 1-Bettzimmer vom..................bis ....

.... Tage x Tagessatz = ... EUR

./. Verwendete Medikamenten/Implantate (Preis einschl. MWSt.):

....EUR
(Artikelbezeichnung/Chargen-Nr.)

....EUR
(Artikelbezeichnung/Chargen-Nr.)

....EUR
(Artikelbezeichnung/Chargen-Nr.)

verbleibt Zwischensumme: ....EUR

./. Honoraranteil Anästhesieleistung nach OP-Dauer
(1 Std. = EUR; jede weitere ½ Std. = EUR) ....EUR

Anteil technische Leistungen ....%

Anteil persönliche Leistungen ....%

verbleibt Honoraranteil Operateur ....EUR

Anteil technische Leistungen ....%

Anteil persönliche Leistungen ....%

Aufgestellt:

Hameln, den

____
(Unterschrift des Operateurs)

Abb. 8.1 Honoraraufteilung unter Beachtung steuerlicher Aspekte

Ziel der plastischen Wiederherstellungsoperationen ist es vor allem, körperliche Beschwerden wie mechanische Reibungsschäden, Intertrigines, Infektionen, hygienische Probleme, aber auch Behinderungen der Bewegungsabläufe und Veränderungen der Körperschwerpunkte zu reduzieren.

Natürlich tragen diese Eingriffe auch dazu bei, zu einem ästhetisch ansprechenden Erscheinungsbild zu verhelfen und damit auch das Selbstwertgefühl und die Lebensqualität der Patienten zu steigern. Das ist allerdings nie ein Argument für die Versicherungen.

Je nach Zustand der Haut und Umfang des Gewichtsverlustes kommt es in ganz unterschiedlichem Umfang zu pathologischen Veränderungen am gesamten Körper. Neben den fünf klassischen Straffungsregionen an Armen, Brust, Bauch, Oberschenkeln und Gesäß kann es auch zu Veränderungen am Schamhügel, am Rücken, dem seitlichen Thorax, an den Waden, dem Hals, dem Gesicht und den Unterarmen kommen.

In solchen Fällen können Wiederherstellungsoperationen als plastisch-ästhetische Eingriffe betrachtet werden und müssen nicht zwangsläufig unter die Leistungspflicht der Krankenkassen fallen. In diesen Situationen müssen die Patienten die Kosten selbst tragen. Diese sind mit ganz wenigen Ausnahmen nach der Gebührenordnung für Ärzte (GOÄ) abzurechnen.

Immer wieder kann es nach Wiederherstellungsoperationen zur Notwendigkeit von Korrektureingriffen kommen. Diese können z. B. verursacht werden als Folgen von Komplikationen wie Wundheilungsstörungen, als Folge der Operation als solcher, z. B. sog. Dog Ears, und als Folge der Konstitution der Patienten, z. B. in Form von nachsinkender Haut durch mangelhaftes elastisches Potenzial. Da es oftmals zu mehreren Eingriffen im Rahmen der Wiederherstellungschirurgie kommt, ist es sinnvoll, größere Korrektureingriffe dann im Rahmen einer weiteren Operation zu planen. Kleinere Eingriffe wie Korrekturen von Narben oder Dog Ears können z. B. ambulant im Rahmen der kassenärztlichen Ermächtigung/ Zulassung zur vertragsärztlichen Versorgung oder als Selbstzahlerleistungen abgerechnet werden.

Es ist ratsam, alle geplanten Leistungen zusammen mit den Patienten z. B. vor einem Ganzkörperspiegel zu besprechen und hier gleich auf mögliche Folgeprobleme der Wiederherstellungsoperation aufmerksam zu machen (z. B. Narbenverläufe, nachsinkende Haut). Ebenso wichtig sind regelmäßige Fotografien. Denn gar nicht so selten steigt auch das ästhetische Empfinden der Patienten nach postbariatrischen Eingriffen deutlich an. Es ist daher ratsam, schon bei Beginn der Behandlung auf diese Umstände entsprechend hinzuweisen (Aufklärung!), und dann beispielsweise Korrekturen wie eine nachträgliche Fettabsaugung, den Ausgleich diskreter Veränderungen usw. als Selbstzahlerleistung abzurechnen. Denn die Definition einer Versicherungsleistung ist die Beseitigung funktioneller Störungen, nicht die Erbringung eines ästhetisch unter allen Aspekten perfekten Ergebnisses. Dabei bleibt es ratsam, immer zwischen den Erwägungen „zufriedener Patient" und „Behandlungsnotwendigkeit" individuell abzuwägen.

> Auf Korrektureingriffe sollte bereits in der Aufklärung hingewiesen werden. Diese können im Rahmen von nachfolgenden Operationen oder ambulant im Rahmen einer vorliegenden Ermächtigung abgedeckt werden. Je nach Behandlungsnotwendigkeit sind diese auch als Selbstzahlerleistung planbar und gemäß GOÄ abzurechnen.

Weiterführende Literatur

Motamedi M, Hegemann J, Allert S (2020) Aktuelle Aspekte zur Fotodokumentation in der Plastischen Chirurgie und deren Veröffentlichung. Handchir Mikrochir Plast Chir: 52(2):88–95

Motamedi M, Herold C, Allert S (2019) Kostenübernahmen beim Lipödem – was ist zu beachten? Handchir Mikrochir Plast Chir 51(2):139–143

Allert S (2016) Vorschuss bei ästhetisch-plastischen Operationen – zulässig oder nicht? Plastische Chirurgie 16(3):161

Allert S, Bruck JC, Herold C et al (2015) Ästhetische plastische Operationen und die Umsatzsteuer. Handchir Mikrochir Plast Chir 47(4):273–274

Allert S, Germann G (2022) Zur medizinischen indikation bei ästhetisch-plastischen Operationen. Handchir Mikrochir Plast Chir 54(06):484–488

Motamedi M, Gensior M, Ghods M et al (2023) Abrechnung der chirurgischen Therapie des Lipödems. Handchir Mikrochir Plast Chir 55:315–323

Teil IV Liposuktion

Von den ersten Beschreibungen Anfang des 20. Jahrhunderts, ungewollte Fettgewebsüberschüsse über kleine Inzisionen mittels Küretten zu entfernen, bis hin zum Beginn der modernen Liposuktion in den späten 1970er-Jahren war stets der Wunsch von Patient und Chirurg, subkutanes Fettgewebe gezielt und ohne größere Narben zu entfernen, um die Körperkontur zu verbessern.

Die ersten Berichte einer Lipektomie mithilfe einer Saugung werden den Italienern Fischer und Fischer 1976 zugeschrieben, gefolgt von den Franzosen Fournier und Illouz. Letzterer habe mit der Infiltration von Flüssigkeit vor der Aspiration die sog. „wet technique" etabliert und im weiteren Zeitverlauf die Popularität und Akzeptanz des Eingriffs weltweit gesichert. Ab den 1980er-Jahren nahm die Entwicklung der Techniken vor allem in den USA rasant Fahrt auf. Newman habe dann als Erster den Begriff „Lipo Suction" geprägt, während Klein und Coleman neben weiteren zahlreichen Autoren wegweisende Techniken publiziert haben. Das Einbringen einer Tumeszenzlösung nach den Grundsätzen von Klein mit einem Vasokonstriktor (und ggf. weiteren Inhaltsstoffen) ist heutzutage bei jeder Liposuktion ein Standard.

Es folgten vor allem technologische Innovationen, die das Herauslösen des Fettgewebes und den manuellen Prozess an sich schonender und sicherer gestalten sollten. Dazu wurden neben der Ultraschall- und Laser-Technologie in den frühen 1990ern auch die Vibration und Wasserstrahlen genutzt. Neuere Innovationen zielen neben den genannten Verbesserung auch auf eine gezielte Hautstraffung hin. Obwohl bereits den Ultraschall- und Laser-Technologien eine Hautstraffung in gewissem Umfang zugeschrieben wurde, haben vor allem die Radiofrequenz-Technologie in den 2000ern und die Plasma-Technologie in den 2010ern das Thema in besonderem Maße aufgegriffen.

Die verschiedenen Liposuktionstechniken haben bei Patienten mit massivem Gewichtsverlust einen besonderen Stellenwert. Die Liposuktion ermöglicht eine bessere Konturierung und oftmals auch eine leichtere Straffungsoperation. Weiterhin kann mit ihr wertvolles Fettgewebe zur Transplantation in andere Areale mit einem Volumendefizit gewonnen werden. Nicht zuletzt bieten die neueren Technologien auch eine vielversprechende Option, ohne große Schnitte und Narben Straffungen von Hautüberschüssen zu ermöglichen.

Liposuktion bei postbariatrischen Patienten

9

Asım Gueven und Christian Herold

Inhaltsverzeichnis

Die moderne Liposuktion hat sich seit ihren ersten Beschreibungen in den späten 1970ern zu einem Standardverfahren der Körperkonturierung entwickelt und ist aus der plastisch-chirurgischen Praxis nicht wegzudenken. Mit Einführung der Liposuktion haben sich auch die klassischen Straffungstechniken von ihren ursprünglichen Beschreibungen weiterentwickelt und die Liposuktion integriert. Besonders bei Patienten, die in den zu behandelnden Arealen noch eine große Menge an subkutanem Fettgewebe besitzen, profitieren von der gezielten Entfernung mittels Liposuktion.

A. Gueven
Livion, Hamburg, Deutschland
E-Mail: info@asimgueven.com

C. Herold (✉)
Medizin im Mühlenviertel, Plastische und Ästhetische Chirurgie, Bremen, Deutschland
E-Mail: praxis@plastischechirurgie-bremen.de

9.1 Aufbau des subkutanen Fettgewebes

Das subkutane Fettgewebe lässt sich zunächst in eine oberflächliche und in eine tiefe Schicht unterteilen, die von einer oberflächlichen Faszie getrennt werden. Die oberflächliche Schicht besteht aus dichter gepackten, kleineren Fettlobuli, die sich innerhalb von zahlreichen festeren Bindegewebssepten befinden. Die tiefe Schicht hingegen besteht aus größeren, irregulären Fettlobuli in einem lockereren Bindegewebsgerüst. Dies lässt sich auch regelmäßig intraoperativ spüren, da die Liposuktion in der tiefen Schicht deutlich einfacher ist. Die oberflächliche Schicht wird oftmals weiter unterteilt in eine subdermale und eine intermediäre Schicht, die sich in der Größe der Fettlobuli unterscheiden (Abb. 9.1).

In den meisten anatomischen Regionen ist die oberflächliche Faszie gut abzugrenzen, wie beispielsweise die Scarpa-Faszie am Abdomen. In anderen Regionen ist diese oberflächliche Faszie schwächer ausgeprägt. Ein Netzwerk aus vertikalen Bindegewebsfasern verbindet die tiefe

A. Gueven und S. Allert (Hrsg.), *Postbariatrische Chirurgie*, https://doi.org/10.1007/978-3-662-69269-1_9

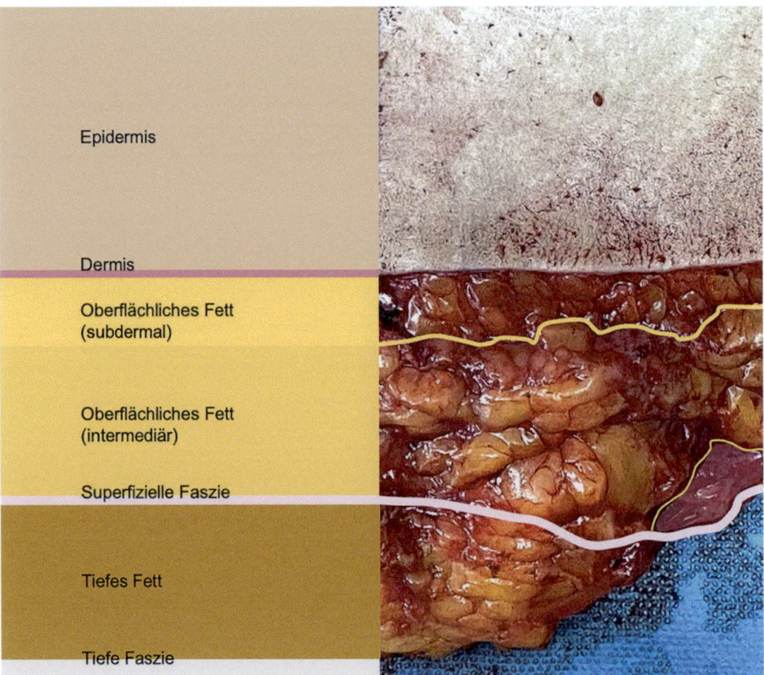

Abb. 9.1 Aufbau des subkutanen Fettgewebes, schematisch dargestellt an einem Exzisat einer Abdominoplastik

und oberflächliche Faszie bzw. letztere und die Dermis. In Zonen höherer Adhärenz sind diese Fasern stärker ausgeprägt, die tiefe Fettschicht eher dünn bis gar nicht ausgeprägt und die oberflächliche Fettschicht ebenfalls dünner. Dies sorgt für eine stabile Verbindung der Haut zur tiefen Faszie und damit zu einer Stabilisierung der „Hülle des Körpers".

9.2 Prinzipien der Liposuktion

Wie in der Körperkonturierung üblich, beginnt jede Liposuktion mit einer Anzeichnung des Patienten, die am stehenden Patienten durchgeführt wird. Am liegenden Patienten verschieben sich die Weichteile meistens erheblich. Es sollten die zu behandelnden Areale gekennzeichnet werden, indem der Fettgewebsüberschuss umrandet wird. Hilfreich kann es bei größeren Flächen sein, im Bereich des Fettüberschusses konzentrisch weitere Umrandungen Richtung maximaler Schichtdicke einzuzeichnen – ähnlich einer topographischen Landkarte mit ihren Höhenlinien. Mit einer anderen Farbe sollten auch anliegende Areale mit höherer Adhärenz bzw. Adhärenz-Zonen mittels Linien oder Flächen markiert werden. Die Markierungen der Adhärenz-Zonen dient dazu, sie intraoperativ zu respektieren, also nicht abzusaugen, bzw. hier mit besonderer Vorsicht vorzugehen. Auf dieselbe Weise sollten Areale markiert werden, die nicht reduziert werden sollen oder bereits aufgrund einer vorherigen Absaugung Dellen haben. Durch die Anzeichnung sollte am Ende ein „dreidimensionaler Plan zur Reduktion der subkutanen Dicke" zweidimensional dargestellt werden (Abb. 9.2).

Der erste operative Schritt ist das Einbringen einer Tumeszenzflüssigkeit in die abzusaugenden Areale. Neben einer Auflockerung des Gewebes, wie es initial die Idee war, wird vor allem durch den Zusatz von Vasokonstriktoren eine erhebliche Reduktion des Gefäßschadens und damit Blutverlusts erreicht. Es sind in der Literatur verschiedene weitere Zusätze beschrieben, u. a. um die Analgesie zu verbessern (Lokalanästhetika), den Blut-

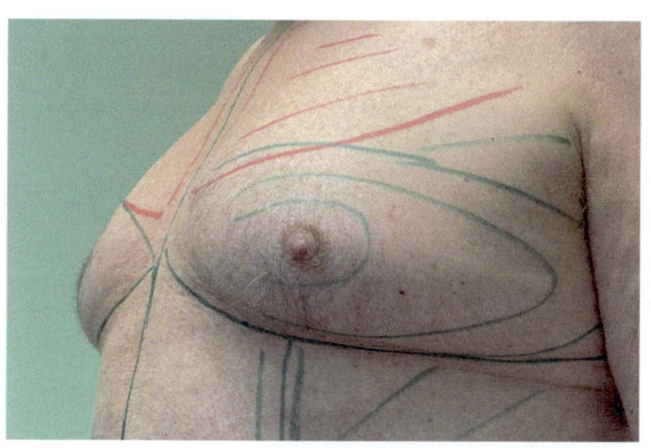

Abb. 9.2 Anzeichnung einer Liposuktion am Beispiel einer männlichen Brust und Flanken

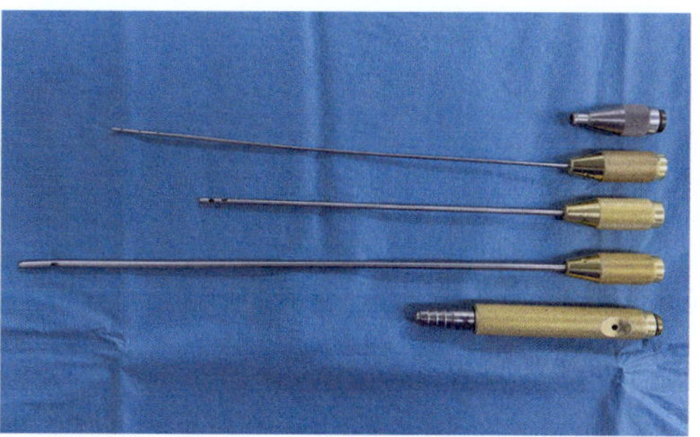

Abb. 9.3 Verschiedene Liposuktionskanülen in der Mitte und Handstück zur SAL unten

verlust weiter zu minimieren (Tranexamsäure) oder postoperative Schwellungen (Kortikosteroide) zu verringern. Auch über das Volumen an Tumeszenzflüssigkeit gibt es in der Literatur verschiedene Konzepte. Das Einbringen eines äquivalenten Volumens zur erwarteten Fettabsaugmenge wird als „superwet technique" bezeichnet (1:1 Tumeszenz zu Fettaspirat), hingegen von nur einigen 100 ml pro Areal als „wet technique" (ca. 0,2:1–0,3:1). Die „tumescent technique" beschreibt ein Verhältnis von ca. 2:1–3:1 und füllt das zu behandelnde Areal auf, bis der Gewebsturgor spürbar zunimmt. Die meisten Liposuktionen werden in einer „superwet" oder „tumescent technique" durchgeführt, da bei diesen Tumeszenzmengen der Blutverlust auf ca. 1 % des Gesamtaspirats gesenkt wird (Tabbal et al. 2013). Bei postbariatrischen Patienten empfiehlt es sich daher ebenfalls, die „tumescent technique" zu nutzen. Ein weiterer Vorteil dabei ist, dass das laxe Gewebe bereits auf Spannung gebracht wird, was bei der eigentlichen Liposuktion hilfreich ist.

Für die Liposuktion werden spezielle Kanülen mit verschiedenen Durchmessern und Öffnungen genutzt, die an eine kontinuierliche Absaugung angeschlossen sind („suction-assisted liposuction", SAL) (Abb. 9.3). Ende der 1990er entwickelt und mittlerweile weit verbreitet, werden spezielle Geräte genutzt, die dafür sorgen, dass die Kanülen das Fettgewebe leichter lösen: Die vibrationsassistierte Liposuktion („power-assisted liposuction", PAL) sorgt für eine kontrollierte Vibration der Kanüle, während die Wasserstrahl-assistierte Liposuktion („waterjet-assisted liposuction", WAL) einen Wasserstrahl an der Spitze der Kanüle abgibt (Abb. 9.4).

Weitere Assistenzsysteme für die Liposuktion, die weniger gebräuchlich sind wie die zuvor genannten, bedienen sich typischerweise verschiedener Energie- und Strahlenquellen, wie z. B. Ultraschall, Laser oder Radiofrequenz. Dadurch können sie nicht nur das Fettgewebe lockern oder auflösen, sondern auch in gewissem Umfang das Bindegewebe und die Haut straffen. Auf diese Systeme wird in Kap. 11 ausführlich eingegangen.

Prinzipiell obliegt es der Erfahrung und Präferenz des Behandlers, welche Systeme bei der Liposuktion verwendet werden. Nichtdestotrotz wird vor allem im internationalen Vergleich vielfach die PAL zur Körperkonturierung benutzt. Ein oft genannter Grund ist sicherlich, dass sie bei großvolumigen Fettabsaugungen die Ermüdung des Operateurs verringern kann, insbesondere bei der Behandlung von faserreichen oder vernarbten Bereichen, z. B. nach vorheriger Fettabsaugung. Auch kann sie bei der Lösung von vernarbten Bereichen und zur Um- und Feinverteilung des Fettgewebes dienen und somit die abgesaugten Flächen glätten. Dies kann vor allem bei postbariatrischen Patienten mit dickem subkutanem Fettgewebe und starker Rollenbildung und Einziehungen hilfreich sein (Abb. 9.5).

Die intraoperative Technik des Absaugens ist prinzipiell bei allen Systemen gleich. Es gilt mit einer Hand die Kanüle zu führen und mit der an-

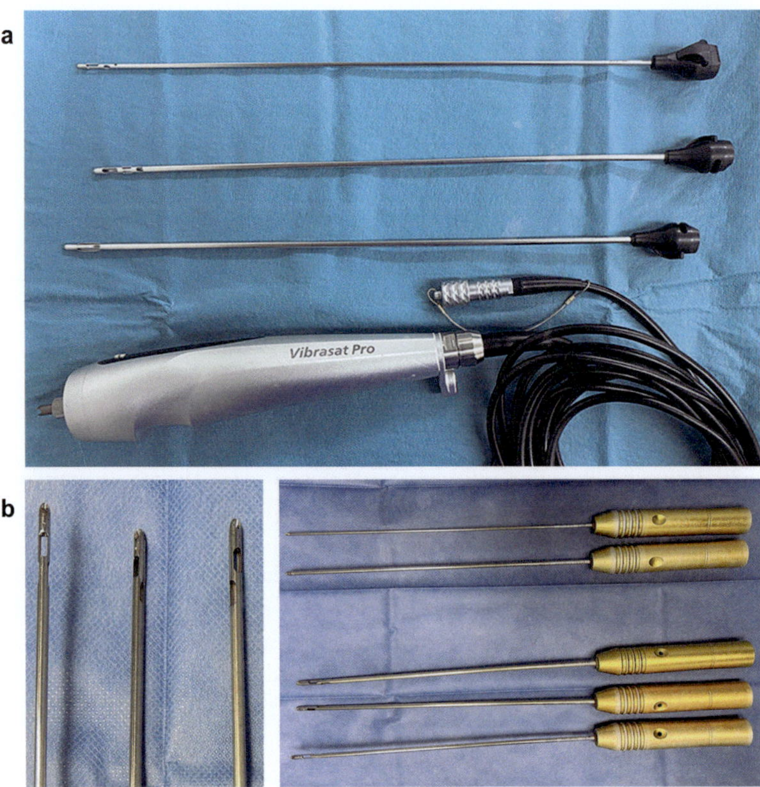

Abb. 9.4 Vibrasat® Pro Handstück (Möller Medical, Fulda, Deutschland) unten und verschiedene Kanülen zur PAL darüber (a), sowie verschiedene BodyJet®-Kanülen (Human Med, Schwerin, Deutschland) mit der charakteristischen Öffnung an der Spitze zu WAL (b)

deren Hand gleichzeitig die Kanülenspitze im Gewebe zu tasten. Dabei sollte man spüren, in welcher Tiefe man sich im Gewebe befindet. Mit kontrollierten Vor- und Zurückbewegungen in einer stabilen Tiefe wird dann fächerförmig ein Bereich behandelt. Es empfiehlt sich, einen Bereich von zwei Punkten aus in einer sog. Crisscross-Technik zu behandeln, um alle Punkte gleichmäßig zu erreichen (Abb. 9.6).

Je laxer die Haut und Weichteile, umso eher gehen sie bei den Bewegungen der Kanüle mit, was das kontrollierte Absaugen eines Areals erschwert. Hilfreich ist dann zum einen eine ausreichende Tumeszenz, wie auch das glattdrücken oder -ziehen des behandelten Bereichs, am besten mit der Hilfe einer Assistenz.

Die Absaugung sollte prinzipiell in der tiefen Schicht beginnen und danach, wenn notwendig, in der oberflächlichen Schicht fortgeführt werden. Neben der alten Argumentation, dass in der oberflächlichen Schicht die Blutversorgung der Haut ist, welche geschont werden muss, gilt eher, dass dieses Prinzip dem normalen anatomischen Aufbau folgt und somit natürlichere Ergebnisse liefert. Ein weiteres wichtiges Argument ist, dass man in der oberflächlichen Schicht aufgrund ihrer festeren Struktur schneller Dellen und Furchen verursachen kann, sodass gerade Beginner tief bleiben sollten. Es gibt allerdings durchaus Gründe, in der oberflächlichen Schicht abzusaugen, vor allem bei sehr dicker subkutaner Fettschicht, und auch, um

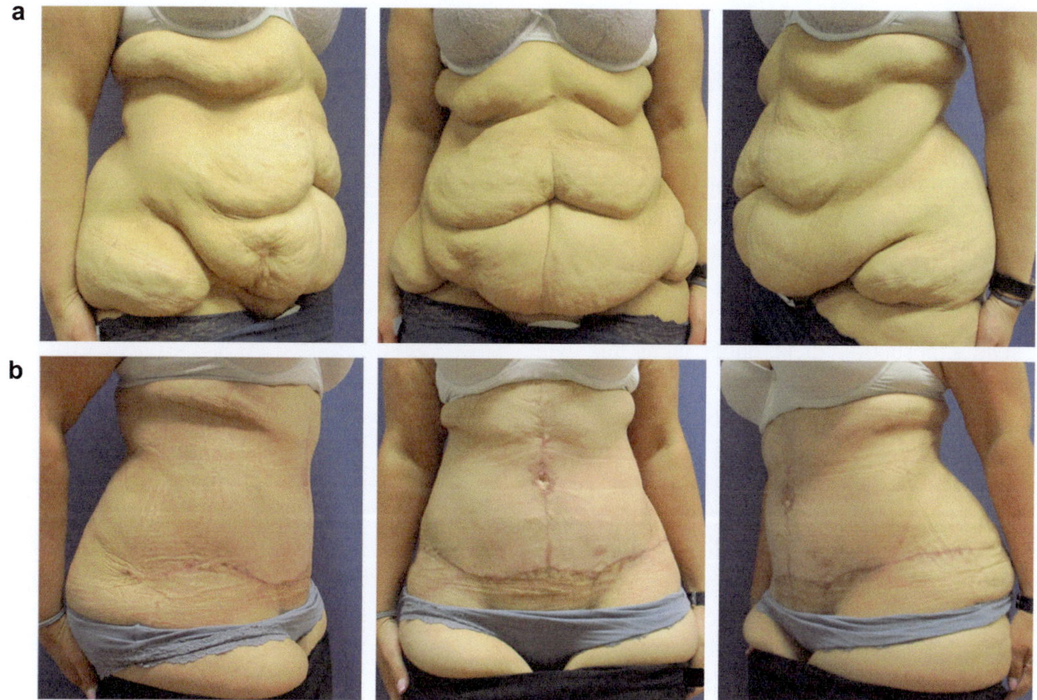

Abb. 9.5 a, b Patientin mit dickem subkutanem Fettgewebe, starker Rollenbildung am Abdomen vor und nach Fleur-de-Lys-Abdominoplastik mit umfangreicher PAL

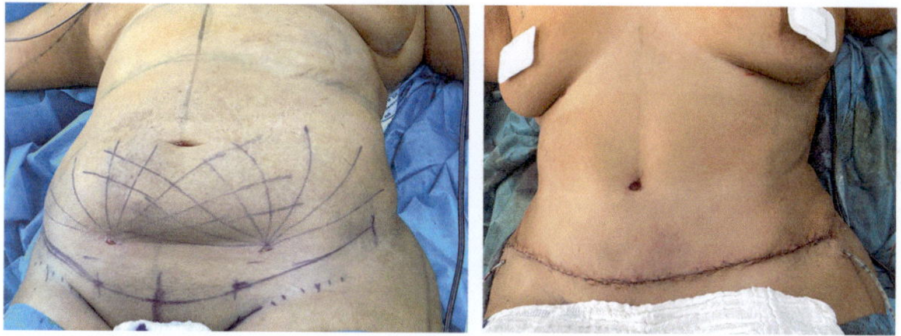

Abb. 9.6 Criss-cross-Technik mit kreuzenden Liposuktionsrichtungen, dargestellt in der Anzeichnung intraoperativ bei Abdominoplastik mit Liposuktion

eine Retraktion der Haut (sofern die Hautqualität es zulässt) eher zu ermöglichen.

Das beste Instrument zur Kontrolle der Absaugung ist der Pinch-Test. Mit der Ermittlung der subkutanen Schichtdicke in den behandelten Arealen und dem Vergleich zum umliegenden Gewebe kann gut abgeschätzt werden, ob und wieviel noch gesaugt werden muss.

> Die Liposuktion sollte von tief nach oberflächlich unter ständiger Kontrolle mithilfe des Pinch-Tests durchgeführt werden. Die Criss-cross-Technik sowie das glattziehen und aufspannen des behandelten Areals helfen, eine gleichmäßige Absaugung zu erzielen.

9.3 Liposuktion bei postbariatrischen Straffungsoperationen

Die Liposuktion ist ein integraler Bestandteil in der modernen postbariatrischen Chirurgie. Sie bietet zahlreiche Vorteile und ist bei bestimmten Operationstechniken, wie z. B. der Oberarm- oder der Oberschenkelstraffung nicht mehr wegzudenken.

Die Liposuktion dient dabei nicht nur, wie es der ursprüngliche Gedanke war, der Konturierung der Körperoberfläche. Sie wird nämlich auch im Bereich des Resektats genutzt, um die nachfolgende Präparation zu erleichtern. Neben der Tumeszenzflüssigkeit, die blutarme Verhältnisse sichert, sorgt die radikale Absaugung der Resektionsfigur für eine bereits sauber dargestellte Schicht. Bei der anschließenden Präparation gilt es lediglich dieser Schicht zu folgen und vorhandene Blutgefäße fein zu koagulieren. Des Weiteren kann man einen Großteil der oberflächlichen Faszie bzw. des epifaszialen Fasernetzwerks erhalten und damit auch die dort liegenden Lymphgefäße. Der Zeitgewinn im Vergleich zu klassischen Techniken ist trotz vorheriger Infiltration und Liposuktion oftmals beträchtlich. Hinzu kommt, dass Komplikationen wie Hämatome, Serome oder Lymphozelen reduziert werden können, obwohl dazu in der Literatur auch gegenteilige Berichte vorliegen. Gleichzeitig steigt zumeist das ästhetische Ergebnis durch die bessere Gesamtkonturierung.

Ein weiterer Vorteil ist, die Liposuktion über den Resektionsrand hinweg durchzuführen und die Übergänge zum umliegenden Gewebe zu glätten bzw. konturieren. Dadurch können auch die Wundränder zweier Seiten aneinander angeglichen werden, um eine Stufenbildung zu vermeiden – ähnlich einer klassischen Lipektomie (Abb. 9.7).

> Tipp: Für Ausbildungskliniken ist die Liposuktion des Resektionsareals die ideale Gelegenheit, erste Erfahrungen in der Liposuktion zu vermitteln. Die Führung und Palpation der Kanüle in tiefen und oberflächlichen Schichten sowie die Demonstration von sehr oberflächlichem Absaugen mit Rillen und Dellenbildung ist hierbei ohne negative Konsequenzen möglich.

Die Liposuktion hat auch Nachteile, die ebenfalls dargestellt werden sollten. Als chirurgischer Eingriff auch im Rahmen von Straffungsoperationen geht sie mit einem eigenen Risikoprofil einher. Mögliche Risiken durch die Kanülen sind Gefäßverletzungen, Thrombembolien mit Lungenarterienembolie oder Hohlorganperforation an Abdomen und Thorax. Auch können hohe Volumina an Tumeszenzlösung eine Volumenüberladung mit kardiovaskulären Problematiken oder Intoxikationen durch die Zusätze in der Tumeszenzlösung verursachen.

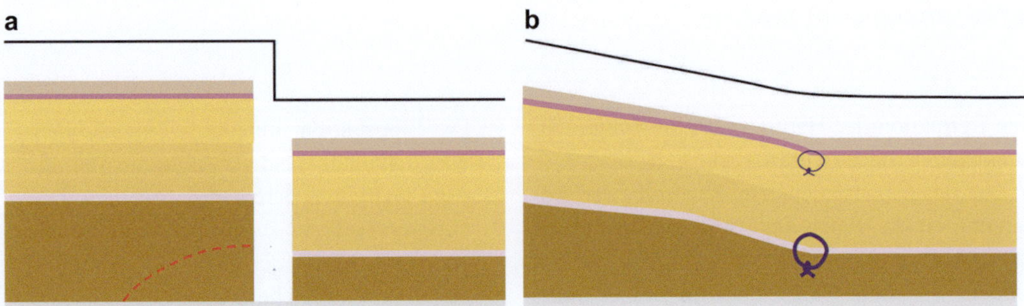

Abb. 9.7 a, b Klassische Lipektomie des Wundrands bei unterschiedlicher subkutaner Fettgewebsdicke der Wundränder

Die Kosten für Geräte-Anschaffung und -Wartung sowie für Einmalmaterial müssen ebenfalls beachtet werden. Bei bestimmten Eingriffen können diese durch die deutlich reduzierte Operationszeit gerechtfertigt werden. Ein gutes Beispiel sind Oberarm- und Oberschenkelstraffungen, die bei standardisierten Abläufen und einem eingespielten Team regelmäßig unter 1 h operiert werden können. In anderen Fällen können die zusätzlichen Kosten als Selbstzahler-anteil an den Patienten weitergegeben werden. Beispielsweise ist eine typische Kombination die Liposuktion des Abdomens und der Flanken während einer Abdominoplastik oder die Liposuktion vom Rücken oder der Oberschenkeln während einer Gesäßstraffung. Während die Kosten der Abdominoplastik oder Gesäßstraffung und des stationären Aufenthalts von der Krankenkasse getragen werden, kann die Liposuktion als privatärztliche Leistung nach GOÄ abgerechnet werden. Bei der Rechnungsstellung sind allerdings einige steuerrechtliche Punkte zu beachten, welche in Kap. 8 näher beschrieben werden.

Die Investitionskosten können sich bei entsprechender Patientenanzahl über wenige Jahre amortisieren. Indirekte Effekte wie die Standardisierung von Operationsabläufen, Einsparung von Operationszeit und die Reduktion von postoperativen Komplikationen können ebenfalls messbar die Investitionskosten wirtschaftlich legitimieren. Nicht zuletzt sind die besseren ästhetischen Outcomes ein weiterer Faktor, die bei der Positionierung und Patientenakquise dienlich sind.

Literatur

Chia CT, Neinstein RM, Theodorou SJ (2017) Evidence-based medicine: liposuction. Plast Reconstr Surg 139:267e–274e

Güven A, Schaffartzik W, Allert S (2021) Fettabsaugungen im ambulanten setting [liposuctions in the ambulatory setting]. Handchir Mikrochir Plast Chir 53(4):400–406

Motamedi M, Almeida J, Allert S (2022) Lipoabdominoplastik in der postbariatrischen chirurgie: eine relevante alternative zur fleur-de-lis-abdominoplastik? [lipoabdominoplasty in post-bariatric surgery: a relevant alternative to fleur-de-Lis abdominoplasty?]. Handchir Mikrochir Plast Chir 54(2):98–105

Shridharani SM, Broyles JM, Matarasso A (2014) Liposuction devices: technology update. Med Devices (Auckl). 7:241–251

Tabbal GN, Ahmad J, Lista F et al (2013) Advances in liposuction: five key principles with emphasis on patient safety and outcomes. Plast Reconstr Surg Glob Open 1(8):e75

Wall S Jr (2010) SAFE circumferential liposuction with abdominoplasty. Clin Plast Surg 37(3):485–501

Fetttransfer nach bariatrischen Operationen

10

Ursula Tanzella und Klaus Ueberreiter

Inhaltsverzeichnis

Nach starker Gewichtsreduktion findet sich oft ein störender Mangel an Unterhautfett im Gesicht, der weiblichen Brust und dem Gesäß. Vorhandene Fettdepots werden oft überschätzt, Fettgewinnung ist in der Regel erschwert. Die üblichen Regionen für die Wiederauffüllung von Fettdepots nach starker Gewichtsabnahme liegen im Bereich des Gesichts, der weiblichen Brust (oft in Kombination mit einer Straffung) und des Gesäßes. Andere Areale kommen nur selten in Betracht. Viele betroffene Patienten haben den Eindruck, noch über reichlich Fettdepots zu verfügen. Da mit steigendem Gewicht nicht nur Fettzellen, sondern auch zunehmend Bindegewebszellen entstehen, welche im Gegensatz zum Fett aber nach dem Abnehmen bleiben, ist bei diesen Patienten ein sehr bindegewebsreiches und fettzellarmes Gewebe vorhanden. Man muss also entsprechend viele Areale zum Absaugen einplanen und entsprechend mehr Zeit für die Zellgewinnung. In der Planung kann das doppelt so viele Regionen bedeuten.

U. Tanzella (✉) · K. Ueberreiter
Park-Klinik Birkenwerder, Birkenwerder, Deutschland
E-Mail: u.tanzella@park-klinik-birkenwerder.de

K. Ueberreiter
E-Mail: k.ueberreiter@park-klinik-birkenwerder.de

10.1 Technik der Eigenfett-Transplantation

Grundlagen der erfolgreichen Transplantation von Fettgewebe:

- Kleine Brocken: optimale Größe 0,6 mm (Abb. 10.1a und b)
- Überleben durch Gewebediffusion bis zu 5 Tagen

A. Gueven und S. Allert (Hrsg.), *Postbariatrische Chirurgie*, https://doi.org/10.1007/978-3-662-69269-1_10

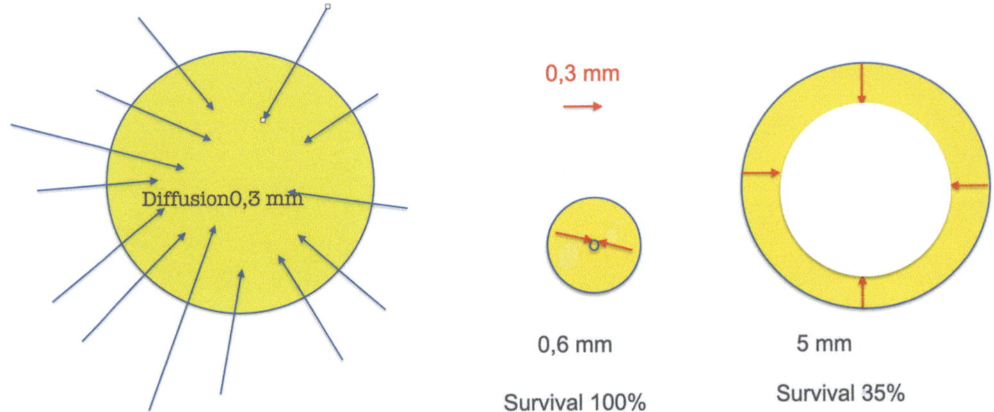

Abb. 10.1 (**a**) Die Ernährung der Fettpartikel erfolgt in den ersten Tagen ausschließlich durch Diffusion von außen. (**b**) Das Überleben der Fettzelle ist abhängig von der Partikelgröße

- Ab dem 5. Tag Einsprossen von Gefäßen
- Nach 4 Wochen stabiles Ergebnis
- Nach 10 Wochen keine Volumenänderung

10.2 Begriffsklärung Makro-, Mikro- und Nanofett

Wenn man von mehr als 100 ml transplantiertem Fett ausgeht, ist die auf Roger Khouri zurückgehende Bezeichnung „Mega Volume Transplantation" üblich (Ueberreiter et al. 2010).

Makro- und Mikrofett sind keine definierten Begriffe. Der Partikeldurchmesser sollte für jedes Transplantat 1,5 mm Durchmesser nicht überschreiten, um eine möglichst große Einheilungsrate zu erreichen. Partikel über 1,5 mm Größe bergen das Risiko der Zystenbildung in sich, da die Einheilungsrate wesentlich geringer ist als bei kleineren Partikeln. Makro- und Mikrofett bezeichnen daher nicht die Partikelgröße des zu transplantierenden Fetts, sondern das Volumen des zu transplantierenden Fetts.

Nanofett ist streng genommen kein Fettgewebe mehr, sondern die durch wiederholtes Zerkleinern der Gewebebrocken gewonnene Fraktion, welche Zelltrümmer, Blutkörperchen und Gefäßreste einschließt. Darin enthalten sind auch in geringer Menge Fettstammzellen. Zur Zerkleinerung stehen Fertigprodukte wie Lipocube® oder auch einfach Dreiwegehähne zur Verfüfung.

10.3 Aufbereitung des Nanofetts

Das abgesaugte Fett muss erst für mindestes 3 min bei 3000 rpm zentrifugiert werden, anschließend wird es 20- bis 30-mal durch eine schmale Öffnung eines Dreiwegehahns hin- und herbewegt. Schließlich erfolgt eine 2. Zentrifugation. Jetzt hat man 3 Schichten gewonnen: Öl, Zellen und Restflüssigkeit. Die obere und untere Schicht wird entfernt. Die in der Spritze verbliebene Zellsuspension kann in Regionen verwendet werden, wo auf keinen Fall Lipome entstehen sollten. Dies ist insbesondere am Unterlid der Fall.

10.4 Aufbereitung des Makrofetts

Wir folgen bei der Fettgewinnung für großvolumige Transplantationen dem in der Park-Klinik-Birkenwerder entwickelten BEAULI™-Protokoll. BEAULI (Berlin Autologous Lipatransfer) ist ein weltweit häufig angewandtes Protokoll für großvolumige Fettgewebstransplantationen. Es wurde 2007 entwickelt und

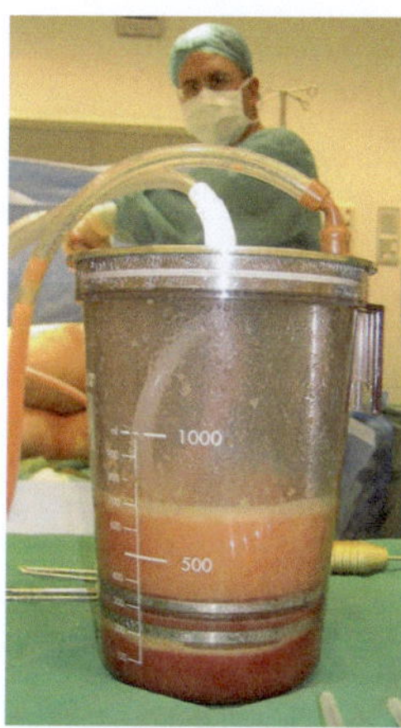

Abb. 10.2 Beispiel eines Lipocollektors, wie er üblicherweise zur Fetttransplantation nach der Beauli®-Methode eingesetzt wird

2010 in einer Studie vorgestellt (Herold et al. 2010). Die Basis dieses Verfahrens ist die Wasserstrahl-assistierte Liposuktion (WAL) zur schonenden Gewinnung möglichst kleiner Zellgewebebrocken von 0,5 bis 1,2 mm. Das Gewebe wird in einem Auffangbehälter, dem sog. Lipocollector® (Abb. 10.2) gesammelt und nachdem Abziehen von Wasser und Ölemulsion mit 10 ml Spritzen im Gewebe verteilt.

In einer MRT-kontrollierten Studie konnten wir eine durchschnittliche Einheilungsrate des transplantierten Fettgewebes von 76 ± 11 % nach 6 Monaten und ein stabiles Ergebnis nach 5 bis 9 Jahren zeigen (Abb. 10.3 a und b) (Ueberreiter et al. 2021; Kwiatkowska et al. 2019).

10.5 Operatives Vorgehen

In unserer Klinik werden die Patienten im Stehen, bekleidet mit einer Einwegunterhose, zirkulär abgewaschen. Sie können sich dann auf eine sterile Auflage auf dem OP-Tisch setzen. Dann werden nacheinander die Beine mit sterilen Überzügen abgedeckt, und die Patienten können sich zurücklegen. Auf Wunsch wird der Eingriff in Narkose oder Dämmerschlaf durchgeführt; Lokalanästhesie ist möglich, aber verlangt ein viel langsameres Arbeiten. Dann werden alle zuvor markierten Areale mit Tumeszenzlösung infiltriert. Wir verwenden Beutel von 5 Litern, wie sie in der Unfallchirurgie gebräuchlich sind.

Tipp Die Flüssigkeit sollte körperwarm sein und wegen des lichtbedingten Zerfalles von Adrenalin dunkel gehalten werden. Um beide Zwecke zu erfüllen und eine zu starke Auskühlung der Patienten zu vermeiden, benutzen wir eine wassergeführte Wärmedecke als OP-Unterlage und schlagen den Beutel in eine zweite kleinere Wärmedecke ein.

Tipp Während man üblicherweise mit dem Absaugen sofort beginnen kann, empfiehlt sich bei postbariatrischen Patienten eine Wartezeit von mindestens 20 min.

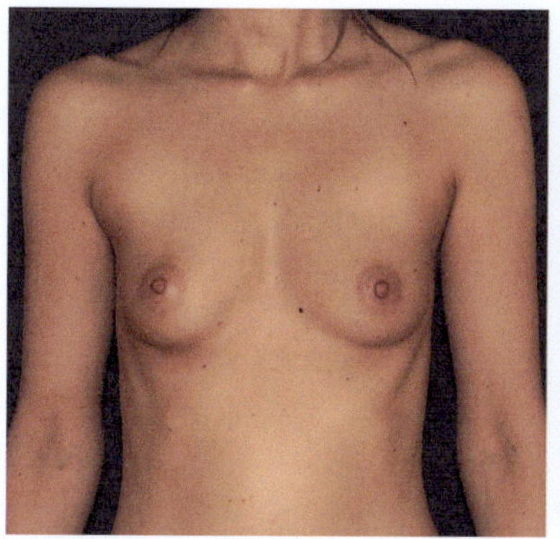

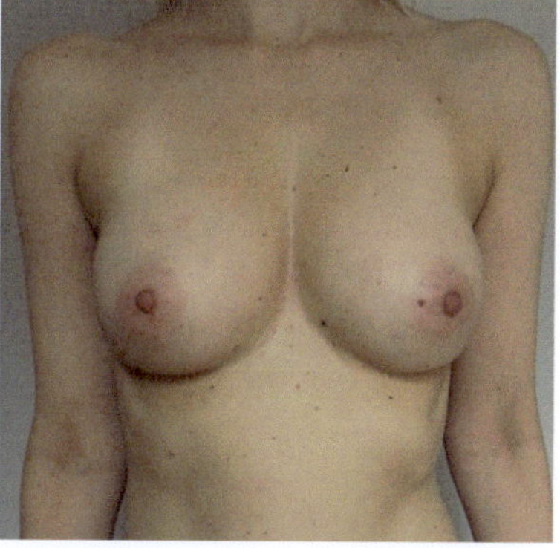

Abb. 10.3 Patientin vor der Brustvergrößerung mit Eigenfett und 5 Jahre nach der Eigenfetttransplantation

> Auch sollte man nicht versuchen, ein Areal gleich ganz abzusaugen, sondern nacheinander die infiltrierten Areale immer wieder erneut abzusaugen, das Ernten des Fettgewebes ist dann deutlich einfacher.

Falls – wie sehr häufig bei postbariatrischen Operationen der Fall – eine Bruststraffung durchgeführt werden soll, kann diese vor dem Absaugen erfolgen.

Mögliche Einsatzgebiete der Eigenfett-Transplantation nach oder in Kombination mit postbariatrischen Operationen:

Fetttransplantation im Gesicht.

Nach starker Gewichtsabnahme entsteht besonders im Gesichtsbereich ein starkes Defizit an Fettgewebe, welche die Betroffenen sogar teilweise von einer weiteren sinnvollen Reduktion abhält. Dabei hauptsächlich betroffene Regionen (Abb. 10.4) sind:

- Schläfenbereich
- Augenhöhlen
- Mittelgesicht
- Wangen
- Lippen

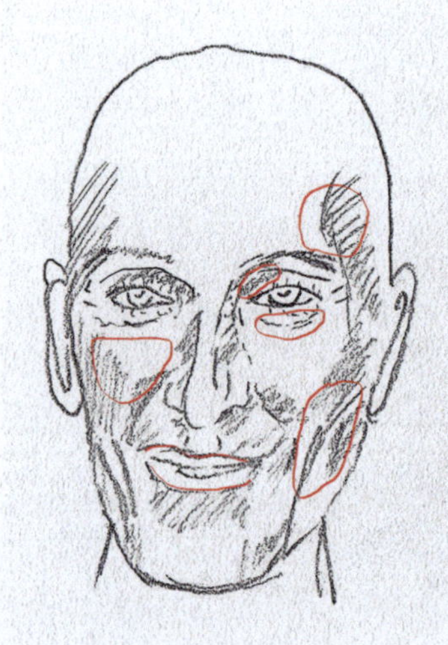

Abb. 10.4 Typische Anwendungsbereiche für die Eigenfett-Transplantation im Gesicht

Verwendet werden zum Einfüllen Spritzen von 3 ml für das Mittelgesicht und die Schläfen, sowie 1 ml für die Augenpartie und Lippen. In der Regel ist es wichtig, hier alle diese Bereiche in einem Eingriff gut aufzufüllen. Die Skizze gibt dabei Hinweise auf Mengen an, welche natürlich individuell angepasst werden müssen. Hilfreich ist auch der Hinweis, dass man das beste Ergebnis häufig nach einer zweiten Behandlung erreicht. Ein minimales Intervall von 10 Wochen zwischen den Operationen ist dann erforderlich.

Fettmengen von 50 ml sollten für eine größere Korrektur vorher abgesaugt werden. Dies geschieht am einfachsten mit dem WAL®-System und einem Fillercollector®. Bei kleineren Mengen ist die Absaugung z. B. mit dem St'rim Set (Magalon) ausreichend.

Da durch eine Zentrifugation Zellen geschädigt werden und ein Vorteil nicht nachgewiesen ist sowie ein zusätzlicher Zeitaufwand damit verbunden ist, führen wir einen solchen Schritt seit Jahren nicht mehr durch.

Beim Auffüllen der Schläfenregion ist auch die Unterfütterung der lateralen Brauen wichtig, da ein Anheben damit erreicht werden kann. Häufig fehlt auch das Fett in den oberen Augenhöhlen; hier können 1–2 ml pro Seite einen verblüffenden Verjüngungseffekt zeigen. Aus dem Bereich der lateralen Brauen wird hier mit einer feinen stumpfen Kanüle unter der Haut Fett verteilt.

Das Mittelgesicht wird am besten durch eine kleine Stichinzision lateral des Mundwinkels erreicht. Man kann dann mit einer Hand spritzen und mit einem Finger der anderen Hand auf der unteren Orbitakante spüren, dass das Fett hier nur im Periostbereich eingebracht wird. Subkutan im Unterlid sollte ausschließlich sog. Nanofett verwendet werden, da sich hier leicht störende Lipome bilden.

Im Bereich der Lippen können intramuskulär 2–3 ml transplantiert werden. Die damit verbundene stärkere Schwellung ist nach wenigen Tagen rückläufig. Grundsätzlich gilt für die Lippen, dass zwei Eingriffe im Abstand von 10 Wochen das beste Ergebnis zeitigen. Und man sollte grundsätzlich die Proportionsregeln beachten: Die Unterlippe ist idealerweise ein Drittel größer als die Oberlippe.

10.6 Fetttransplantation in die Brust

In der Regel besteht nach starker Gewichtsreduktion nicht nur eine leere, sondern auch eine mehr oder weniger hängende Brust. Hier ist zusätzlich zur Volumenaugmentation eine Straffung erforderlich. In jedem Fall ist Eigenfett vorzuziehen, da es nach Implantaten sehr häufig zu einem kaudalen Absacken des Brustgewebes über den Implantaten kommt.

Das Fett wird mit 10-ml-Spritzen kranial und medial verteilt, um eine ausgefüllte Dekolleté-Form zu erreichen. Bei einer gleichzeitigen Straffung kann das Fett nur im nichtoperierten Anteil des Gewebes verteilt werden. Die zur reinen Augmentation eingesetzte maximale Menge von 250 bis 300 ml wird dann auf 100 bis 200 ml reduziert (Abb. 10.5a und b).

> In jedem Fall gilt: Auch wenn die Betroffenen meist möglichst viel in einer Operation erreichen wollen: In zwei Schritten erzielt man ein besseres Ergebnis!

Und da oft noch weitere Straffungsoperationen anfallen, in welchen auch wieder Fett abgesaugt wird, ist es sinnvoll, mit Gesicht und Brust zu beginnen.

Am Ender der OP ist starker Druck auf die Brust zu vermeiden. Ein – nicht zu straffer – Kompressions-BH kann getragen werden, da sich die Kompression auf das kraniomedial ver-

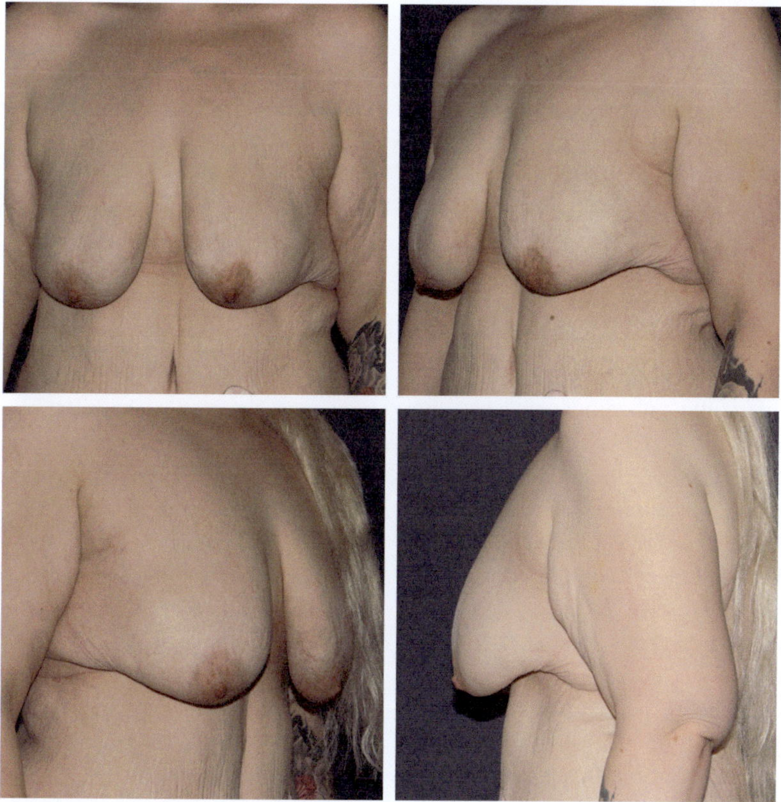

Abb. 10.5 **(a-d)** Patientin postbariatrisch vor Straffung und Eigenfett-Transplantation. **(e-h)** Patientin postbariatrisch nach Straffung und Eigenfett-Transplantation

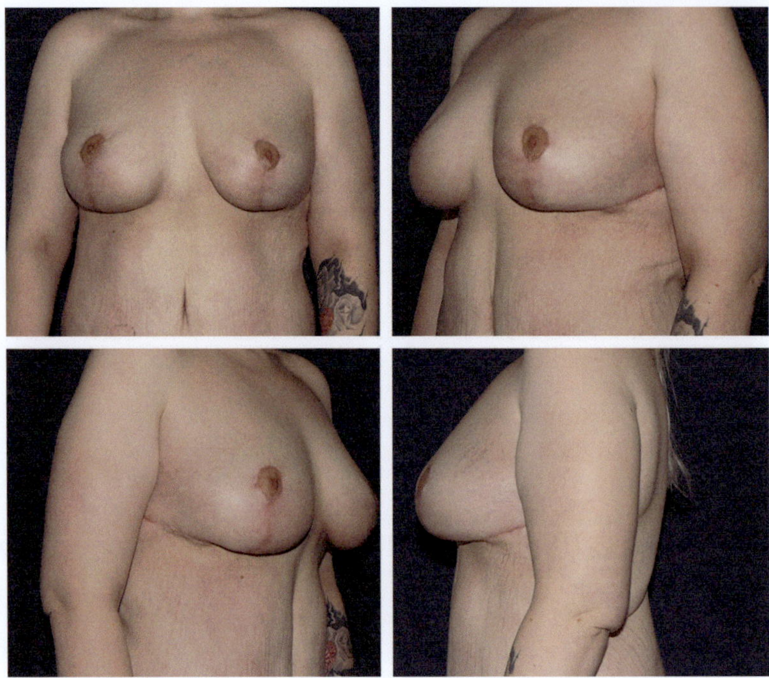

Abb. 10.5 (Fortsetzung)

teilte Fett weniger auswirkt (Giunta et al. 2016; Münch 2013; Hoppe et al. 2013).

10.7 Fetttransplantation in das Gesäß

Im Bereich des Gesäßes findet sich meist eine leere Zone im oberen äußeren Quadranten. Bei einem Bodylift sollte unbedingt zunächst eine Autoaugmentation mit Derma-Fettlappen durchgeführt werden. Eine Eigenfett-Transplantation steht erst nach Ausheilung, frühestens nach 6 Wochen an. Fehlt dann Volumen, so sind zu transplantierende Mengen von bis zu 350 ml pro Seite der Richtwert. So viel Fett kann man im subkutanen Fettgewebe sicher verteilen. Größere Mengen, wie sie teilweise propagiert werden, müssen zusätzlich in die Muskulatur eingespritzt werden und erhöhen damit das Risiko eines nicht wirklich erforderlichen Eingriffs in nicht wirklich verantwortlicher Weise.

10.8 Fetttransplantation in weitere Körperareale

Nach bariatrischen Operationen kann es zu auffälligen, teilweise eingezogenen Narben kommen. Sollte sich hier keine direkte chirurgische Sanierung anbieten, kann mit Fettinjektionen eine Besserung erreicht werden. Hier ist auch ein Gemisch von SVF (stromal-vaskuläre Fraktion oder Nanofett) sehr hilfreich, da es so zu einer günstigen Wirkung auf das Narbenwebe kommt (Muench 2016; Spiekman et al. 2017). Man kann in diesen Fällen jeweils 10 ml Fett mit der gewonnenen SVF aus 10 ml (damit volumenreduziert auf 1 ml) vermischen.

Zusammenfassend kann man sagen, dass die freie Fetttransplantation in den vergangenen Jahren zu einem wesentlichen Bestandteil der Behandlung von oft durch ihre sinnvolle Gewichtsreduktion stigmatisierten Patienten geworden ist.

Literatur

Giunta RE, Horch RE, Prantl L et al (2016) Consensus of the deutsche gesellschaft der plastischen, rekonstruktiven und ästhetischen chirurgen (DGPRÄC) on autologous fat grafting. Handchir Mikrochir Plast Chir. 29;48(6):337–9

Herold C, Ueberreiter K, Cromme F et al (2010) The use of mamma MRI volumetry to evaluate the rate of fat survival after autologous lipotransfer. Handchir Mikrochir Plast Chir 42(2):129–134

Hoppe DL, Ueberreiter K, Surlemont Y et al (2013) Breast reconstruction de novo by water-jet assisted autologous fat grafting--a retrospective study. Ger Med Sci. 12;11:Doc17

Kwiatkowska K, Krapohl BD, Tanzella U et al (2019) Long-term clinical results and quality of life in patients undergoing autologous fat transplantation for breast augmentation using the BEAULITM protocol. GMS Interdiscip Plast Reconstr Surg DGPW. 22;8:Doc10

Muench DP (2016) Breast augmentation by water-jet assisted autologous fat grafting: a report of 300 operations. Surg J (N Y) 2(2):e19-30

Münch DP (2013) Breast augmentation with autologous fat – experience of 96 procedures with the BEAULI-technique. Handchir Mikrochir Plast Chir. 29;45(2):80–92

Spiekman M, van Dongen JA, Willemsen JC et al (2017) The power of fat and its adipose-derived stromal cells: emerging concepts for fibrotic scar treatment.J tissue Eng Regen Med(11):3220–3235

Ueberreiter CS, Ueberreiter K, Mohrmann C et al (2021) Long-term evaluation after autologous fat transplantation for breast augmentation. Handchir Mikrochir Plast Chir 53(2):149–158

Ueberreiter K, von Finckenstein JG, Cromme F et al (2010) BEAULI™ – a new and easy method for large-volume fat grafts. Handchir Mikrochir Plast Chir.15;42(6):379–85

Weiterführende Literatur

Coleman SR (2001) Structural fat grafts: the ideal filler? Clin Plast Surg 28(1):111–119

Coleman SR, Saboeiro AP (2007) Fat grafting to the breast revisited: safety and efficacy. Plast Reconstr Surg.119(3):775–85; discussion 786

Keck M, Zeyda M, Gollinger K et al (2010) Local anesthetics have a major impact on viability of preadipocytes and their differentiation into adipocytes. Plast Reconstr Surg. 1;126(5):1500–5

Energie-assistierte Liposuktionsverfahren

11

Asım Gueven, Emre Kultas und Katrin Müller

Inhaltsverzeichnis

Seit Beginn der modernen Liposuktion wurden Wege gesucht, das Fettgewebe schonender zu entfernen und die Körperkontur ohne große Narben zu formen. Neben den in Kap. 9 erwähnten mechanischen Systemen der vibrationsassistierten und wasserstrahlassistierten Liposuktion, wurden auch Technologien wie der Ultraschall und der Laser in den 1990er eingeführt, mit dem Gedanken, Energie in das Gewebe zu bringen, um es zu lockern und Fettgewebe aufzulösen. Gleichzeitig sollte eine Straffung des Gewebes induziert werden können. In den späten 2000ern und 2010ern folgten die Radiofrequenz- und Plasma-Technologie mit dem Ziel, ebendiese Straffungskomponente zu maximieren.

A. Gueven (✉) · E. Kultas
Livion, Hamburg, Deutschland
E-Mail: info@asimgueven.com

E. Kultas
E-Mail: emre.kultas@livion.de

K. Müller
Klinik Dr. Katrin Müller, Hannover, Deutschland
E-Mail: km@dr-katrin-mueller.de

11.1 Physikalische Grundlagen

Grundsätzlich sorgen die energiebasierten Liposuktionsverfahren für eine Übertragung von Energie in das zu behandelnde Gewebe. Elektrische Energie wird durch die entsprechenden Geräte entweder über Schallwellen (Ultraschall) oder elektromagnetische Wellen (Laser, Radiofrequenz) in das Gewebe gebracht und erzeugen dort thermische Energie, also Hitze. Ein physikalischer Unterschied liegt darin, dass Schalwellen ein Medium benötigen, mit dem sie interagieren und in dem sie sich ausbreiten können, wohingegen elektromagnetische Wellen sich frei ausbreiten.

Des Weiteren ist das Spektrum von elektromagnetischen Wellen und ihre Anwendungs-

A. Gueven und S. Allert (Hrsg.), *Postbariatrische Chirurgie*, https://doi.org/10.1007/978-3-662-69269-1_11

möglichkeiten deutlich vielfältiger. Betrachtet man beispielsweise das elektromagnetische Spektrum in der Medizin, findet man niederfrequente elektromagnetische Strahlen bei der transkutanen Elektrostimulation (TENS) oder der Iontophorese, höhere Frequenzen (und damit niedrigere Wellenlängen) bei Radiofrequenzbehandlungen, der Magnetresonanztomographie, gefolgt von Infrarotlicht-Therapien. Darauf folgt der für uns als Licht sichtbare Bereich auf dem Spektrum der elektromagnetischen Wellen, in dem viele Lasersysteme arbeiten. In höheren Frequenzbereichen finden wir typischerweise weitere Lasersysteme, gefolgt von dem großen Feld der Röntgenstrahlen, denen dann die Gammastrahlung, die typischerweise in der Strahlentherapie genutzt wird, folgt. Die letzten beiden hochfrequenten Bereiche gehören aufgrund ihrer starken Wechselwirkungen mit dem bestrahlten Medium – namentlich der Eigenschaft, Atome und Moleküle zu ionisieren – zur ionisierenden Strahlung.

Hingegen ist eine in diesem Zusammenhang neuere Technologie die Erzeugung von Plasma zur Übertragung von thermischer Energie ins Gewebe. Plasma beschreibt ein Gas, das durch Ionisierung in einen angeregten Zustand gebracht worden ist. Für diese Anregung ist allerdings eine äußere Energiezufuhr notwendig. Das Plasma kann dann thermische Energie übertragen. Man kann es sich ähnlich wie ein Feuerzeug vorstellen, bei dem ein Gas durch einen Funken angeregt werden muss, um dann als Feuer Hitze abzugeben – tatsächlich ist Feuer eine Art Plasma mit sehr geringem Ionisationsgrad.

> Energiebasierte Liposuktionsverfahren übertragen elektrische Energie über Schallwellen (Ultraschall), elektromagnetische Wellen (Radiofrequenz, Laser) und/oder in Form von Plasma in das Gewebe und erzeugen dort Wärme. Während Schallwellen ein Medium zur Übertragung benötigen, breiten sich elektromagnetische Wellen frei aus.

11.2 Ultraschall

Die Ultraschall-assistierte Liposuktion (UAL) ist üblicherweise ein zweistufiger Prozess, in dem das Fettgewebe zuerst gelockert und aufgelöst, dann absaugt wird. Das Ultraschall-Handstück produziert dabei eine hochfrequente Schalwelle, die von der Sonde in das Gewebe übertragen wird. Die akustische Energie der Schalwelle sorgt für eine abwechselnde Ausdehnung und Kompression des Mediums, das sie durchläuft. Durch diese mikroskopischen Bewegungen entsteht im subkutanen Gewebe ein Unterdruck und eine Art „interstitieller Hohlraum“ (Mikroblasen), was mit dem Begriff „Kavitation“ beschrieben wird. Diese Mikroblasen implodieren schließlich, was zur Lockerung des Gewebes und Fragmentierung der Fettzellen führt. Bei diesem Prozess wird Wärme erzeugt, sodass eine ausreichende Menge Tumeszenzlösung ins Gewebe gebracht wird, um neben den bekannten Effekten auch eine Abkühlung zu erzielen. Durch Ultraschall-Handstücke mit integrierter Saugung kann zwar in einem Schritt gelöst und abgesaugt werden, allerdings mit dem Nachteil, dass auch die kühlende Tumeszenzlösung dabei abgesaugt werden kann.

Während der Behandlung mit dem Ultraschallhandstück spürt man, dass der Gewebswiderstand abnimmt und das Fettgewebe zunehmend aufgelöst (Emulsifikation) wird. Nachdem das Gewebe ausreichend gelockert ist, erfolgt die Absaugung, bei der typischerweise das Lipoaspirat sehr homogen und makroskopisch zellfrei imponiert.

Das VASER-System (Vibration Amplification of Sound Energy at Resonance) von Solta Medical (Bothell, USA) stellt die aktuelle Weiterentwicklung dieser Technologie dar und ermöglicht eine bessere Fragmentierung der Fettzellen bei niedrigeren Energien (Abb. 11.1). Abhängig davon, wie fest und fibrös das behandelte Gewebe und wie dick die Fettschicht ist, können verschiedene spezifische Sonden benutzt werden.

Risiken bei der UAL können u. a. Verbrennungen sein, die vor allem an den Körper-

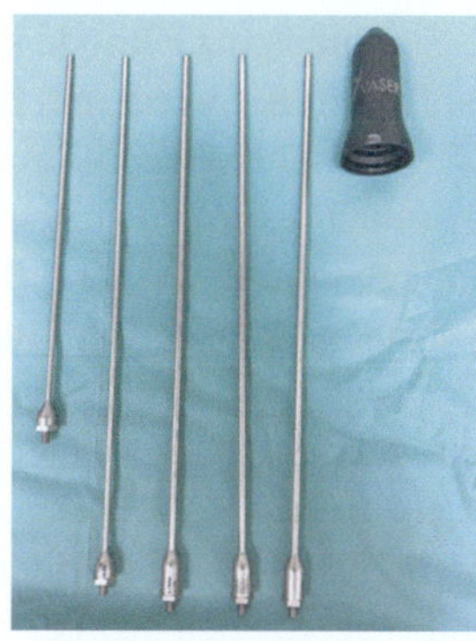

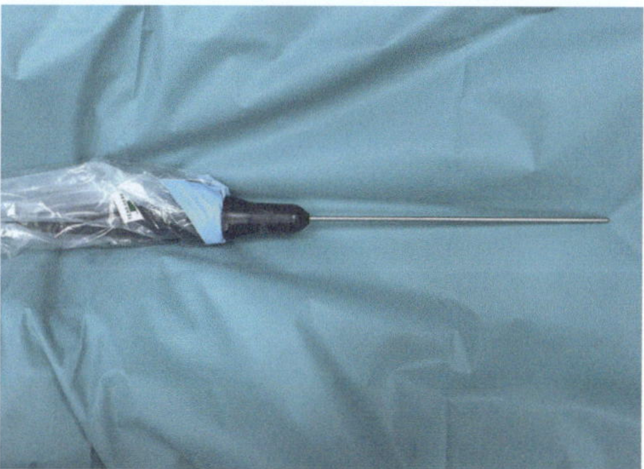

Abb. 11.1 Vaser-System mit den verschiedenen Sonden

rundungen bei unbeabsichtigtem Anprallen der Sonde an die Dermis, bei zu oberflächlicher Behandlung oder durch Auflegen des Instruments auf der Haut, entstehen können. Durch die Weiterentwicklung der Systeme und Verbesserung der Behandlungsprotokolle konnte die Behandlungssicherheit deutlich optimiert werden. Themen wie Verbrennungen, Vernarbungen oder Serome wurden durch zu viel Energie, zu wenig Bewässern des Gewebes oder allgemein dem Nichteinhalten der Behandlungsprotokolle verursacht.

11.3 Laser

Die Laser-assistierte Liposuktion (LAL) nutzt die selektive Photothermolyse von Laserstrahlung (Light Amplification by Stimulated Emission of Radiation, LASER). Der Begriff beschreibt das Prinzip, dass Laserstrahlen einer bestimmten Wellenlänge bevorzugt von einem bestimmten Stoff (Chromophor) absorbiert und in Wärme umgewandelt werden. Jedes Chromophor wiederum hat ein typisches Absorptionsspektrum mit Wellenlängen, auf die es mehr oder weniger reagiert. Durch die Wahl der Wellenlänge kann dementsprechend auf verschiedene Stoffe im subkutanen Gewebe eingewirkt werden, u. a. Fett, Hämoglobin und Wasser. Dadurch ist eine selektive Auflösung des Fettgewebes, Koagulation kleiner Gefäße oder auch Kontraktion des Bindegewebes (oftmals auch als „fibro-septal network", FSN) bezeichnet möglich. Die Lasersysteme für die LAL sind meistens Neodym-YAG(Yttrium–Aluminium-Granat)- oder Dioden-Laser, die typischerweise Wellenlängen zwischen 980 nm und 1440 nm erzeugen, um damit im Bereich der Absorptionsmaxima von Fettgewebe zu arbeiten.

Der Laserstrahl wird mittels Glasfaserkabel in das Gewebe eingeführt (Abb. 11.2). Die LAL kann in zwei Schritten durchgeführt werden, oder auch in einem Schritt, indem das Glasfaserkabel in eine Liposuktionskanüle integriert wird. Neben der Auflösung von Fettgewebe zur einfacheren und gleichmäßigeren Absaugung konnte gezeigt werden, dass eine Hautstraffung und Verbesserung der Hautelastizität möglich sind (DiBernardo 2010 und 2011). Auch bei der LAL

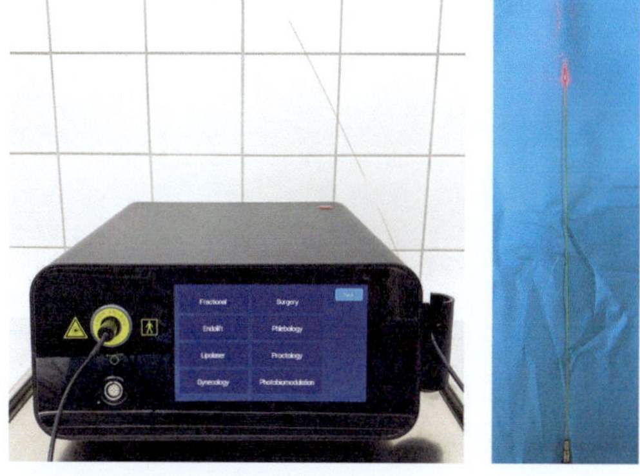

Abb. 11.2 Glasfaserkabel mit rotem Markierungslicht des LASEmaR®-1500-Lasers der Firma Eufoton (Trieste, Italien). Der eigentliche Laserstrahl ist mit der Wellenlänge von 1470 nm nicht sichtbar

sind als typische Risiken Verbrennungen der Haut zu nennen. Hinzukommen allerdings auch Risiken für die Behandler bei unsachgemäßer Handhabung und ungenügenden Schutzmaßnahmen. Neben einer persönlichen Schutzausrichtung mit speziellen Schutzbrillen müssen auch in dem Operationsraum vorgeschriebene Schutzmaßnahmen beachtet werden.

11.4 Radiofrequenz

Die Radiofrequenz-assistierte Liposuktion (RFAL) basiert auf elektromagnetischer Strahlung in einem Frequenzbereich von 1 Megahertz, was einem Wellenlängenbereich von ca. 300 m entspricht. Diese Art der Energie wird in der Chirurgie in Form von monopolaren und bipolaren Elektrokautern fast überall zur Blutstillung mittels kontrollierter Verbrennung genutzt.

Das BodyTite System von InMode (Yokneam, Israel) war das erste RFAL-System auf dem Markt (Abb. 11.3). Das Handstück besitzt eine kleine Sonde, die in das Gewebe eingeführt wird und über eine Elektrode an der Spitze die RF-Strahlung abgibt. Diese fließt zu einer externen kreisförmigen Elektrode, die entlang der Hautoberfläche parallel zur internen Elektrode gleitet. Die Hitzeentwicklung an der internen Elektrode ist höher und bewirkt im subkutanen Fettgewebe eine Auflösung der Fettzellen und eine Kontraktion des Bindegewebes bzw. FSN. Zur äußeren Elektrode hin nimmt die Hitze ab und sorgt hier wiederum für eine Straffung der Dermis mit Kollagen-Remodelling, sodass ein allschichtiger Straffungseffekt im gesamten Bindegewebe erreicht werden soll (Paul et al. 2010; Mulholland 2021). Beide Elektroden verfügen über eine Temperaturmessung, um die Hitzeentwicklung insgesamt zu kontrollieren. Auch hier gibt es verschiedene Handstücke für bestimmte anatomische Regionen und Hautdicken: BodyTite für den Körper und FaceTite für Hals und Gesicht (sowie das AccuTite für dünnere Hautpartien im Gesicht oder am Körper, das ohne eine Liposuktion zur reinen Gewebsstraffung genutzt wird).

Das BodyTite-System kann prinzipiell sowohl vor als auch nach der Liposuktion angewendet werden. Vor allem bei dickerem subkutanem Fettgewebe bietet es sich jedoch an, zunächst die Liposuktion abzuschließen und im Anschluss dann alle Areale mit dem BodyTite-System zu behandeln, da dadurch eine optimale Haut- und Bindegewebekontraktion gewährleistet und das Risiko von schlaffer Haut minimiert werden kann (Duncan 2013). Ein weiterer Vorteil ist dann die Koagulation von kleinen Blutgefäßen sowie die Auflösung von verbliebenen kleinen Fettgewebe-Depots, was für eine glattere und harmonischere Konturierung dienlich ist.

Auch bei der RFAL sind als typische Risiken Verbrennungen der Haut zu nennen. Aller-

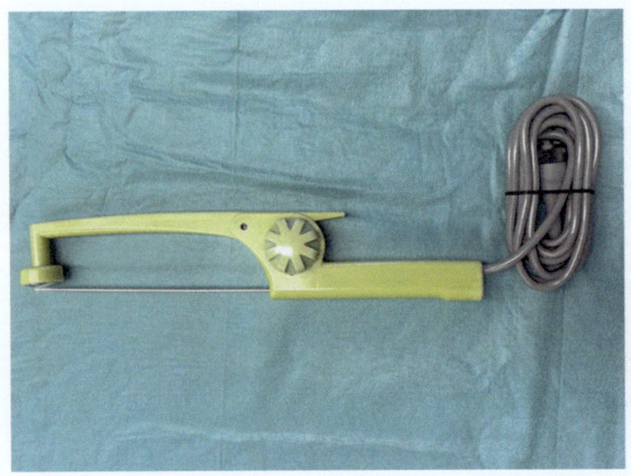

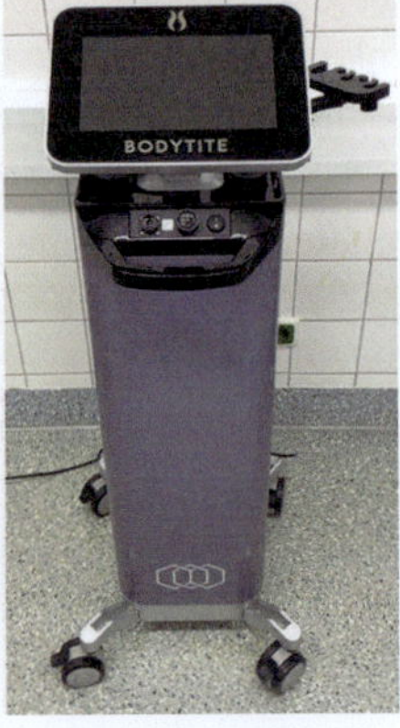

Abb. 11.3 BodyTite-System mit Handstück und Turm

dings bietet das Gerät eine computergestützte Temperaturkontrolle mit Abschaltautomatik, sodass dies eher vermieden wird. Die Handstücke sind allerdings Single-Use-Devices, sodass im Vergleich zu den anderen Technologien ein weiterer Kostenfaktor hinzukommt.

11.5 Plasma

Einen neuen Ansatz verfolgt das Renuvion-System von Apyx Medical (Clearwater, USA), indem es ein Plasma im Gewebe erzeugt (Abb. 11.4). Dazu wird an der Spitze der Sonde ein Heliumgas über eine RF-Elektrode geleitet, wobei die RF-Strahlung das Heliumgas in einen Plasmazustand ionisiert. Die Ionisierung des Heliumgases durch den RF-Impuls und die darauf folgende Neutralisierung erzeugt Wärme, die direkt auf das umliegende Gewebe übertragen wird. Zusätzlich wird aufgrund der guten elektrischen Leitfähigkeit des Plasmas ein Teil der RF-Energie, die zur Erzeugung des Plasmas verwendet wird, von der Elektrode auf das Gewebe übertragen. Für einige Nanosekunden entsteht ein „Hot Point" mit einer Temperatur um 85 °C. Mit einer im Vergleich zu anderen Verfahren erhöhten Behandlungstemperatur kann die Behandlungszeit für eine signifikante Kontraktion von Kollagen und Elastin reduziert werden. Die Radiofrequenz in proprietärer Form sorgt für eine kontrollierte Eindringtiefe und minimale Diffusion der Energie. Die erhitzten Gewebe-Areale, vornehmlich das Fibro-Septal-Network (FSN), ziehen sich zusammen und erhöhen dabei ihre Impedanz, also den Widerstand. Ein weiterer Effekt besteht in dem Anregen der Bildung von neuem Kollagen und Elastin in den folgenden Monaten nach der Behandlung.

Die Energie wird ausgehend von der Sondenspitze in einem Radius von 360 Grad frei, folgt dem Weg des geringsten Widerstands und ändert kontinuierlich den Fokus der Wärmeübertragung, sodass unbehandelte Areale im Gewebe eher getroffen werden sollen. Die Haut weist einen hohen Widerstand auf und daher besteht dort nur ein kurzer Kontakt, eine kontinuierliche Temperaturüberwachung ist daher nicht erforderlich. Die einheitliche Wärmeverteilung soll umliegendes Gewebe schützen und das Risiko einer Überhitzung bzw. Verbrennung verringern (Gentile 2018; Gentile und McCoy 2020; Duncan und Roman 2020).

Das Renuvion-System wird nach abgeschlossener Liposuktion zur Straffung des Bindegewebes eingesetzt und kann ebenso die Koagulation von kleinen Blutgefäßen ermöglichen. Es kann aber ebenfalls an elastisch geschwächten Gewebearealen ohne die Kombination mit einer Fettabsaugung angewendet werden. Dann ist ein vorbereitendes Bewässern und Tunneln des Gewebes erforderlich. An Vorteilen

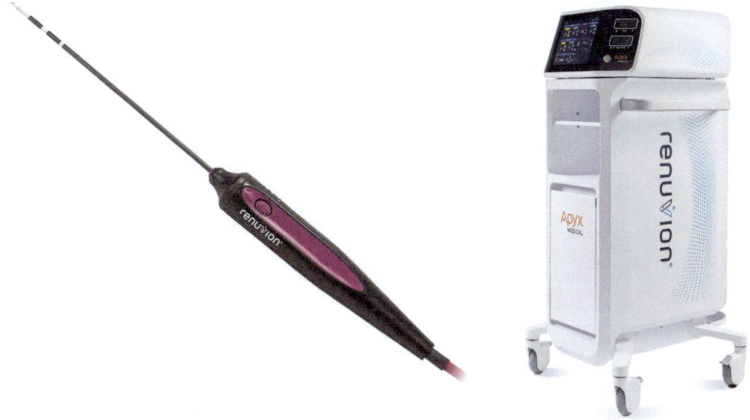

Abb. 11.4 Renuvion-System mit Handstück und Turm

wird die gezielte Wärmebehandlung des FSN ohne Wärmeentwicklung in umliegenden Gewebearealen angeführt („instant heating“) und damit eine Gegenposition zur Radiofrequenz-Technologie eingenommen, die eine flächige Wärmebehandlung größerer Gewebeteile (auch als „bulk heating“ bezeichnet) in den Vordergrund stellt (Mulholland 2021; Doolabh 2021).

Die Vielfalt der technischen Möglichkeiten zur Unterstützung einer Liposuktion können durchaus unübersichtlich wirken. Um eine konzeptionelle Übersicht zu geben, kann man die vorgestellten Systeme nach den zwei gewünschten Haupteffekten einordnen:

1. Auflockerung und Auflösung des Fettgewebes (Lipolyse) zur leichten und gleichmäßigen Absaugung
2. Straffung des Bindegewebes („fibro-septal network“, FSN) zur maximalen Retraktion der Haut

Während das VASER-System besonders den ersten Effekt und das Renuvion-System besonders den zweiten Effekt ermöglicht, können die meisten Lasersysteme und das BodyTite-System beide Seiten abdecken. Verfechter der RFAL betonen die im Vergleich zur LAL allschichtige, kontrollierte Erwärmung, womit eine Straffung des FSN und der Dermis mit Kollagen-Remodelling erzielt werden könne (Mullholland 2021). Auch wird die Kombination des VASER- vor und des Renuvion-Systems nach der Liposuktion als effiziente Methode vorgestellt. Die Frage, welches System bzw. welche Kombination an Systemen allerdings die besten „Ergebnisse“ bringt, lässt sich nicht so einfach beantworten – aufgrund noch fehlender Evidenz, aber auch aufgrund einer großen Patienten- und Behandlerabhängigkeit.

11.6 Einsatz bei postbariatrischen Patienten

Die Integration von energiebasierten Technologien ist eine sinnvolle Ergänzung, um die Ergebnisse der traditionellen Liposuktion zu verbessern. Die Systeme, die eine Hautstraffung fördern, bieten eine gute Option für Patienten, bei denen die klassische Straffung mit Narben nicht gewünscht ist oder auch der Ausgangsbefund keine langen Narben rechtfertigen (Abb. 11.5).

Besonders bei Hautüberschüssen mit dickerer subkutaner Fettschicht und gutem Hauttonus (entspricht meist dem Grad 1 bis 2 auf der Pittsburgh Rating Scale, siehe auch Kap. 4) können diese Verfahren valide Alternativen darstellen. Vor allem bei Extremitäten (Abb. 11.6), Flanken und Rücken (Abb. 11.7) sind gute Ergebnisse in Bezug auf Volumenreduktion und Reduktion des Hautüberschusses erzielbar.

Nachteile können die mit der angewendeten Energie verbundenen Risiken, wie z. B. Verbrennungen und Vernarbungen, sein. Kritisch anzumerken ist häufig das nicht ausreichende Auseinandersetzen der Behandler mit dem System und der Theorie dahinter sowie das Nichteinhalten der Behandlungsprotokolle. Ebenfalls sind die Kosten, die mit dem Einsatz dieser Systeme verbunden sind, zu nennen. Es handelt sich um Kosten für die Geräteanschaffung und -wartung sowie Einmalmaterial und auch oftmals die Kosten für die zusätzliche Operationszeit. Typischerweise werden diese Behandlungen nicht von den Krankenkassen getragen und müssen als Selbstzahleranteil an den Patienten weitergegeben werden.

Des Weiteren muss beachtet werden, dass diese Geräte in Deutschland besonderen Regularien unterliegen. Gemäß der NiSV (Verordnung

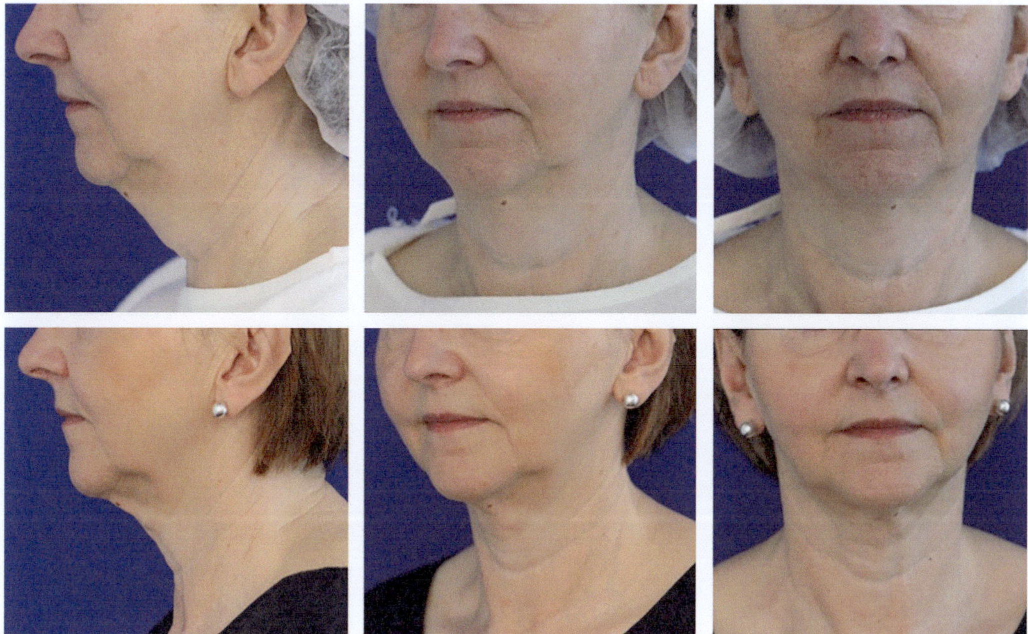

Abb. 11.5 Patientin nach massivem Gewichtsverlust und „turkey-neck deformity“ vor und nach Liposuktion und Renuvion. (Mit freundlicher Genehmigung von Dr. Katrin Mülller)

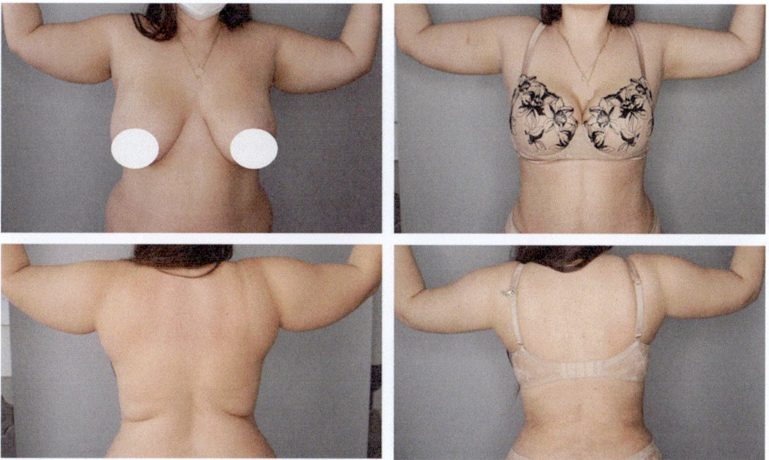

Abb. 11.6 Patientin nach massivem Gewichtsverlust und Cutis laxa beider Oberarme vor und nach Liposuktion und BodyTite. (Mit freundlicher Genehmigung von Dr. Emre Kultas)

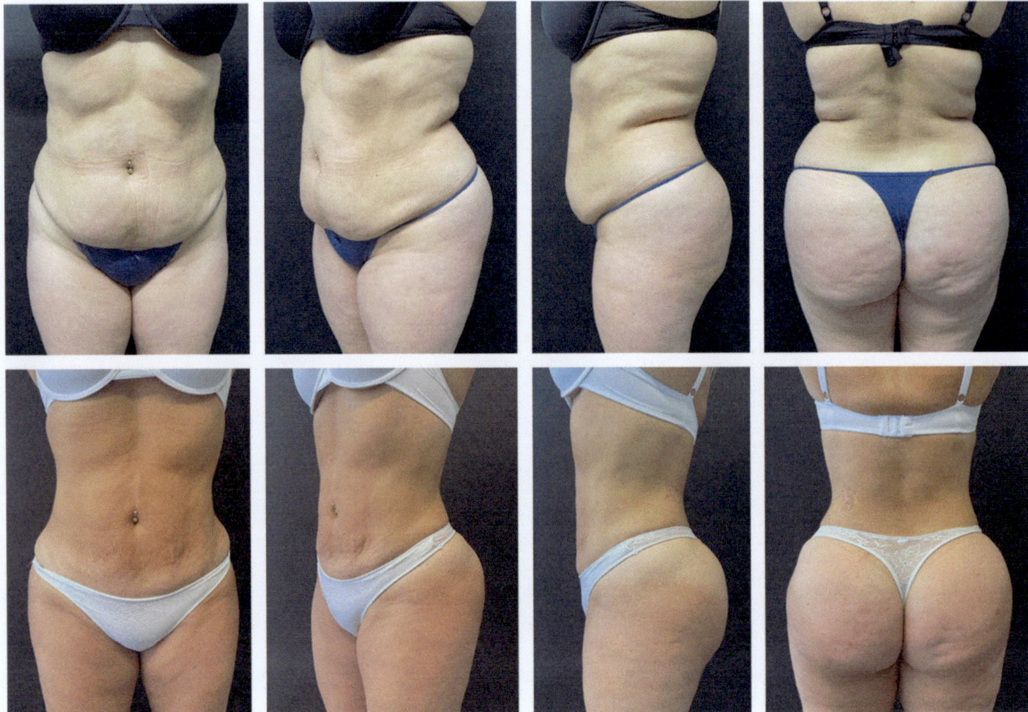

Abb. 11.7 Patientin nach massivem Gewichtsverlust und Bauchhautfettschürze und Hautrollen am Rücken, die eine Abdominoplastik abgelehnt hatte, vor und nach Liposuktion und BodyTite. (Mit freundlicher Genehmigung von Dr. Asım Gueven)

zum Schutz vor schädlichen Wirkungen nichtionisierender Strahlung bei der Anwendung am Menschen) müssen die Geräte der zuständigen Landesbehörde gemeldet werden und der behandelnde Arzt über einen Fachkundenachweis verfügen, wenn es sich um ästhetische, also nicht medizinisch indizierte Behandlungen handelt. Bei Lasersystemen muss gemäß OStrV (Verordnung zum Schutz der Beschäftigten vor Gefährdungen durch künstliche optische Strahlung) weiterhin ein Laserschutzbeauftragter vorhanden sein.

Literatur

Badin AZ, Gondek LB, Garcia MJ et al (2005) Analysis of laser lipolysis effects on human tissue samples obtained from liposuction. Aesthet Plast Surg. 29:281–286

De Souza Pinto EB, Abdala PC, Maciel CM et al (2006) (2006) Liposuction and VASER. Clin Plast Surg 3(1):107–115

DiBernardo B (2010) Randomized, blinded split abdomen study evaluating skin shrinkage and skin tightening in laser-assisted liposuction versus liposuction control. Aesth Surg J. 30(4):593–602

DiBernardo BE (2011) Treatment of cellulite using a 1440-nm pulsed laser with one-year follow-up. Aesthet Surg J 31:328–341

Doolabh VB (2021) Contractile Effects of Radiofrequency Energized Helium Plasma on the Fibrous Septal Network. In: Irvine Duncan, D (Ed.). (2022). Enhanced Liposuction – New Perspectives and Techniques. IntechOpen

Duncan DI (2013) Nonexcisional tissue tightening: creating skin surface area reduction during abdominal liposuction by adding radiofrequency heating. Aesthetic Surg J 33(8):1154–1166

Duncan DI, Roman S (2020) Helium plasma subdermal tissue contraction method of action. Biomed J Sci & Tech Res 31(2):24063–24068

Gentile RD, McCoy JD (2020) Pulsed and fractionated techniques for helium plasma energy skin resurfacing. Facial Plast Surg Clin North Am 28(1):75–85

Gentile R (2018) Cool Atmospheric plasma (j-plasma) and new options for facial contouring and skin rejuvenation of the heavy face and neck. Facial Plast Surg 34(01):066–074

Jewell ML, Fodor PB, de Souza Pinto EB et al (2002) Clinical application of VASER assisted lipoplasty: a pilot clinical study. Aesthet Surg J 22(2):131–146

Lawrence N, Coleman WP III (1997) The biologic basis of ultrasonic liposuction. Dermatol Surg 23:1197–1200

Mulholland RS (2021) Internal and External Radiofrequency Assisted Lipo-Coagulation (RFAL) in the Control of Soft Tissue Contraction during Liposuction: Part 1 „Inside Out“ Thermal Tissue Tightening. In: Irvine Duncan, D (Ed.). (2022). Enhanced Liposuction – New Perspectives and Techniques. IntechOpen

Paul M, Blugerman G, Kreindel M (2010) Three-dimensional radiofrequency tissue tightening: a proposed mechanism and applications for body contouring. Aesthetic Plast Surg 35:87–95

Paul M, Mulholland RS (2009) A new approach for adipose tissue treatment and body contouring using radiofrequency-assisted liposuction. Aesthet Plast Surg. 33:687–694

Zocchi ML (1996) Ultrasonic assisted lipoplasty. Technical refinements and clinical evaluations. Clin Plast Surg 4:575–598

Teil V
Abdomen

Die Abdominoplastik ist der häufigste Eingriff bei postbariatrischen Patienten. Die Geschichte der Abdominoplastik reicht weit bis in das 19. Jahrhundert zurück. Bereits 1890 wurde die erste abdominelle Fettschürzenresektion durch die Ärzte Demars und Marx in Frankreich und 1899 die erste Pannikulektomie durch Dr. Kelly durchgeführt. 1930 wurde durch Monard die erste Abdominoplastik mit Nabelversatz vorgestellt. Somalo und Gonzalez-Ulloa beschrieben die sog. „Belt Lipectomy" 1960. Schließlich veröffentlichte Pitanguy 1967 seine Technik der konventionellen Abdominoplastik, welche bis heute als Standardtechnik gilt und fortan weiterentwickelt wurde.

1980 beschrieb Illouz erstmals die Kombination von Liposuktion und Abdominoplastik. Seither wurden zahlreiche Klassifikationen und modifizierte Techniken, u. a. durch Pitanguy, Baroudi, Uebel, Lockwood und Saldanha neben vielen anderen Autoren, vorgestellt, um die Ergebnisse zu verbessern und die Komplikationen zu mindern.

Die postbariatrische Chirurgie stellt ein besonderes Feld dar, da bei diesen Patienten in Folge der massiven Gewichtsreduktion und der damit einhergehenden Deformitäten an herabhängender Haut und Fettansammlungen in ungewöhnlichen Regionen, oftmals ausgedehnte Resektionen mit langer Schnittführung und teils auch sichtbaren Narben notwendig sind, um funktionell gute, wie auch ästhetische Ergebnisse erzielen zu können. Im Rahmen dieser ausgedehnten Operationen steigt auch die Komplikationsrate, welche es zu beherrschen gilt.

Während vor einigen Jahren bei Patienten mit Wiederherstellungsoperation lediglich die Beseitigung herabhängender Fettschürzen und überschüssiger Haut im Fokus stand, entwickelt sich nun durch „Social Media" und den medialen Hype um die plastische Chirurgie immer mehr der Anspruch, ästhetischere Ergebnisse auch bei diesen Patienten zu erzielen. Im folgenden Kapitel werden verschiedene Herangehensweisen zur Bauchdeckenstraffung bei postbariatrischen Patienten vorgestellt, um ästhetische und komplikationsarme Ergebnisse erzielen zu können.

Anatomische Grundlagen der Bauchdeckenstraffung

12

Asım Gueven

Inhaltsverzeichnis

Die Cutis laxa des Abdomens zeigt sich typischerweise als hängende Bauchhautfettschürze, die als Panniculus bezeichnet wird. Neben der Menge an intraabdominellem und subkutanem Fettgewebe sorgt vor allem die unterschiedlichen Ausbildung der Falten am Bauch für eine große Variabilität in der klinischen Präsentation (Abb. 12.1 und 12.2). Ein weiterer Faktor, der das klinische Bild prägt, sind die angrenzenden Bereiche des Abdomens. Dazu zählen die Flanken nach lateral, der Oberbauch bzw. Thorax nach kranial sowie der Mons pubis und Leisten nach kaudal. Zuletzt können auch Narben aus Voroperationen und Schwächen oder Defekte in der muskulären Bauchwand, evtl. mit Hernien, die Anatomie sichtbar beeinflussen.

A. Gueven (✉)
Livion, Hamburg, Deutschland
E-Mail: info@asimgueven.com

12.1 Adhärenzzonen und Faltenbildung

Die Verteilung und das Aussehen der Hautüberschüsse am Abdomen hängt neben der Menge an subkutanem Fettgewebe hauptsächlich von den Adhärenz-Zonen ab. Diese sorgen für eine Einziehung der Hautoberfläche bzw. die Bildung von Falten. Anatomisch gewährleisten sie, dass die Haut in bestimmten Bereichen stabil anliegt und nicht beliebig verschoben werden kann. Die Hautüberschüsse liegen über diesen Adhärenzen und hängen flächig herab (Hautlappen), typischerweise am Unterbauch. Wenn sie zwischen zwei Adhärenz-Zonen liegen, können die Überschüsse, insbesondere wenn noch viel subkutanes Fettgewebe vorhanden ist, rollenartig erscheinen (Hautrollen), typischerweise am Oberbauch oder zu den Flanken. Es können wenige Adhärenzen ohne deutliche Faltenbildung vorhanden sein (Abb. 12.2), oder nur eine am Unterbauch (Abb. 12.3), oder auch zwei (Abb. 12.4) oder drei Zonen (Abb. 12.5 und 12.6),

A. Gueven und S. Allert (Hrsg.), *Postbariatrische Chirurgie*, https://doi.org/10.1007/978-3-662-69269-1_12

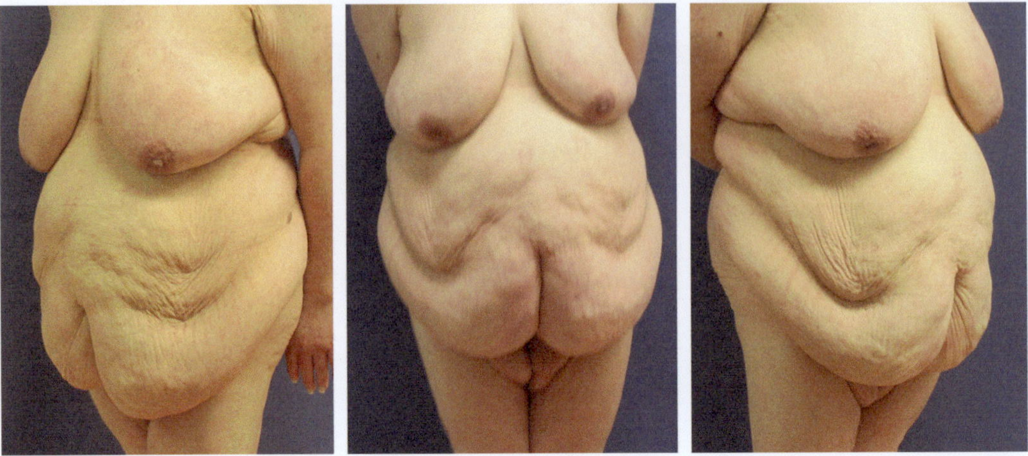

Abb. 12.1 Patientin mit massiver Bauchhautfettschürze, noch erheblichem subkutanem Fettgewebe und vor allem voluminösem Abdomen aufgrund noch großer Mengen an intraabdominellem Fettgewebe, sowie einziehender Narbe nach Mittelschnitt am Unterbauch

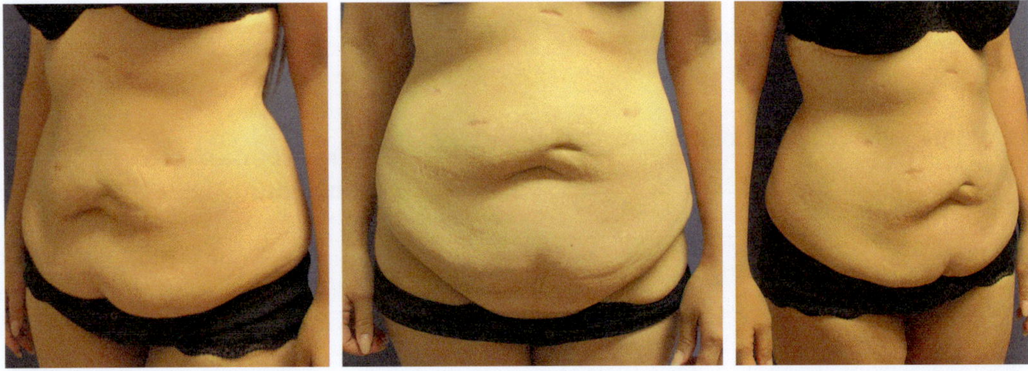

Abb. 12.2 Patientin mit flächiger Cutis laxa des gesamten Abdomens, geringem subkutanem Fettgewebe und unauffälligem intraabdominellem Fettgewebe, sowie multiplen Laparoskopie-Narben am Oberbauch, davon eine einziehend über dem Bauchnabel

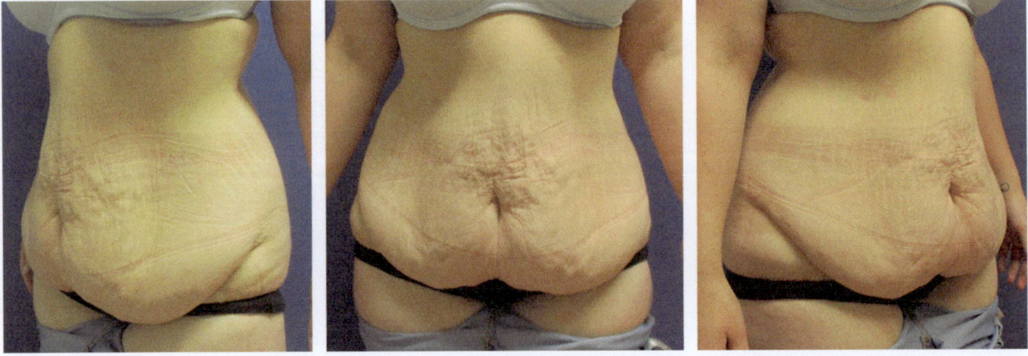

Abb. 12.3 Patientin mit deutlicher Bauchhautfettschürze und typischer Umschlagfalte am Unterbauch

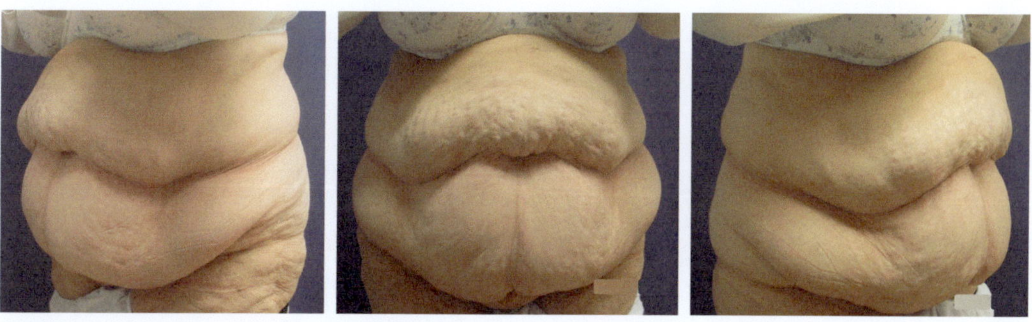

Abb. 12.4 Patientin mit Bauchhauttfettschürze und doppelter Faltenbildung, einmal am Unterbauch und noch am Mittelbauch um den Bauchnabel und zu den Seiten

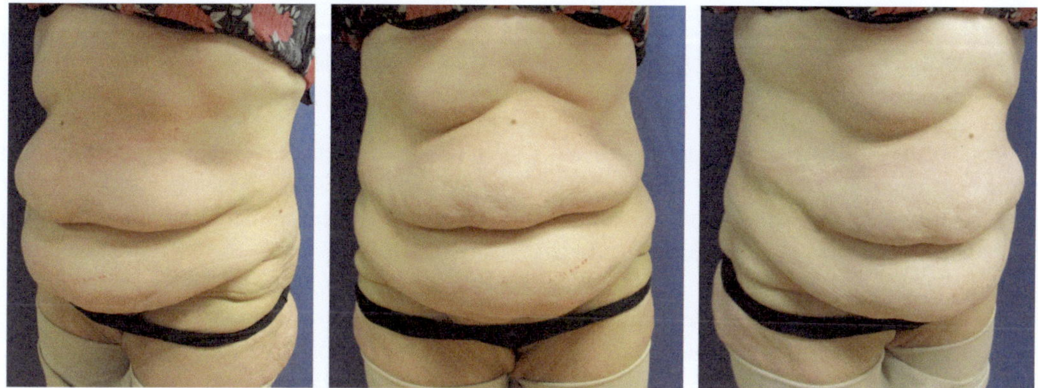

Abb. 12.5 Patientin mit Bauchhautfettschürze und dreifacher Faltenbildung wobei eine am Unterbauch, eine Mittelbauch und eine weitere am Oberbauch zum Thorax hin auffällt

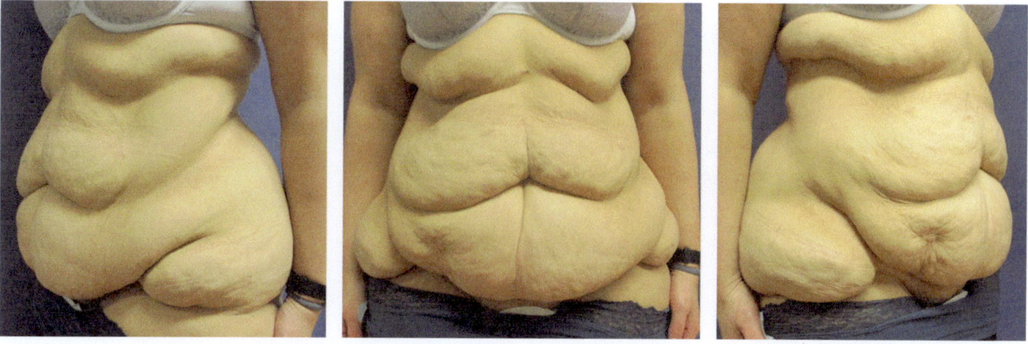

Abb. 12.6 Patientin mit Bauchhautfettschürze und dreifacher Faltenbildung (Unterbauch, Mittelbauch, Oberbauch), wobei der Hautüberschuss über der Oberbauchfalte (und unter der Unterbrustfalte) aufgrund der festen Adhärenzen bis zum Rücken und des subkutanen Fettgewebes als Rollen imponieren (Oberbauchrollen, Upper abdominal rolls). Zusätzlich zeigt sich am Unterbauch bzw. zu den Seiten eine weitere Hautlappenbildung, die ebenfalls als Rolle imponiert, allerdings nicht zum Abdomen gehört sondern anatomisch zwischen den Adhärenzen der Inguinalfalte und des lateralen Oberschenkels bzw. Gesäßes liegt, also zu den Hüften gehört (siehe auch Abschn. 2.7.1)

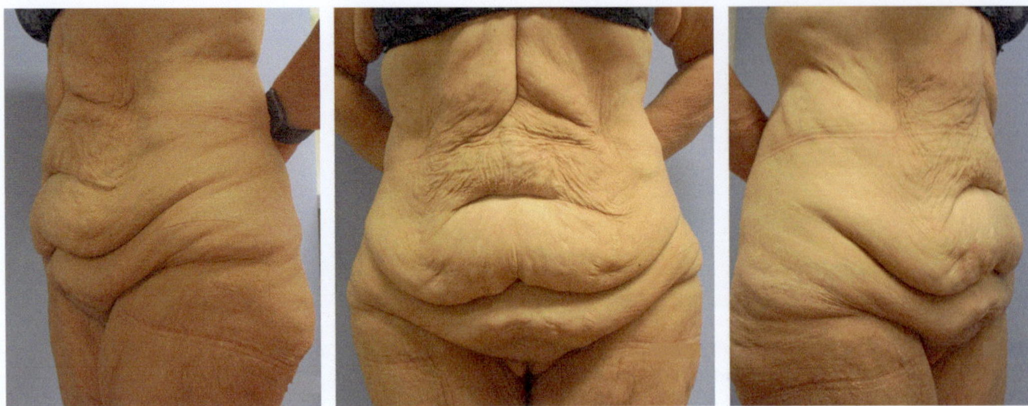

Abb. 12.7 Patientin mit vertikaler Faltenbildung in der Mittellinie am Oberbauch aufgrund des massiven Hautüberschusses. es zeigen sich weiterhin einziehende horizontale Adhärenzen am Oberbauch, Mittelbauch und Unterbauch. Zu beachten ist, dass sich unter der Unterbauchfalte ein weiterer lappenartiger Hautüberschuss mit einer horizontalen Falte durch die Adhärenzen der Inguinalfalten beidseits, sowie des Mons pubis, ausgebildet hat

die entsprechende horizontale Bauchfalten ausbilden. Auch können vertikale Einziehungen in der Mittellinie bei geringerem subkutanem Fettgewebe vor allem am Oberbauch auftreten (Abb. 12.7).

Am Unterbauch ist zu beachten, dass neben der Adhärenzzone vom Unterbauch zum Mons pubis auch eine weitere an den Leisten bzw. Inguinalfalten besteht und in einigen Fällen als weitere horizontale Einziehung imponieren kann (Abb. 12.7 und 12.8). Durch Hochziehen der einzelnen Hautlappen lassen sich die Adhärenzzonen identifizieren und die Hautlappen der anatomischen Ursprungsregion zuordnen (Abb. 12.8). Dies ist besonders wichtig zur korrekten Platzierung der Resektionslinie am Unterbauch.

12.2 Intraabdominelles und subkutanes Fettgewebe

Patienten mit prominentem intraabdominellen Fettgewebe profitieren zwar von der Entfernung der Bauchhautfettschürze, allerdings sind die Möglichkeiten der Konturierung nur begrenzt.

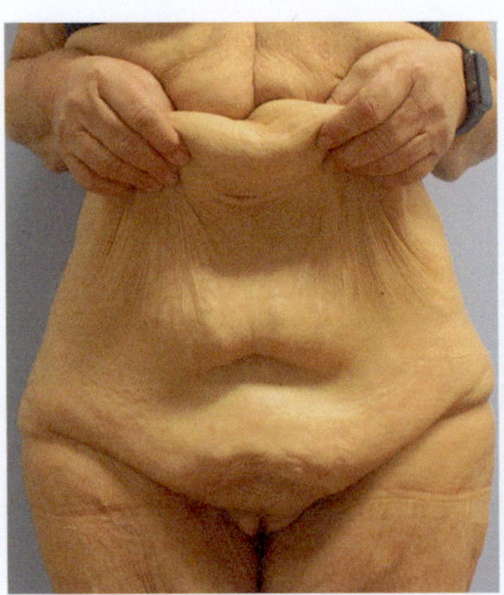

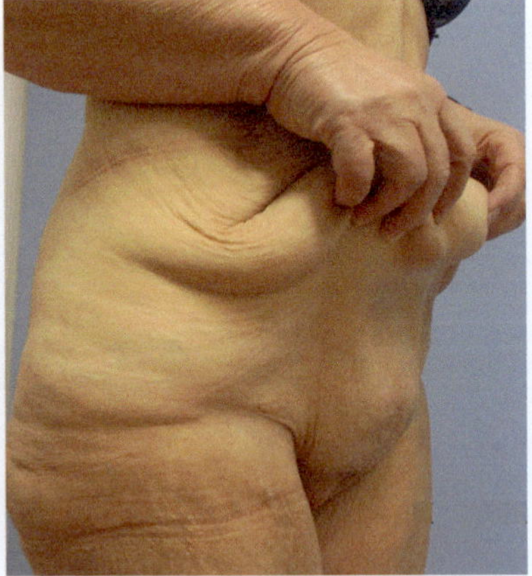

Abb. 12.8 Patientin aus 12.7, die einmal über und einmal unter der Unterbauchfalte die Hautüberschüsse anhebt und somit den Ursprung der verschiedenen Hautlappen demonstriert

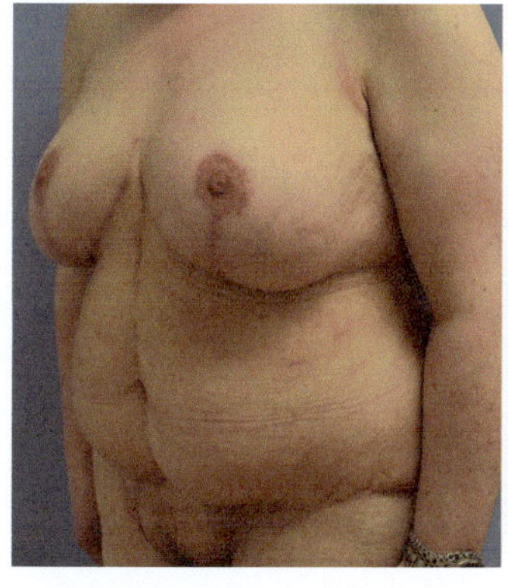
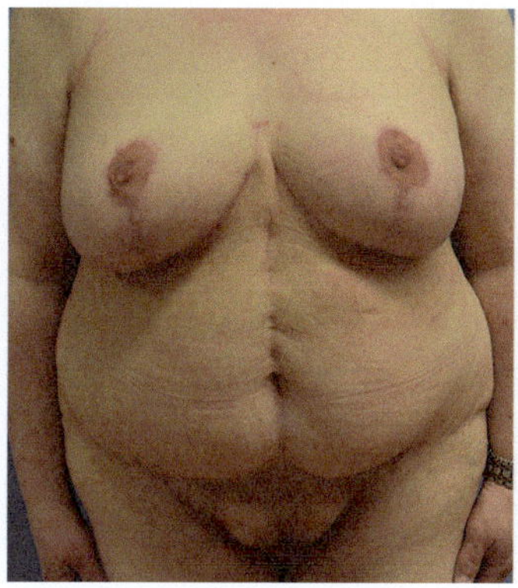
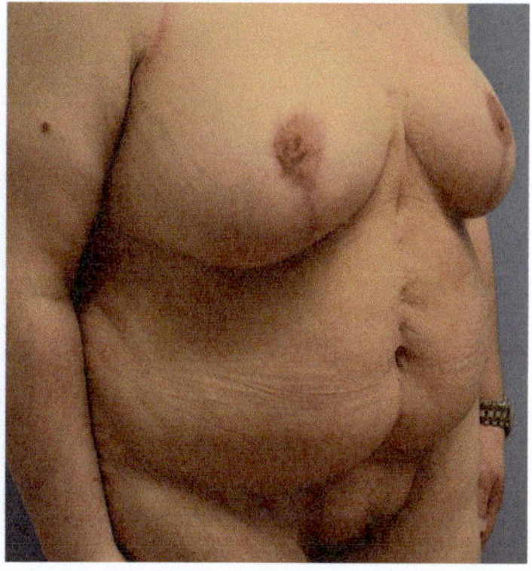

Abb. 12.9 Patientin aus 12.1 nach Abdominoplastik mit Mittelschnitt (sowie Lower Bodylift, Bruststraffung mit Straffung der lateralen Thoraxausläufer)

Oftmals ist der prominente Bauch dann auch mit einem großen Thorax vergesellschaftet, sodass insgesamt trotz der Straffungsmaßnahmen sowohl in der Frontal- als auch in der Seitenansicht ein voluminöser Rumpf verbleiben kann – vor allem, wenn weiterhin noch eine gewisse subkutane Fettgewebsschicht vorhanden ist (Abb. 12.9). Hingegen kann bei Patienten mit geringem subkutanem Fettgewebe und minimalem bzw. normwertigem intraabdominellem Fettgewebe eine gute Konturierung des Abdomens erreicht werden (Abb. 12.10). Darüber müssen die Patienten präoperativ aufgeklärt werden.

12.3 Resektionslinien und Straffungsvektoren

Einer der grundlegenden Faktoren bei Straffungen am Abdomen ist die Positionierung der Resektionslinie und dadurch der Straffungs- bzw. Zugvektoren.

Bei der Wahl der Höhe der Resektionslinie kann oftmals die Umschlagsfalte des Unterbauchs dazu verleiten, die Resektionslinie dort anzusetzen, da hier quasi der Hautüberschuss bzw. -lappen seinen Ursprung hat. Allerdings muss beachtet werden, dass hier auch der geringste Umfang der „Hauthülle“ im Querschnitt

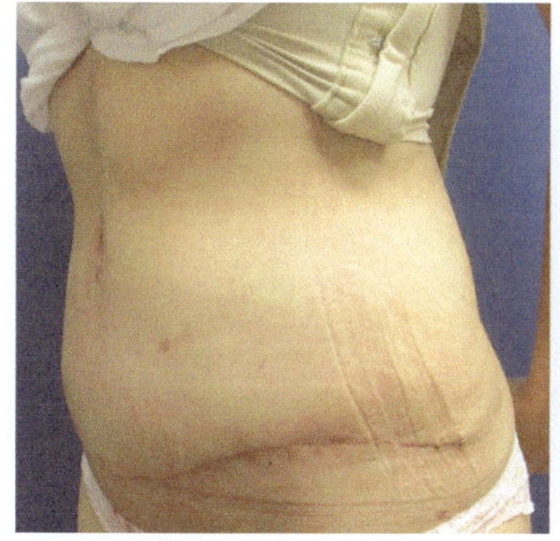
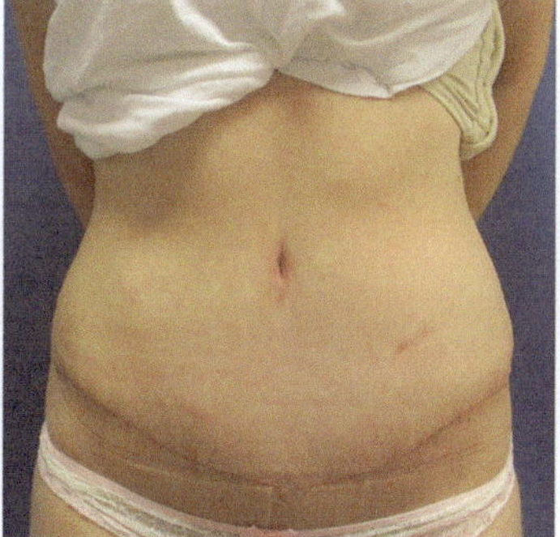
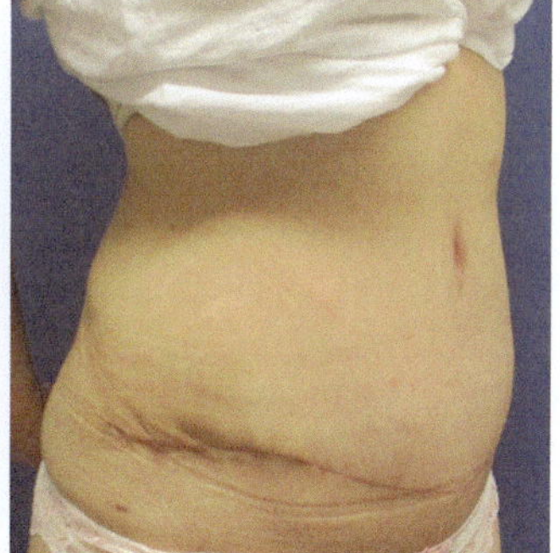

Abb. 12.10 Patientin aus 12.2 nach Abdominoplastik

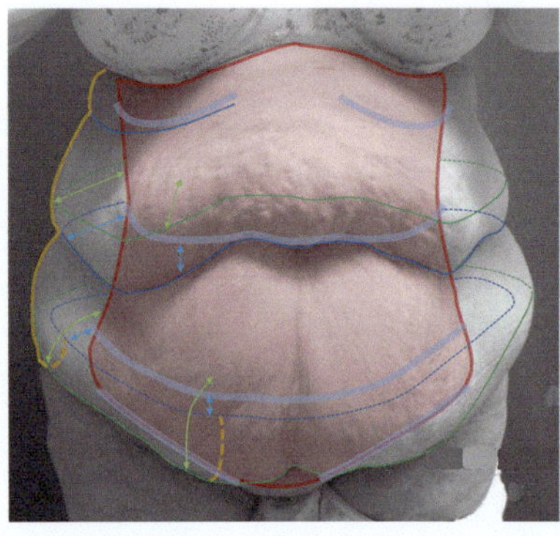
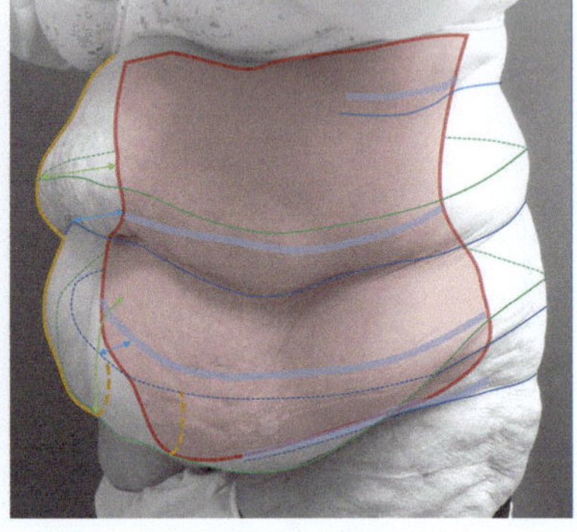

Abb. 12.11 Patientin aus 12.4 mit schematischer Darstellung der Haut als Körperhülle (gelb) um den festen muskuloskeletalen Körperkern (rot). Der Umfang der Haut ist an den Adhärenzzonen (blaue Flächen) geringer (blaue Pfeile und blaue Linie) als am Punctum maximum der Hautüberschüsse (grüne Pfeile und grüne Linie). Die Hautlappen bzw. -rollen entstehen jeweils zwischen zwei Adhärenzzonen

ist (Abb. 12.11). Vor allem bei vermehrtem subkutanem Fettgewebe kann bei der späteren Naht ein erheblicher Höhenunterschied beider Wundränder auftreten, der trotz einer Lipektomie oder Liposuktion schwer zu vermitteln ist und im Verlauf zu einer Einziehung oder Stufenbildung führen kann.

> Die Umschlagsfalte am Unterbauch (maximale Adhärenzzone zwischen Unterbauch und Mons pubis) sollte nicht standardmäßig als untere Resektionslinie genutzt werden. Die Resektionslinie sollte unter kranialem Zug des Bauchhautlappens und glatt aufgespannten Mons pubis und Leisten, unter Beachtung ausreichender Abstände zu festen anatomischen Strukturen, angezeichnet werden.

Des Weiteren bleibt bei einer Schnittführung in der Umschlagsfalte evtl. ein Hautüberschuss am Mons pubis unbehandelt. Die Cutis laxa des Mons pubis zeigt sich oftmals als ein Hautlappen oder eine Hautrolle – je nach subkutanem Fettgewebsmenge – zwischen der Adhärenzzone des Unterbauchs und den Inguinalfalten (Abb. 12.12).

Es bietet sich also an, die Resektionslinie tiefer als die Umschlagsfalte zu legen und sich bei der Positionierung an festen anatomischen Strukturen zu orientieren: In der Mittelline ist der Abstand zur vorderen Kommissur bzw. Peniswurzel und paramedian zur Inguinalfalte dienlich. Dieser Abstand sollte stets unter vertikalem Zug der Haut nach oben, quasi einer simulierten Straffung (ähnlich Abb. 12.8) am stehenden Patienten ermittelt und markiert werden. Typische Werte sind ca. 6–7 cm in der Mittellinie und 3–4 cm zu den Leisten (ca. 7 cm paramedian), können allerdings je nach Anatomie und Präferenzen des Operateurs leicht abweichen (Abb. 12.12).

Der Verlauf der Resektionslinie spielt für die Verteilung der Haut und die spätere Form der Narbenlinie eine wichtige Rolle. Wird die Resektionslinie insgesamt sehr gerade bzw. horizontal gelegt, kann ein Überschuss an den Seiten verbleiben, vor allem bei Flanken mit viel subkutanem Fettgewebe. Hier bietet es sich an, nach lateral die Resektionslinie oblique, also nach lateral ansteigend zu den Flanken anzuzeichnen und somit in das Punctum maximum des Hautüberschusses zu legen (oder eine gleichzeitige Liposuktion durchzuführen).

Ein weiterer – allerdings intraoperativer – Aspekt zur Narbenlinie sind die Spannungsverhältnisse der beiden Hautlappen beim Verschluss und die Verteilung der Haut. Die Form der obe-

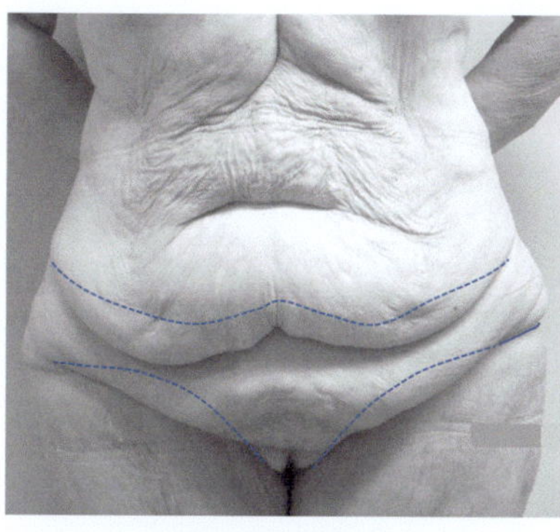

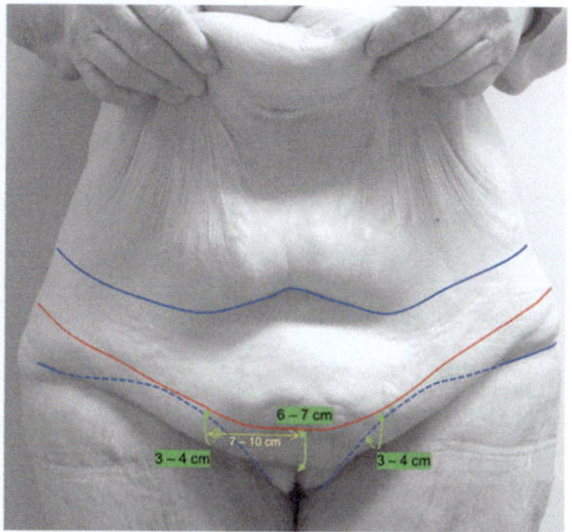

Abb. 12.12 Patientin aus 12.7 und 12.8 mit schematischer Darstellung der Adhärenzzonen bzw. Umschlagsfalten der Haut (blau) am Unterbauch und den Leisten vor und nach Anheben des Hautüberschusses am Abdomen. Die Planung der Resektionslinie in die Umschlagsfalte des Unterbauchs würde ggf. zu Einziehungen führen und den Hautlappen am Mons pubis unbehandelt lassen. Die rote Resektionslinie orientiert sich an den Inguinalfalten und der vorderen Kommissur

ren Resektionsline, sowie der Zug an den jeweiligen Wundrändern (nach medial oder lateral) verändert die Spannungsverhältnisse auf die Haut. Dabei ist wiederum die Unterminierung der entsprechenden Hautreale ein signifikanter Faktor, da dadurch diese Areale weniger Adhärenzen und damit eine höhere Mobilität haben.

Generell sorgt die konventionelle Abdominoplastik dafür, dass der Hautüberschuss horizontal entfernt und der Bauchhautlappen in vertikaler Richtung gestrafft wird. Während zentral der Straffungsvektor vertikal ist, sollte er nach lateral eine oblique Ausrichtung haben und die Haut der Flanken nach medial ziehen. Auf Seiten des Mons hingegen sollte der Vektor nach lateral außen ziehen, um den Hautüberschuss des Mons aufzuspannen. Nach ungefähr halber Strecke zur Flanke dreht sich der Vektor am unteren Hautlappen allmählich nach vertikal und dann nach medial, um erneut die Flanken bzw. Leisten nach medial zu straffen. Abb. 12.13 zeigt die Zugvektoren des oberen und unteren Hautlappens für einen harmonischen Narbenverlauf und eine suffiziente Straffung des Abdomens und des Mons pubis sowie der Leisten.

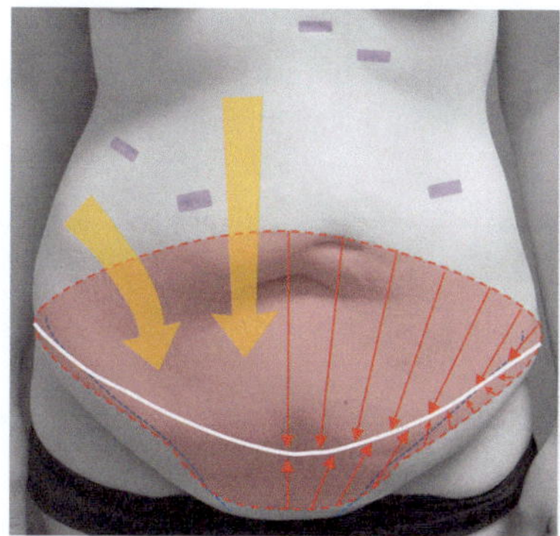

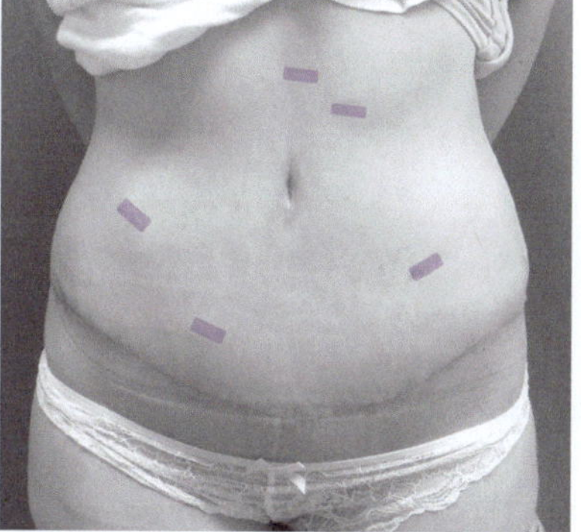

Abb. 12.13 Patientin aus 12.2 und 12.10 mit schematischer Darstellung der Resektionsspindel (rot), der Zugvektoren an den entsprechenden Wundrändern (rote Pfeile) und der daraus resultierenden Narbenlinie (weiß). Die Spannungsvektoren auf die Haut (gelbe Pfeile) verlaufen zentral vertikal und lateral oblique. Der Zugeffekt sorgt für eine erkennbare Verschiebung der vorbestehenden Narben am Oberbauch (in lila, aus vorherigen laparoskopischen Eingriffen)

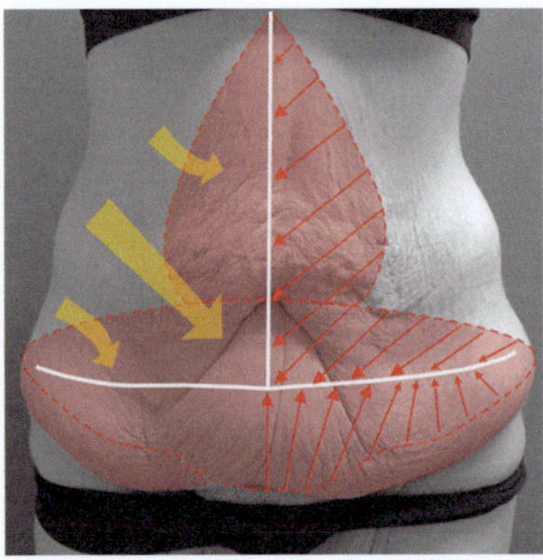

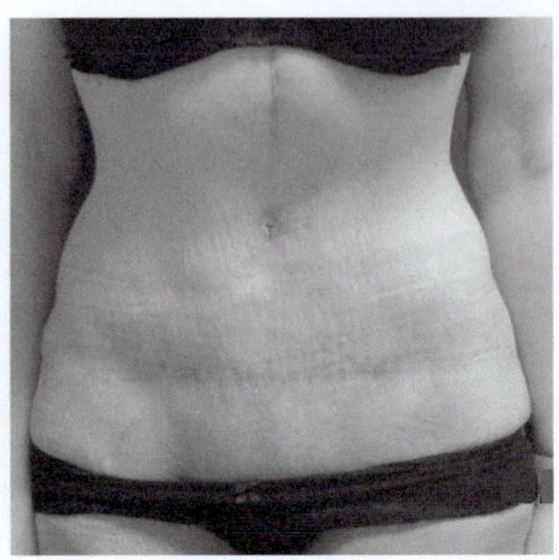

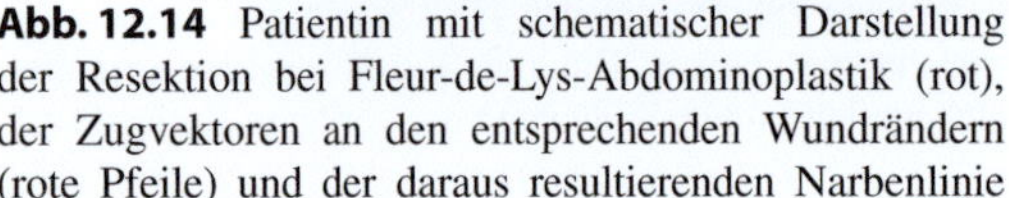

Abb. 12.14 Patientin mit schematischer Darstellung der Resektion bei Fleur-de-Lys-Abdominoplastik (rot), der Zugvektoren an den entsprechenden Wundrändern (rote Pfeile) und der daraus resultierenden Narbenlinie (weiß). Die Spannungsvektoren auf die Haut (gelbe Pfeile) verlaufen oblique, am Oberbauch eher horizontal, am Unterbauch eher vertikal

Besteht ein starker Hautüberschuss am Oberbauch, der durch einen vertikalen Zug nicht ganz entfernt werden kann, ist hier ein horizontaler Straffungsvektor notwendig. Dieser wird durch eine Ergänzung der konventionellen Abdominoplastik um eine Straffung zur Mittellinie möglich (Abb. 12.14). Die Resektionsfigur ähnelt dann einem umgedrehten „T" oder dem stilisierten Lilienwappen mit seinen drei Blättern, weshalb dieser Technik auch die Namen Fleur-de-Lys- oder Invers-T-Abdominoplastik trägt.

12.4 Blutversorgung

Die Haut des Abdomens wird von mehreren Blutgefäßsystemen versorgt. Das zentrale Areal über den beiden M. recti abdominis wird vornehmlich jeweils von den Ästen der oberen und unteren epigastrischen Gefäße versorgt. Nachdem ihre Perforatoren die Faszie des Musculus rectus abdominis durchdrungen haben, durchqueren sie das subkutane Fettgewebe, um schließlich die Haut zu erreichen. Das laterale Hautareal wird von interkostalen, subkostalen und lumbalen Gefäßen versorgt. Diese verlaufen typischerweise oberflächlich zur Scarpa-Faszie im oberflächlichen subkutanen Fettgewebe. Da die Perforatoren der epigastrischen Gefäße in der Regel während der Präparation des Bauchhautlappens durchtrennt werden, basiert die Versorgung des zentralen Abdomens dann auf den lateralen Blutgefäßen. Das hat die Konsequenz, dass die Blutversorgung im Bauchhautlappen dann von lateral und oberflächlich nach zentral und tief verläuft, mit der Folge, dass eher die zentralen und tiefen Gewebe von einer Minderperfusion betroffen sein können. Dies erklärt, warum Wundheilungsstörungen und Fettgewebsnekrosen nach Bauchdeckenstraffungen besonders in diesem Areal auftreten können. Daher ist auch eine Entfernung des subkutanen Fettgewebes am Bauchhautlappen ohne Beeinträchtigung der Durchblutung der darüber liegenden Haut möglich, wenn man dabei unterhalb der Scarpa-Faszie bleibt.

12.5 Leistenregion

Zu den Leisten finden sich zunächst die Äste der superfiziellen epigastrischen Gefäßen. Da diese Äste meistens im Resektionsareal liegen, werden sie üblicherweise durchtrennt. Bei zu Beginn oberflächlicher Präparation unter Erhalt der Scarpa-Faszie im Bereich der Leisten können größere Äste geschont werden. Dies ist vor allem zu empfehlen, wenn die Resektionslinie sehr nah an den Inguinalfalten liegt, da dann auch Lymphgefäße und Lymphknoten in diesem Areal geschont werden. Beim Mann ist in dieser Region vor allem nach medial zum Mons pubis hin auch auf den Samenstrang zu achten. Eine Untersuchung auf Leistenhernien ist deshalb in der präoperativen Planung obligat; diese können dann direkt mitversorgt werden.

Weiterführende Literatur

Aly A, Cram AE, Chao BS et al (2003) (2003) Belt lipectomy for circumferential truncal excess: the university of Iowa experience. Plast Reconstr Surg 111:398

Aly AS, Cram AE (2004) Heddens C (2004) Truncal body-contouring surgery in the massive weight loss patient. Clin Plast Surg 31:611–624

Nahai F, Brown RG (1976) Vasconez LO (1976) Blood supply to the abdominal wall as related to planning abdominal incisions. Am Surg 42:691

Konventionelle Abdominoplastik und Lipoabdominoplastik

13

Melodi Motamedi

Inhaltsverzeichnis

13.1 Konventionelle Abdominoplastik

Die Abdominoplastik bei Patienten nach massivem Gewichtsverlust dient dazu, das überschüssige Gewebe des Hautweichteilmantels zu entfernen und die Bauchkontur zu verbessern. Je nach Menge an Haut- und Fettgewebsüberschuss kommen verschiedene grundlegende Techniken in Betracht

Zu unterscheiden ist grundsätzlich die Fettschürzenresektion, bei der lediglich eine keilförmige Exzision der hängenden Fettschürze erfolgt ohne jegliche Unterminierung der Wundränder. Diese wird bei Patienten mit höheren BMI-Werten (typischerweise >40 kg/m^2) und erheblicher Einschränkung der körperlichen Beweglichkeit oder chronisch-rezidivierenden schweren Hauterkrankungen als Mittel der letzten Wahl eingesetzt. Erst nach abgeschlossenem Gewichtsverlust kann dann wieder eine konventionelle Abdominoplastik durchgeführt werden.

Die verschiedenen Abdominoplastik-Techniken unterscheiden sich hauptsächlich im Ausmaß ihrer subkutanen Unterminierung und der Kombination mit verschiedenen Liposuktionsverfahren, dann auch als Lipoabdominoplastik bezeichnet.

Bei besonders großen Hautüberschüssen am Oberbauch und auch an den Flanken ist oftmals ein zusätzlicher vertikaler Schnitt in der Mittellinie notwendig, um den Hautüberschuss auch in der Horizontalachse zur Mitte zu straffen. Dieser Eingriff wird dann als Fleur-de-Lis- oder Invers-T-Abdominoplastik bezeichnet (siehe auch Kap. 15.)

M. Motamedi (✉)
Klinik für Plastische und Ästhetische Chirurgie, Handchirurgie, Sana Klinikum Hameln-Pyrmont, Hameln, Deutschland
E-Mail: melodi.motamedi@sana.de

A. Gueven und S. Allert (Hrsg.), *Postbariatrische Chirurgie*, https://doi.org/10.1007/978-3-662-69269-1_13

Als eine besondere Variation ist die oftmals als Mini-Abdominoplastik bezeichnete Technik zu nennen, bei der vom Unterbauchschnitt aus die Präparation nach kranial lediglich bis zum Bauchnabel durchgeführt wird, ohne diesen zu lösen. Die Mini-Abdominoplastik ist allerdings auf die Behandlung isolierter Hautüberschüsse am Unterbauch beschränkt und damit nur selten bei postbariatrischen Patienten ausreichend.

13.1.1 Präoperative Markierung

Die präoperative Markierung findet unmittelbar am Tag der Operation statt. Die Patienten werden wach und stehend angezeichnet. Zunächst wird die Mittellinie zwischen Xiphoid und der vorderen Kommissur der Vulva bzw. der Peniswurzel markiert. Bei postbariatrischen Patienten und auch Voroperationen kommt es vor, dass der Nabel sich nicht mittig des Abdomens befindet. Die untere Resektionslinie wird üblicherweise ca. 6 bis 7 cm oberhalb der vorderen Kommissur bzw. der Peniswurzel festgelegt. Von der Mittellinie ausgehend werden die seitlichen Begrenzungen des Mons pubis mit ca. 7 cm zu jeder Seite festgelegt (Abb. 13.1). Die Endpunkte der Resektionslinie nach lateral werden häufig durch die bereits bestehende Fettschürze vorgegeben. In sitzender Position des Patienten kann man dies nochmals überprüfen, um spätere „Dog Ears" vermeiden zu können. Grundsätzlich empfehlen wir bei postbariatrischen Patienten eine nach lateral lange Schnittführung (Abb. 13.2). Zudem sollte zum Zwecke der Symmetrie die Höhe der seitlichen Endpunkte nochmals von einem festgelegten Punkt an der Mittellinie kranial des Nabels ausgemessen werden, um eine harmonische und bogenförmige Resektionslinie schaffen zu können.

> **Tipp** Die untere Resektionslinie orientiert sich hauptsächlich an dem Abstand zur vorderen Kommissur bzw. Peniswurzel und nicht unbedingt an der Hautumschlagsfalte der Fettschürze. Die Resektionslinie sollte auch nicht zwingend in der Hautumschlagsfalte verlaufen, sondern etwas darunter, um spätere Längen- und Umfangsdifferenzen der oberen und unteren Wundränder besser ausgleichen zu können.

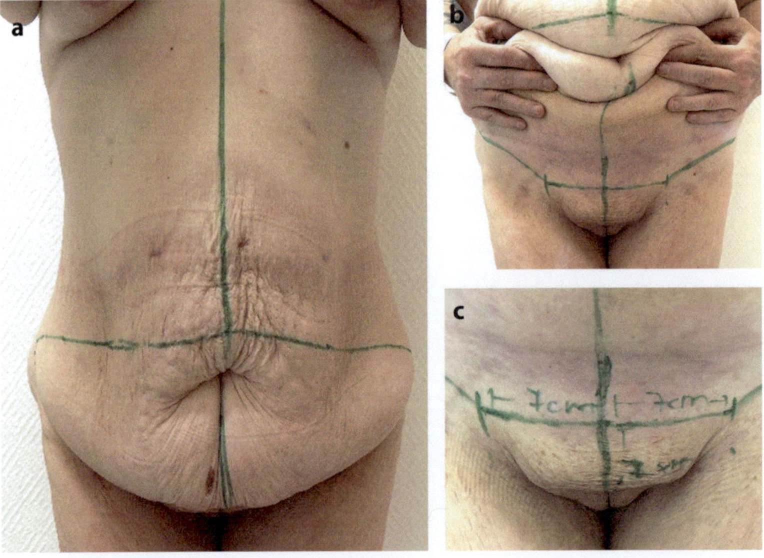

Abb. 13.1 Anzeichnung der Abdominoplastik an der stehenden Patientin (a), mit der unteren Resektionslinie bei angehobenem Bauchhautlappen (b), sowie Abständen am Mons pubis (c)

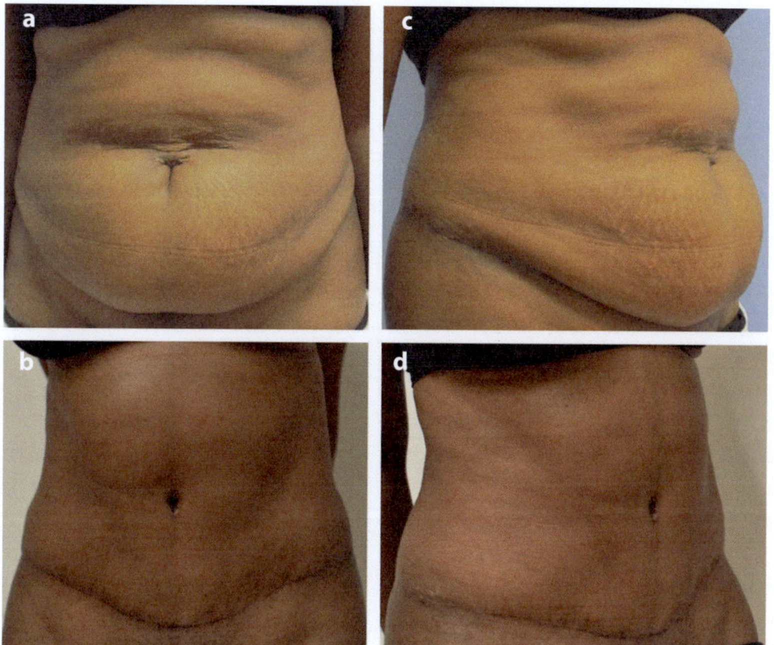

Abb. 13.2 31-jährige Patientin nach Schwangerschaft und massivem Gewichtsverlust vor (a, b) und 9 Monate nach (c, d) Abdominoplastik mit lateral verlängerter Schnittführung

Die obere Resektionslinie wird mittels Pinch-Test festgelegt und inkludiert üblicherweise den Nabel, sodass eine Ellipse gebildet wird. Bei postbariatrischen Patienten handelt sich bei der oberen Resektionslinie in der Regel nur um eine Orientierungslinie, um das Ausmaß der seitlichen Unterminierung während der Präparation nach kranial festzulegen. Im Falle einer durchzuführenden Liposuktion werden auch diese Areale markiert.

Im Rahmen unserer 20-jährigen Erfahrung als Zentrum für postbariatrische Chirurgie und ca. 200 Abdominoplastiken pro Jahr haben wir zur Risikominimierung der Abdominoplastik einen 15-Punkte-Plan erarbeitet (Abb. 13.3). Unter Einhaltung dieser Vorgehensweise haben

Perioperativer 15-Punkte-Plan für die Abdominoplastik:

1. **BMI von max. 30 für mindestens 6 Monate**
2. **Perioperative Nikotinkarenz von +/- 4 Wochen**
3. **Perioperativ hohe Proteinzufuhr +/- 4 Wochen**
4. **Intravenöses Single-Shot Antibiotikum als Prophylaxe mit einem Cephalosporin der 2. Generation 40 min vor Schnitt**
5. **Sparsame Dissektion: oberhalb des Nabels maximal 5 cm von der Mittellinie zu beiden Seiten freipräparieren**
6. **Vollständige Präparation mit Monopolar**
7. **Präparation auf prämuskulärer Faszie**
8. **Präparation des Bauchnabels ohne Belassen einer Fettschicht**
9. **Entfernen der Redondrainagen bei max. 50 ml / 24 h Füllmenge**
10. **Intramuskuläre Rektusblockade mit langwirksamem Bupivacain**
11. **Dreischichtiger Wundverschluss zur Spannungsreduktion**
12. **Totraumminimierung mittels Baroudi-Nähten**
13. **Max. Operationszeit von 120 min.**
14. **Thromboseprophylaxe ab sechs bis acht Stunden postoperativ bis zur vollständigen Mobilisation einmal täglich (bspw. mit Enoxaparin 40 mg)**
15. **Vollständige Mobilisation des Patienten nach 24 h**

Abb. 13.3 15-Punkte-Plan für die Abdominoplastik

wir seit Jahren eine niedrige Komplikationsrate von ca. 7 % etablieren können.

13.1.2 Operationstechnik

Die Operation erfolgt in Intubationsnarkose mit in ca. 60 bis 90° symmetrisch ausgelagerten Armen. Es erfolgt eine Single-Shot-Antibiose (mit z. B. Cefuroxim) und die Anlage eines Dauerkatheters. Der Patient wird so auf dem OP-Tisch gelagert, dass er im Verlauf im Oberkörper problemlos hochgefahren werden kann.

Üblicherweise beginnen wir die Operation mit der nochmaligen Kontrolle aller Resektions- und Orientierungslinien auf Symmetrie. Sodann wird der Nabel rund umschnitten und der Nabelstiel nach vorheriger Armierung mit Haltefäden bis auf die Rektusfaszie präpariert. Anschließend wird eine epifasziale Präparation des Bauchhautfettlappens bis zum Nabel durchgeführt. Anschließend wird der Bauchhautfettlappen an zwei Backhausklemmen aufgehangen und in der Mittellinie durchtrennt. Es erfolgt nun die vorsichtige Präparation des Nabelstieles, welchen wir regelhaft von jeglichem Fett befreien. Oberhalb des Nabels wird die Unterminierung epifaszial unter Belassen eines dünnen Fettgewebssaums rundbogenartig bis zum Xiphoid auf einer Breite von maximal ca. 10 cm fortgeführt. Dieser Abstand entspricht in der Regel den lateralen Begrenzungen des Rektusmuskels. Von einer weiteren Unterminierung nach lateral sollte zum Erhalt der Durchblutung des Bauchhautfettlappens abgesehen werden.

Im Anschluss wird die Rektusdiastase von kranial nach kaudal dargestellt, markiert und mittels Fasziendoppelung mit Flaschenzugnähten mit Vicryl 0 verschlossen. Sollte eine ausgedehnte Rektusdiastase über einer Breite von 5 cm vorliegen, so empfiehlt sich zusätzlich das Durchführen einer fortlaufenden überwendlichen Naht mit PDS 1–0 zur weiteren Verstärkung der Bauchwand. Diese Naht sollte ca. 1 bis 2 cm oberhalb des Nabels unterbrochen und ca. 1 bis 2 cm darunter wiederaufgenommen werden.

Anschließend wird der Nabel auf 12 und 6 Uhr an die Rektusfaszie mit 3–0 Vicryl fixiert. Hierdurch verkürzt sich der Nabelstiel, sodass später eine ästhetische Senke des Nabels kreiert werden kann. Zur Schmerzprophylaxe wird nun lokal Bupivacain in den Rektusmuskel eingespritzt. Dann erfolgt das Aufsetzen des Patienten in Beach-Chair-Lagerung (Elevation des Oberkörpers sowie der Beine um ca. 20°), um den kaudalen Überstand des Bauchhautfettlappens festlegen zu können. Zuvor sollte festgelegt werden, bis zu welchem Punkt der Mons pubis an der Rektusfaszie angehoben werden kann. Anschließend wird der Mons pubis symmetrisch nach kranial gestrafft und an der Rektusfaszie als Subkutis-Faszie-Subkutis-Naht mit 2–0 Vicryl fixiert.

Tipp Um einen Fixpunkt zu haben, sollte der Mons pubis, bevor der Hautüberschuss am Abdomen intraoperativ angezeichnet wird, bereits stabil an die Rektusfasie hochgenäht worden sein. Es empfiehlt neben einer zentralen Fasziennaht auch weitere Fasziennähte nach lateral zu setzen, um den Mons pubis in seiner gesamten Breite aufzuspannen.

Nun wird unter moderaten und gleichmäßigem Zug des Bauchhautfettlappens nach kaudal die Resektionslinie festgelegt. Anschließend erfolgt die Kontrolle auf Symmetrie der Linie. Hiernach erfolgt das Absetzen des festgelegten Resektats unter moderatem Zug, um dadurch den verbliebenen Bauchhautfettlappen noch ein wenig auszudünnen.

Der gleichmäßige Zug während der Resektion führt zu einem leicht abgeschrägten Schnittverlauf durch das Fettgewebe. Dies führt zu einem gleichmäßigeren Übergang der Kontur von kranialem hin zum kaudalen Wundrand.

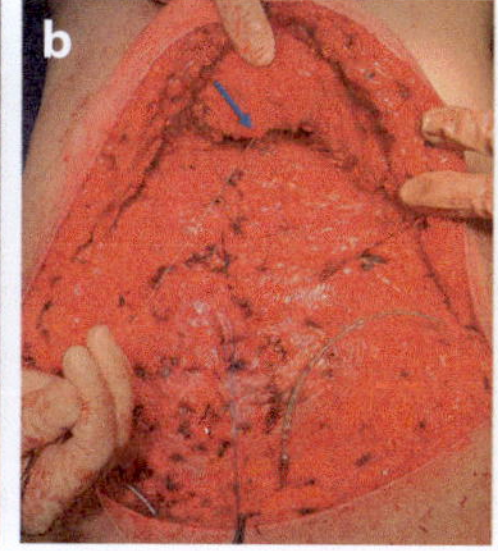

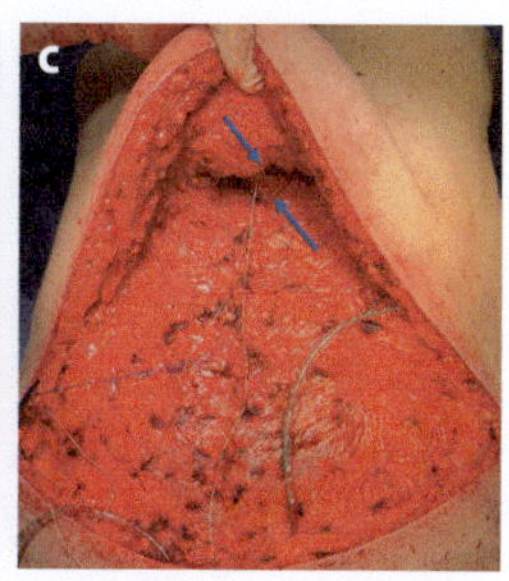

Abb. 13.4 Setzen der Baroudi-Nähte im Sinne von „progression tension sutures". Zunächst Greifen des subkutanen Fettgewebes am Bauchhautlappen (a und b, blauer Pfeil). Der Bauchnabel ist an einer Ethilon-Naht armiert und es sind bereits zwei Drainagen eingelegt. Danach Greifen der korrespondieren Gegenseite auf der Faszie unter Zug am Bauchhautlappen (c, blaue Pfeile)

Anschließend werden in der Mittellinie vom Bauchhautfettlappen hin zur Rektusfaszie die sog. „progressive tension sutures" (auch Baroudi-Nähte oder „quilting sutures" genannt) gesetzt (Abb. 13.4). Wir setzen in der Regel 3 bis 4 Nähte mit 2–0 Vicryl vom Xiphoid bis zum Nabel in der Mittellinie. Das verringert die Spannung auf den Bauchhautfettlappen und verkleinert den Totraum als spätere Seromprophylaxe.

Nun werden in der Mittellinie Dreipunktnähte zwischen Bauchhautfettlappen, Mons pubis und der Rektusfaszie mit Vicryl 2–0 eingebracht. Darauf folgt das Festlegen der neuen Nabelposition. Dieser befindet sich üblicherweise zwischen den beiden Spinae iliacae anteriores. Der Abstand zur kaudalen Resektionslinie sollte zwischen 9 und 11 cm betragen. Je höher ein Nabel positionert wird, umso jugendlicher ist in der Regel das Erscheinungsbild. Nach Festlegen der neuen Nabelposition kann dieser entweder rautenförmig, rund, oval oder klassisch nach Pitanguy als Dreiecksläppchen ausgeschnitten werden (Abb. 13.5). Das Einnähen des Nabels erfolgt dann zweischichtig mit Vicryl 3–0 als Intrakorialnaht und Monosyne 4–0 als fortlaufende Intrakutannaht. Aufgrund des bereits runtergenähten Nabelstiels an die Rektusfaszie, ist ein erneutes Vernähen der Haut mit der Rektusfaszie nicht notwendig, um die Senke um den Nabel zu kreieren.

Anschließend wird die Unterbauchwunde temporär mit Tackerklammern verschlossen und die Symmetrie des Schnittes sowie das Straffungsergebnis des Bauches sowie des Mons pubis beurteilt.

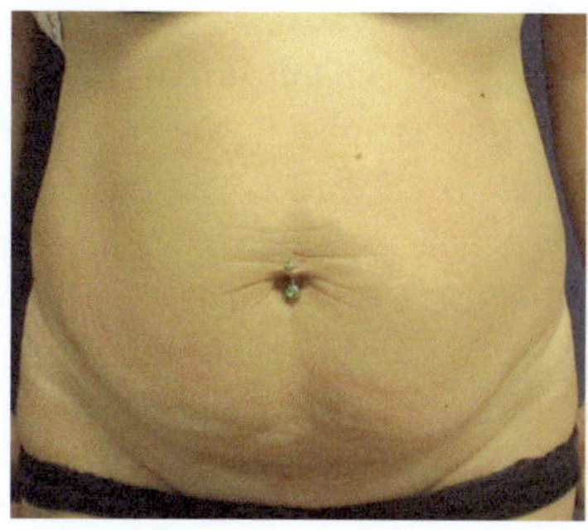
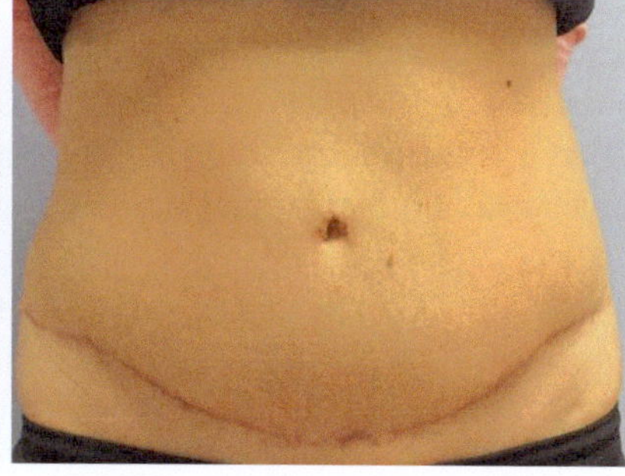

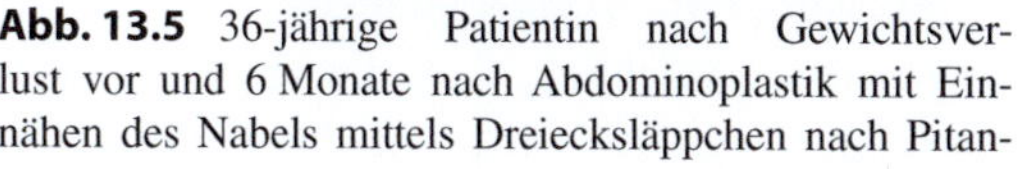
Abb. 13.5 36-jährige Patientin nach Gewichtsverlust vor und 6 Monate nach Abdominoplastik mit Einnähen des Nabels mittels Dreiecksläppchen nach Pitanguy. Man beachte auch die Position der beiden Naevi am linken Oberbauch vor und nach der Straffung, die den Straffungseffekt wiedergeben

Tipp Die Zugrichtung beim Einsetzen der temporären Tackerklammern ist besonders zu beachten: Zunächst beginnt der Operateur im lateralen Teil der Wunde und zieht nacheinander mit zwei Pinzetten die Wundränder zueinander und zur Mitte, während die Assistenz klammert. Dies verhindert eine Dog-Ear-Bildung an den Flanken; ca.10 cm von der Mittellinie entfernt, kurz vor Beginn des Mons pubis, kehrt sich die Zugrichtung um. Nun muss der Operateur an der Mittellinie beginnen und nach lateral hin ziehend tackern. Dies dient dazu, den Schamhügel nach außen zu straffen. Ohne diesen Richtungswechsel würde das zu verteilende Gewebe von den Flanken kommend ausschließlich zur Mitte verteilt werden, wodurch der Schamhügel gestaucht und auftragend aussehen kann.

Vor dem definitiven Verschluss werden zwei 12er-Drainagen eingelegt und über den Mons pubis ausgeleitet. Zum Schluss erfolgt ein dreischichtiger Verschluss der Unterbauchwunde. Die Tackerklammern werden dabei sukzessive durch tiefe Subkutis-Faszie-Subkutis-Nähte mit 2–0 Vicryl ersetzt, um die zukünftige Position der Narbe an die Faszie zu fixieren und ein Hochrutschen der Narbe im Laufe der Zeit zu verhindern. Zudem wird mit diesen Nähten erneut der Totraum verkleinert. Der Intrakorialverschluss erfolgt mit 2–0 PDS farblos als fortlaufende Naht, um die zukünftige Narbe langfristig zu stabilisieren und Narbenverbreiterung zu verhindern. Der Hautverschluss wird als fortlaufende Intrakutannaht mit 3–0 Stratafix durchgeführt.

13.1.3 Postoperatives Management

Die Anlage eines Kompressionsbauchmieders ist obligat durchzuführen. Alle unsere Patienten haben postoperativ eine 24-stündige Bettruhe einzuhalten. Die Gabe von niedermolekularen Heparinen zur Antithromboseprophylaxe ist durchzuführen. Nach Mobilisation werden die Drainagen am 2. postoperativen Tag entfernt und die Patienten können in die ambulante Weiterbehandlung entlassen werden. Die Kompressionswäsche wird 6 Wochen tags und nachts getragen, anschließend weitere 6 Wochen bei körperlicher Belastung. Von Bauchmuskeltraining sollte für 3 Monate abgesehen werden.

13.2 Lipoabdominoplastik

Die Kombination der Abdominoplastik und einer Liposuktion (Lipoabdominoplastik) führte zunächst zu unbefriedigenden Ergebnissen. Insbesondere in den 1990er Jahren gab es eine Reihe von Veröffentlichungen, welche im Ergebnis von einer ausgedehnten Unterminierung des gesamten Bauches bei Liposuktion während einer Abdominoplastik aufgrund einer erhöhten Komplikationsrate abrieten (Matarasso 1991; Matarasso 1995, Illouz 1992). Es folgte die Entwicklung eines sicheren Verfahrens der Lipoabdominoplastik, bei dem unter Einbeziehung anatomischer Grenzen wie auch Berücksichtigung der Durchblutungsverhältnisse bessere Ergebnisse erzielt werden konnten. Anfänglich postulierten viele Studien, dass gewisse Areale insbesondere seitlich der lateralen Ränder des Rektusmuskels von der Liposuktion ausgeschlossen werden sollten, um keine Kompromittierung der Durchblutungsverhältnisse zu verursachen (Uebel 2009). Heutzutage ist man von dieser Ansicht abgekommen (Saldanha et al. 2020). Die Lipoabdominoplastik ist sogar mit vollzirkumferenzieller Liposuktion zum Standard geworden und wird als komplikationsarmes Verfahren weltweit regelmäßig angewendet (Sozer et al. 2018). Die Komplikationsrate ist heute nahezu ähnlich der traditionellen Bauchdeckenstraffung (Saldanha et al. 2009; Ribeiro et al. 2016).

Im Vordergrund einer sicheren Verfahrensweise steht tatsächlich, dass die scharfe Unterminierung begrenzt wird, um die Perforatoren

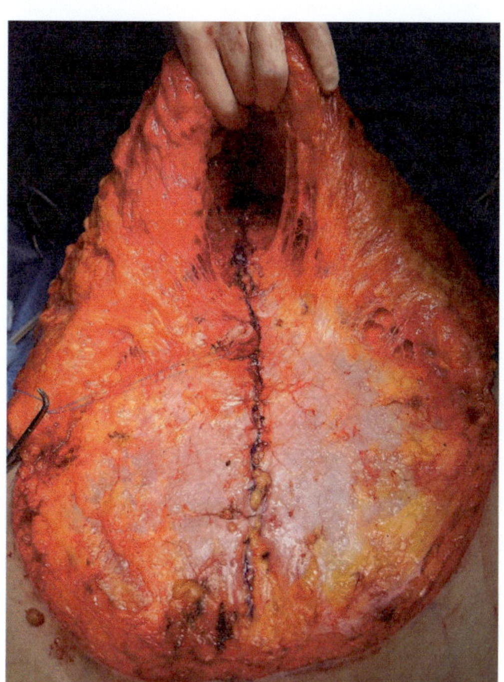

Abb. 13.6 Intraoperativer Situs nach Präparation des Bauchhautlappens und Resektion des Hautüberschusses. Man beachte die sehr schmal gehaltene Unterminierung kranial des Nabels zum Schutze wichtiger Perforatoren

des Bauchhautlappens zu schützen (Abb. 13.6). Gleichzeitig kann durch die ausgedehnte Liposuktion mittels stumpfer Kanüle der Bauchhautlappen ausreichend mobilisiert werden, ohne die Durchblutung zu kompromittieren. Die Vorteile einer Liposuktion sind neben diesen Aspekten auch eine bessere Konturierung der Körperform. Zudem ist auch eine gewisse Retraktionsfähigkeit der Haut nach durchgeführter Liposuktion bekannt und wurde bereits durch einige Studien der letzten Jahre beschrieben (El-Mrakby & Millner 2002; Taylor et al. 1991; Bank und Perez 1999). Insbesondere die Bauchregion gilt als Areal mit guter Hautrückbildung nach Liposuktion. Die Hautretraktionsfähigkeit kann noch höher sein, wenn eine Fettabsaugung direkt unter der Haut (subdermal) durchgeführt wird (Goddio 1991, 1992, Pollack 1999). Einen nennenswerten Effekt auf Dehnungsstreifen und die Hautqualität hat die Liposuktion allerdings nicht. Bei postbariatrischen Patienten empfiehlt sich aufgrund der ausgedehnten Hautüberschüsse eine längere Schnittführung zu den Außenseiten, als es ansonsten bei der Lipoabdominoplastik üblich ist. Diese Version der sog. „extended lipoabdominoplasty" eignet sich besser zur Behandlung von postbariatrischen Patienten und kann durch die Umverteilung nach lateral durchaus auch eine mediane Schnittführung im Sinne der Fleur-de-Lis-Abdominoplastik manchmal verhindern (Motamedi et al. 2022) (Abb. 13.7, 13.8, 13.9 und 13.10).

13.2.1 Präoperative Markierung

Die präoperative Markierung unterscheidet sich nur unwesentlich von der einer konventionellen Abdominoplastik. Wichtig ist es hier insbesondere, die Areale, die es im Rahmen einer Liposuktion zu behandeln gilt, ebenfalls zu markieren. Die Patienten werden am Morgen der Operation wach und stehend angezeichnet. Markiert werden in erster Linie die abzusaugenden Areale am Oberbauch sowie an den Flanken und der Taille. Neben der Markierung der Mittellinie erfolgte die horizontale Markierung der Schnittführung im Sinne einer konventionellen Abdominoplastik, wie zuvor beschrieben. Die Liposuktion kann vollumfänglich in allen Arealen und auch zirkulär durchgeführt werden. Der Unterbauch kann im geringeren Ausmaß abgesaugt werden, damit die Hebung des Bauchhautfettlappens bei der Präparation einfacher vonstatten geht.

> Es muss penibel darauf geachtet werden, das Unterhautfettgewebe nicht dünner als 1 cm Dicke (Pinch) abzusaugen, da ansonsten der dermale Plexus gefährdet werden kann und damit lokale Vollhautnekrosen möglich sind.

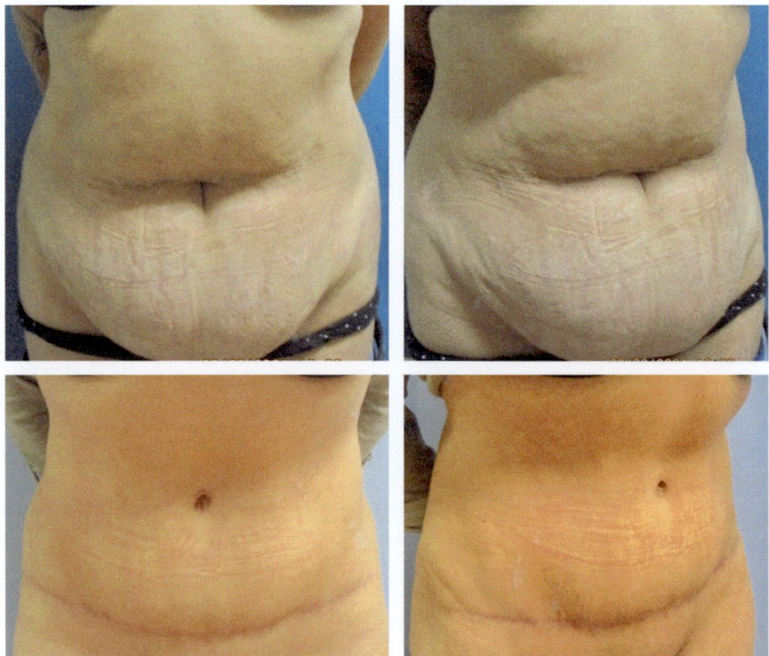

Abb. 13.7 53-jährige Patientin nach Schwangerschaften und Gewichtsverlust mit verbliebener Bauchhautfettschürze vor und 1 Jahr nach Lipoabdominoplastik

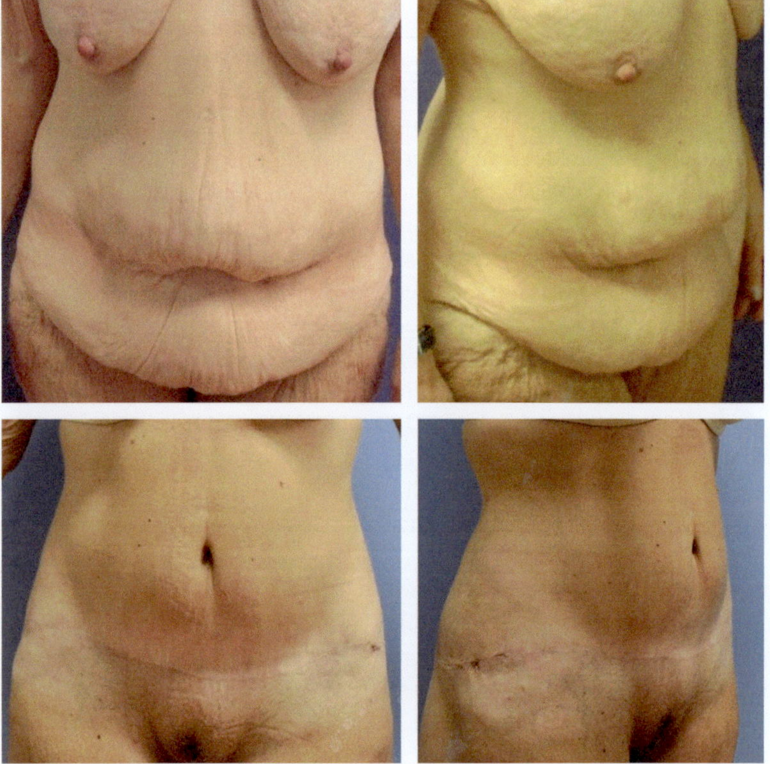

Abb. 13.8 54-jährige Patientin nach massivem Gewichtsverlust vor und 1 Jahr nach Lipoabdominoplastik

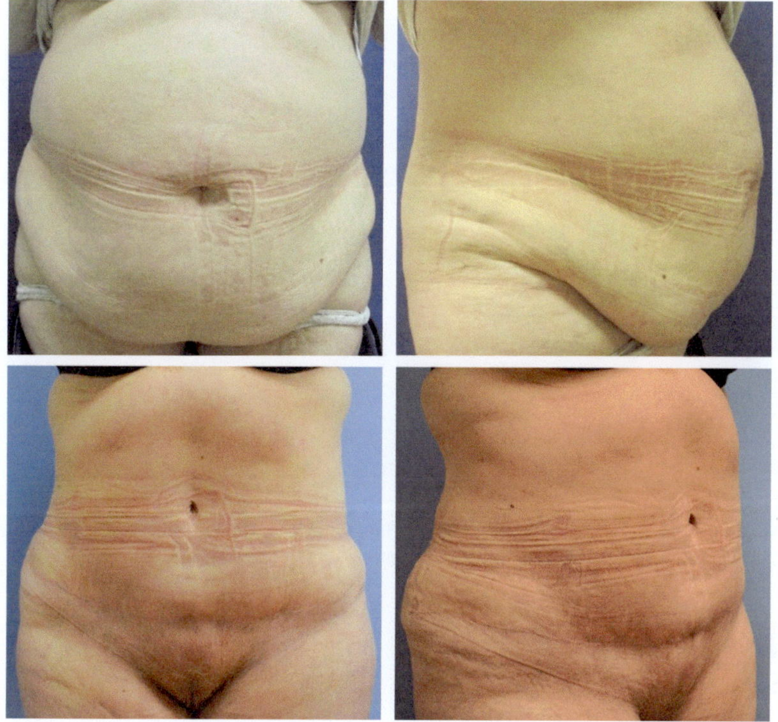

Abb. 13.9 57-jährige Patientin nach massivem Gewichtsverlust vor und 8 Monate nach Lipoabdominoplastik

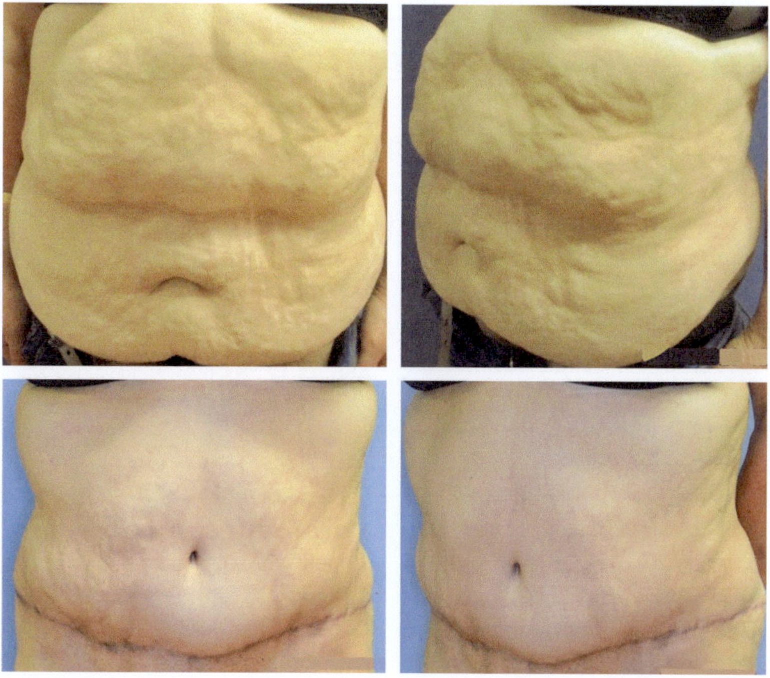

Abb. 13.10 56-jährige Patientin nach massivem Gewichtsverlust vor und 1 Jahr nach Lipoabdominoplastik

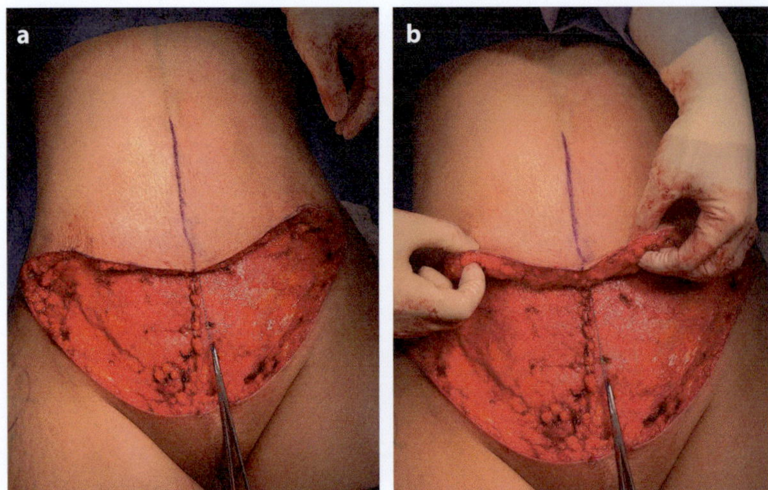

Abb. 13.11 Intraoperativer Situs nach Resektion des Hautüberschusses (a). Man beachte die gleichmäßig ausgedünnte subkutane Fettschicht des verbliebenen Bauchhautfettlappens (b)

13.2.2 Operationstechnik

Die Operationsvorbereitung ist analog zur konventionellen Technik. Es wird zunächst Tumeszenzlösung in den Oberbauch, die Flanken und Taille beidseits sowie in den Unterbauch und Mons pubis eingebracht. Die vibrationsassistierte Liposuktion erfolgt mit der 4- und 5-mm-Basket-Kanüle sowohl in der tiefen wie auch oberflächlichen Fettschicht, bis die Fettdicke ca. 1–2 cm (Pinch) beträgt (Motamedi et al. 2022; Wall und Lee 2016). Neben der vibrationsassistierten Liposuktion des Oberbauches erfolgt zudem immer eine Liposuktion der Flanken und Taillenregion zur besseren Konturierung. Durch die Liposuktion soll der Doppelbauch ausgedünnt und aufgelöst werden, um diesen nach Resektion der kaudalen Fettschürze ausreichend nach kaudal straffen zu können und die Retraktionsfähigkeit der Haut anzuregen, wie es bei konventionellen Liposuktionen der Fall ist. Hierdurch kann eine weitere Resektion in der vertikalen Ebene verhindert werden (Wall 2010). Die Kontrolle auf Symmetrie mittels Pinch-Testung ist obligat (Abb. 13.11). Über dem Xiphoid wird mit 3–0 Ethilon ein Lot als feste Mittellinie gesetzt. Sodann erfolgen die üblichen operativen Schritte der Abdominoplastik, wie bereits zuvor erwähnt. Vor dem Hautverschluss werden der Bauchlappen wie auch die Flanken- und Taillenregion ausmassiert, um die restliche Flüssigkeit zu entfernen und so lange Liegezeiten von Redondrainagen zu vermeiden (Abb. 13.12)

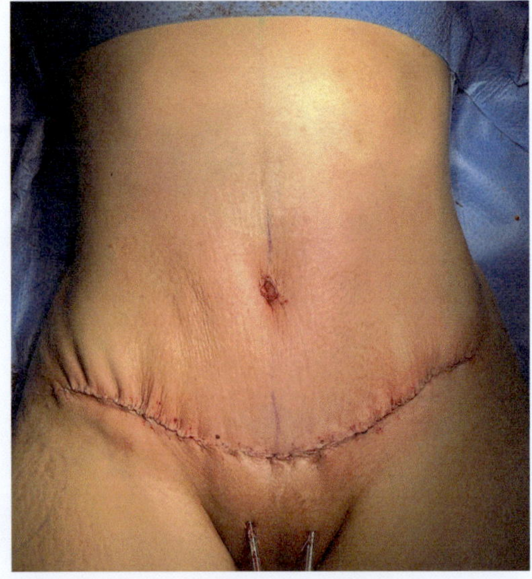

Abb. 13.12 Nach abgeschlossener Hautnaht, Endergebnis einer Lipoabdominoplastik auf dem Operationstisch

Falls vor dem Hautverschluss noch kleinere Unebenheiten bestehen sollten, kann mittels einer vibrationsassistierten 5-mm-Basket-Kanüle ohne Sog am gesamten Abdomen und der Flankenregion, insbesondere aber am Oberbauch eine Auflockerung und Nivellierung durchgeführt werden.

13.2.3 Postoperatives Management

Direkt am Ende der Operation erfolgt das Anlegen eines Kompressionsbauchverbandes. Die Patienten müssen 24 h postoperativ eine strenge Bettruhe einhalten. Die Antithromboseprophylaxe ist zwingend durchzuführen mit niedermolekularen Heparinen. Nach Mobilisation werden die Drainagen am 2. postoperativen Tag entfernt und die Patienten können in die ambulante Weiterbehandlung entlassen werden. Die Kompressionswäsche wird 6 Wochen tags und nachts getragen, anschließend weitere 6 Wochen bei körperlicher Belastung. Von Bauchmuskeltraining sollte für 3 Monate abgesehen werden.

13.3 Komplikationen

Nach aktueller Studienlage ist das Risiko, Komplikationen nach körperkonturierenden Maßnahmen zu entwickeln, bei Patienten nach bariatrischen Operationen mit einem BMI >30 kg/m^2 um ca. 37 % höher (Marouf & Mortada 2021).

Die Gesamtkomplikationsrate von Abdominoplastiken bei postbariatrischen Patienten, die in Zentren für postbariatrische Chirurgie operiert worden sind, liegt bei knapp 29,0–31,5 % (De Paep et al. 2021). Die häufigste Komplikation stellt das Serom dar mit Prävalenzangaben in der Literatur von ca. 13,3–16,4 %, gefolgt von Wundnahtdehiszenzen (9,6 %), postoperativen Infektionen (4,3 %) und Hämatomen (1,4–3,2 %). Eine Fettgewebsnekrose (0,5 %), Hautnekrose (0,3 %) sowie Thrombose und Embolie (0,3 %) konnten nur selten beobachtet werden. Auch spätere Narbenprobleme stellten nur 1 % aller Komplikationen dar (Marouf & Mortada 2021).

Die Durchführung von körperkonturierenden Eingriffen an postbariatrischen Patienten ist relativ sicher. Die meisten Komplikationen bedürfen häufig keiner großen chirurgischen Intervention, heilen entweder sekundär ab oder bedürfen nur minimal-invasiver Interventionen. Aufgrund der aktuellen Studienlage ist es nach wie vor empfehlenswert, die Gewichtsreduktion soweit abzuwarten, bis der BMI annähernd bei 30 kg/m^2 und kleiner ist.

Literatur

Bank DE, Perez MI (1999) Skin retraction after liposuction in patients over the age of 40. Dermatol Surg 25(9):673–676

De Paep K, Van Campenhout I, Van Cauwenberge S et al (2021) Post-bariatric abdominoplasty: identification of risk factors for complications. Obes Surg 31(7):3203–3209

El-Mrakby HH, Milner RH (2002) The vascular anatomy of the lower abdominal wall: a microdissection study on the deep inferior epigastric vessels and perforators branches. Plast Reconstr Surg 109(2):539–543

Goddio AS (1991) Skin retraction following suction lipectomy by treatment site a study of 500 procedures in 458 selected subjects. Plast Reconstr Surg 87(1):66–75

Goddio AS (1992) Cutaneous retraction. Data from liposuction and other clinical procedures, Ann Chir Plast Esthet. 37(2):194–201

Illouz YG (1992) A new safe and aesthetic approach to suction abdominoplasty. Aesthetic Plast Surg. Summer 16(3):237–245

Marouf A (2021Dec) Mortada H (2021) Complications of body contouring surgery in postbariatric patients: a systematic review and meta-analysis. Aesthetic Plast Surg 45(6):2810–2820

Matarasso A (1991) Abdominolipoplasty: a system of classification and treatment for combined abdominoplasty and suction-assisted lipectomy. Aesthetic Plast Surg. Spring 15(2):111–121

Matarasso A (1995Apr) (1995) Liposuction as an adjunct to a full abdominoplasty. Plast Reconstr Surg 95(5):829–836

Motamedi M, Almeida J, Allert S (2022) Lipoabdominoplastik in der postbariatrischen chirurgie: eine relevante alternative zur fleur-de-lyse-abdominoplastik? Handchir Mikrochir Plast Chir 54:1–8

Pollack SV (1999) Liposuction of the abdomen: the basics. Dermatol Clin 17(4):823–834

Ribeiro RC, Matos WN Jr, Cruz PFS (2016) Modified lipoabdominoplasty: updating concepts. Plast Reconstr Surg 138(1):38e–47e

Saldanha O, Ordenes AI, Goyeneche C (2020) Lipoabdominoplasty with anatomical definitionmore plastic and reconstructive surgery. 146(4):766–777

Saldanha OR, Federico R, Hence PF et al (2009) Lipoabdominoplasty. Plast Reconstr Surg 124(3):934–942

Sozer SO, Basaran K, Alim H (2018) Abdominoplasty with circumferential liposuction: a review of 1000 consecutive cases. Plast Reconstr Surg. Oct;142(4):891–901

Taylor GI, Watterson PA, Zest RG (1991) The vascular anatomy of the anterior abdominal wall: the basis for flap design. Perspec Plast Surg. 5:1–28

Uebel CO (2009) Lipoabdominoplasty: Revisiting the superior pull-down abdominal flap and new approaches. Aesthetic Plast Surg 33(3):366–376

Wall S Jr (2010) SAFE circumferential liposuction with abdominoplasty. Clin Plast Surg 37(3):485–501

Wall S Jr, Lee MR (2016) Separation, aspiration and fat equalization: safe liposuction concepts for comprehensive body contouring. Plast Reconstr Surg 138(6):1192–1201

Weiterführende Literatur

Chung JH, Kim KJ, Sohn SM et al (2021) A comparison of aesthetic outcomes of umbilicoplasty in breast reconstruction with abdominal flap: inverted-u versus vertical oval incision. Aesthetic Plast Surg 45(1):135–142

Herman CK, Hoschander AS, Wong A (2015) Post-bariatric body contouring. Aesthetic Surg. J 35:672–687

Joseph WJ, Sinno S, Brownstone ND (2016) Creating the Perfect Umbilicus: A Systematic Review of Recent Literature. Aesthetic Plast Surg, Jun;40(3):372–9

Restifo RJ (2021) Abdominoplasty in the massive weight loss patient: are aesthetic goals and safety mutually exclusive? Aesthetic Surgery Journal Open Forum, Volume 3, Issue 2

Rubin JP, Matarasso A (2006) Aesthetic surgery after massive weight loss, saunders elsevier; 1. Edition, Chapter 4: Approach to the abdomen after weight loss: 49–67

Sadeghi P, Duarte-Bateman D, Ma W et al (2022) Post-bariatric plastic surgery: abdominoplasty, the state of the art in body contouring. J Clin Med 11:4315

Schlosshauer T, Kiehlmann M, Jung D et al (2021) Post-bariatric abdominoplasty: analysis of 406 cases with focus on risk factors and complications. Aesthet Surg J 41:59–71

Vidal P, Berner JE, Will PA (2017) Managing complications in abdominoplasty: a literature review. Arch Plast Surg 44:457–468

Rektusdiastasenversorgung 14

Melodi Motamedi und Alexander Hämmerle

Inhaltsverzeichnis

Postbariatrische Patienten und insbesondere weibliche Patienten nach Schwangerschaften präsentieren häufig nicht nur einen Weichteilüberschuss an Haut und Subkutangewebe am Bauch, sondern in der Regel auch mindestens eine Schwäche der Rektusmuskulatur (Rektusdiastase) und des Öfteren auch Bauchwandbrüche. Als plastische Chirurgen sollten wir im Rahmen einer Abdominoplastik immer mit derartigen Befunden rechnen und diese, wenn möglich, präoperativ abklären lassen. Inwieweit Bauchwandbrüche und -schwächen ohne die Zuhilfenahme eines Allgemeinchirurgen behandelt werden, hängt vom Befund und dessen Ausmaß ab, sowie auch von der Erfahrung des Operateurs. Im Folgenden möchten wir die Kombination aus Bauchwandkonturierung zusammen mit der Korrektur einer Rektusdiastase bzw. Hernien beschreiben.

Der Musculus rectus abdominis hat seinen Ursprung in zwei parallelen Strängen vom 5. bis zum 7. Rippenknorpel und am Xiphoid. Er setzt am Os pubis an. Zwischen den beiden Muskelsträngen, in der Mittellinie des Abdomens, befindet sich die sog. Linea alba; hierbei handelt sich um eine straffe Bindegewebsschicht, welche im Normalfall maximal 2 cm breit ist und die beiden großen Muskelstränge rechts und links von ihr verbindet.

Als Folge von starker Belastung der Bauchwand kann es zu einer Überdehnung dieser Bindegewebsschicht kommen, wodurch sich ein Spalt bildet. Die Rektusdiastase kann Ausmaße von wenigen Zentimetern annehmen und in Extremfällen bis zu 30 cm verbreitert sein. Im Durchschnitt ist sie ca. 5–7 cm breit. Die Rektusdiastase kann in 4 Typen eingeteilt werden (Tab. 14.1) (Keramidas et al. 2022).

Die Rektusdiastase ist in der Regel erworben im Rahmen von Schwangerschaften, insbesondere Mehrlingsschwangerschaften, oder verursacht durch ausgedehntes Übergewicht mit

M. Motamedi (✉)
Klinik für Plastische und Ästhetische Chirurgie, Handchirurgie, Sana Klinikum Hameln-Pyrmont, Hameln, Deutschland
E-Mail: melodi.motamedi@sana.de

A. Hämmerle
Klinik für Allgemein- und Viszeralchirurgie, Sana Klinikum Hameln-Pyrmont, Hameln, Deutschland
E-Mail: alexander.haemmerle@sana.de

A. Gueven und S. Allert (Hrsg.), *Postbariatrische Chirurgie*, https://doi.org/10.1007/978-3-662-69269-1_14

Tab 14.1 Einteilung der Rektusdiastase

Typ A	Milde Rektusdiastase	2–3 cm
Typ B	Moderate Rektusdiastase	3–5 cm
Typ C	Ausgeprägte Rektusdiastase	5–7 cm
Typ D	Sehr ausgeprägte Rektusdiastase	> 7 cm

viszeralen Fettansammlungen (Abb. 14.1 und 14.2). Kraftsport und durch Obstipation verursachtes häufiges Pressen können ebenfalls ursächlich für eine erworbene Rektusschwäche sein. Frauen sind häufiger betroffen als Männer. Selten handelt es sich um eine angeborene Fehlbildung. In solch einem Fall laufen die Bauchmuskeln von Geburt an nicht parallel, dadurch wölbt sich der Bauch sichtbar nach vorne. Dies lässt sich allerdings erst bei Heranwachsenden erkennen, da Säuglinge in der Regel noch einen Spalt zwischen den Bauchmuskeln besitzen. Diese „Lücke“ verschwindet, sobald die Kinder anfangen zu laufen.

Eine schwach ausgeprägte Rektusdiastase verursacht in der Regel keine Symptome. Größere Befunde können allerdings die Rektusmuskulatur in ihrer Stütz- und Haltefunktion als Gegenspieler der Rückenmuskulatur erheblich beeinträchtigen, sodass Rückenschmerzen häufig Folge dieser Deformität sein können. Zudem kann eine abgeschwächte Linea alba die Entstehung von Hernien begünstigen. Häufig wird jedoch ein durch die Rektusdiastase aufgebrauchter Nabeltrichter mit einer Nabelhernie verwechselt. Die Rektusdiastase soll zudem auch urogenitale Beschwerden wie Harn- und Stuhlinkontinenz begünstigen.

> Eine ausgeprägte Rektusdiastase kann zu Rückenschmerzen führen, da die Rektusmuskulatur in ihrer Stütz- und Haltefunktion als Gegenspieler der Rückenmuskulatur beeinträchtigt ist. Die abgeschwächte Linea alba begünstigt die Entstehung von Hernien.

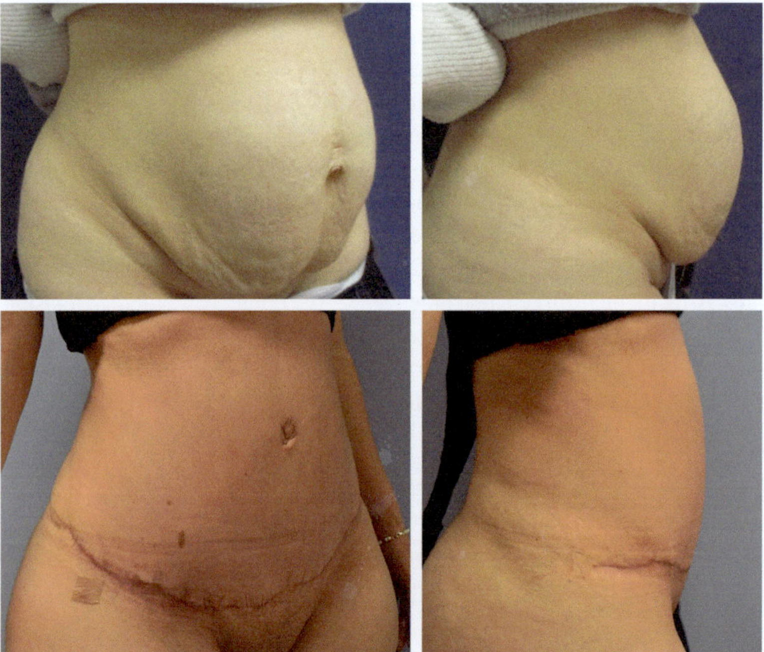

Abb. 14.1 36-jährige Patienten mit ausgedehnter Rektusdiastase nach Zwillingsschwangerschaft vor und 6 Monaten nach doppelter Rektusplikatur

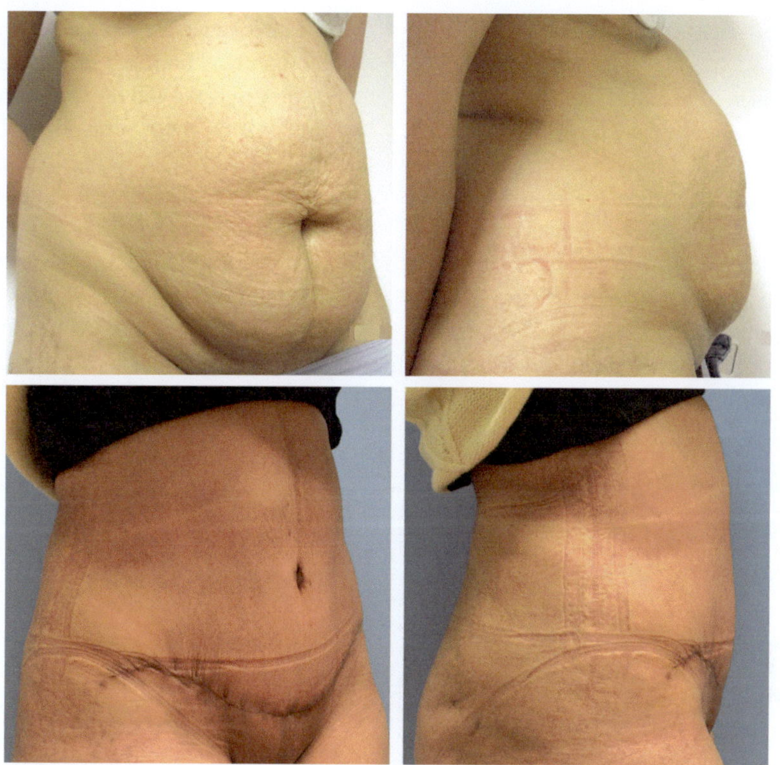

Abb. 14.2 42-jährige Patientin mit einer symptomatischen Rektusdiastase mit Nabelhernie nach zwei Schwangerschaften vor und 6 Monaten nach Netzeinlage in Sublay-Technik

Im Rahmen einer Abdominoplastik und Konturierung des Abdomens ist ein „flacher" Bauch unverzichtbar, sodass eine Rektusdiastase in jedem Falle zu Gunsten eines besseren ästhetischen Ergebnisses adressiert werden sollte. Grundsätzlich kann die Rektusdiastase offen im Rahmen einer Abdominoplastik oder geschlossen im laparoskopischen Sinne durchgeführt werden. Welche Technik für den Patienten am besten geeignet ist, hängt tatsächlich auch vom Hautweichteilüberschuss und der Indikation zur Entfernung dieser im Rahmen einer (Lipo-)Abdominoplastik und von bestehenden Hernien ab. Neue Studien zeigten, dass sowohl der offene wie auch der laparoskopische Zugang zur Korrektur der Rektusdiastase sehr gute Langzeitergebnisse mit einer niedrigen Komplikations- und Rezidivrate aufweisen (Jessen et al. 2019; El Hawary et al. 2020). Der Einsatz von Netzen ist nicht immer obligat und nur in seltenen Fällen der Rektusplikatur überlegen (Mommers et al. 2017). Die Autoren empfehlen die Netzeinlage gemäß der Leitlinie der European Hernia Society (EHS) bei bestehenden Hernien oder Rezidivhernien in Kombination mit einer Rektusdiastase. Auch die Deutsche Herniengesellschaft (DHG) sieht die gleichzeitig bestehenden symptomatischen Mittellinienhernien als Indikation zur Operation der Rektusdiastase an (Reinpold et al. 2019).

Diskutiert wird häufig auch, welche Art von Nahtmaterial bei der Rektusplikatur eingesetzt werden sollte. Die aktuelle Studienlage legt nahe, dass sowohl nichtresorbierbare Fäden (Nylon) sowie auch langsam resorbierbare Fäden (PDS) sich zur Rektusplikatur eignen (Birdsell et al. 1981; Lockwood 1998; Nahas et al. 2011, 2019; El Hawary et al. 2020).

14.1 Operationstechnik

Im Rahmen einer Abdominoplastik wird zwangsläufig der offene Zugang zur Korrektur der Rektusdiastase durchgeführt. Daher werden wir im Folgenden ausschließlich auf diese Technik eingehen. Es gibt viele unterschiedliche Nahttechniken und auch Empfehlungen zum Nahtmaterial. Neuere Studien zeigen, dass alle Nahttechniken (ein- versus zweischichtig) sowie auch die Verwendung von verschiedenen Nahtmaterialien (absorbierbares versus permanentes Nahtmaterial) im Outcome kaum Unterschiede aufweisen. Dies deckt sich mit unseren klinischen Erfahrungen.

Nach Abschluss der Präparation des Bauchhautfettlappens vom Schambein bis zum Xiphoid, lässt sich die Rektusdiastase bei Kontraktion des Muskels unter Anwendung des Monopolars gut darstellen. Diese kann man ellipsenförmig markieren. Bei einer wenig ausgeprägten Rektusdiastase (<5 cm) reicht in der Regel eine einschichtige Naht vom Xiphoid bis zum Schambein mit invertierten Flaschenzugnähten mit Vicryl 0 (Abb. 14.3a).

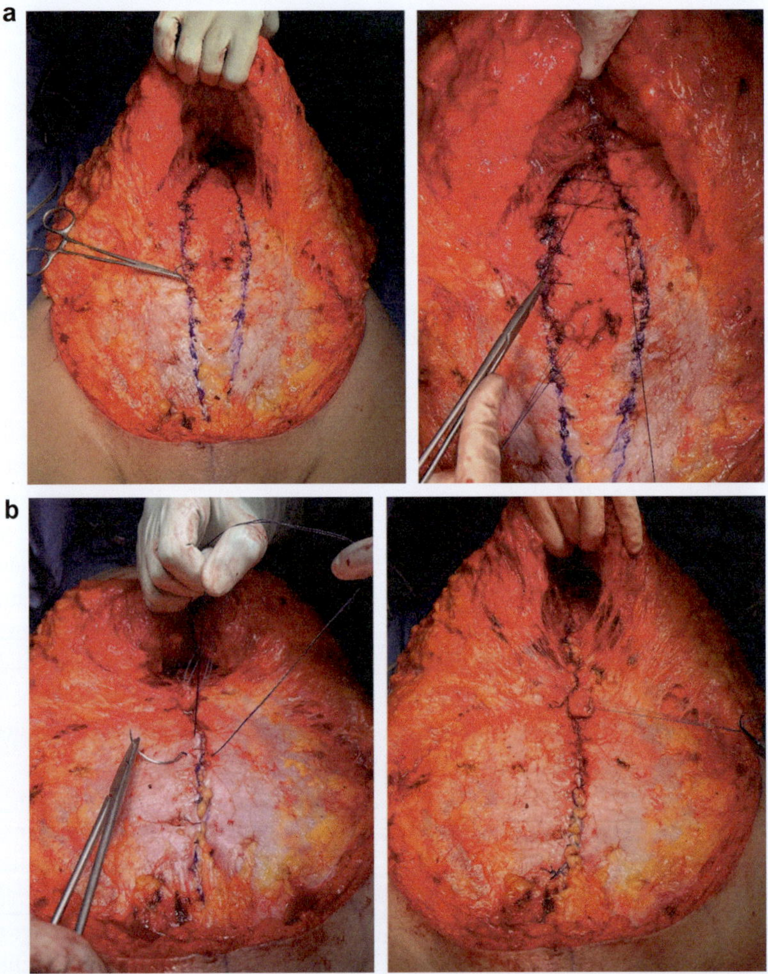

Abb. 14.3 Patientin mit einer Rektusdiastase von 6 cm, die mit doppelter Plikatur versorgt wird. Markierung der Rektusdiastase sowie invertierte Flaschenzugnähte mit Vicryl 0 (a) und zusätzlich eine fortlaufende überwendliche Schlingennaht mit PDS 1 zum kompletten Verschluss der Rektusdiastase (b)

Wenn die Rektusdiastase ca. 5 cm und größer breit ist, empfehlen wir eine zweischichtige Naht zunächst mit invertierten Flaschenzugnähten mit Vicryl 0 sowie anschließend eine fortlaufende überwendliche Naht mit PDS 1 als Schlingennaht (Abb. 14.3b). Die Schlingennaht sollte ca. 2 cm kranial und kaudal des Nabels unterbrochen werden, um die Nabeldurchblutung nicht zu kompromittieren.

Die unterschiedlichen Nahttechniken haben keine relevanten Unterschiede im Outcome gezeigt. Die Autoren versorgen Rektusdiastasen unter 5 cm Breite mit invertierten Flaschenzugnähten mit Vicryl 0. Ab einer Breite von 5 cm und größer kommt dazu eine zusätzliche fortlaufende überwendliche Naht mit PDS 1 als Schlingennaht.

Eine zusätzliche Netzeinlage in der üblichen Sublaytechnik mit Raffung des hinteren Blattes sollte bei einer neben der Rektusdiastase bestehenden Hernie bzw. Rezidivhernie durchgeführt werden (Abb. 14.4). Diese werden wir in diesem Kapitel nicht weiter ausführen, da es sich hierbei um die übliche Sublay-Technik handelt. Es muss jedoch erwähnt werden, dass bei dieser Technik die Nabeldurchblutung gefährdet ist und der Original-Nabel gegebenenfalls nicht erhalten werden kann, sodass ein Neo-Nabel rekonstruiert werden muss. Dies sollte präoperativ mit den Patienten besprochen werden.

Nach Abschluss der Rektusnaht empfehlen wir zur analgetischen Therapie die Gabe von Bupivacain (7,5 mg/ml), wobei wir insgesamt 20 ml in die Rektusfaszie beidseits als kleine Depots von kranial nach kaudal applizieren.

14.2 Postoperatives Management

Die Kompressionswäsche wird direkt postoperativ angelegt und 6 Wochen tags und nachts getragen. In diesem Zeitraum sollte von sportlicher Betätigung abgesehen werden. Anschließend sollte die Kompressionswäsche weitere 6 Wochen bei körperlicher Belastung getragen werden. Von Bauchmuskeltraining sollte für 3 Monate abgesehen werden. In den ersten 6 Wochen empfehlen wir, blähende Nahrungsmittel zu vermeiden.

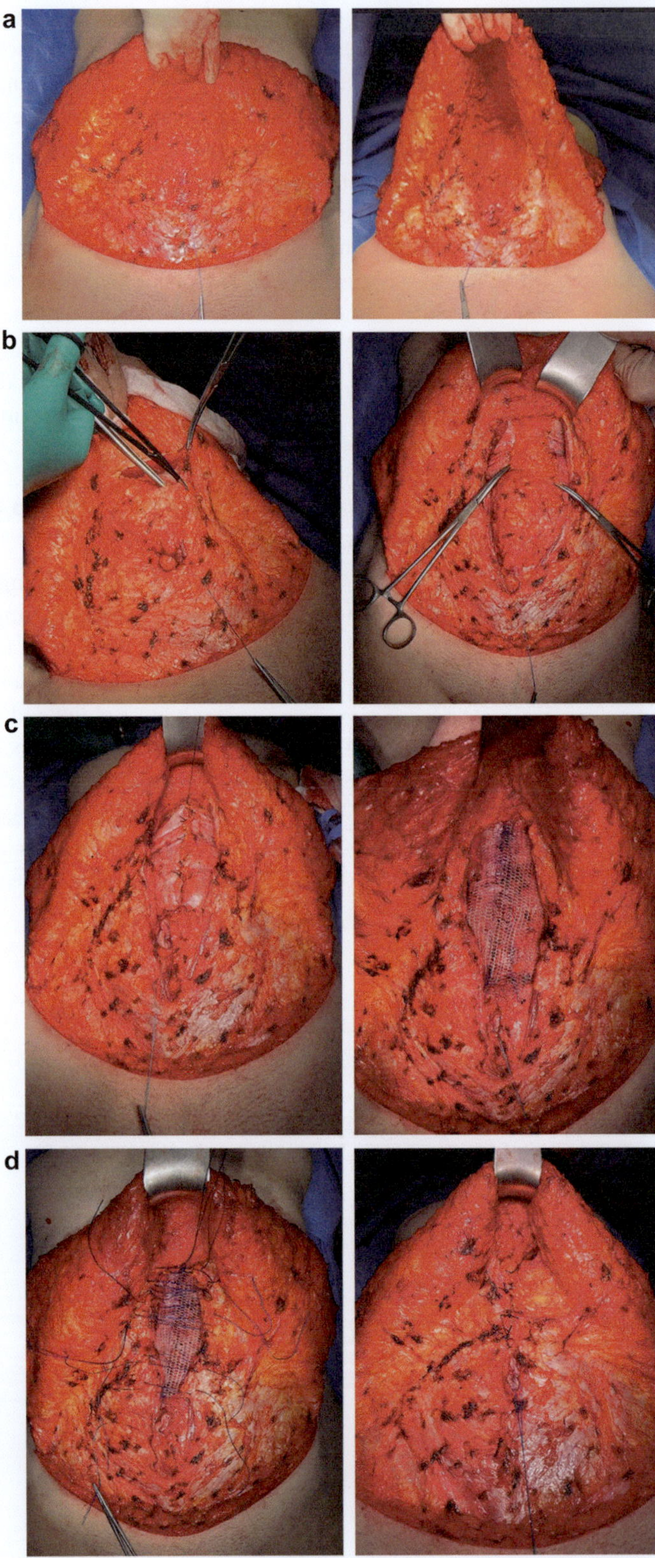

Abb. 14.4 Patientin mit einer 15 cm breiten Rektusdiastase und Hernie nach Zwillingsschwangerschaft (a). Eröffnen des vorderen Blattes der Rektusfaszie und Darstellen des hinteren Blattes (b). Naht des hinteren Blattes mit 2–0 Vicryl und Einlage eines nichtresorbierbaren Netzes mit Fixierungsnähten mit nichtresorbierbaren Nylonfäden (c). Verschluss des vorderen Blattes der Rektusfaszie mit einer fortlaufenden 1 PDS-Naht und einer intermittierenden 2–0 Vicryl-Naht, sowie abgeschlossene Rektusdiastasenrekonstruktion (d)

Literatur

Birdsell DC, Gavelin GE, Kemsley GM et al (1981) „Staying power"--absorbable vs. nonabsorbable. Plast Reconstr Surg. 68(5):742–5

El Hawary H, Abdelhamid K, Meng F et al (2020) A comprehensive, evidence-based literature review of the surgical treatment of rectus diastasis. Plast Reconstr Surg 146(5):1151–1164

Jessen ML, Öberg S, Rosenberg J (2019) Treatment options for abdominal rectus diastasis. Front Surg. 19(6):65

Keramidas E, Rodopoulou S, Gavala MI (2022) A proposed classification and treatment algorithm for rectus diastasis: a prospective study. Aesthetic Plast Surg 46(5):2323–2332

Lockwood T (1998) Rectus muscle diastasis in males: primary indication for endoscopically assisted abdominoplasty. Plast Reconstr Surg. 101(6):1685–91; discussion 1692–4

Mommers EHH, Ponten JEH, Al Omar AK et al (2017) The general surgeon's perspective of rectus diastasis. A systematic review of treatment options. Surg Endosc. 31(12):4934–4949

Nahas FX, Faustino LD, Ferreira LM (2019) Abdominal wall plication and correction of deformities of the myoaponeurotic layer: focusing on materials and techniques used for synthesis. Aesthet Surg J. 14;39(Suppl_2):S78-S84

Nahas FX, Ferreira LM, Ely PB et al (2011) Rectus diastasis corrected with absorbable suture: a long-term evaluation. Aesthetic Plast Surg 35(1):43–48

Reinpold W, Köckerling F, Bittner R et al (2019) Classification of Rectus Diastasis-A Proposal by the German Hernia Society (DHG) and the International Endohernia Society (IEHS). Front Surg. 28(6):1

Weiterführende Literatur

Emanuelsson P, Gunnarsson U, Dahlstrand U et al (2016) Operative correction of abdominal rectus diastasis (ARD) reduces pain and improves abdominal wall muscle strength: a randomized, prospective trial comparing retromuscular mesh repair to double-row, self-retaining sutures. Surgery 160(5):1367–1375

Emanuelsson P, Gunnarsson U, Strigård K et al (2014) Early complications, pain, and quality of life after reconstructive surgery for abdominal rectus muscle diastasis: a 3-month follow-up. J Plast Reconstr Aesthet Surg 67(8):1082–1088

Nahas FX, Augusto SM, Ghelfond C (2001) Nylon versus polydioxanone in the correction of rectus diastasis. Plast Reconstr Surg 107(3):700–706

Spitznagle TM, Leong FC, Van Dillen LR (2007) Prevalence of diastasis recti abdominis in a urogynecological patient population. Int Urogynecol J Pelvic Floor Dysfunct 18(3):321–328

Van Kerckhoven L, Nevens T, Van De Winkel N et al (2021) Treatment of rectus diastasis: should the midline always be reinforced with mesh? A systematic review. J Plast Reconstr Aesthet Surg 74(8):1870–1880

Invers-T- und Fleur-de-Lys-Abdominoplastik

15

Adrian Dragu, Michele Rudari und Seyed Arash Alawi

Inhaltsverzeichnis

Begriffsdefinition: In der Literatur werden die Begriffe nicht einheitlich verwendet. Für eine klare Abgrenzung werden diese wie folgt definiert:

Invers-T-Abdominoplastik: Bei der Invers-T-Abdominoplastik wird ein horizontaler Schnitt entlang der Unterbauchlinie gesetzt, ähnlich wie bei der klassischen Bauchdeckenstraffung. Ein vertikaler Schnitt verläuft senkrecht von dieser Unterbauchlinie bis zum Xiphoid. Der Hautverschluss mittels Dreiecksnaht bildet ein „umgedrehtes T-förmiges“ Muster. Bei Überschüssen im Bereich des Mons pubis kann die horizontale Schnittlinie bogenförmig tiefer gesetzt werden, um diese zu adressieren.

A. Dragu (✉) · M. Rudari · S. A. Alawi
Abteilung für Plastische und Handchirurgie, UniversitätsCentrum für Orthopädie, Unfall- und Plastische Chirurgie, Universitätsklinikum Carl Gustav Carus Dresden, Technische Universität Dresden, Dresden, Deutschland
E-Mail: adrian.dragu@ukdd.de

Fleur-de-Lys-Abdominoplastik (FDL): Im Gegensatz dazu beinhaltet die Fleur-de-Lys-Abdominoplastik zusätzlich einen vertikalen Schnitt von der Unterbauchlinie Richtung Mons pubis, um diesen mehr zu straffen. Der Hautverschluss erfolgt dann mit einer Vierecksnaht (Abb. 15.1).

Die Invers-T-Abdominoplastik ist besonders geeignet für Patienten mit einem ausgeprägten Hautüberschuss, welcher über die Korrektur des horizontalen Vektors nicht ausreichend gestrafft werden kann (Abb. 15.2). Hauptsächlich sind solche ausgedehnten Hautüberschüsse auf eine Schwangerschaft oder einen signifikanten Gewichtsverlust zurückzuführen. Sie ist eine gute Wahl für diejenigen, die eine Straffung im mittleren und oberen Bereich des Abdomens benötigen (Abb. 15.3).

Die Fleur-de-Lys-Abdominoplastik hingegen ist besonders geeignet für Patienten mit einem zusätzlichen ausgeprägten Hautüberschuss im Bereich des Mons pubis (Abb. 15.4). Diese Technik ermöglicht es, die Haut und das Fettgewebe an den Seiten des Unterbauches zusätzlich zu entfernen, was zu einer besseren

A. Gueven und S. Allert (Hrsg.), *Postbariatrische Chirurgie*, https://doi.org/10.1007/978-3-662-69269-1_15

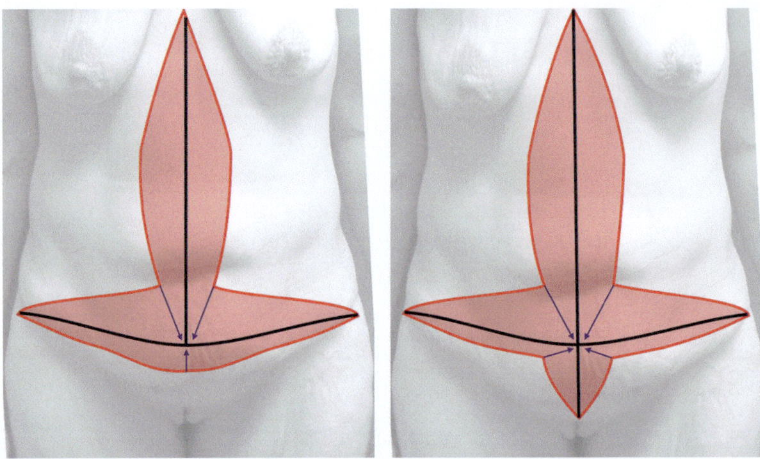

Abb. 15.1 Schematische Darstellung der Resektionsfigur (rot) und Narbenlinie (schwarz) einer Invers-T- und FDL-Abdominoplastik, sowie der Zugvektoren (lila Pfeile)

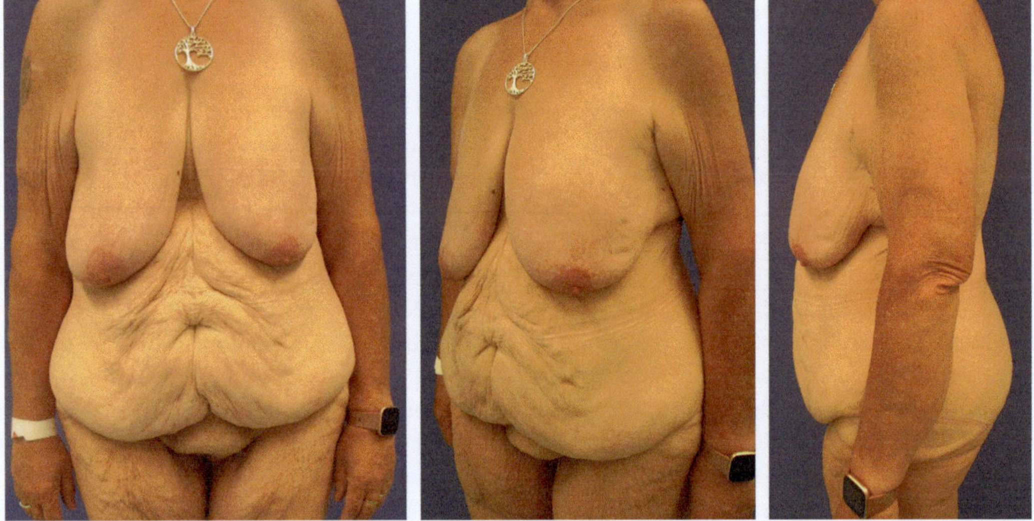

Abb. 15.2 Patientin mit ausgedehntem Hautüberschuss am Abdomen und Indikation zur Invers-T-Abdominoplastik

Konturierung des Unterbauches sowie des Mons pubis führt (Abb. 15.5). Sie ist jedoch eine deutlich invasivere Technik im Vergleich zur Invers-T-Abdominoplastik und kann aufgrund der notwendigen Vierecksnaht zu einer höheren Komplikationsrate führen.

Die Kenntnis der Anatomie der Bauchregion ist entscheidend für die Erzielung optimaler Ergebnisse bei der Abdominoplastik. Mit ausreichendem Wissen über die Anatomie kann der plastische Chirurg seine Techniken an die Bedürfnisse des Patienten anpassen und Komplikationen minimieren (Nahai 2010). Es ist jedoch wichtig, dass Patienten realistische Erwartungen haben und sich über mögliche Risiken und Komplikationen im Klaren sind, bevor sie sich für eine Abdominoplastik entscheiden. Patienten mit Adipositas, Tabakkonsum, Diabetes und Hypertonie, die sich einer Körperkonturierung unterziehen, haben ein erhöhtes Risiko, Wunddehiszenz, Hämatome und Infektionen im Operationsgebiet zu entwickeln (Garoosi et al. 2023). Eine ausführliche Beratung mit einem erfahrenen Facharzt für plastische Chirurgie ist

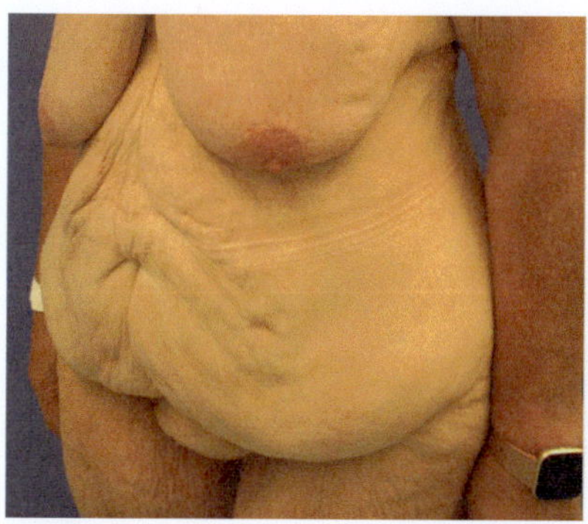
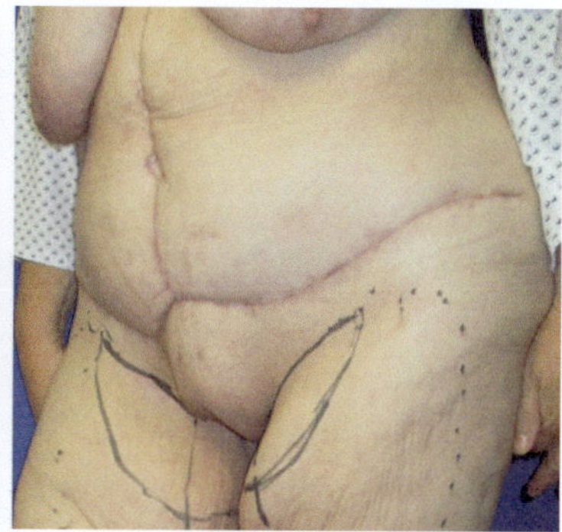

Abb. 15.3 Patientin aus 15.2 vor und nach Invers-T-Abdominoplastik (und vor geplanter Oberschenkelstraffung)

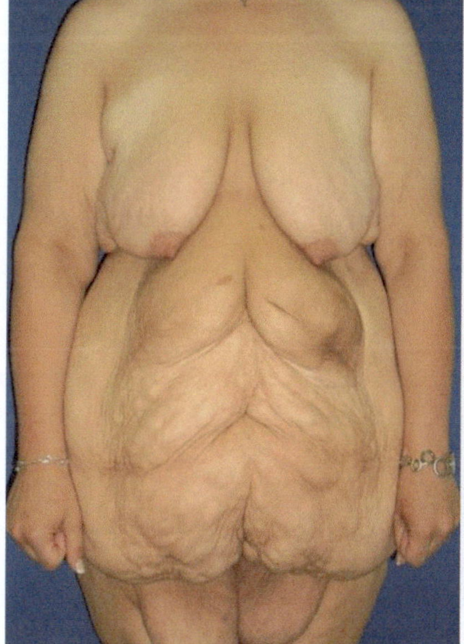
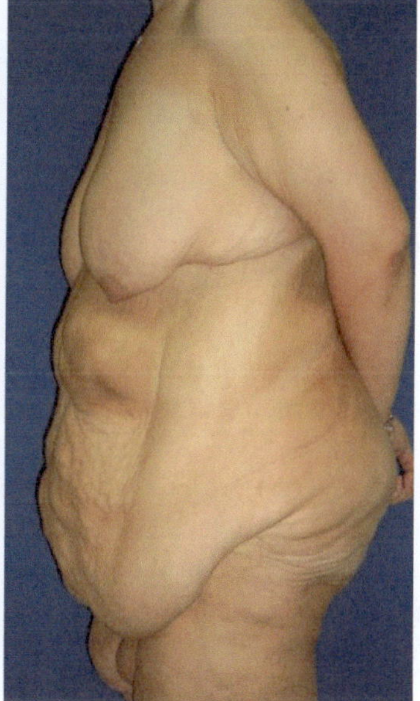

Abb. 15.4 Patientin mit massivem Hautüberschuss am Abdomen und ausgeprägtem Hautüberschuss am Mons pubis vor Fleur-de-Lys-Abdominoplastik

unerlässlich, um die beste Technik für jeden Patienten zu wählen (S3-Leitlinie – Chirurgie der Adipositas und metabolischer Erkrankungen 2018).

15.1 Präoperative Planung

Die Planung einer Invers-T- oder Fleur-de-Lys-Abdominoplastik beginnt mit einer gründlichen Anamnese und körperlichen Untersuchung des Patienten. Dabei werden u. a. die medizinische Vorgeschichte, aktuelle Medikamenteneinnahme und Allergien erhoben. Es ist auch wichtig, die Erwartungen und Ziele des Patienten in Bezug auf das Ergebnis der Operation zu erfassen. Wichtig dabei ist es auch, frühere Operationen, insbesondere im Unter- und Oberbauchbereich (z. B. Sectio, Rippenbogenrandschnitt, Laparotomie etc.) zu berücksichtigen. Diese können erheblichen Einfluss auf die Planung und Durchführung der Abdominoplastik haben und sollten im Vorfeld mit dem behandelnden Arzt besprochen werden. Eine wichtige Rolle in der Planung spielen eine detaillierte und standardisierte Fotodokumentation des Patienten, sowohl im Stehen

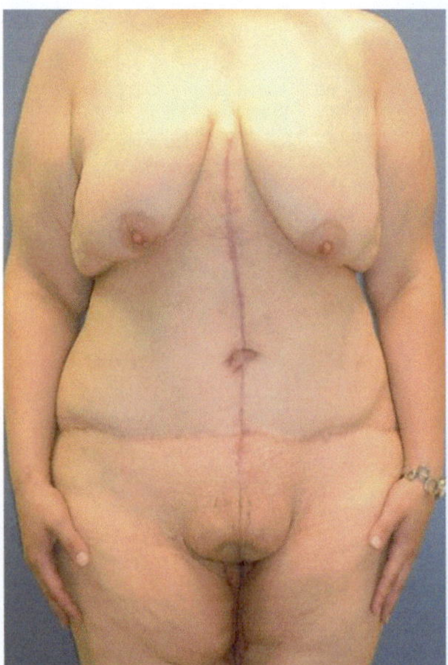
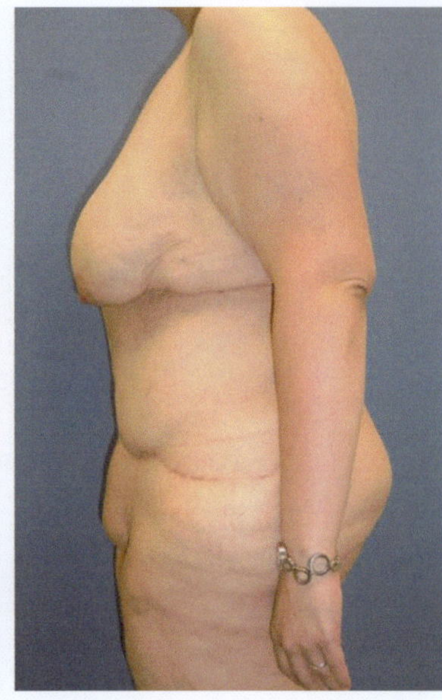

Abb. 15.5 Patientin aus 15.4 nach erfolgter Fleur-de-Lys-Abdominoplastik

als auch im Liegen. Diese Fotos dienen dazu, die Ausdehnung der Gewebeüberschüsse, der Hautqualität und eventuelle Asymmetrien zu beurteilen und zu dokumentieren und die notwendige Weichteilentfernung genau zu planen. Nach der Anamnese und körperlichen Untersuchung wird die Anzeichnung des zu entfernenden Gewebes und der zu formenden Körpersilhouette durchgeführt. Diese Anzeichnung erfolgt in Rücksprache mit dem Patienten, um seine Wünsche und Erwartungen bestmöglich zu berücksichtigen und zu besprechen. Es ist wichtig, dass der Patient das geplante Ergebnis versteht und seine Zustimmung zur Operation gibt. Eine wichtige Komponente der Planung ist daher die mündliche und schriftliche Aufklärung des Patienten über die möglichen Chancen und Risiken der Operation. Die möglichen Komplikationen bei der Durchführung dieser beiden operativen Techniken müssen mit dem Patienten offen und transparent besprochen werden. Zu einer vollständigen und korrekten Aufklärung gehören insbesondere Thrombosen, Embolien, Nachblutungen, Infektionen, Wundheilungsstörungen, Asymmetrien, Serome und Sensibilitätsstörungen der Haut. Dazu gehören auch Schmerzen und gegebenenfalls eine lange und sichtbare unschöne Narbenbildung. Narben sind ein unvermeidlicher Teil jeder Operation, und es ist wichtig, den Patienten über die Art und Lage der Narben aufzuklären und die Erwartungen hinsichtlich ihres Aussehens und ihrer Verheilung zu managen. Eine aktuelle Studie hat gezeigt, dass eine gründliche Aufklärung der Patienten über die Risiken und möglichen Komplikationen der Abdominoplastik die Patientenzufriedenheit und das Ergebnis der Operation verbessern kann (Momeni et al. 2009; Larsen et al. 2007).

Bei Anzeichnung der präoperativen Markierung sind zwei Grundprinzipien von großer Bedeutung für die präoperative Planung. Primär ist es von entscheidender Bedeutung, die echte anatomische ventrale Medianlinie zu identifizieren und zu markieren bzw. festzulegen. Schließlich sind selbstverständlich die Definitionen und Festlegungen der Resektionslinien elementarer Bestandteil der Operationsplanung. Das Resektionsausmaß muss ggf. auch im Verlauf, d. h. intraoperativ anhand des intraoperativen Befundes angepasst werden.

Bei ästhetischen Indikationen bzw. Operationen ohne vorherige schriftliche Kostenzusage durch die Krankenkasse ist eine Aufklärung über die Bedeutung einer Folgekostenversicherung gesetzlich vorgeschrieben. Folgekosten aus medizinisch nicht indizierten Eingriffen sind nämlich nach § 52 Absatz 2 SGB V in angemessener Höhe durch den Versicherten selbst zu tragen. Das bedeutet, dass der Patient als Versicherter die Kosten einer gegebenenfalls notwendig werdenden Folgebehandlung aufgrund eines medizinisch nicht indizierten Eingriffs zumindest teilweise selbst tragen müsste und zusätzlich kein Anspruch auf Krankengeld besteht.

Der Patient sollte auch über die notwendige Nachsorge und Erholungszeit informiert werden, um realistische Erwartungen zu haben. Bei der Anwendung sowohl der Invers-T- als auch der Fleur-de-Lys-Abdominoplastik sind dies jedoch oftmals Befunde, die selten in Form einer privaten Selbstzahlerleistung erfolgen. Aufgrund der Ätiologie sind dies oftmals medizinisch-indizierte Operationen auf Grund von massiven funktionellen Einschränkungen.

Insgesamt ist die präoperative Planung und Einzeichnung einer Invers-T- oder Fleur-de-Lys-Abdominoplastik einer der wichtigsten Schritte, um ein funktionell gutes Ergebnis bei gleichzeitig besserem ästhetischem Gesamtbild und geringem Komplikationsprofil zu erreichen. Ein häufig unterschätzter aber extrem wichtiger Aspekt ist die Vermeidung einer intra- bzw. postoperativen Hypothermie des Patienten. Aufgrund der enorm großen offenen Körperflächen ist die Gefahr einer intraoperativen Hypothermie durch Wärmeverlust über die großen Wundflächen groß. Die optimale Körpertemperatur bei Operationen zur Körperformung nach massiver Gewichtsreduktion ist ein wichtiger Faktor für den Erfolg des Eingriffs und die Vermeidung von Komplikationen. Während der Operation sollte die Körpertemperatur innerhalb des physiologischen Bereichs von 36,5–37,5 °C gehalten werden. Eine Abweichung von diesem Bereich kann zu einer erhöhten Infektionsrate, einer verlangsamten Wundheilung und einer erhöhten Blutgerinnung führen. Eine Möglichkeit, die Körpertemperatur während der Operation zu regulieren, ist die Anwendung von künstlicher Wärmeversorgung. Dies kann in Form von Wärmflaschen, Wärmekissen, Wärmelampen oder Wärmekompressen erfolgen. Auch die Anwendung von Infrarotstrahlung kann hilfreich sein. Es ist jedoch wichtig zu beachten, dass die Wärmequelle auf eine sichere Distanz zum Patienten gehalten werden muss, um Verbrennungen zu vermeiden. Die Raumtemperatur des Operationssaals spielt ebenfalls eine wichtige Rolle bei der Aufrechterhaltung der optimalen Körpertemperatur. Empfohlen wird eine Raumtemperatur von mindestens 21 °C, um eine ausreichende Wärmeversorgung des Patienten zu gewährleisten (NICE Clinical Guidelines 2016). Der Artikel unterstreicht die Wichtigkeit einer optimalen Körpertemperatur bei Operationen und die Notwendigkeit einer engmaschigen Überwachung während des Eingriffs.

Es ist von großer Bedeutung, die spezifischen Indikationen, Erwartungen und Risiken des Patienten sorgfältig zu berücksichtigen und eine gründliche Aufklärung durchzuführen. Es ist auch wichtig, dass der Patient sich über die langfristigen Ergebnisse und möglichen Folgeoperationen im Klaren ist, um eine realistische Vorstellung von den spezifischen Vor- und Nachteilen einer Invers-T-Abdominoplastik bzw. einer Fleur-de-Lys-Abdominoplastik zu haben. Eine gründliche Planung, Durchführung und Nachsorge unter Anwendung aktueller medizinischer Standards und Techniken kann dazu beitragen, dass Patienten mit einer verbesserten Körperform und erhöhter Selbstzufriedenheit nach Hause gehen können.

15.2 Operationstechniken

Der Unterschied der Fleur-de-Lys-Abdominoplastik zur Invers-T-Abdominoplastik besteht grundsätzlich darin, dass der vertikale

Schnitt über den horizontalen Schnitt hinaus nach kaudal in den Schambereich erweitert wird (Abb. 15.1). Dadurch erfolgt auch eine Straffung der Genitalregion bzw. des Mons pubis.

Die Lagerung des Patienten während der Operation ist ebenfalls von großer Bedeutung. Die Operation erfolgt in Rückenlage mit Positionierung der Hüfte im Scharniergelenk des Operationstisches, um während der Festlegung der Resektionslinien in Hüftbeugung ein maßvolles Resektionsausmaß zu ermöglichen. Diese Position ermöglicht einen optimalen Zugang zu Muskeln und Fettgewebe am Unterbauch, um sowohl die Muskeln, also auch die Haut optimal zu straffen.

> **Tipp** Die Verwendung von speziellen Kissen, Stützgurten und die Anlage von oberflächlichen Vakuumwundverbänden während der Invers-T-Abdominoplastik kann das Risiko von Wundheilungsstörungen und Seromen verringern (Dragu et al. 2011).

Der Eingriff beginnt mit der horizontalen Hautinzision über dem Schambein, die sich von einer Flanke bis zur anderen erstreckt. Die Präparation erfolgt durch das darunterliegende Gewebe bis auf die Rektusfaszie, von der die Bauchdecke schrittweise nach kranial gelöst wird.

Der Bauchnabel wird in beiden Techniken zirkulär umschnitten und mit Haltefäden (3–0 Vicryl) armiert. Hierbei ist eine manuelle Sicherung des Bauchnabelstiels wichtig, um Schädigungen zu vermeiden. Sollte eine Rektusdiastasenraffung notwendig sein, erfolgt die Präparation bis auf die Muskelfaszie des Rectus abdominis. Die Rektusdiastasenraffung erfolgt mit PDS 1–0 in fortlaufender Nahttechnik. Im Falle einer stabilen Bauchdecke ohne die Notwendigkeit einer Rektusdiastasenraffung oder der Versorgung einer Hernie kann eine Fettschicht auf dem Muskel belassen werden, um den Lymphabfluss nicht gänzlich zu unterbrechen.

> **Tipp** Die Erhaltung der Scarpa-Faszie während einer Abdominoplastik kann die Wundheilung verbessern, indem sie die Drainageförderleistung reduziert und dadurch ein früheres Entfernen des Drainagekatheters ermöglicht. Dadurch werden auch unnötig lange Liegezeiten mit einliegenden Drainagen vermieden. Sie verringert auch den Krankenhausaufenthalt und das Auftreten von Seromen. Alleine diese Technik kann die Komplikationsrate deutlich positiv verändern (Monteiro et al. 2023).

Die Präparation des kranialen Haut-Weichteil-Lappens sollte maximal bis zu den subkostalen Perforatorgefäßen an den Rippenbögen erfolgen. In maßvoller Beugung des Hüftgelenks erfolgt dann die Positionierung der Bauchdecke und Markierung der Resektionslinien. Der Umfang der vertikalen Straffung kann mittels Pinch-Testung ermittelt werden (Abb. 15.6).

> **Tipp** Für die Resektion und das Ablösen der Bauchdecke wird häufig die Monopolar verwendet. Jedoch haben Studien gezeigt, dass hohen Energieeinstellungen bei der Elektrodissektion mit hohen Seromraten korrelieren. Direkte Einwirkung der Klinge des Elektrokauters auf die Haut sollte ebenfalls unbedingt vermieden werden, um das Risiko einer hypertrophen Narbenbildung oder drittgradigen Verbrennungen der Wundränder zu vermeiden (Swanson et al. 2023).

Standardmäßig werden zwei bis drei 16er Redondrainagen eingelegt. Eine besondere Herausforderung bei den beiden beschriebenen Eingriffen ist die Identifizierung von Blutungsquellen, die während der Operation auftreten können. Um diese Quellen besser zu identifizieren, empfehlen die Autoren ein temporäres und kontrolliertes intra-

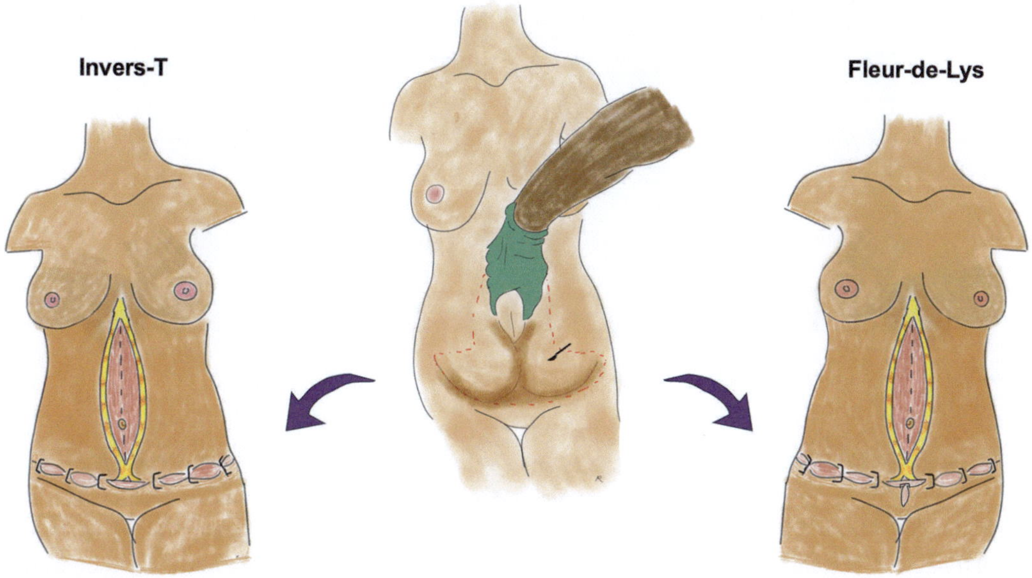

Abb. 15.6 Schemazeichnung der Pinch-Testung zur Ermittlung des Hautüberschusses in der Mittellinie sowie vom temporären Hautverschluss und der vertikalen Resektion bei Invers-T- und FDL-Abdominoplastik

operatives Anheben des systolischen Blutdrucks. Das Anheben des Blutdrucks während der Operation erfolgt in der Regel durch die Verabreichung von Katecholaminen, die die Herzfrequenz und die Herzkontraktionen erhöhen. Dies führt zu einer höheren Durchblutung und somit auch zu einer höheren Sauerstoffversorgung der Gewebeschichten und Wundflächen. Dadurch werden Blutungsquellen auf den großen Wundflächen besser sichtbar und können von dem Operateur schneller und präziser identifiziert werden. Das Anheben des Blutdrucks während einer Abdominoplastik sollte jedoch nur von einem erfahrenen OP-Team durchgeführt werden, da es ggf. auch zu Komplikationen wie Herzrhythmusstörungen kommen kann. Insgesamt ist das Anheben des Blutdrucks während einer Abdominoplastik eine wertvolle Technik, um Blutungsquellen (z.B. Perforatorgefäße) besser zu identifizieren und die Sicherheit der Operation zu erhöhen.

Nach der Resektion und Blutstillung erfolgt bei der Invers-T-Abdominoplastik die Dreiecksnaht bzw. Fixierung der beiden Haut-Weichteil-Lappen mit intraoperativ temporären Tacker unter Vermeidung von Dog Ears im Bereich der Flanken. Die Wahl der Nahttechnik hängt von verschiedenen Faktoren ab, wie z. B. der Hautqualität des Patienten und der Ausdehnung der Hautüberschüsse. Grundsätzlich erfolgt die Subkutannaht mit 2–0 Monocryl. Anschließend werden die temporären Tacker entfernt um mit der fortlaufenden Intrakutannaht fortzufahren. Die Hautnaht kann je nach Hautqualität und Dicke mit 2–0 oder 3–0 Monocryl erfolgen (Abb. 15.7). Die Verwendung von monofilen und resorbierbaren Nähten in Kombination mit einer speziellen Narbenpflege kann die Narbenbildung und -sichtbarkeit reduzieren.

Die Wunden werden mit breiten braunen Steri-Strips abgeklebt, hierbei ist zu beachten, dass keine Spannung beim Aufbringen der Steri-Strips erzeugt wird, da dies zu Wundheilungsstörungen und insbesondere zu Epitheliolysen führen kann.

Ein besonders wichtiger Punkt ist, dass die Narkose fortgeführt wird, bis der Patient in Beach-chair-Lagerung im Bett umgelagert wurde und die Bauchgurte angelegt sind. Ein

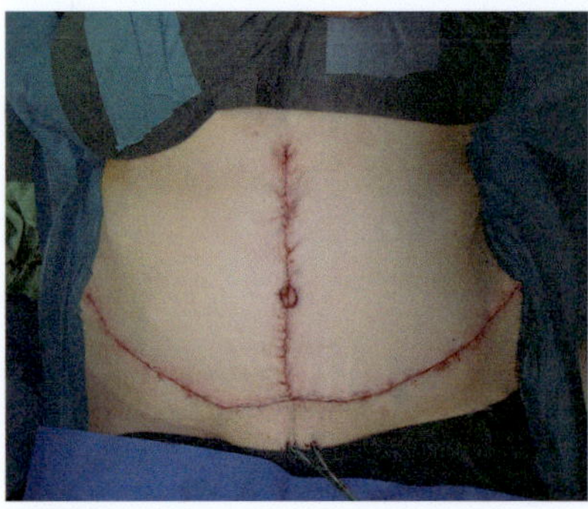
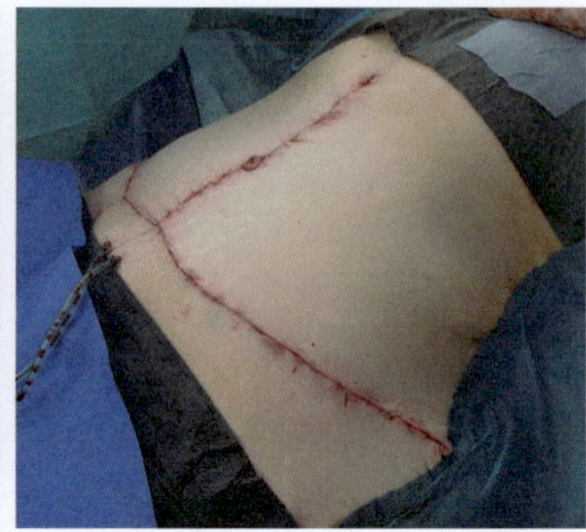

Abb. 15.7 Intraoperativer Befund nach erfolgreicher Invers-T-Abdominoplastik

Aufwachen des Patienten mit entsprechendem Pressen vor Anlage des Bauchgurtes muss unbedingt vermieden werden. Die Patienten sollten vor und nach der Operation sorgfältig überwacht werden.

15.3 Postoperatives Regime und Komplikationsmanagement

Folgende postoperative Anweisungen sind unbedingt zu beachten, um eine erfolgreiche Heilung und ein optimales Ergebnis zu gewährleisten. Dazu gehört u. a. das Tragen eines Kompressionsmieders, das Vermeiden von schweren körperlichen Anstrengungen (z. B. das Heben von Gegenständen über 5 kg) für die Dauer von 6–8 Wochen und das Vermeiden von direkter Sonnenexposition für mindestens 12 Monate postoperativ. Das Tragen eines Kompressionsmieders kann die Heilung beschleunigen und das Risiko von Komplikationen reduzieren.

Das postoperative Regime umfasst weiterhin regelmäßige Nachuntersuchungen, um die Heilung zu überwachen und gegebenenfalls Komplikationen frühzeitig zu erkennen und zu behandeln. Typische Komplikationen nach einer Invers-T- oder Fleur-de-Lys-Abdominoplastik sind Infektionen, Wundheilungsstörungen, Serome und Schmerzen. Infektionen können durch eine sorgfältige Operationshygiene und die Verwendung von prophylaktischen Antibiotika vermieden werden. Studien haben gezeigt, dass die Verwendung von prophylaktischen Antibiotika für 5 Tage postoperativ das Risiko von Infektionen reduzieren kann (Zhang et al. 2014). Wundheilungsstörungen können auch durch eine sorgfältige Wundpflege und die Vermeidung von Rauchen und Alkoholkonsum vermieden werden (Fan Chiang et al. 2023). Eine frühzeitige Schmerztherapie in den ersten Wochen nach der Operation kann das Risiko von langfristigen Schmerzen und Beeinträchtigungen der Lebensqualität reduzieren (Wellenbrock et al. 2023). Je nach Mobilitätsgrad des Patienten muss ggf. auch an eine postoperative Thromboseprophylaxe auch über den stationären Aufenthalt hinaus gedacht werden.

Ein weiterer wichtiger Punkt im Rahmen der Nachbehandlung ist die adäquate Behandlung der Narben. Die Verwendung von speziellen Narbenpflegeprodukten und -verfahren kann die Narbenbildung und -qualität nach einer Abdominoplastik verbessern. Hier sind insbesondere rückfettende Salben sehr hilfreich.

Wissenswertes: Eine Studie zeigte, dass sich die sexuelle Zufriedenheit von Frauen nach einer Bauchdeckenstraffung verbessern kann. Die Bauchdeckenstraffung führt zu einer Abnahme des präpubischen Fettgewebes, was zu Veränderungen an der Klitoris führen soll. Diese Veränderungen können zu einer erhöhten sexuellen Zufriedenheit beitragen (de Clermont-Tonnerre et al. 2023).

Durch die Beachtung der prä- und postoperativen Empfehlungen sowie die frühzeitige Erkennung und Behandlung von Komplikationen kann das Risiko von Komplikationen in dieser meist morbiden Patientengruppe reduziert werden. Die Patienten können von einer verbesserten Lebensqualität und einem verbesserten Körperbild profitieren, sodass sie wieder als funktionierendes Mitglied der Gesellschaft integriert werden können (Berkane et al. 2023).

Trotz alledem ist langfristig eine erneute Gewichtszunahme nach Körperkonturierungsoperationen im Rumpfbereich, insbesondere bei postbariatrischen Patienten, häufig (Henderson et al. 2023). Obwohl dies nicht im Widerspruch zum psychologischen Nutzen der Entfernung dieses überschüssigen Gewebes steht, ist es wichtig, dieses Phänomen gegenüber dem Patienten zu artikulieren, um die Patienten zu motivieren, auch nach der Rekonstruktion der Körperform ihr Gewicht konstant zu halten.

Literatur

AWMF (2018) S3-Leitlinie Chirurgie der Adipositas und metabolischer Erkrankungen. Registernummer 088–001. https://register.awmf.org/assets/guidelines/088-001l_S3_Chirurgie-Adipositas-metabolische-Erkrankugen_2018-02.pdf. Aufgerufen: 13. Dez 2023

Berkane Y, Saget F, Lupon E et al (2023) Abdominoplasty and lower body lift surgery improves the quality of life after massive weight loss: a prospective multicenter study. Plast Reconstr Surg. https://doi.org/10.1097/PRS.0000000000010683. Epub ahead of print. PMID: 37189244

de Clermont-Tonnerre E, Pigneur F, Guinier C et al (2023) Abdominoplasty and clitoris evaluation: a prospective study on sexual pleasure in women undergoing abdominoplasty. Aesthetic Plast Surg 47(5):1922–1930

Dragu A, Schnürer S, Unglaub F et al (2011) Wide topical negative pressure wound dressing treatment for patients undergoing abdominal dermolipectomy following massive weight loss. Obes Surg 21(11):1781–1786

Fan Chiang YH, Lee YW, Lam F (2023) Smoking increases the risk of postoperative wound complications: A propensity score-matched cohort study. Int Wound J 20(2):391–402

Garoosi K, Mundra L, Jabbari K et al (2023) Comorbid conditions and complications in body contouring surgery: a retrospective review. Aesthet Surg J Open Forum 5:ojad080

Henderson JT, Koenig ZA, Woodberry KM (2023) Weight control following body contouring surgery: long-term assessment of postbariatric and nonbariatric patients. Plast Reconstr Surg 152(5):817e–827e

Larsen M, Polat F, Stook FP (2007) Satisfaction and complications in post-bariatric surgery abdominoplasty patients. Acta Chir Plast 49(4):95–98

Momeni A, Heier M, Torio-Padron N (2009) Correlation between complication rate and patient satisfaction in abdominoplasty. Ann Plast Surg 62(1):5–6

Monteiro IA, de Sousa BA, Costa-Ferreira A (2023) Postbariatric abdominoplasty: a comparative study on scarpa fascia preservation versus classical technique. Aesthetic Plast Surg 47(6):2511–2524

Nahai FR (2010) Anatomic considerations in abdominoplasty. Clin Plast Surg 37(3):407–414

National Institute for Health and Care Excellence (NICE) (2016) Hypothermia: prevention and management in adults having surgery. London (NICE Clinical Guidelines, No. 65.) https://www.ncbi.nlm.nih.gov/books/NBK554181/. Aufgerufen: 13. Dez 2023

Swanson E (2023) Clinical evaluation of 310 abdominoplasties and measurement of scar level. Ann Plast Surg 91(1):14–27

Wellenbrock S, Aitzetmüller MM, Klietz ML et al (2023) Measurement of postoperative quality of pain in abdominoplasty patients-an outcome oriented prospective study. J Clin Med 12(5):1745

Zhang Y, Dong J, Qiao Y (2014) Efficacy and safety profile of antibiotic prophylaxis usage in clean and clean-contaminated plastic and reconstructive surgery: a meta-analysis of randomized controlled trials. Ann Plast Surg 72(1):121–130

Inverse Abdominoplastik

16

Tunc Tiryaki

Inhaltsverzeichnis

Die vom Autor im Englischen verfasste Originalschrift wurde seitens des Herausgebers inhaltsgetreu ins Deutsche übersetzt.

16.1 Wie würde die ideale Technik zur Bauchdeckenstraffung aussehen?

Zunächst sollte diese Technik sowohl zügig als auch sicher sein. Weiterhin sollte sie einfach zu planen sein und auch bei unterschiedlichen Voraussetzungen reproduzierbare Ergebnisse liefern. Sie sollte schmerzfrei sein! Das Ergebnis sollte vorhersehbar sein, sodass weder Chirurg noch Patient sich Sorgen über etwaige Überraschungen – wie eine unerwünschte T-Narbe – machen müssen. Aber am wichtigsten ist, dass das ästhetische Ergebnis dem idealen Schönheitsbild des Bauches, mit seinen seitlichen Vertiefungen (Schatten), der Bauchmuskel-Silhouette und der Einsenkung der Linea alba in der Mittellinie, nahekommt (Tiryaki 2017a).

Obwohl die Bauchdeckenstraffung eines der ältesten Verfahren unseres Fachgebiets ist, ist es noch immer eine Wunschvorstellung, dass alle diese Kriterien durch die konventionellen Techniken erfüllt werden. Die konventionelle Bauchdeckenstraffung geht in der Regel nicht nur mit langen Operationszeiten, sondern auch einer schmerzhaften Erholungsphase, hoch liegenden suprapubischen Narben und signifikanten Komplikationsraten mit Seromen und Wundheilungsstörungen einher. Um einem ästhetischen Outcome gerecht zu werden, reichen eine einfache Entfernung des überschüssigen Hautgewebes und der primäre Verschluss des Defekts nicht aus. Die typischen ästhetischen Ergebnisse der konventionellen Bauchdeckenstraffung geben nicht unbedingt die Formen – mit Wölbungen und Vertiefungen – des Archetyps eines schönen Bauches wieder.

T. Tiryaki (✉)
Plastic Surgery Division, Cadogan Clinic, London, Großbritannien
E-Mail: tunc@tunctiryaki.com

A. Gueven und S. Allert (Hrsg.), *Postbariatrische Chirurgie*, https://doi.org/10.1007/978-3-662-69269-1_16

Die inverse Abdominoplastik ist keine Variante oder Art der reversen Abdominoplastik, bei der die Inzision knapp unterhalb der Brustfalte erfolgt und der Bauchhautlappen unterminiert und nach kranial gezogen wird (siehe auch Kap. 17). Ähnlich wie beim herkömmlichen Ansatz auch, wird bei der inversen Methode die Haut am Unterbauch unterminiert, nach kaudal gezogen und der Hautüberschuss unterhalb des Bauchnabels entfernt. Bei dieser Technik beginnt die Operation jedoch mit einem geschwungenen Schnitt („seagull incision", der Form einer fliegenden Möwe entsprechend) oberhalb des Bauchnabels, und die Hautlappen ober- und unterhalb des Bauchnabels werden separat präpariert. Eine horizontal-vertikale Plikation und die daraus resultierende vertikale Streckenreduktion erzeugen einen signifikanten Hautüberschuss in der Mittellinie, der dann durch einen „umbilical anchor" in zwei Falten geteilt wird. Dies führt zu einem Gegenzug und formt dadurch die charakteristischen Wölbungen und Vertiefungen der Rektusmuskulatur mit einer Rille in der Mittellinie und den seitlichen Schatten samt einer Taille in Sanduhrform oder der sog. „coke-bottle shape" (der geschwungenen Silhouette der alten Cola-Glasflaschen angelehnt) (Tiryaki 2017b).

Darüber hinaus ermöglicht der „inverse" Beginn dem Chirurgen, den Eingriff aufgrund der kürzeren Hautlappen nach kranial und kaudal in wesentlich kürzerer Zeit durchzuführen.

16.2 Chirurgisches Konzept

Obwohl es schwierig ist, die Schönheit eines weiblichen Bauches vereinfachend darzustellen, sollte idealerweise eine Wölbung zwischen dem Rippenbogen und dem Schambein vorhanden sein, die von der Linea alba vertikal halbiert wird. Diese Wölbung weist zu beiden Seiten hin eine Vertiefung (Schatten) auf, die durch die Linea semilunaris abgegrenzt werden. Um diese ideale Anatomie nachzuahmen und ein schönes Ergebnis nach Bauchdeckenstraffung zu erzielen, müssen folgende grundlegenden ästhetischen Ziele erfüllt werden:

1. „Coke-bottle shape" mit beidseitigen Vertiefungen:
   Wir müssen die Sanduhrform wiederherstellen, indem wir die Kontur der Bauchmuskeln betonen. Die beidseitigen Vertiefungen entlang der Linea semilunaris, die dem seitlichen Rand des geraden Bauchmuskels entsprechen und sich vom Knorpel der neunten Rippe bis zum Schambeinkamm erstrecken, müssen rekonstruiert werden.
2. Silhouette des Rektusmuskels
   Eine mediale Wölbung zwischen dem Rippenbogen und dem Schambein ist wiederherzustellen, um eine Silhouette der Bauchmuskel nachzuahmen.
3. Neuschaffung der Linea alba
   Eine Rille in der Mittellinie, die mit der vorhandenen Linea alba übereinstimmt, sollte die zuvor genannte Wölbung vertikal teilen.

Um die genannte Sanduhrform, die beidseitigen Schatten und die Bauchmuskelsilhouette mit der Rille in der Mittellinie zu erreichen, müssen während der Operation zwei seitliche Vertiefungen, eine mittlere Gewebswölbung und eine Linie, die dieses Gewebe in zwei Hälften teilt, geformt werden. Um diese Eigenschaften zu erfüllen, werden im Folgenden je zwei chirurgische Verfahren für jede einzelne beschrieben:

zu 1. „Coke-bottle shape" mit beidseitigen Vertiefungen:

a) Inverse doppelt geschwungene Inzision („seagull incision"): Der inverse Beginn mit der beidseits nach außen kranial gebogenen Inzision erzeugt einen Hautüberschuss in der Mitte sowie ein relatives Hautdefizit bzw. eine Hautlücke paramedian. Dies ist der erste Schritt, um einen medianen Hautüberschuss sowie eine nach medial gerichtete Zugwirkung auf die Taillen zu erzeugen.
b) Präparation des Tunnels: Die Präparation des oberen Hautlappens erfolgt mit einer minimalen superolateralen Dissektion. Dies gewährleistet nicht nur die Sicherheit der Gefäßversorgung des Lappens, sondern hält auch die Verbindungen zwischen dem kranialen

Hautlappen und der seitlichen Bauchwand aufrecht. Während des Wundverschlusses werden beide lateralen Seiten des kranialen Hautlappens nach kaudal und medial gezogen und an die untere Bauchwand fixiert. Auf diese Weise wird die Taille insgesamt nach medial gezogen, wobei diese Verbindungen eine hohe laterale Spannung verstärken und die Straffung nach medial unterstützen.
Das paramediane Hautdefizit, das durch die „seagull incision" entsteht, und die aufgrund der konservativen Tunnelpräparation erhaltenen seitlichen Hautverbindungen erzeugen gemeinsam eine hohe laterale Spannung und verstärken die notwendige Konkavität des endgültigen Sanduhr-förmigen Aussehens.

zu 2. Silhouette des Rektusmuskels:

a) Inverse „seagull incision": Die mittlere Konvexität der Inzision sorgt dafür, dass von Anfang an ein relativer Hautüberschuss in der Mitte entsteht.
b) Sprungfedernähte („triple helix sutures"): Die verwendeten dreifach überwendlichen Nähte, ähnlich einer Sprungfeder oder dreifachen Helix, um die Faszie sowohl horizontal als auch vertikal straffen, ziehen die Mittellinie unter das Niveau des Bauchnabels (Abb. 16.3). Diese dreidimensionale Plikation in horizontal-vertikaler Richtung verkürzt die Bauchwand in vertikaler Richtung und sorgt damit weiter für einen Überschuss im mittleren Teil des oberen Hautlappens. Der so gewonnene relative Hautüberschuss samt Gewebswölbung in der Mitte wird dann verwendet, um die Bauchmuskelsilhouette zu gestalten.

zu 3. Neuschaffung der Linea alba:
Sobald ein ausreichender medianer Hautüberschuss entstanden ist, wird die Mittellinie geschaffen. Dazu wird dieser Überschuss mittig geteilt, wobei zum einen eine höhere Positionierung des Nabels („high placement of umbilicus") und zum anderen eine Verankerung des Nabelstiels („umbilical anchoring") mit Dreipunktnähten („triple sutures") genutzt wird.

a) „High placement of umbilicus": Die neue Bauchnabelöffnung sollte etwa 2 cm kranial der Projektion des Nabelstiels auf der Haut des kranialen Hautlappens positioniert werden. Der Abstand zwischen der neuen Nabelöffnung und dem tatsächlichen Nabelstiel sorgt beim Vernähen mit der Bauchwand für eine Gegenspannung in der Mittellinie bzw. eine Nabelverankerung („umbilical anchoring"). Die Spannung dieser Nabelverankerung teilt den zuvor geschaffenen mittleren Hautüberschuss in zwei Wölbungen, was damit die Silhouette der beiden Rektusmuskeln nachahmt.
b) Dreipunkt-Nähte: Die Dreipunkt-Nähte fassen erstens die neue Nabelöffnung auf dem kranialen Hautlappen, zweitens den Nabelstiel und drittens die tiefe Faszie.

Die Mittellinie des medianen Hautüberschusses am kranialen Lappen wird nach kaudal und an die Faszie gezogen, ohne dabei Zug auf den Nabelstiel auszuüben. Die Einbindung der Bauchwand in die Nabelnähte verringert die aufgrund der hohen Positionierung entstehende Spannung am Stiel. Diese Drei-Punkt-Naht zieht den epigastrischen Teil des Lappens nach kaudal und verringert auch die Spannung auf den Unterbauch, wodurch das Risiko einer suprapubischen Hautnekrose erheblich reduziert wird. Darüber hinaus sorgt diese Gegenspannung in der Mittellinie dafür, dass der zuvor geschaffene mittlere Hautüberschuss in zwei Wölbungen geteilt und damit die Silhouette der beiden Rektusmuskeln betont wird.

Dieser Ansatz sollte den Eingriff immens erleichtern, die Präparationszeit und -länge verkürzen, die Dauer des Eingriffs reduzieren und die Notwendigkeit einer möglichen vertikalen Narbe für den Hautverschluss beseitigen. Hinzu kommt, dass eine ästhetisch überlegene Definition der Taille sowie ein muskulöseres Aussehen aufgrund der Nachahmung der Bauchmuskelsilhouette entsteht, wie auch eine effektivere Straffung der Leistenregion erzielt wird (Tab. 16.1).

Tab 16.1 Übersicht der chirurgischen Verfahren zur Formung der idealen Anatomie

Ideale Form	Anatomische Eigenschaft	Technische Umsetzung	Erläuterung
Sanduhr form	Konkavität der zentralen Muskulatur mit beideseitigen Vertiefungen	a) „Seagull incision" b) Konservative Tunnelpräparation	Laterales Hautdefizit und Hautüberschuss in der Mittellinie mit hoher lateraler Spannung
Rektus silhouette	Hautüberschuss in der Mittellinie	a) „Seagull incision" b) Sprungfedernähte	Hautüberschuss in der Mittellinie durch die Inzisionslinie und die vertikale Bauchwandverkürzung
Neuschaffung Linea alba	Zentrale Gegenspannung auf den Hautüberschuss in der Mittellinie	a) „High placement of umbilicus" b) Dreipunkt-Nähte c) „Umbilical anchoring"	Höher liegende Nabelöffnung und gemeinsame Verankerung des Haut und des Nabels an die Faszie sorgt für einen Gegenzug, der den Hautüberschuss in der Mittellinie in zwei Wölbungen teilt

16.3 Indikation

Die Indikation hängt, der herkömmlichen Bauchdeckenstraffung entsprechend, von drei Faktoren ab: viszerales Fettgewebsvolumen, Hautqualität und Bauchwandschwäche.

Im Entscheidungsprozess sollte zunächst die Menge an viszeralem Fett beurteilt werden. Wenn eine erheblich große Menge vorhanden ist, wird jede Operation zu suboptimalen Ergebnissen führen. Daher sollte der Patient zunächst zum Gewichtsverlust ermutigt werden. Bei mäßiger Menge an viszeralem Fett ist die Hautqualität der entscheidende Faktor. Eine schlechte Hautqualität mit Dehnungsstreifen ist eine klare Indikation für eine Bauchdeckenstraffung, während Patienten mit guter Hautqualität von einer Fettabsaugung oder einer endoskopischen Bauchdeckenstraffung profitieren könnten, abhängig von der Schwäche der Bauchwand. Wenn die Hautqualität gut ist, aber die bestehende Bauchwandschwäche ausgeprägt ist, kann eine endoskopische Bauchdeckenstraffung mit oder ohne Fettabsaugung oder wahlweise eine Mini-Abdominoplastik gewählt werden. Eine mittlere Hautlaxizität, insbesondere bei kurzem Oberbauch mit mangelnder Möglichkeit der Hautrekrutierung, kann eine Kombination aus Mini-Abdominoplastik mit oder ohne „floating umbilicus" sowie oberer Bauchwandplikation erforderlich machen. Es sei darauf hingewiesen, dass die Durchführung einer Mini-Abdominoplastik alleine, ohne Bauchwandplikation, ein sicherer Weg zur Unzufriedenheit des Patienten ist. Dies gilt insbesondere für eine unvollständige Plikation, die nur den unteren Teil des Bauchs abdeckt. In solchen Fällen führt das Straffen des unteren Abdomens zu einer Vorwölbung des oberen. Wenn sowohl die Bauchwandschwäche als auch die Hautlaxizität stark ausgeprägt sind, sollte eine inverse Bauchdeckenstraffung in Betracht gezogen werden (Tiryaki 2017a).

16.4 Operationstechnik

Präoperative Vorbereitungen: Die Operation wird in der Regel in Vollnarkose durchgeführt. Falls weitere Eingriffe, wie Gesichts- oder Brustoperationen, durchgeführt werden, wird die Bauchoperation normalerweise als Erstes durchgeführt, außer bei einer gleichzeitigen Fettabsaugung. Im Operationssaal wird der Operationstisch vor der Einleitung der Narkose überprüft, um sicherzustellen, dass er gebeugt werden kann. Der Patient wird in Rückenlage mit einem Silikonkissen unter den Knien positioniert, um Nervenkompressionen während der Operation zu verhindern. Danach wird die Symmetrie des Körpers und der Arme überprüft. Ein eingerolltes Handtuch mit einem Durchmesser von 5 bis 10 cm wird unter den Rücken des Patienten auf Höhe der Schulterblätter platziert, um das unnatürliche Zurücklehnen des Brustkorbs auf dem Operationstisch zu verringern. Die Arme werden locker mit einer Mullbinde an die Armstützen gewickelt. Ein Dauerkatheter wird eingebracht und eine intermittierende pneumatische Kompression der Beine angelegt, sowie bei Bedarf Antikoagulanzien gegeben.

Um die Symmetrie der präoperativen Markierungen zu gewährleisten, wird ein 2–0 Seidenfaden in der Mittellinie auf Höhe des Xiphoids als Lot platziert. Vertikale Linien werden parallel bei 5, 10 und 15 cm markiert und dann die kraniale Inzisionslinie in Form einer fliegenden Möwe („seagull incision") mithilfe der Markierungen und des Lots symmetrisch angezeichnet. Die kaudale Inzisionslinie (Schnittlinie) wird in selber Technik angezeichnet (Abb. 16.1) (Tiryaki 2017b). Nachdem die Anzeichnung abgeschlossen ist, enden die präoperativen Vorbereitungen mit der Infiltration der Inzisionslinien mit adrenalinhaltiger Lokalanästhesie (0,5 ml Adrenalin 1:1000 und 10 ml Lidocain 2 % in 100 ml Kochsalzlösung).

Inverse Inzision und Präparation des kranialen Hautlappens: Der Eingriff beginnt mit der „seagull incision" oberhalb des Nabels. Der Hautschnitt erfolgt mit abgeschrägter Klinge, während gleichzeitig die Haut nach unten gezogen wird, um eine korrekte Elevation des Wundrands und am Ende der Operation einen optimalen Hautverschluss mit guter Narbenbildung zu erreichen. Die beidseitig nach oben gebogenen Kurven des Schnitts sind so konzipiert, dass ein relatives Hautdefizit paramedian und ein Hautüberschuss in der Mitte entstehen. Um die Rektusdiastase zu versorgen und eine Faszienplikatur durchzuführen, wird der obere Bauchhautlappen im Sinne eines schmalen Tunnels in der Mittellinie bis zum Xiphoid unterminiert, wobei die interkostale Blutversorgung ausreichend erhalten bleibt (Abb. 16.2). Das Auslassen einer seitlichen Unterminierung und die minimale Unterminierung zum Rippenbogen sorgen für eine seitliche Spannung beim Verschluss der Haut. Dies in Verbindung mit dem paramedianen Hautdefizit durch die „seagull incision" hilft, eine Sanduhrform zu erreichen (Lockwood 1995).

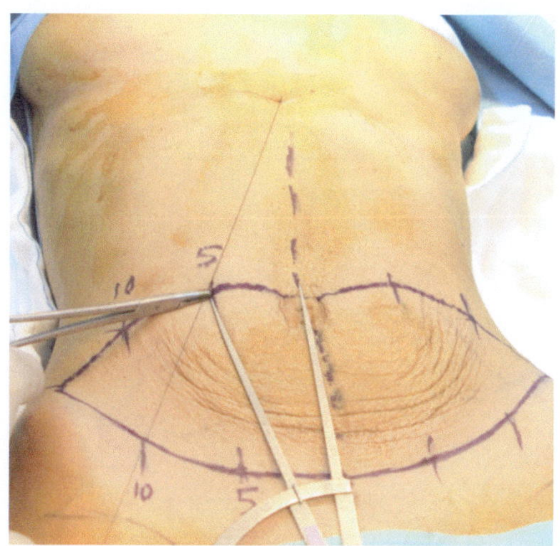

Abb. 16.1 Anzeichnung der „seagull incision". Die präoperativen Markierungen an der stehenden Patientin beginnen mit Anzeichnung der Mittellinie vom Xiphoid bis zum Nabel und zur vorderen Kommissur. Zwei paramediane vertikale Linien werden symmetrisch 5 bis 6 cm von der Mittellinie entfernt angezeichnet. Während der Hautüberschuss angehoben wird, wird eine bogenförmige Inzisionslinie in der natürlichen unteren Hautfalte markiert. Eine Seagull-incision-Linie wird auf Höhe des oberen Bauchnabels angezeichnet. Diese horizontale Linie wird zunächst leicht nach oben gezeichnet, sodass sie bei Erreichen der paramedianen Linien, in 5 bis 6 cm Entfernung von der Mittellinie, etwa 1 cm höher liegt. Dann verläuft sie abwärts zu den seitlichen Endpunkten der unteren Inzisionslinie, üblicherweise nahe den Spinae iliacae anteriores superiores. Die Markierungen werden am Operationstisch in Rückenlage mithilfe eines Lots mit 2–0 Seidenfaden auf Symmetrie überprüft

Präparation des Nabels und des kaudalen Hautlappens: Nachdem der kraniale Hautlappen angehoben worden ist, wird um den Nabel eine umgedreht-herzförmige Inzisionslinie mit einem Durchmesser von ca. 1–1,5 cm markiert und dieser dann mit einem 15er-Skalpell rausgelöst. Sobald der Nabel befreit ist, wechselt der Operateur die Seite von rechts des Patienten nach links, was die kaudale Präparation für Rechtshänder wesentlich erleichtert. Die Präparation des unteren Lappens erfolgt in derselben Weise nach kaudal bis zur Leistenregion und geht weit über die untere Inzisionslinie hinaus. Dies ermöglicht auch den Leistenbereich beidseits zu

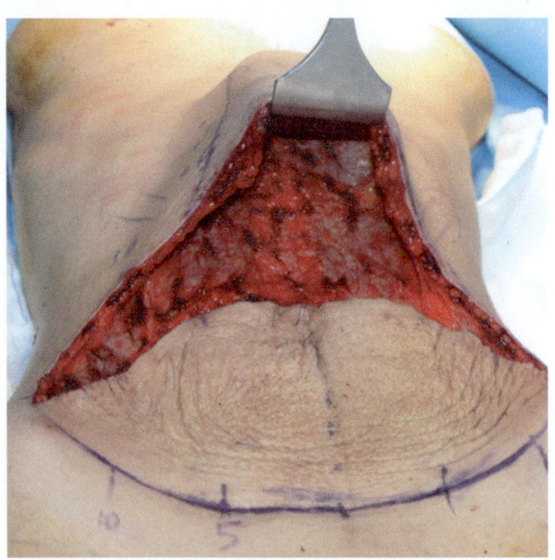

Abb. 16.2 Präparation des kranialen Hautlappens. Das Auslassen einer seitlichen Unterminierung und das erzeugte paramediane Hautdefizit sorgen für einen Zug zur Mitte und kreieren die definierte Sanduhrform am Ende des Eingriffs

straffen. Auf diese Weise ist die Präparation beider Hautlappen durch die kurze Lappenlänge sowohl kranial als auch kaudal zügig und einfach durchgeführt. Zudem hat man eine ausgezeichnete Übersicht im Operationsgebiet, mit müheloser Retraktion der Hautlappen und unkomplizierter Blutungskontrolle durch den Assistenten.

Sprungfedernähte und horizontal-vertikale Faszienplikatur: Es ist wichtig zu beachten, dass die Vorwölbung des Bauchs aufgrund der muskulofaszialen Laxheit eine dreidimensionale Deformation ist, die eine horizontale wie auch vertikale Komponente hat. Eine langfristige Behandlung dieser Erkrankung erfordert eine horizontale und vertikale Faszienplikatur der Bauchwand. Wir verwenden einzelne dreifach-überwendliche Nähte, ähnlich einer Sprungfeder, um die Faszie sowohl in der horizontalen als auch in der vertikalen Ebene zu straffen (Abb. 16.3) (Tiryaki 2017b). Die Verwendung einer horizontal-vertikalen Faszienplikatur ist aus zwei Gründen nützlich: Sie korrigiert die anatomische Laxizität der Bauchwand, zieht aber auch die Mittellinie nach unten, was wiederum den mittleren Teil des kranialen Hautlappens nach unten zieht und dehnt. Dieser überschüssige Gewebeanteil wird

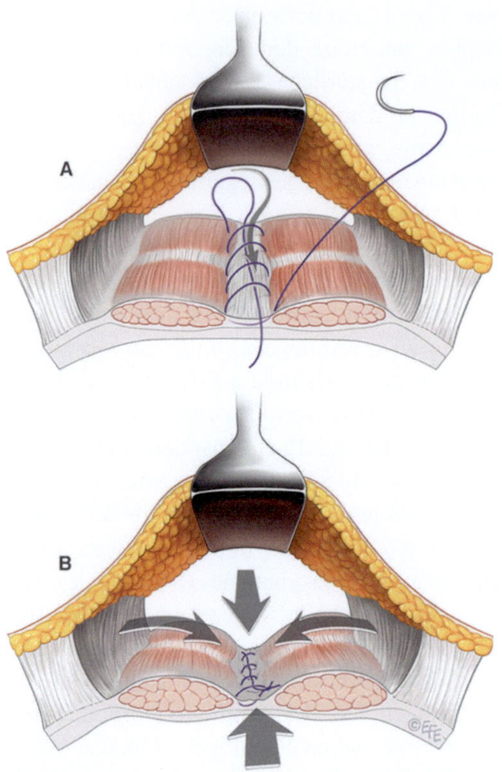

Abb. 16.3 (a) Sprungfedernaht und (b) horizontal-vertikale Faszienplikatur. Die Plikation der Bauchwand mit den Sprungfedernähten („triple helix sutures") beginnt am oberen Ende des Tunnels mit 1–0 Polypropylen. Die Sprungfedernaht greift zuerst von tief kommend den linken Rand der Diastase, dann von oben die rechte Seite, was dreimal wiederholt wird. Es entsteht eine dreifach-gewundene Helix mit einem Faden in der Mitte, und damit Art eine Sprungfeder aus Prolene. Beim Knoten der Naht wird die Bauchwand dadurch nicht nur horizontal, sondern auch vertikal gestrafft

verwendet, um die Silhouette der Rektusmuskulatur zu formen.

Subfasziale Analgesie: Etwa 40 ml Bupivacain 0,25 % werden vorbereitet, und es werden ca. 10 ml dieser Lösung pro Quadrant mit stumpfen Nadeln direkt unter die äußere Faszie des M. rectus und M. obliquus externus abdominis injiziert, um die regionalen Nerven der Bauchmuskulatur zu betäuben. Es sollte beachtet werden, dass die Nadel durch die Faszie hindurchscheinend erkennbar bleibt, während sie bewegt wird, da so die Injektion in der richtigen Schicht gewährleistet werden kann.

Kaudales Mittellinien-Dreieck: Nachdem die Infiltration abgeschlossen ist, wird der Tisch um 30–40 Grad gekippt. Der kraniale Hautlappen wird nach inferior gezogen, um sicherzustellen, dass die Länge für die geplante Exzision ausreicht. Die kaudale Inzisionsmarkierung wird angepasst, und es wird dort eine 10 cm lange Inzision mittig durchgeführt. Die Inzision wird jedoch nicht in das subkutane Gewebe fortgesetzt. Ein 5 mal 5 cm großes Dreieck an subkutanem Gewebe wird entepithelisiert und als adipodermaler Lappen an der Haut des Mons pubis belassen, während der restliche kaudale Hautlappen in zwei seitliche Lappen mittig geteilt wird. Der dreieckige adipodermale Lappen wird verwendet, um das Gewebsdefizit am Rand des kranialen Hautlappens, das durch die Präparation des Nabelstiels entsteht, zu füllen (Tiryaki 2017b).

Neue Nabelposition: Die Position des neuen Nabels wird etwa 2 cm höher („high placement") platziert als die Projektion des Nabelstiels auf der Haut. Dieser Abstand zwischen der neuen Nabelöffnung und dem Nabelstiel sorgt dafür, dass eine Gegenspannung in der Mittellinie bzw. eine Nabelverankerung („umbilical anchoring") entsteht (Abb. 16.4) (Tiryaki 2017b). Die neue, höher gelegene Nabelöffnung wird als ein Dreieck mit einer Kantenlänge von 1,5 cm angezeichnet und diese Haut entfernt. Auf der Rückseite des Hautlappens erfolgt dann eine kreisförmige Entfettung des subkutanen Fettgewebes, um die natürliche Einbuchtung um den Nabel nachzuahmen.

Nabelverankerung mit Dreipunkt-Nähten: Der Nabel wird in die dreieckige Nabelöffnung transponiert. An den Positionen 3, 6 und 9 Uhr werden 2–0 Vicryl-Nähte zuerst durch die Bauchwand, dann an der Basis des Nabelstiels und schließlich durch das subkutane Gewebe des kranialen Hautlappens gestochen, um den Nabel sowie den kranialen Hautlappen an die periumbilikale Bauchwand zu bringen. Die Einbeziehung der Bauchwand und des Stiels in diese Nähte reduziert die Spannung, die durch die hohe Positionierung auf den Stiel ausgeübt wird. Die Dreipunkt-Naht zieht auch den epigastrischen Teil des Hautlappens nach unten und

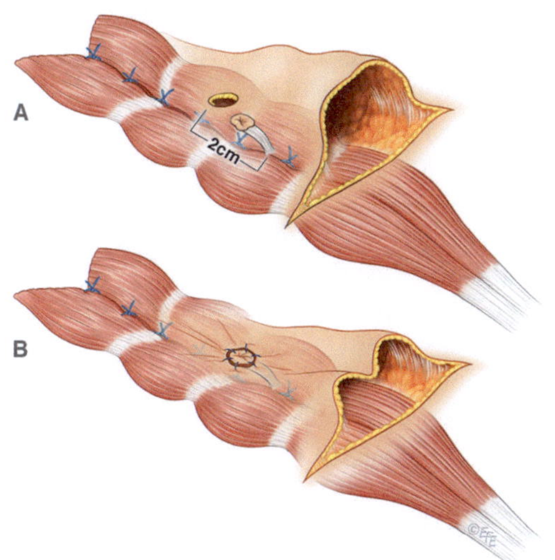

Abb. 16.4 a, b „High placement" des Nabels zur Bildung einer Gegenspannung in der **Mittellinie** bzw. Nabelverankerung („umbilical anchor")

verringert so die Spannung auf den Unterbauch, mit einem viel geringeren Risiko für eine suprapubische Hautnekrose (Le Louarn und Pascal 2010). Jedoch ist diese umgekehrte Mittellinien-Spannung, die aufgrund des Abstands zwischen der neuen Nabelposition und dem Nabelstiel entsteht, insbesondere von Wert, um den zuvor geschaffenen relativen Hautüberschuss in der Mitte zu teilen und damit die Silhouette der beiden Rektusmuskeln nachzuahmen.

Exzision und Narbenverkürzung: Die Resektion des überschüssigen Hautlappens erfolgt, nachdem der Nabel an seiner neuen Position fixiert worden ist. Eine temporäre Naht wird in der Mittellinie zwischen dem Wundrand des oberen und des unteren Hautlappens platziert. Um die überschüssige Haut zu entfernen, werden die kranialen Wundränder auf beiden Seiten der Naht nach kaudal, unter den unteren Lappen gezogen und die präoperativen Markierungen überprüft. Nach erfolgter Exzision wird eine symmetrische horizontale Linie auf der Bauchdecke bzw. Faszie gezeichnet, an der beide Hautlappen befestigt werden, um zu verhindern, dass die spätere Narbe nach kranial verrutscht. Da der kraniale Hautlappen die Tendenz hat, nach lateral zu ziehen, und die obere Inzisionslinie auch länger ist als die untere, muss der kraniale Wundrand nach medial gezogen und die Inzisionslänge verkürzt werden. Dies wird erreicht, indem vertikale Verschlusslinien mit unterschiedlichem Abstand zur Mittellinie an beiden Lappen markiert werden. Am oberen Wundrand wird bei einem Abstand von 6, 5, und 4 cm und am unteren Wundrand bei 5, 4 und 3 cm symmetrisch zur Mittellinie markiert (Abb. 16.5) (Tiryaki 2017b). Durch das Zusammenbringen dieser vertikalen Markierungen mit 2–0 Vicryl wird der obere Wundrand symmetrisch zum unteren gestaucht, und die oberen Hautlappenenden nach medial gezogen. Auf diese Weise entsteht eine präzise bilaterale mediale Verschiebung, die dazu beiträgt, die endgültige Form und Kontur der Taille zu verbessern.

Hautverschluss: Sobald die Scarpa-Faszie adaptiert und auf Höhe der vorherigen Markierung an der Bauchwand befestigt ist, ist die Symmetrie der Narbe sichergestellt und ein Verrutschen nach kranial verhindert. Diese Nähte nehmen auch die Spannung von der Hautnaht und ermöglichen einen feine Adaptation. Für den oberflächlichen Verschluss werden zwei 3–0 Nähte mit bidirektionalen Widerhaken in der oberflächlichen Subkutis und der Dermis zu beiden Seiten der Mittellinie fortlaufend verwendet (Matarasso 2010). Der Nabel wird mit einer fortlaufenden intradermalen 4–0 Monocryl-Naht genäht. Zuvor werden zwei mehrfach perforierte Drainagen unter dem Bauchhautlappen platziert.

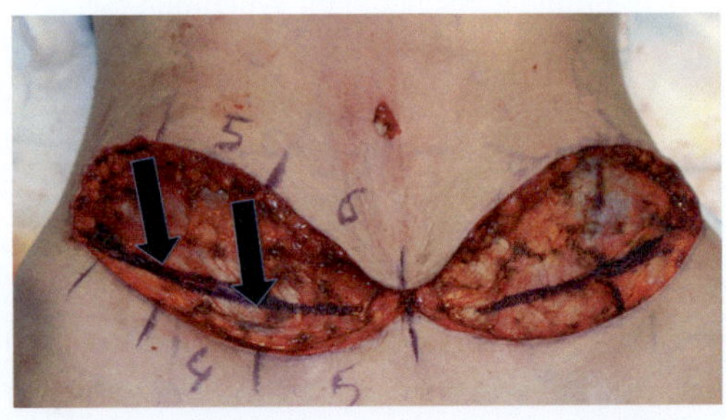

Abb. 16.5 Schichtweiser Verschluss. Die Anzeichnung auf der Faszie zur Fixierung der Wundränder bzw. Narbe ist mit Pfeilen markiert

16.5 Postoperative Behandlung

Am Ende des Eingriffs wird der Patient mit Decken gewärmt. Ein elastisches Kompressionsmieder wird angelegt und durchgehend für mindestens 3 Wochen getragen, außer während des Duschens. Die Patienten erhalten intravenös Flüssigkeit und Antibiotika sowie klare Flüssignahrung für den ersten postoperativen Tag. Kompressionsstrümpfe und pneumatische Kompressionstherapie werden fortgeführt, bis der Patient mobil ist.

Der Patient sollte noch am Abend nach der Operation in die halbsitzende Position und daraus in halbgebeugten Position progressiv mobilisiert werden. Die Drainagen werden entfernt, sobald sie weniger als 30 ml pro 24 h fördern. Nach dem Drainagezug, wird der Patient üblicherweise am ersten Tag nach der Operation nach Hause entlassen.

Die Patienten werden mit oralen Antibiotika und entzündungshemmenden Medikamenten entlassen und angewiesen, sich leicht gebeugt zu halten und auf anstrengende Aktivitäten zu verzichten. Sie werden ermutigt, regelmäßig zu gehen und die unteren Extremitäten im Bett zu bewegen, um die Wahrscheinlichkeit von tiefen Venenthrombosen (TVT) oder Lungenarterienembolien (LAE) zu reduzieren. Es wird empfohlen, ausreichend Flüssigkeit zu trinken und den Bauchmieder in den ersten 48 h ständig zu tragen.

Der erste Nachsorgetermin findet nach 48 h statt, bei dem alle Tapes entfernt werden und dem Patienten das Duschen freigegeben werden kann. Die Patienten gehen normalerweise nach der ersten Woche wieder zur Arbeit. Normale tägliche Aktivitäten werden 2 bis 3 Wochen nach der Operation wieder aufgenommen, und das Kardiotraining ohne Bauchübungen ist nach 4 Wochen erlaubt.

Zwei Wochen nach der Operation wird den Patienten empfohlen, Silikonpflaster auf den Narben zu verwenden. Die Farbe und Breite der Narbe verbessert sich signifikant im Laufe des ersten postoperativen Jahres (Abb. 16.6). Eine wichtige Anmerkung ist, Patienten, die starke Dehnungsstreifen um den Nabel haben, darüber

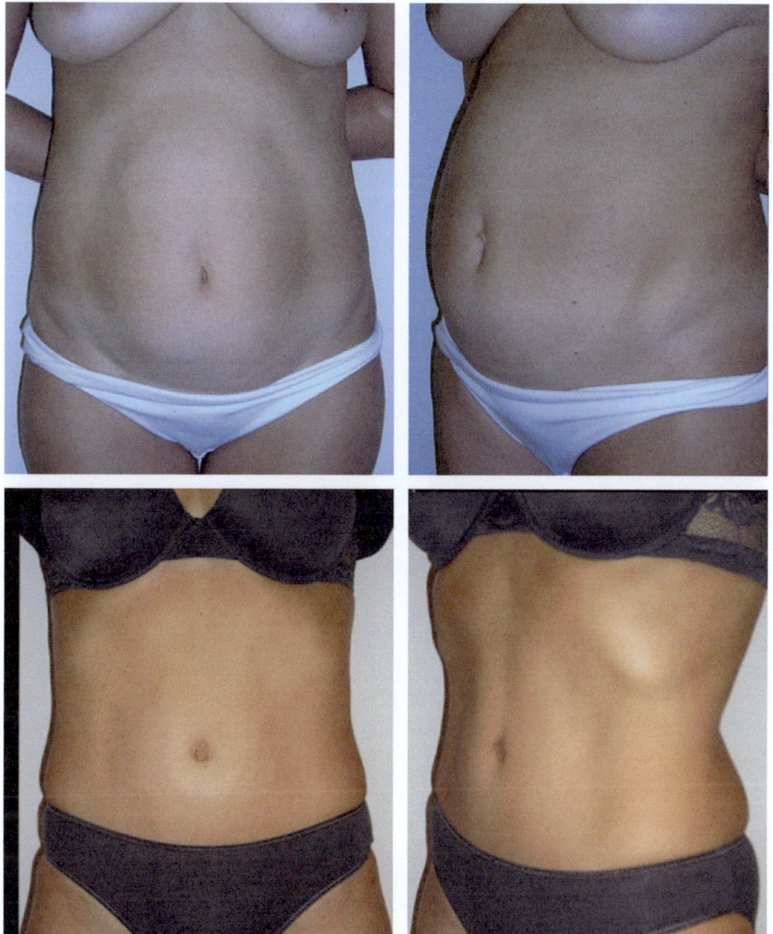

Abb. 16.6 42-jährige Patientin mit Rektusdiastase nach zwei Schwangerschaften. Die Patientin hat eine relativ gute Hautqualität und Habitus. Präoperativ zeigte sich kein Fettgewebsüberschuss, aber eine signifikante Rektusdiastase. Es wurde eine inverse Abdominoplastik mit horizontal-vertikaler myofaszialer Plikation ohne jegliche Liposuktion durchgeführt. Die Fotos 2 Jahre postoperativ zeigen eine Reduktion des Taillenumfangs und die Betonung der Silhouette der Rektusmuskeln

zu informieren, dass die oberhalb des Nabels gelegenen Dehnungsstreifen trotz des Herunterziehens weiterhin bestehen bleiben werden (Abb. 16.7).

Zusammenfassung des Eingriffs

- Bei der inversen Bauchdeckenstraffung beginnt der Eingriff mit einer „seagull incision" oberhalb des Nabels.
- Zuerst wird der Hautlappen oberhalb des Nabels angehoben und ein Tunnel ohne seitliche Präparation geschaffen, um eine hohe seitliche Spannung beim Verschluss zu ermöglichen.
- Dann wird der Nabel gelöst und der Hautlappen unterhalb davon in Richtung des Schamhügels präpariert.
- Eine horizontal-vertikale Plikation der Rektusscheide mit helikalen Sprungfedernähten sorgt für eine dreidimensionale muskuloaponeurotische Straffung.
- Die resultierende vertikale Verkürzung der Bauchwand zieht die mediale Hautpartie des Hautlappens nach unten und

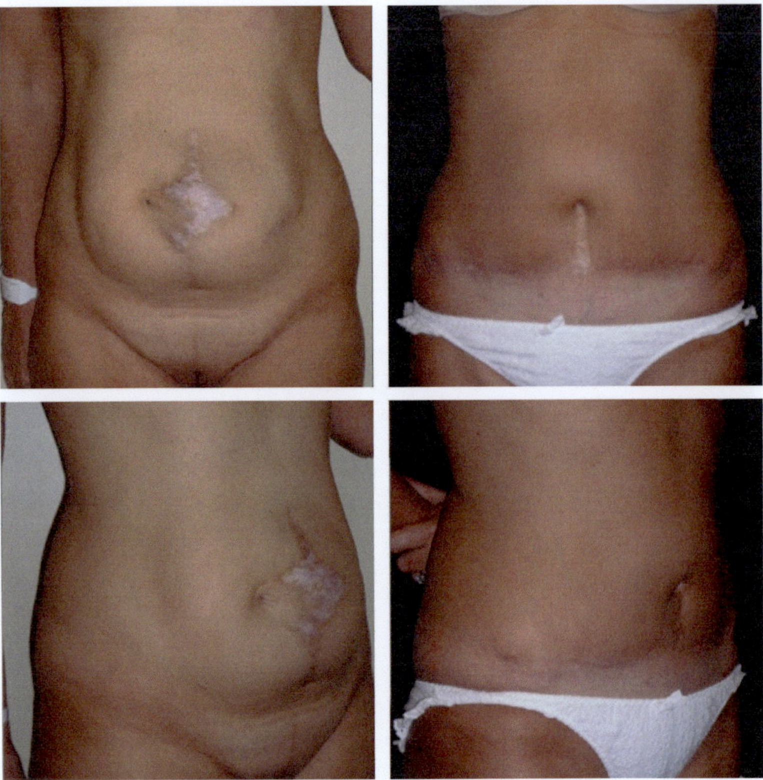

Abb. 16.7 47-jährige Patientin mit massiver Rektusdiastase nach drei Baucheingriffen mit lebensbedrohlichen Komplikationen.
Die Integrität der Bauchwand war vollständig verloren und der Nabel nach rechts verzogen. Darmbewegungen waren in der Mittellinie spürbar und sichtbar, direkt unterhalb der Narbe befand sich bereits das Peritoneum. Der inverse Beginn erleichterte die Planung des Verschlusses und die Präparation dramatisch. Nach der Präparation wurde eine horizontale Lücke von 20 cm festgestellt. Die intraabdominalen Organe wurden vom Narbengewebe gelöst, der Nabel wurde zentriert und der Bauchwanddefekt mit einem Polypropylen-Netz repariert. Die Fotos 3 Jahre postoperativ zeigen eine vollständige Wiederherstellung von der Exenteration

dehnt sie, wodurch ein signifikanter Hautüberschuss in der Mittellinie entsteht.

- Die neue Position des Nabels wird auf der Bauchhaut 2–3 cm oberhalb der tatsächlichen Stielposition festgelegt. Das Fixieren des Hautlappens sowie des Nabelstiels an der Faszie mit Dreipunkt-Nähten erzeugt eine Nabelverankerung mit einer Gegenspannung auf den mittleren Teil des kranialen Hautlappens.
- Der untere Zug der Verankerung teilt den Hautüberschuss in der Mitte und erzeugt so die Illusion einer Rektusmuskel-Silhouette mit einer Rille in der Mittellinie und seitlichen Spannungsschatten sowie einer Taille in Form einer Sanduhr.
- Der Beginn der konventionellen Abdominoplastik mit einem unteren Schnitt mit Präparation eines langen kranialen Lappens ist der Hauptgrund für die lange Operationsdauer und die Schwierigkeiten bei der Präparation sowie dem Verschluss. Der inverse Start ermöglicht es dem Chirurgen, den Eingriff aufgrund kürzerer Lappen oben

und unten in viel kürzerer Zeit durchzuführen.

- Daher ist aufgrund des inversen Starts kein T-förmiger Schnitt beim Verschluss erforderlich.

Literatur

Hunstad JP, Repta R (2009) Atlas of abdominoplasty, 7:55–75. Elsevier

Hurvitz KA (2014) Evidence-based medicine: bdominoplasty. Plas Reconst Surg 133(5):1214–1221

Le Louarn C, Pascal JF (2000) High superior tension abdominoplasty. Aesthetic PlastSurg 24(5):375–381

Le Louarn C, Pascal JF (2010) The-high-superior-tension technique: evolution of lipoabdominoplasty. Aesth plast surg 34:773–781

Lockwood TE (1995) High-lateral-tension abdominoplasty with superficial fascial system suspension.Plast Reconstruct Surg 96:60

Matarasso, (2010) Traditional abdominoplasty. Clin Plastic Surg 37:415–437

Ramirez O, Robertson KM, Khan A (2005) Abdominoplasty technique: a personal approach. In: Shiffman, M.A., Mirrafati, S. (eds) Aesthetic Surgery of the Abdominal Wall. Springer, Berlin, Heidelberg

Saldanha OR, Souza Pinto EB, Matos WN Jr et al (2001) Lipoabdominoplasty without undermining. Aesthet-Surg J 21:518–526

Tiryaki T (2017a) The theory of inverse abdominoplasty. In: Tiryaki K (ed) Inverse Abdominoplasty. Springer, Cham

Tiryaki T (2017b) The Technique of Inverse Abdominoplasty. In: Tiryaki K (ed) Inverse Abdominoplasty. Springer, Cham

Reverse Abdominoplastik und „Upper Abdominal Rolls“

17

Melodi Motamedi

Inhaltsverzeichnis

17.1 Upper Abdominal Rolls

Die meisten postbariatrischen Patienten leiden unter überschüssiger Haut, häufig kombiniert mit einer (Haut-)Rollenbildung, oft auch mit einer sog. „Doppelbauchbildung“ einhergehend, wenn zwei Rollen vorhanden sind. Die meisten Patienten haben die Rollenbildung in den unteren zwei Dritteln des Bauches (Zammerilla et al. 2014).

Die „upper abdominal rolls“, auch kraniale Oberbauchrollen genannt, befinden sich in der Regel im oberen bis zum mittleren Drittel des Bauches. Frauen sind häufiger betroffen, da diese in der Regel zusätzliche fibroseptale Verbindungen zwischen Haut und Faszie aufweisen, die zu dieser Mehrfachrollenbildung führen.

Häufig werden die „upper abdominal rolls“ von den betroffenen Frauen, als „zweite Brust“ bezeichnet, weil sie direkt kaudal zur Inframammärfalte beginnen und sich nach hinten über die Flanke bis zum Rücken erstrecken können.

Strauch et al. haben die Rollenbildungen nach massiver Gewichtsreduktion klassifiziert: Die obere Brustrolle, gefolgt von der am lateralen Thorax bzw. bis zum Schulterblatt heranreichend (Strauch et al. 2006). Die Studienlage zu dieser Art der Deformität ist lückenhaft und es wird von einer Prävalenz von weniger als 5 % ausgegangen (Aly 2022). Die Ätiologie ist bis dato unklar. Es herrschen Theorien darüber, dass es sich um fasziale Adhäsionen zwischen der Haut und des Rektusmuskels handeln könnte oder aber, dass es sich um eine besondere Art eines genetisch veranlagten Fettdepots handelt, ähnlich einer Fettverteilungs-

M. Motamedi (✉)
Klinik für Plastische und Ästhetische Chirurgie, Handchirurgie, Sana Klinikum Hameln-Pyrmont, Hameln, Deutschland
E-Mail: melodi.motamedi@sana.de

A. Gueven und S. Allert (Hrsg.), *Postbariatrische Chirurgie*, https://doi.org/10.1007/978-3-662-69269-1_17

störung. Als Plastische Chirurgen sehen wir diese Patienten häufig erst nach der massiven Gewichtsreduktion. Interessant wäre zu eruieren, ob diese Art der „Rollenbildung“ bereits vor der massiven Gewichtsreduktion bestand oder ob es sich um eine Deformität handelt, die sich erst nach der massiven Gewichtsabnahme entwickelt. Um diese Fragen genauer beantworten zu können, müssen noch weitere Studien hierzu erfolgen.

Die Behandlung dieser kranialen Rollen ist schwierig und wird meistens in einer zweizeitigen Behandlung durchgeführt. Die Rollen werden durch ein unteres Bodylift oder eine Fleur-de-Lis-Abdominoplastik (FDL) nicht adäquat adressiert und zeigen sich trotz der Kombination mit einer radikalen Fettabsaugung rekurrent (Abb. 17.1). Die Durchführung einer aggressiven „belt lipectomy“ mit Liposuktion der Rollen führte laut Literatur ebenfalls nicht zu ästhetisch ansprechenden Ergebnissen.

Unserer Ansicht nach und auch der aktuellen Literatur zu diesem Thema folgend, besteht die erfolgversprechendste Therapie darin, zunächst ein sog. oberes Bodylift durchzuführen. Damit „bereinigt“ man zunächst die supraumbilikale Region, bevor in einer zweiten Sitzung eine konventionelle Abdominoplastik durchgeführt werden kann. Sollte eine untere Abdominoplastik nicht notwendig sein, so können auch im Rahmen einer reversen Abdominoplastik Hautüberschüsse am oberen Abdomen direkt über einen inframammären Zugang behandelt werden.

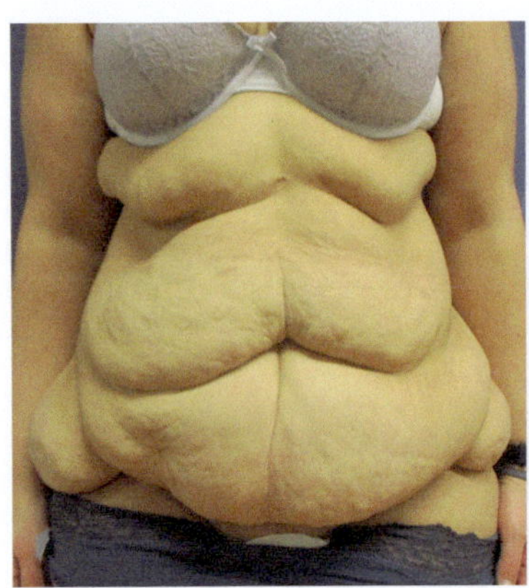
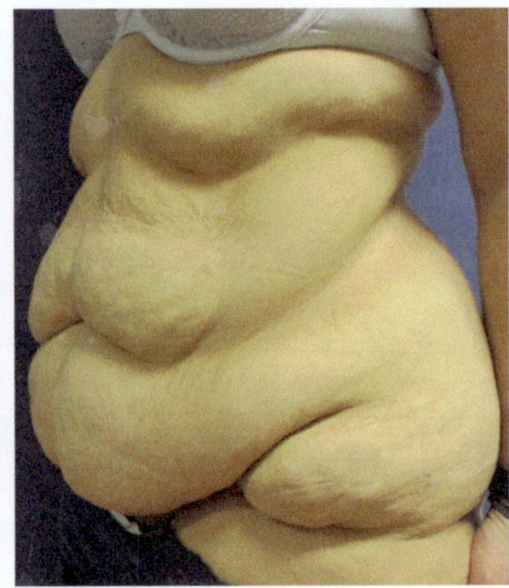
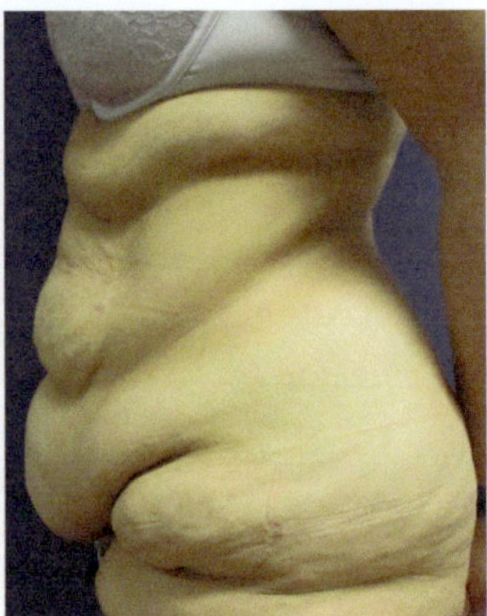

Abb. 17.1 (**a**) Patientin mit massiver Hautfettschürzenbildung deutlichen „upper abdominal rolls“ vor FDL mit Liposuktion. (**b**) Patientin weiterhin mit leichten „upper abdominal rolls“ nach ausgedehnter FDL mit radikaler Liposuktion

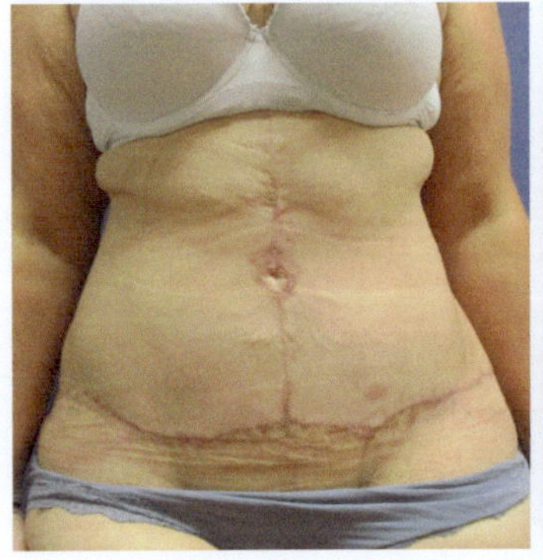
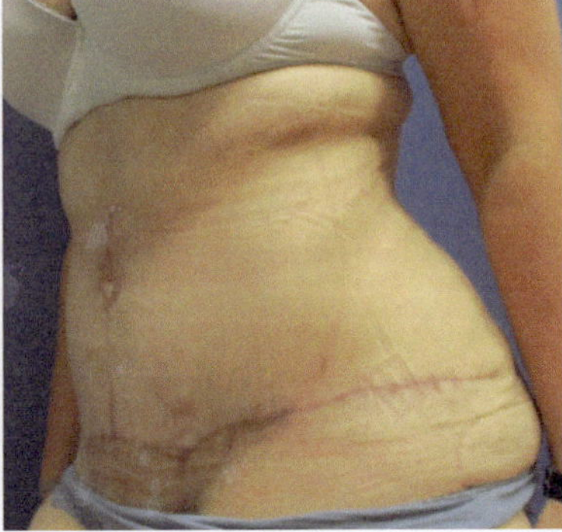
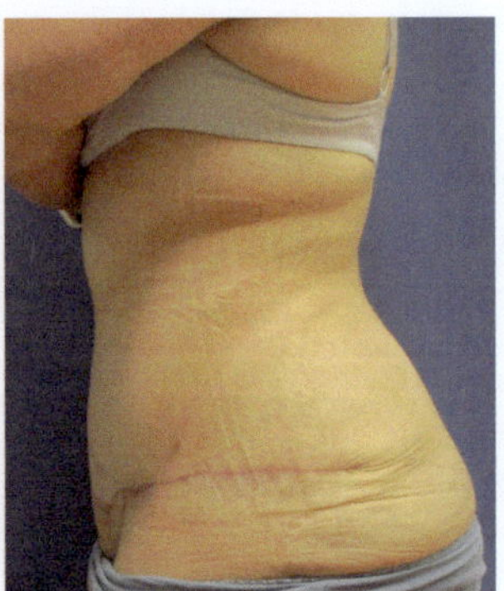

Abb. 17.1 (Fortsetzung)

Die Indikationen für ein oberes Bodylift sind in der Regel:

1. Malposition der Inframammärfalte (IMF), welche häufig bei Männern vorliegt, wo die Inframammärfalte kaudal des Unterrands der M. pectoralis major zu liegen kommt (Abb. 17.2a),
2. Hautüberschuss an den seitlichen Thoraxausläufern, BH-Linie bis zum Rücken („Tannenbaumphänomen“) (Abb. 17.2b),
3. Die sog. „upper abdominal rolls“ (Cinclair et al. 2022) (Abb. 17.2c). Der letzte Punkt ist auch zugänglich für eine reverse Abdominoplastik.

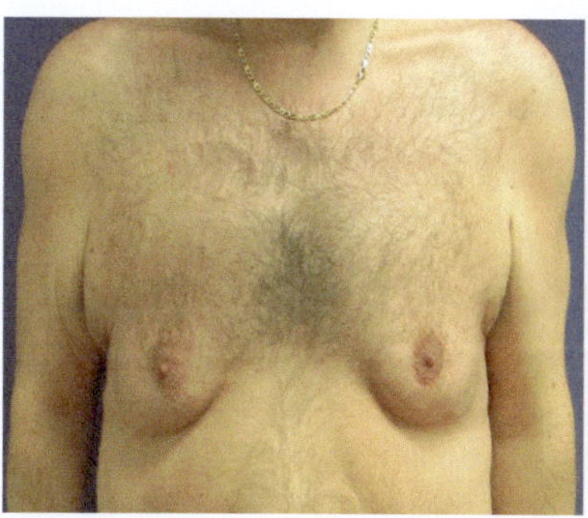
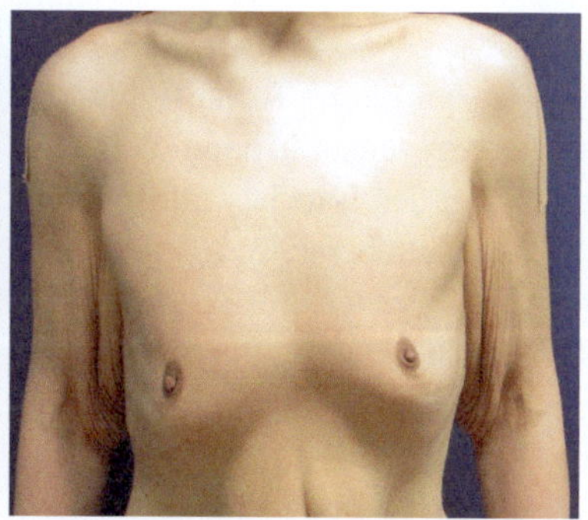

Abb. 17.2 (**a**) Malposition der IMF beim Mann. (**b**) Seitliche Thoraxausläufer mit Tannenbaumphänomen. (**c**) „Upper abdominal rolls“

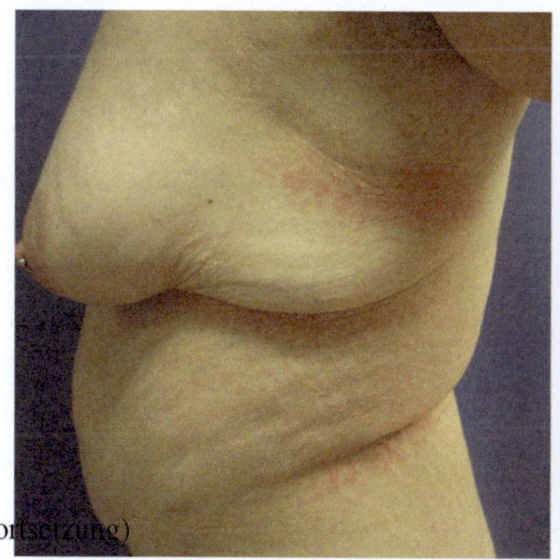
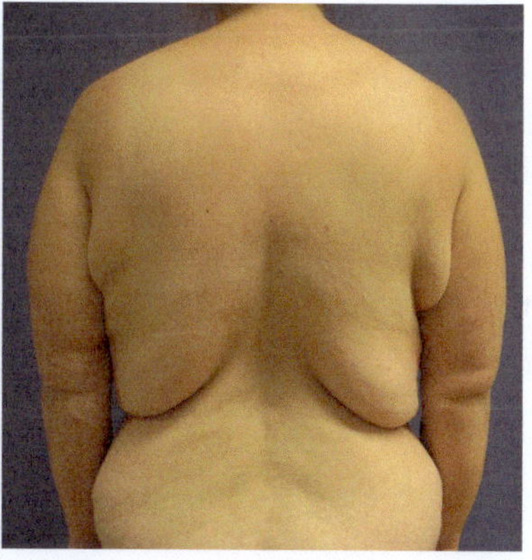

Abb. 17.2 (Fortsetzung)

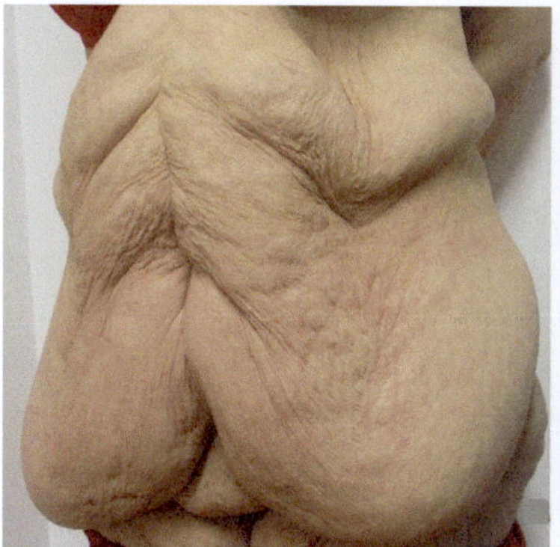
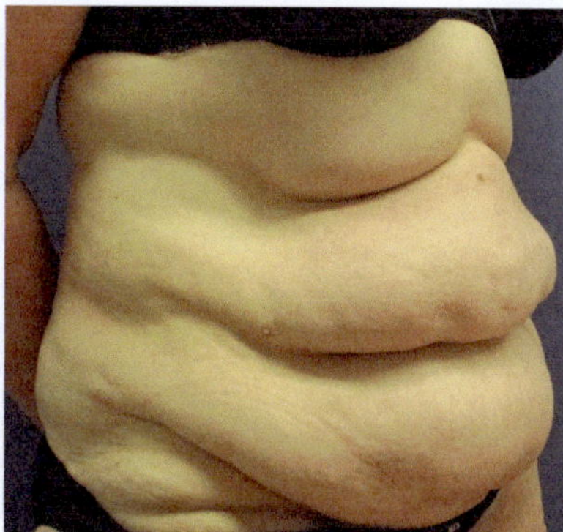

Abb. 17.2 (Fortsetzung)

Es empfiehlt sich, zunächst das obere Abdomen zu straffen, ggf. kombiniert mit einer Bruststraffung, um so bereits die sog. „upper abdominal rolls“ zu beseitigen, bevor in einer zweiten Sitzung die untere Abdominoplastik erfolgen kann. In der ersten Sitzung sollte bedacht werden, dass zur Beseitigung der kranialen Rollen häufig eine Schnitterweiterung über den seitlichen Thorax bis hin zum Rücken notwendig sein kann.

Entscheidend ist bei dieser Technik, dass im Gegensatz zu einer reversen Abdominoplastik keine Unterminierung des Bauches erfolgt, sondern lediglich die Hautüberschüsse keilförmig reseziert werden. Bei Frauen gilt zu bedenken, dass die seitlichen Thoraxausläufer der „upper abdominal rolls“ im Sinne eines LICAP-Flaps (Lateral Intercostal Artery Perforator) zur Autoaugmentation genutzt werden können (siehe auch Kap. 24). Bei Männern sollten sie in jedem Falle radikal exzidiert werden. Zudem muss die Inframammärfalte sowohl bei der Frau wie auch beim Mann mit kräftigem langhaltend resorbierbaren bzw. nichtresorbierbaren monofilem Fadenmaterial an das Rippenperiost fixiert werden. Beim Mann empfiehlt sich der freie Transfer der Mamillenareolenkomplexe. Bei der Frau kann sowohl eine zentrale wie auch mediokraniale Stielung verwendet werden (Aly 2005).

17.1.1 Präoperative Markierung

Bei männlichen Patienten: Der Patient wird im Stehen angezeichnet. Zunächst Markierung der Mittellinie sowie der aktuellen Falte der kranialen Rolle am Abdomen, die beim Mann häufig auch die aktuellen Unterbrustfalten sind. Anschließend lässt man den Patienten den Pectoralismuskel anspannen und markiert den Unterrand sowie die mediale und laterale Begrenzung des M. pectoralis major. Diese beiden Linien werden zu einer Spindel zusammengeführt. Mittels Pinch-Test wird die Resektionsgröße überprüft (Aly 2005; Soliman et al. 2008). Beim Mann erfolgt zudem die Markierung der Medioklavicularlinie, da dies die Linie ist, auf der die MAK nach kranial verlagert wird. Die weitere Anzeichnung entspricht der einer Bruststraffung beim Mann (siehe auch Kap. 27 und 28). Wir empfehlen bei dieser Form der Bruststraffung den freien MAK-Transfer. Zudem sollten auch Markierungen zur Fettabsaugung am oberen Abdomen sowie am seitlichen und dorsalen Thorax erfolgen, da diese die Präparation häufig deutlich erleichtert und ein besseres Outcome bietet.

Bei weiblichen Patienten: Die Patientin wird im Stehen angezeichnet. Zunächst erfolgt die klassische Anzeichnung einer Bruststraffung (siehe auch Kap. 23.). Anschließend erfolgt die Markierung der „upper abdominal rolls“ sowie ihrer Ausläufer nach lateral und nach hinten in spindelförmiger Manier. Die Festlegung der Spindelgröße wird über den Pinch-Test ermittelt. Die Spannungsverhältnisse sind bei der Frau genau zu prüfen, da eine zu starke Spannung dazu führen kann, dass die Unterbrustfalte nach kaudal gezogen und destabilisiert wird. Dies führt zu einer unästhetischen Brustform, bei der die Brustdrüse unter die Unterbrustfalte rutscht. Des Weiteren sollte man bedenken, dass durch Straffung der seitlichen und hinteren Thoraxwand durch den Zug die Brust lateralisiert werden könnte. Auch bei Frauen empfehlen wir die zusätzliche Durchführung einer Liposuktion im Bereich der „upper abdominal rolls“ über die seitlichen Thoraxausläufer und am Rücken (Rubin und Matarasso 2006, Richter und Matarasso, 2013). Sofern die Durchführung eines LICAP-Flaps zum Brustaufbau geplant ist, sollte in diesem Areal eine Fettabsaugung unterlassen werden.

17.1.2 Operationstechnik

Wir empfehlen, mit der spindelförmigen Resektion der „upper abdominal rolls“ am Rücken zu beginnen. Daher beginnt die Operation in Bauchlagerung in Intubationsnarkose. Die präoperativ markierten Areale sollten zunächst mittels Liposuktion abgesaugt werden. Anschließend empfehlen wir die Größe des präoperativen Spindelresektats mittels Tackerklammern zu überprüfen, die Resektionsfigur ggf. nochmals zu korrigieren und auf Symmetrie abzugleichen. Anschließend erfolgt der Hautschnitt entlang der Markierungslinien sowie das Absetzen des Hautfettlappens von medial nach lateral oberhalb der Scarpa-Faszie. Wir empfehlen das Einlegen von Drainagen, welche wir regelhaft über die Liposuktionsportale ausleiten, um weitere Narben zu verhindern. Anschließend sollten die Wunden gemäß der präexzisionalen Markierung mittels Tackerklammern verschlossen werden und erneut ein Abgleich auf Symmetrie und ausreichender Straffung erfolgen. Zur Seromprophylaxe empfehlen wir auch hier das Verkleinern des Totraums durch tiefe Subkutis-Faszie-Subkutis-Nähte mit 2–0 Vicryl. Anschließend erfolgt der zweischichtige Wundverschluss mit PDS 2–0 als fortlaufende Intrakorialnaht sowie der Hautverschluss mit Stratafix 3–0 als fortlaufende Intrakutannaht. Danach wird die Patientin in Rückenlage umgelagert. Die Arme sollten in einem 45°-Winkel vom Oberkörper abduziert gelagert werden, sodass die Bruststraffung mit Resektion der seitlich und ventral verbliebenen oberen Bauchrolle erfolgen kann. Wir empfehlen auch hier zunächst die Liposuktion der oberen Bauchrolle. Anschließend sollte die Resektionsfigur mittels Tackerklammern überprüft werden, um eine zu hohe Spannung auszuschließen. Die Patienten sollten aufgesetzt werden, um dies zu prüfen. Nach Zurücklagern der Patienten und entsprechender Korrektur der Spindelfigur wird mit der Bruststraffung begonnen. Beim Mann empfehlen wir den freien MAK-Transfer und bei der Frau die MAK mediokranial oder zentral zu stielen. Bei beiden Geschlechtern sollte die Inframammärfalte zusätzlich mittels einem kräftigen (mindestens Stärke 2–0) langhaltenden resorbierbaren, alternativ mit monofilen nichtresorbierbaren Fäden, an das Rippenperiost fixiert werden. Hierzu wird ein 1 cm breiter Hautstreifen kranial der IMF entepithelisiert und die IMF als U-Nähte an das Rippenperiost fixiert. Entscheidend ist, dass die korrekte Rippe zur Positionierung gewählt wird, dabei sollte man die Rippe nutzen, die direkt an der IMF liegt und nicht die nächsthöhere. Nach Abschluss der Nähte, sollte die Brust probatorisch verschlossen und der Patient aufgesetzt werden, um zu kontrollieren, dass es zu keinen Ein- oder Verziehungen der IMF gekommen ist, und um die beiden Unterbrustfalten auf Höhensymmetrie abzugleichen. Ist dies der Fall, folgen die restlichen Schritte den Prinzipien der Bruststraffung bei Frau und Mann (siehe auch Kap. 23 und 28).

17.1.3 Postoperatives Management

Bei Männern sollte postoperativ ein Thoraxkompressionsgurt oder eine Kompressionsweste angelegt werden. Bei Frauen empfehlen wir das Anlegen eines Kompressions-BHs mit breiten Trägern und breitem Bündchen. Eine Antithromboseprophylaxe sollte mit niedermolekularen Heparinen erfolgen. Die Drainagen werden am 2. postoperativen Tag entfernt, und die Patienten können in die ambulante Weiterbehandlung entlassen werden. Die Kompressionswäsche wird 6 Wochen tags und nachts getragen, anschließend weitere 6 Wochen bei körperlicher Belastung. Von Bauchmuskeltraining sollte für 3 Monate abgesehen werden (Abb. 17.3 und 17.4).

17.2 Reverse Abdominoplastik

Die meisten Hautüberschüsse am Abdomen können über die konventionelle Abdominoplastik, Mini-Abdominoplastik mit und ohne zusätzliche Liposuktion sowie über eine Fleur-de-Lis-Abdominoplastik adäquat behandelt werden. Insbesondere bei postbariatrischen Patienten kann es jedoch nach erfolgter Abdominoplastik zu einem Nachsacken am Oberbauch kommen. Diese kann über einen inframammären Zugang im Rahmen einer reversen Abdominoplastik behandelt werden. Die reverse Abdominoplastik wurde erstmalig durch Thorek et al. 1942 beschrieben und wurde 1977 durch Rebello und Franco systematisiert als Zugang über die inframammären Falte (IMF) zur Durchführung einer Abdominoplastik. Anschließend geriet diese Technik in Vergessenheit, da viele plastische Chirurgen mit dem ästhetischen Resultat auf-

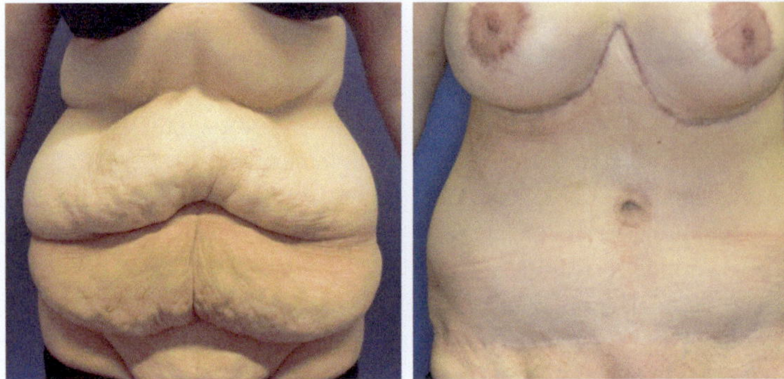

Abb. 17.3 56-jährige Patientin nach massivem Gewichtsverlust vor und nach der Korrektur der „upper abdominal rolls" und Bruststraffung, sowie nach Abdominoplastik in FDL-Technik

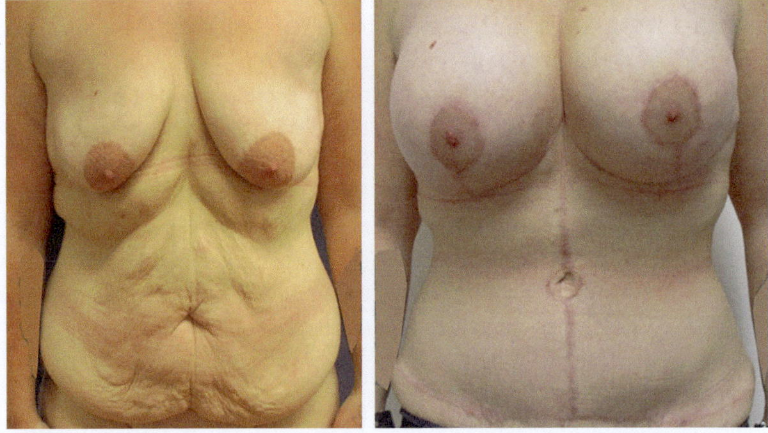

Abb. 17.4 33-jährige Patientin nach massivem Gewichtsverlust vor und nach der Korrektur der „upper abdominal rolls" und Augmentationsmastopexie, sowie nach Abdominoplastik in FDL-Technik

grund der schlechten Narbenbildung sowie der Gefahr einer verzerrten Unterbrustfalte nicht zufrieden waren. Im Folgenden möchten wir diese Technik erneut aufgreifen und eine modifizierte Technik mit spannungsfreiem Verschluss in der Unterbrustfalte sowie eine zusätzliche Sicherung der IMF vorstellen (Avelar 2002; Rebello und Franco 1977).

Der Hauptunterschied zwischen einer reversen Abdominoplastik und der Beseitigung der kranialen Oberbauchrollen ist, dass bei einer reversen Abdominoplastik eine Unterminierung des Bauchhautfettlappens bis zum Nabel stattfindet, während bei der Resektion der „upper abdominal rolls" keine Unterminierung durchgeführt wird (Deos et al. 2009; Hoyos et al. 2022).

Diese Technik ist am besten geeignet für Patienten, die bereits eine Abdominoplastik haben durchführen lassen und es im Verlauf zu einem erneuten Nachsacken der Haut am Oberbauch gekommen ist, und für Patienten, die nach einer Mammareduktionsplastik oder Mastopexie bereits ausgedehnte Narben in den Unterbrustfalten, ggf. auch mit einer Schnittführung über die Mittellinie hinaus besitzen.

17.2.1 Präoperative Markierung

Die Patienten werden immer stehend angezeichnet (Abb. 17.5). Der zur beseitigende Hautüberschuss wird in Richtung der Unterbrustfalten geschoben, wobei sich zeigt, wieviel Gewebe zu entfernen ist. In diesem Moment muss besondere Aufmerksamkeit auf die IMF und den medialen Hautüberschuss gelegt werden. Dies entscheidet, ob die Narbe in der Mittellinie verbunden werden muss. Dies führt sodann zur folgenden Unterteilung der Patienten in 2 Gruppen:

Gruppe 1 Wenn größere Mengen eines Hautweichteilüberschusses entfernt werden müssen, was bei den meisten postbariatrischen Patienten der Fall ist, müssen die Narben in der Mittellinie zusammengeführt werden (Abb. 17.6). In diesen Fällen sollte der Bauchhautlappen in einer

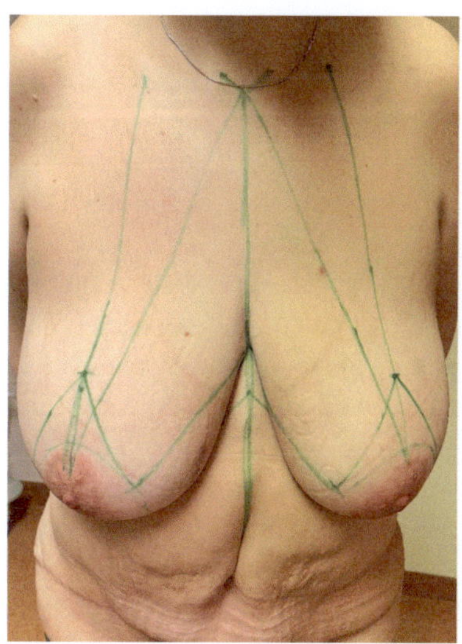

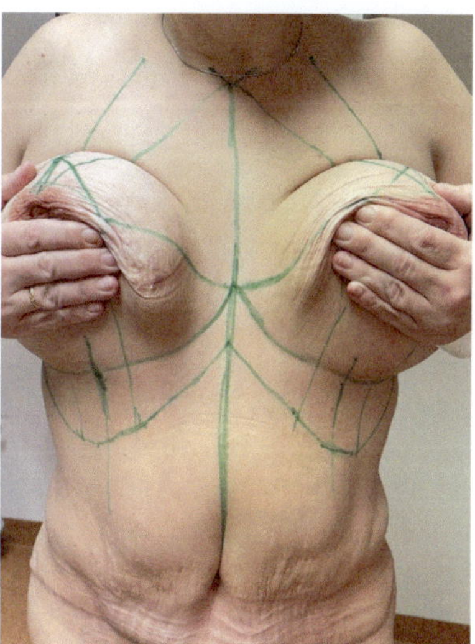

Abb. 17.5 Anzeichnung der Schnittführung der reversen Abdominoplastik und Bruststraffung. Man beachte die tannenzipfelartige Zusammenführung des Schnittes am Busen bzw. in der Mittellinie

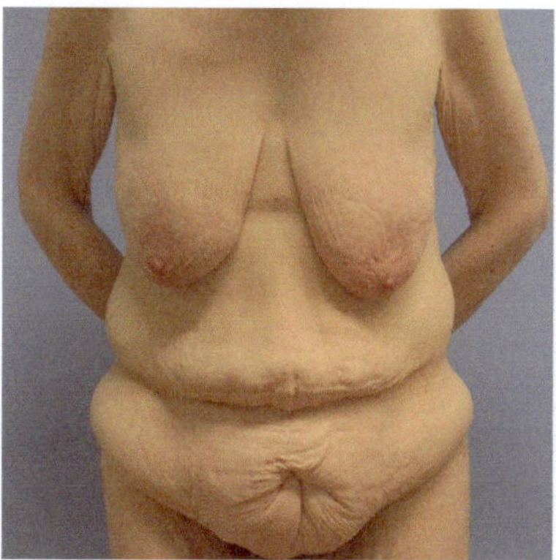

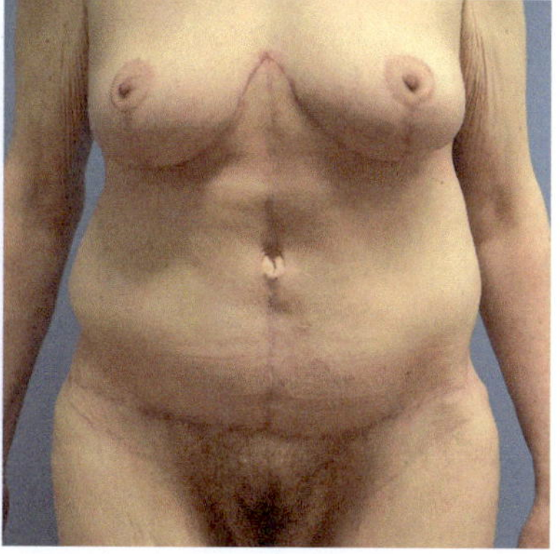

Abb. 17.6 50-jährige Patientin vor und nach einer kombinierten Mastopexie und reversen Abdominoplastik, sowie vorangegangener FDL-Abdominoplastik mit nach kranial verbliebenem Hautüberschuss

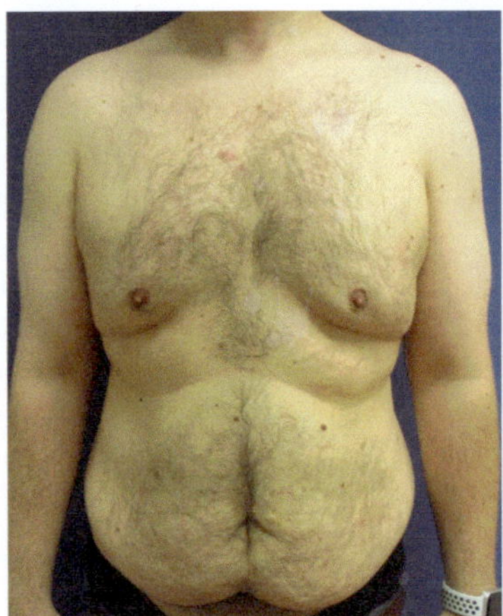
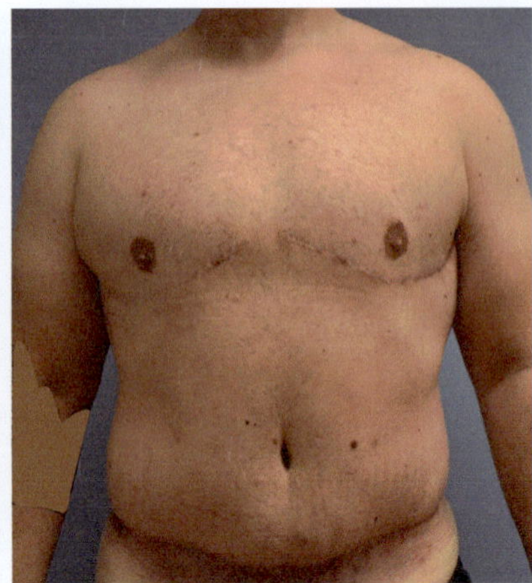

Abb. 17.7 39-jähriger Patient vor und 1 Jahr nach einer kombinierten Mastopexie mit reverser Abdominoplastik

U-Form bis zum kranialen Rand des Nabels unterminiert werden.

Gruppe 2 Diese Patienten haben nur wenig bis zu einem moderaten Hautweichteilüberschuss, sodass keine Vereinigung der Narben in der Mittellinie notwendig ist (Abb. 17.7). Hier reicht eine Schnittführung ausschließlich in der IMF beidseits. Bei diesen Patienten sollte der Bauchhautlappen über den inframammären Zugang schräg in Richtung des kranialen Nabels unterminiert werden. Dabei wird ein Areal in der Mittellinie nicht unterminiert, bis sich beide Zugänge ungefähr auf der Hälfte der Strecke zwischen Nabel und Unterbrustfalten treffen und vereinigen. Dadurch bleibt der obere Anteil der Mittellinie adhärent, wodurch der Verschluss später spannungsärmer gestaltet werden kann.

17.2.2 Operationstechnik

Wir empfehlen in der Regel die Durchführung einer vorangehenden Liposuktion, da diese nicht nur den Fettüberschuss beseitigt, sondern tatsächlich die Präparation oberhalb der Scarpa-Faszie erleichtert und häufig auch durch Mobilisierung der Hautweichteile durch die Liposuktion selbst eine weitgehende Unterminierung überflüssig werden lässt. Die Unterminierung erfolgt mittels monopolarem Strom oberhalb der Scarpa-Faszie und resultiert entweder in einem durchgehenden vereinten oder zwei Lappen. Falls notwendig, kann auch supraumbilikal die Rektusdiastase gerafft werden. Anschließend werden „progressive tension sutures" (PTS) mit Vicryl 2–0 zwischen Bauchdecke und der Rektusfaszie gesetzt. Hierfür ist es erforderlich, dass die Assistenz den Bauchhautfettlappen nach kranial in Richtung der IMF zieht, sodass pro Seite je 2 Bahnen mit 3 bis 5 PTS und bei der Gruppe 1 zusätzlich in der Mittellinie ebenfalls 3 bis 5 PTS gesetzt werden. Beim Setzen der Nähte sollte die Scarpa-Faszie unbedingt mitgegriffen, allerdings die Dermis nicht gegriffen werden, da es sonst zu Einziehungen der Haut kommen kann. Anschließend kann die Resektionslinie bestimmt werden. Hierbei sollte ca. 1 cm mehr Hautüberschuss belassen werden, als eigentlich notwendig, weil später dieses Areal entepithelisiert wird und zur Fixierung der IMF genutzt werden kann. Wir empfehlen, bei der Gruppe 1 in der Mittellinie eine der Busenform angepasste „Tannenbaumspitze" zu formen und hier nicht zu radikal zu exzidieren (Abb. 17.5 und 17.6). Nach der Resektion muss die Unterbrustfalte fixiert werden. Hierfür wird entlang der IMF zu beiden Seiten

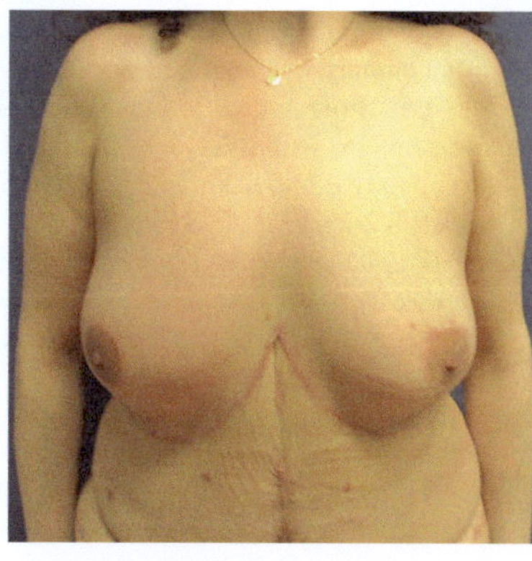
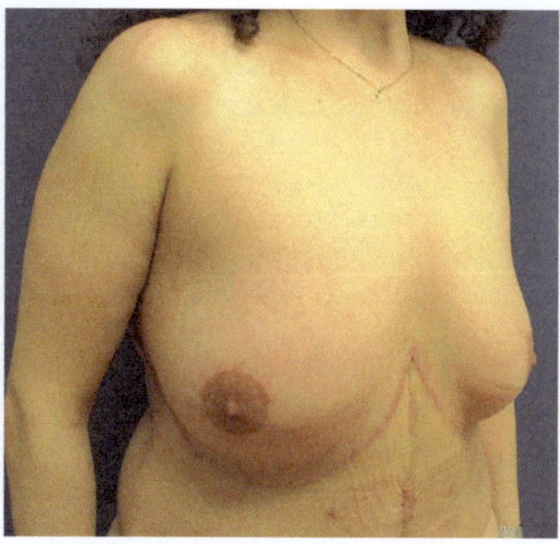

Abb. 17.8 Patientin nach Korrektur von „upper abdominal rolls" mit einer nach kaudal verzogenen Unterbrustfalte

ein ca. 1 cm breiter Hautstreifen entepithelisiert und anschließen in U-Nahttechnik an das Rippenperiost direkt unter der ursprünglichen IMF mit Prolene 2–0 fixiert. Wir empfehlen pro Seite 3 bis 4 Nähte. Sodann sollte der Patient in Beach-chair-Lagerung aufgesetzt werden, um zu kontrollieren, dass die Nähte zur Rekonstruktion der IMF korrekt gesetzt wurden und nicht zu Einziehungen o. Ä. geführt haben (Pollock und Pollock 2004, 2020). Sollte dies der Fall sein, empfiehlt es sich mit einer Stratafix PDS 3–0 eine zusätzliche fortlaufende Naht der Dermisstreifen an die Pectoralisfaszie von medial nach lateral durchzuführen. Hier ist es wichtig zu beachten, dass diese Naht spätestens an der vorderen Axillarlinie enden sollte, um erneute unnatürliche Einziehungen der Brust zu vermeiden. Vor dem definitiven Hautverschluss, sollte die Haut jenseits des Dermisstreifens mit einem 15er-Skalpell vorsichtig eleviert werden. Anschließend erfolgt der Hautverschluss zwischen der Brusthaut und dem Bauchhautfettlappen mit PDS 2–0 als fortlaufende Intrakorialnaht und Stratafix 3–0 als fortlaufender Intrakutannaht.

17.2.3 Postoperatives Management

Postoperativ werden den Patienten sowohl ein Bauchgurt sowie bei Frauen zusätzlich ein Kompressions-BH angelegt. Bei Männern reicht in der Regel der Bauchgurt, welcher die Inframammärfalte ebenfalls abdecken sollte. Die Kompressionswäsche sollte 6 Wochen tags und nachts getragen werden. In diesem Zeitraum ist Sport und schwere körperliche Arbeit untersagt. Anschließend sollte für weitere 6 Wochen beim Sport und schwerer körperlicher Arbeit die Kompressionswäsche angelegt werden. Frauen sollten stets einen stützenden BH tragen und die Narben sollten bei beiden Geschlechtern mit entsprechenden Externa gepflegt werden (Abb. 17.7).

17.3 Komplikationen

Die Komplikationen der Beseitigung der „upper abdominal rolls" und der reversen Abdominoplastik unterscheiden sich nicht. Neben der Tendenz zum Nachsacken des Gewebes bergen beide Techniken die Gefahr, dass die Unterbrustfalten nicht ausreichend stabilisiert werden können und diese im Laufe der Zeit verzogen und kaudalisiert werden (Abb. 17.8). Dadurch kommt es zu einer Formveränderung der gesamten Brust, welche insbesondere bei Frauen vermieden werden sollte.

Literatur

Aly AS (2005) Upper body lift. In: Aly AS (Hrsg) Body contouring after massive weight loss. Quality Medical Publishing, St. Louis, S 335–360

Aly AS (2022) Upper Abodominal Rolls: what they are and how to treat them. Speech presented at the ISAPS World Congress, Istanbul, 22. Sept. 2022

Avelar JM (2002) Abdominoplasty without panniculus undermining and resection: analysis and 3-year follow-up of 97 consecutive cases. Aesthet Surg J 22(1):16–25

Cinclair R 3rd, Aly A, Kenkel J (2022) two surgeons' approaches to the upper body lift: a video discussion. Aesthet Surg J Open Forum. 2022 Jul 1;4:ojac058

Deos MF, Arnt RA, Gus EI (2009) Tensioned reverse abdominoplasty. Plast Reconstr Surg 124(6):2134–2141

Hoyos AE, Perez ME, Mogollon IR et al (2022) Decision-making algorithm for advanced excisional body contouring: dynamic definition solutions for skin laxity. Plast Reconstr Surg 150(6):1248–1259

Pollock T, Pollock H (2004) Progressive tension sutures in abdominoplasty. Clin Plast Surg. 31(4):583–9, vi

Pollock TA, Pollock H (2020) Drainless abdominoplasty using progressive tension sutures. Clin Plast Surg 47(3):351–363

Rebello C, Franco T (1977) Abdominoplasty through a submammary incision. Int Surg 62(9):462–463

Richter DF, Stoff A (2013) Upper body lift with lateral excision. In: Rubin JP, Jewell ML, Richter DF et al (eds) Body contouring and liposuction. Saunders Elsevier, S 166–176

Rubin JP, Matarasso A (2006) Aesthetic surgery after massive weight loss, saunders elsevier; 1st edition, Chapter 7: Approach to upper body rolls: 101–112

Soliman S, Rotemberg S, Pace D et al (2008) Upper Body Lift. Clinics in plastic surgery. 35. 107–14; discussion 121

Strauch B, Hermann C, Rohde C et al (2006) Mid-body contouring in the post-bariatric surgery patient. Plast Reconstr Surg 117(7):2200–2211

Zammerilla LL, Zou RH, Dong ZM et al (2014) Classifying severity of abdominal contour deformities after weight loss to aid in patient counseling: a review of 1006 cases. Plast Reconstr Surg 134(6):888e–894e

Teil VI
Rücken und Gesäß

Die Rückenpartie samt des Gesäßes stellt einen großen Bereich unserer Körperhülle dar – fast ein Fünftel, wenn man der Neuner-Regel nach Wallace folgt – und ist ebenso von den Folgen des massiven Gewichtsverlusts betroffen.

Obwohl doch bei einigen Patienten sich hier die Haut gut zurückbilden kann, finden sich vor allem bei den Patienten mit extrem hohem Gewichtsverlust auch am Rücken sowie am Gesäß typische Hautüberschüsse mit Krankheitssymptomen.

Neben der Beseitigung dieser krankhaften Hautüberschüsse ist auch der ästhetische Anspruch der Wiederherstellung einer harmonischen Körperkontur gerade beim Blick auf den Körper von hinten von großer Bedeutung – ganz nach der Redewendung „Auch ein schöner Rücken kann entzücken".

Das folgende Kapitel präsentiert grundlegende Konzepte zur Planung und Umsetzung solcher Formkorrekturen, von klassischen Straffungstechniken bis hin zu modernen ästhetischen Körperkonturierungen der Rücken- und Gesäßpartie.

Anatomische Grundlagen der Rücken- und Gesäßstraffung

18

Asım Gueven

Inhaltsverzeichnis

Die chirurgische Anatomie der Gesäßregion ist, sowohl in Bezug auf funktionelle Aspekte als auch ästhetische Gesichtspunkte, komplex aufgebaut. Im Gegensatz zur vermeintlichen Simplizität der anatomischen Strukturen des Rückens präsentiert sich die Gesäßregion als eine Zone vielfältiger Strukturen.

Zunächst ist festzuhalten, dass der Rücken in zwei Hauptabschnitte unterteilt werden kann: den oberen Rücken und den unteren Rücken, wobei die Taille als der engste Umfang des Rumpfes unterhalb der Rippen als Übergangszone fungiert (Abb. 18.1 und 18.2). Darunter erstrecken sich die Flanken bis zur Gesäßregion. Der Abschluss der Gesäßregion nach kaudal erfolgt mit der Infraglutealfalte, die nicht nur eine anatomische Grenze setzt, sondern auch ästhetisch relevante Charakteristika aufweist. Dieser folgt nach kaudal dann die proximale Oberschenkelrückseite.

A. Gueven (✉)
Livion, Hamburg, Deutschland
E-Mail: info@asimgueven.com

Die Infraglutealfalte läuft nach lateral in die Hüften aus, nach medial geht sie in die Inguinalfalte über. Hier grenzt sie die proximalen Oberschenkel-Innenseiten vom Perineum und der Schamregion ab. Die Gesäßregion als solche definiert sich nicht nur durch ihre untere Begrenzung, sondern auch durch ihre seitlichen Übergänge zu den Hüften und seitlichen Oberschenkeln.

Wie bei anderen Körperregionen auch, unterliegt das Erscheinungsbild individuellen Variationen, die durch das Fettverteilungsmuster, das Gewicht des Individuums und die Qualität des Gewebes beeinflusst werden.

18.1 Typische Hautüberschüsse

In der Regel verjüngt sich die Körperkontur bei den meisten Frauen an der Taille, bei Männern in geringerem Maße auch. Bei Patienten mit massivem Gewichtsverlust ist die Taille üblicherweise weniger klar definiert, aufgrund von Hautüberschüssen, Hautlappen oder lokalen Fettansammlungen, die die darunter liegende muskuloskeletale Anatomie verdecken. Einige Patienten präsentieren ein oder mehrere

A. Gueven und S. Allert (Hrsg.), *Postbariatrische Chirurgie*, https://doi.org/10.1007/978-3-662-69269-1_18

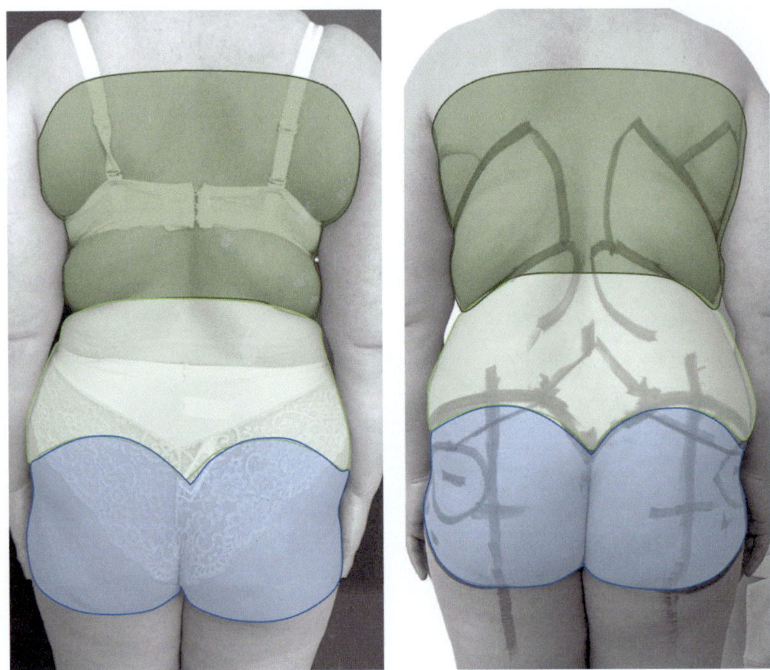

Abb. 18.1 Schematische Darstellung des oberen (dunkelgrün) und unteren Rückens (hellgrün), getrennt von der Taille, sowie der Gesäßregion (blau). Patientin nach Gewichtsverlust mit deutlicher Konturdeformität am gesamten Rücken und Gesäß mit fettreichen Hautüberschüssen am oberen Rücken sowie Fettüberschuss an den Flanken und unteren Rücken und sog. Hip-Dips am lateralen Gesäß (in Unterwäsche gekleidet links, sowie mit präoperativer Anzeichnung rechts)

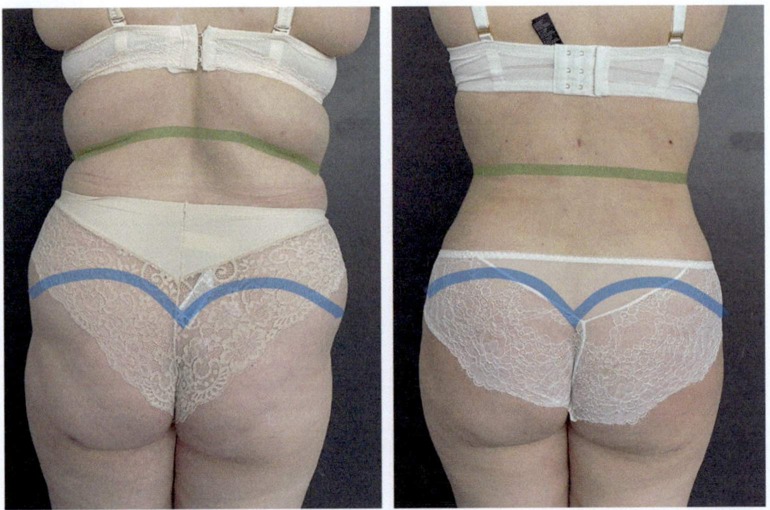

Abb. 18.2 Patientin aus 18.1 vor und nach Radiofrequenz-assistierter Liposuktion des gesamten Rückens und der Flanken, sowie Lipotransfer ins Gesäß. Neben der Konturoptimierung sind die Übergänge vom oberen zum unteren Rücken an der Taille (grüne Linie) sowie vom unteren Rücken zum Gesäß (blaue Linie) klarer und harmonischer. Der Gesäßansatz wirkt höher, das Gesäß insgesamt vertikal gestreckt, während der unterer Rücken schmaler wirkt

Hautrollen am Rücken (Rückenrollen), während andere kaum welche aufweisen (Abb. 18.3, 18.4 und 18.6). Diese Rückenrollen zeigen sich typischerweise im oberen Rücken bzw. über der Taille, wobei einige als Fortsetzungen der seitlichen Brustrollen bzw. Oberbauchrollen sich nach posterior fortsetzen. Anatomisch liegen hier feste Adhärenzzonen unter bzw. inferior jeder Hautrolle, die dafür sorgt dass hier die Haut fester und näher an der Faszie anliegt (siehe auch Kap. 12.). Zur Beurteilung sollte sowohl bei abgesenkten wie auch angehobenen Armen untersucht werden (Abb. 18.5). Vor allem bei abgesenkten Armen zeigt sich typischerweise, dass die Hautfalten von nach medial nach lateral stärker absacken, was vor allem bei multiplen Fal-

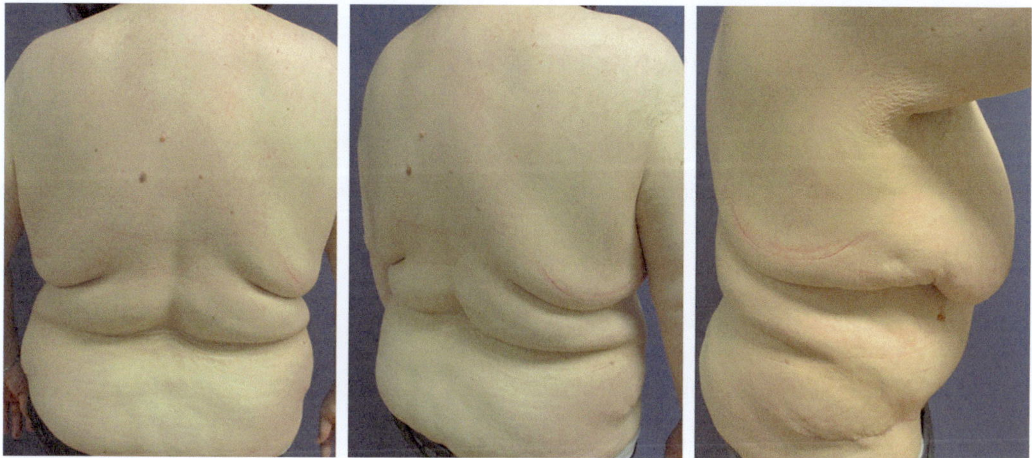

Abb. 18.3 Patientin nach massivem Gewichtsverlust und bereits stattgehabter Abdominoplastik in FDL-Technik mit deutlichen Rückenrollen, insgesamt zwei je Seite. Die obere Rückenrolle ist eine direkte Fortsetzung der seitlichen Brustrolle, die untere Rückenrolle endet in der Lateralansicht und markiert damit die „echte“ Taille und den Übergang zu den Flanken darunter

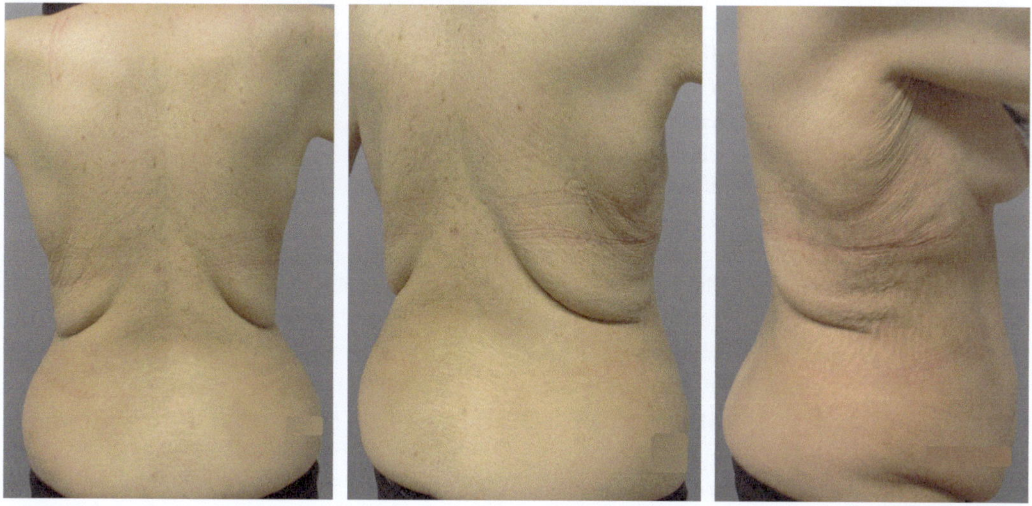

Abb. 18.4 Patientin nach massivem Gewichtsverlust mit einer lappenartigen Rückenrolle je Seite. Die darunterliegende Falte markiert die Taille und zieht typischerweise nach medial kranial hoch und läuft zur Mitte und zur Seite aus

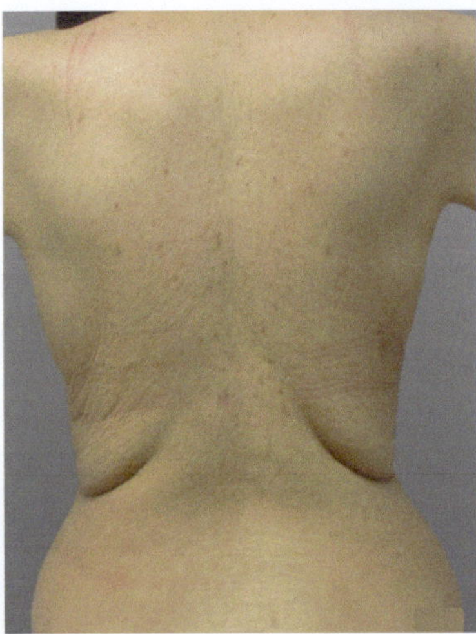
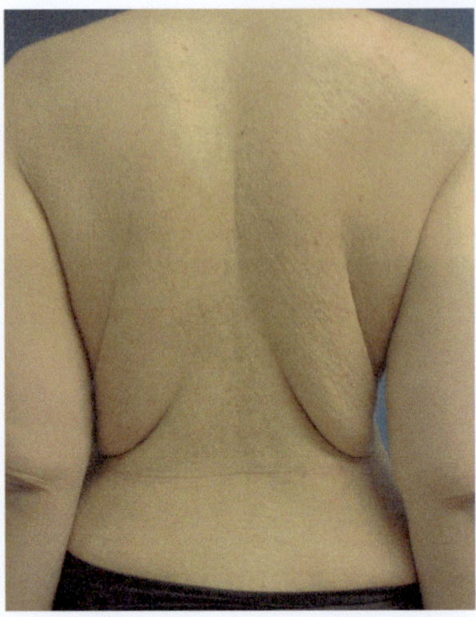

Abb. 18.5 Patientin aus 2.3.1.4. mit angehobenen (a) und abgesenkten Armen (b), wobei eine zweite Hautfalte im oberen Rücken deutlich wird

ten als Tannenbaumphänomen bezeichnet wird (Abb. 18.6). Grund hierfür ist, dass eine starke Adhärenzzone über der Wirbelsäule die Haut des Rückens in der Mittelline stabilisiert.

Das Erscheinungsbild der Gesäßregion nach massivem Gewichtsverlust kann äußerst variabel sein. Üblicherweise fehlt den meisten Patienten eine harmonische Körperkontur mit unregelmäßigen Übergängen der verschiedenen anatomischen Regionen. Hierbei sorgen überschüssige Haut und Fettgewebe an der Übergangszone zwischen dem unteren Rücken und dem Gesäß beispielsweise für diesen Effekt. Die Gesäßhälften neigen dabei dazu, sich ptotisch zu zeigen. Bei vielen Patienten scheint es sogar, dass das Gesäßgewebe durch einen Überschuss an den Hüften bzw. Flanken nach kaudal gedrückt wird. Ein Hinweis auf die Stauchung des Gesäßes durch das kranial liegende Gewebe ist oftmals, dass sich die Rima ani bzw. Interglutealfalte bei diesen Patienten ebenfalls nach kaudal verlagert und verkürzt wirkt. In einigen Fällen zeigt sich ein deutlicher Übergang von glatter Haut am unteren Rücken und den Flanken zu einer faltigen Haut im Gesäßbereich (Abb. 18.7).

Lateral geht das Gesäß in die Flanken, Hüften und seitlichen Oberschenkel über (siehe auch Kap. 32). Diese werden durch je eine Adhärenzzone getrennt, die je nach Ausmaß an Gewebsüberschuss als einige Fältchen oder echte Hautfalten imponieren können. Die Adhärenz-

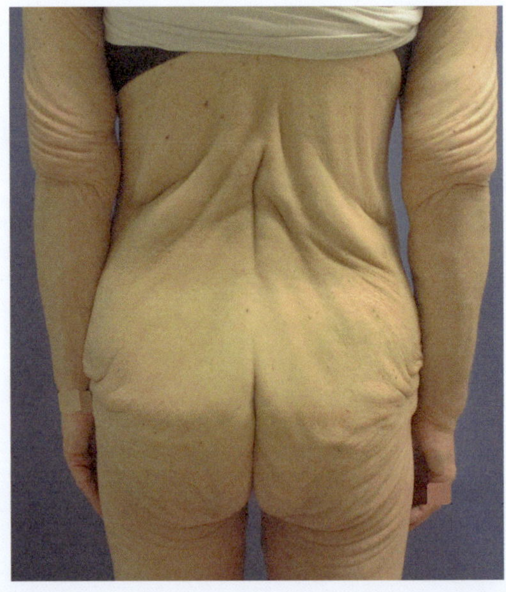

Abb. 18.6 Patientin nach massivem Gewichtsverlust und geringem subkutanem Fettgewebe („fully deflated“) und multiplen Hautüberschüssen und -falten am Rücken

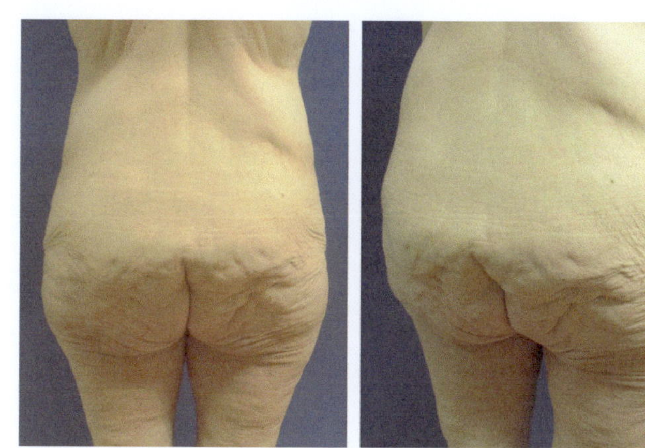
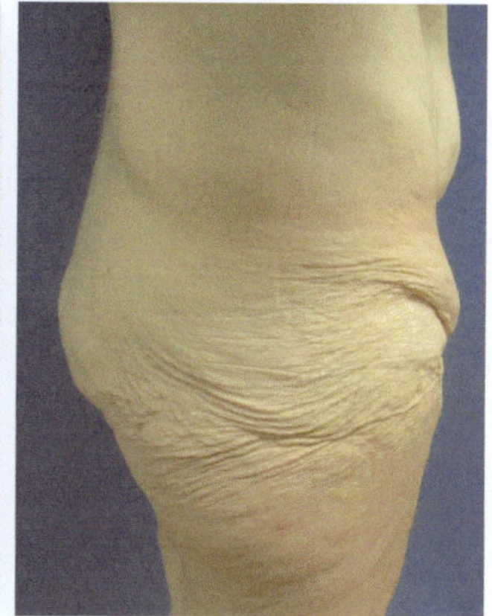

Abb. 18.7 Patientin nach massivem Gewichtsverlust und ausgeprägter Cutis laxa des Gesäßes mit abgesacktem Gewebe vom unteren Rücken (glatte Haut), das das Gesäß (stark gefältelte Haut) komprimiert

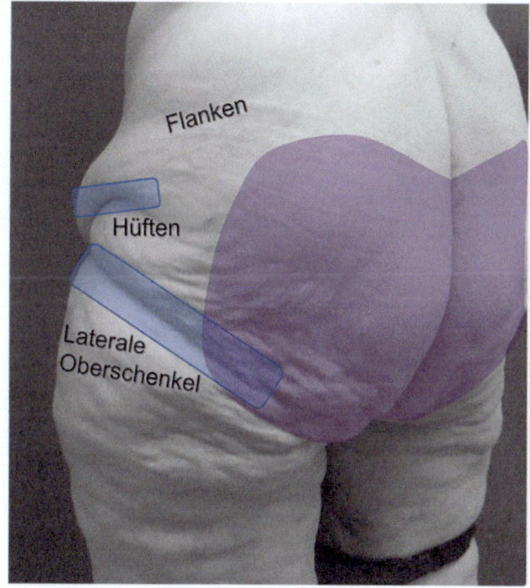

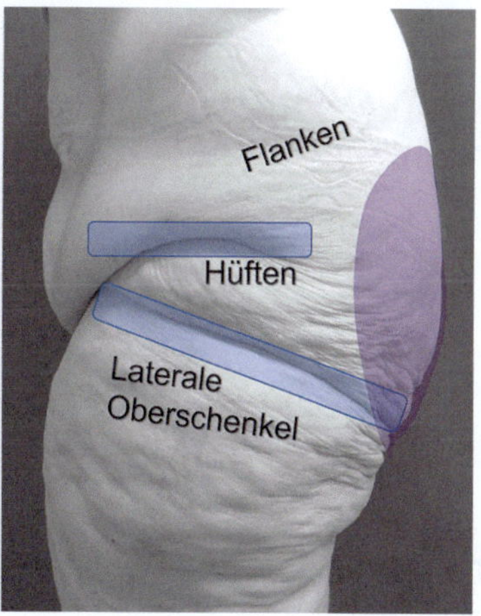

Abb. 18.8 Schematische Darstellung des lateralen Übergangs vom Gesäß (lila) zu den Flanken, Hüften und seitlichen Oberschenkeln. Die Adhärenzzonen sind in blau markiert, bei dieser Patientin zeigen sich dort auch manifeste Hautfalten, wovon die obere vom Unterbauch und die untere von der Inguinalfalte kommend verläuft

zonen verlaufen ebenfalls von ventral nach dorsal, einmal vom Unterbauch und einmal von der Inguinalfalte kommend (Abb. 18.8).

Die Infraglutealfalte bildet den kaudalen Abschluss des Gesäßes und ist prinzipiell ebenfalls eine Adhärenzzone. Dementsprechend stauen sich die Hautüberschüsse nach die Deflation des Gesäßes durch die Gewichtsabnahme oberhalb der Infraglutealfalte (Abb. 18.9). In einigen Fällen kann diese allerdings auch selbst Absacken und verstreichen (Abb. 18.10).

18.2 Gesäßrahmen

Die Ästhetik der Gesäßregion hängt nicht allein von den glutealen Muskeln ab, sondern von der Gesamtform des Gesäßes, welche auch von der knöchernen Beckenanatomie, der Fettverteilung und von der Haut beeinflusst wird. Vor allem die Gewebsverteilung um das eigentliche Gesäß, also kranial am unteren Rücken und den Flanken, lateral an den Hüften und kaudal am

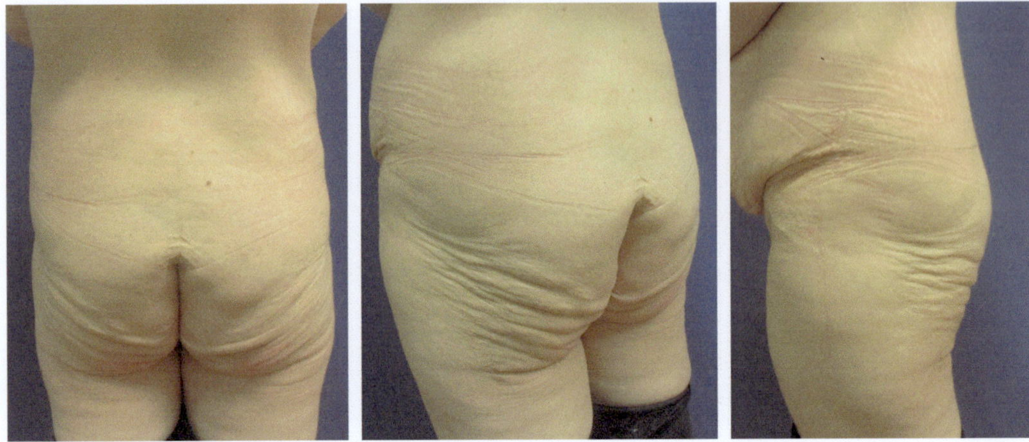

Abb. 18.9 Patientin nach massivem Gewichtsverlust mit ausgeprägter Cutis laxa des Gesäßes

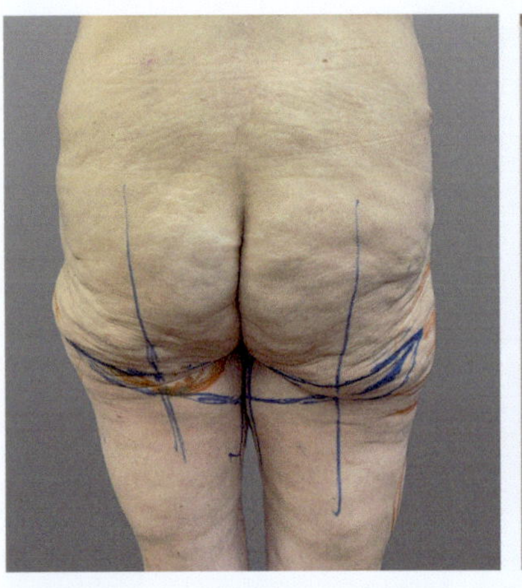

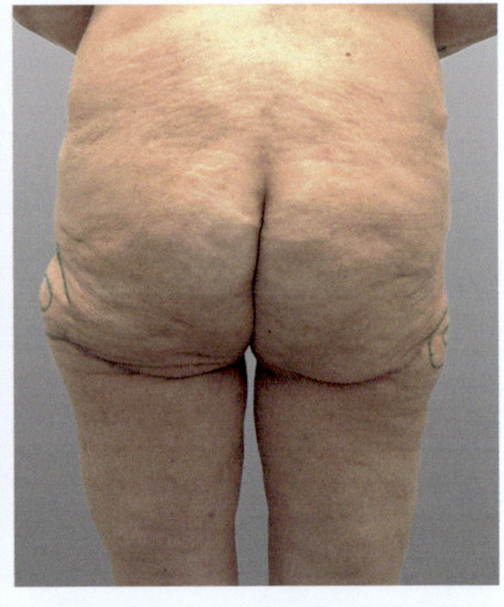

Abb. 18.10 Patientin nach massivem Gewichtsverlust vor und nach einer unteren Gesäßstraffung (im Rahmen einer vertikalen Oberschenkelstraffung). Die präoperative Anzeichnung zeigt bereits, dass die beiden Infraglutealfalten asymmetrisch abgesackt sind. Beidseits staut sich Gewebe über der Infraglutealfalte, wobei rechts die Infraglutealfalte abgesackt und verstrichen ist. Nachher sind die Infraglutealfalten klar definiert und auf symmetrischer Höhe (angezeichnet ist die Korrektur der lateralen Gewebsüberschüsse)

proximalen Oberschenkel, verändern die Wahrnehmung des Gesäßes (Abb. 18.2 und 18.11).

> Die ästhetische Form des Gesäßes wird nicht nur von den anatomischen Gegebenheiten des Gesäßes selbst, sondern in hohem Maße von den anatomischen Gegebenheiten der umliegenden Regionen, des „Gesäßrahmens", und den harmonischen Übergängen zueinander geprägt.

Vor allem Fettgewebsüberschüsse über dem Kreuzbein, dem unteren Rücken und Flanken, sowie an den äußeren Oberschenkeln können zu einer Verzerrung der Form und Kontur des Gesäßes führen.

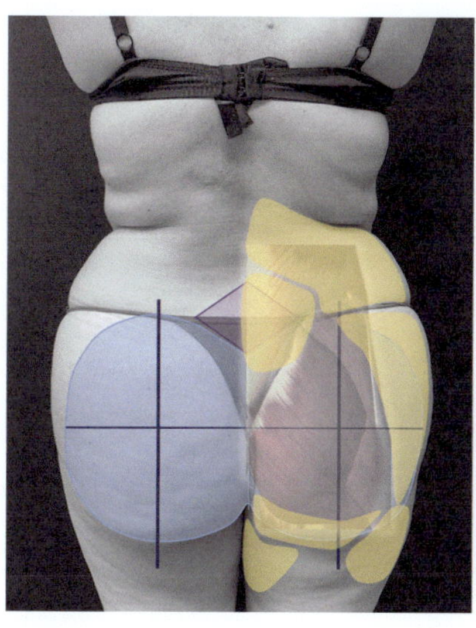
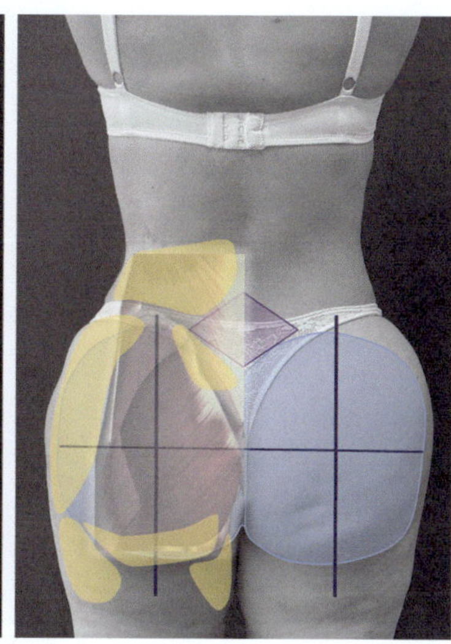

Abb. 18.11 Schematische Darstellung des Gesäßes und des Gesäßrahmens an einer Patientin vor und nach Radiofrequenz-assistierter Liposuktion des gesamten Rückens, Abdomens, Hüften und Oberschenkel. Es wurde keine Liposuktion oder Lipotransfer direkt am Gesäß durchgeführt. Das Gesäß selbst ist in hellblau markiert, die dunkelblauen Linien stellen die senkrechte und waagerechte Mittellinie der Gesäßhälfte dar. In Lila ist die Lendenraute markiert und in Gelb exemplarisch das subkutane Fettgewebe der umliegenden anatomischen Regionen des Gesäßrahmens

Zur Beurteilung des Gesäßes und des Gesäßrahmens kann es hilfreich sein, diese zu markieren. Dazu kann eine Senkrechte in der Mitte der Gesäßhälfte gezogen werden, die üblicherweise mit dem höchsten Punkt der Crista iliaca korrespondiert (Abb. 18.11). Idealerweise sollte die Gesäßhälfte zu beiden Seiten dieser Mittellinie, also nach medial und nach lateral eine gleiche Breite und das gleiche Volumen aufweisen. Eine horizontale Mittellinie, die in der Mitte zwischen Crista iliaca und der Infraglutealfalte liegt, kann zur weiteren Beurteilung angezeichnet werden. Auch hier sollte eine ungefähre Gleichheit in Höhe und Volumenverteilung bestehen (Abb. 18.11).

Zu beachten ist, dass das Fettgewebe direkt unter dem Gesäß bzw. der Infraglutealfalte eine Stützfunktion für das Fettgewebe des Gesäßes darüber hat. Eine zu aggressive Liposuktion kann hier zu einem Absacken des Gesäßes führen.

Weiterführende Literatur

Centeno RF, Mendieta CG, Young VL (2008) Gluteal contouring surgery in the massive weight loss patient. Clin Plast Surg 35(1):73–91; discussion 93

Centeno RF, Young VL (2006) Clinical anatomy in aesthetic gluteal body contouring surgery. Clin Plast Surg 33:348

Frojo G, Halani SH, Pessa JE et al (2023) Deep subcutaneous gluteal fat compartments: anatomy and clinical implications. Aesthet Surg J 43(1):76–83

Ghavami A, Villanueva NL, Amirlak B (2018) Gluteal ligamentous anatomy and its implication in safe buttock augmentation. Plast Reconstr Surg 142(2):363–371

Mendieta CG (2007) Gluteal reshaping. Aesthet Surg J 27(6):641–655

Mendieta CG, Sood A (2018) Classification system for gluteal evaluation: revisited. Clin Plast Surg 45(2):159–177

Straffungen des Rückens 19

Asım Gueven und Morad Kassem

Inhaltsverzeichnis

Der Rücken stellt eine große anatomische Region des Rumpfes dar, sodass es hilfreich ist, diesen in anatomische und ästhetische Untereinheiten zu untergliedern, um die chirurgischen Therapieprinzipien einordnen zu können. Der Rücken kann in zwei Hauptabschnitte unterteilt werden: den oberen Rücken und den unteren Rücken, wobei die Taille als der engste Umfang des Rumpfes unterhalb der Rippen als Übergangszone fungiert (siehe auch Kap. 18). Der obere Rücken reicht von der Nacken- und Schulterregion bis zur Taille, während der untere Rücken von der der Taille bis zum Gesäß reicht, wobei dieser Übergang eher fließend ist, vor allem wenn ein hoher subkutaner Fettgewebsanteil oder starke Hautüberschüsse die darunterliegende muskuloskeletale Anatomie verstreichen lassen.

A. Gueven (✉)
Livion, Hamburg, Deutschland
E-Mail: info@asimgueven.com

M. Kassem

Privatpraxis für Plastische und Ästhetische Chirurgie, Düsseldorf, Deutschland

Die Straffungstechniken in dieser Region richten sich nach Lokalisation und Umfang der krankhaften Hautüberschüsse. Die typischen Hautüberschüsse des oberen Rückens finden sich kranial der Taille, von medial nach lateral abfallend. Das liegt daran, dass die Taille als Adhärenzzone eine feste Einziehung der Haut bewirkt. Eine weitere Adhärenzzone ist über der Wirbelsäule, sodass die Haut in der Mittellinie des Rücken ebenfalls fest anliegt (Abb. 19.1).

19.1 Oberer Rücken

Die Hautüberschüsse bzw. Hautrollen, die am oberen Rücken beobachtet werden können, sind zum einen direkt über der Taille (Abb. 19.2) und zum anderen als Fortsetzung der „upper abdominal rolls“ oder eines lateralen Brustausläufers (Abb. 19.3) zu finden.

Im Falle von fortgesetzten Hautüberschüssen können diese als Erweiterung einer Operation von ventral, also einer reversen Abdominoplastik oder Thoraxstraffung (siehe auch Kap. 17 oder 24), nach intraoperativem Lagerungswechsel des

A. Gueven und S. Allert (Hrsg.), *Postbariatrische Chirurgie*, https://doi.org/10.1007/978-3-662-69269-1_19

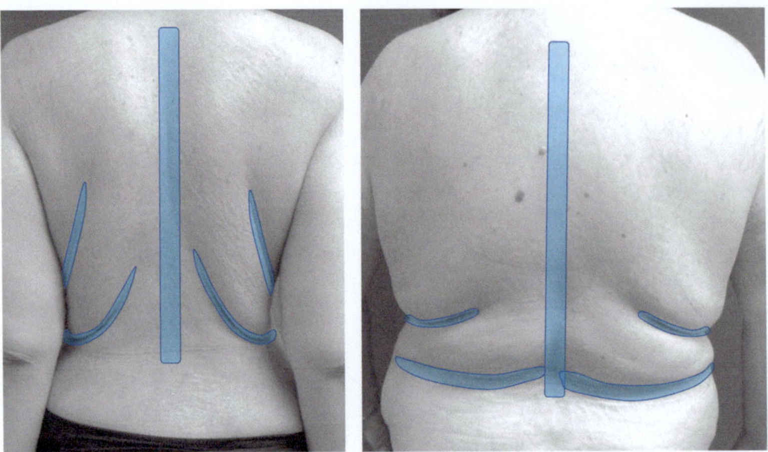

Abb. 19.1 Schematische Darstellung der Adhärenzzonen des Rückens an zwei Patienten mit unterschiedlichem Habitus

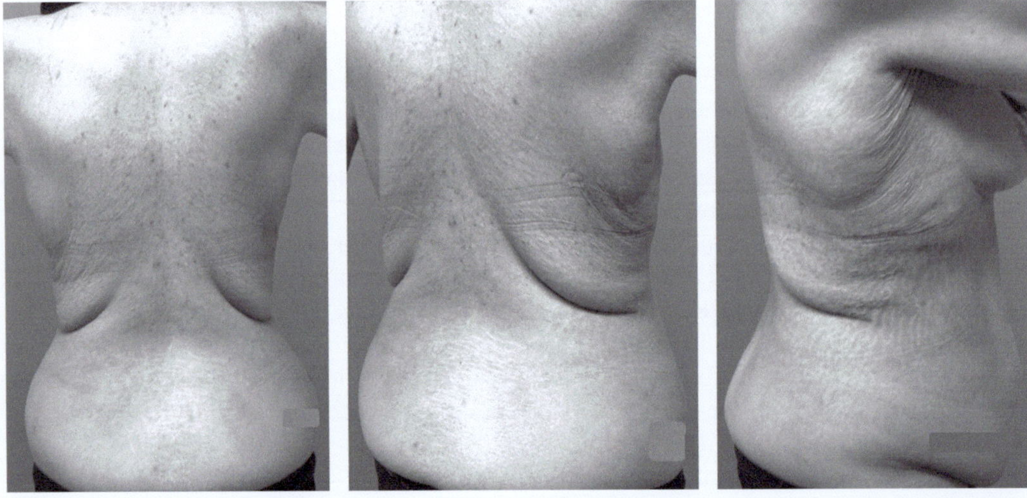

Abb. 19.2 Patientin aus Abbildung 19.1 mit deutlichem Hautüberschuss über der Taille und weiterem angedeutetem Hautüberschuss kranial der BH-Linie

Patienten von dorsal entfernt werden. Üblicherweise wird ein solcher Eingriff, auch in zusätzlicher Kombination mit einer Oberarm- und Axillastraffung, dann als „upper body lift“ bezeichnet, da alle Hautüberschüsse des Oberkörpers adressiert werden.

Die Wahl der Resektionsfigur am oberen Rücken ist entscheidend, wobei die Narbe idealerweise quasi in Verlängerung der inframammären Falte (IMF) platziert wird. Dies ist insbesondere bei Frauen von Bedeutung, um die Narbe diskret unter dem BH zu verbergen (Abb. 19.4).

Bei der präoperativen Anzeichnung im Stehen ist es von großer Bedeutung, die Hautüberschüsse und die Adhärenzzonen präzise zu identifizieren und die Resektionslinie sorgfältig zu wählen. Zunächst sollte bei Frauen die BH-Linie identifiziert und die zentrale Straffungslinie bzw. spätere Narbenlinie in diesen Bereich gelegt werden. Um diese Linie herum wird dann

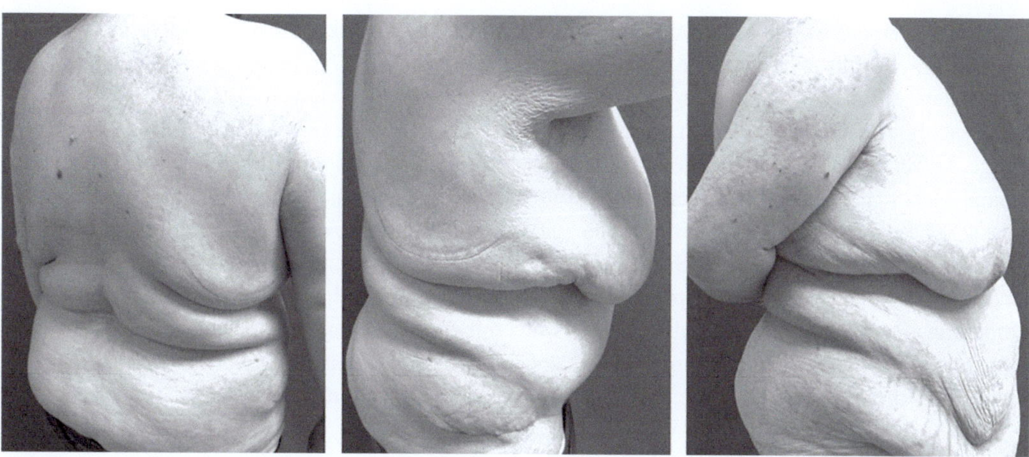

Abb. 19.3 Patientin (nach einer FDL-Abdominoplastik) aus Abbildung 19.1 mit Hautrollen über der Taille und weiterer hängender Hautrolle kranial davon als Verlängerung eines großen lateralen Brustausläufers. Zu beachten ist, dass eine Abdominoplastik auch in FDL-Technik die Hautrollen über den Taillen nicht ausreichend verändert, wie man im Vergleichsbild rechts (Befund präoperativ) sehen kann

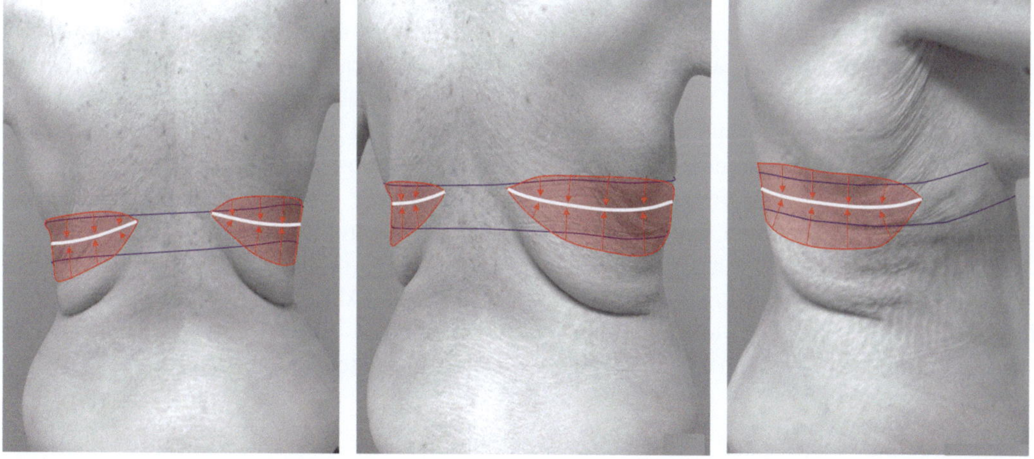

Abb. 19.4 Typische Exzisionsfigur (rot) und Zugvektoren (rote Pfeile) sowie Narbenposition (weiß) für eine Straffung des oberen Rückens. In Lila ist die BH-Linie begrenzt, welche auch an den Abdrücken des BHs auf der Haut erkennbar ist; die Narbe sollte hier zu liegen kommen

mittels Pinch-Test die eigentliche Resektionsfigur ermittelt und angezeichnet.

> Die Resektionsfiguren beider Seiten können sich bei größerem Überschuss bzw. Dog Ears zur Mitte überschneiden, sodass eine durchgehende Exzision entsteht.

> Dabei ist darauf zu achten, dass sich die Figur zur Mitte hin verjüngt, da hier deutlich weniger Hautüberschuss und eine höhere Hautadhärenz vorhanden ist.

Je mehr subkutanes Fettgewebe vorhanden ist, umso eher sollte man auf eine konservative

Breite der Resektionsfigur achten und die Dicke der Fettschicht mit einberechnen, um zu gewährleisten, dass die Wundränder nach der Exzision noch zueinander kommen. Die gleichzeitige Anwendung der Liposuktion ist deshalb ratsam. Neben der deutlich besseren Konturierung sorgt die Liposuktion für eine dünne und gleichmäßige subkutane Fettgewebsschicht. Vor der Exzision können dann intraoperativ mittels temporärer Tackerklammerung der geplanten Resektionslinien das Ergebnis simuliert und falls notwendig Formkorrekturen vorgenommen werden; eine Überresektion ist nach einer solchen Kontrolle nicht mehr möglich. Die Liposuktion vereinfacht auch die anschließende Präparation, da die epifaszialen Schichten bereits gelockert und dargestellt sind. Die Tumeszenzlösung sorgt des Weiteren für eine blutarme Präparation. Nach der Resektion erfolgt die ausgiebige Blutstillung und Einlage von Redondrainagen. Eine Unterminierung der oberen und unteren Wundränder ist – vor allem nach ausgiebiger Liposuktion – üblicherweise nicht mehr notwendig. In seltenen Fällen kann es allerdings hilfreich sein, nach kaudal moderat zu unterminieren, um weiter kaudal liegende Hautrollen bzw. deren kraniale Adhärenzen zu lösen, falls diese nicht durch die Straffung erreicht werden.

Es folgt ein mehrschichtiger Wund- und Hautverschluss, bei dem eine tiefe Fixierung der oberen und unteren Hautlappen an die Faszie mittels Dreipunktnaht zu empfehlen ist, um eine Migration der Narbe möglichst zu verhindern (Abb. 19.5).

In einigen Fällen kann die Liposuktion mit Energie-assistierten Verfahren eine Behandlungsalternative darstellen (siehe auch Kap. 11). Bei Ausbildung von Hautrollen mit erhöhtem subkutanem Fettgewebe und gleichzeitig gutem Hauttonus kann die Liposuktion mit anschließender Gewebskontraktion mittels Energie-assistierter Verfahren die Hautüberschüsse reduzieren (Abb. 19.6).

19.2 Unterer Rücken

Die Region zwischen Taille und Gesäß weist klassischerweise keine übermäßigen Hautüberschüsse auf, die für die Konturstörungen nach massivem Gewichtsverlust verantwortlich sind. Es sind eher lokale Fettansammlungen und eine Ptosis der gesamten Region, welche die Grenze zwischen Gesäß und unterem Rücken nach kaudal verschiebt und zu einem Hautüberschuss am Gesäß selbst und an den Flanken bzw. Hüften führt. Die typischen Hautüberschüsse zeigen sich im Profilbild unterhalb der Flanke und an der Hüfte, da hier entsprechende Adhärenzzonen sind (Abb. 19.7). Da die Adhärenzzone unterhalb der Flanke eine Verlängerung der Unterbauchfalte von ventral ist, werden diese

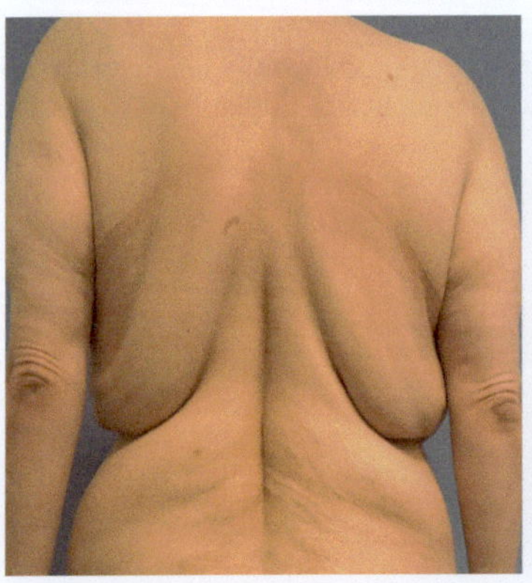

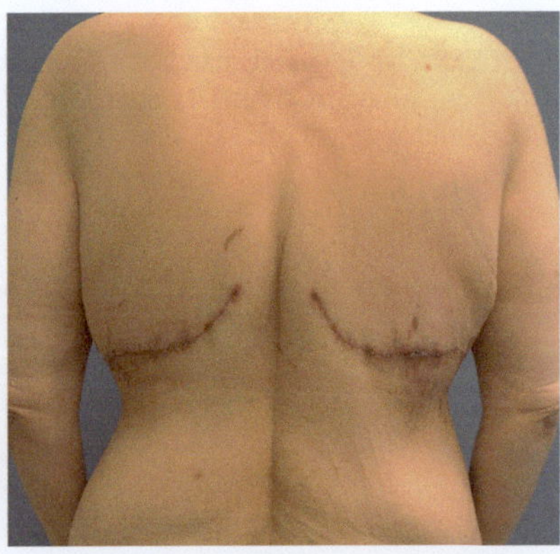

Abb. 19.5 Patientin nach massivem Gewichtsverlust und deutlicher Cutis laxa am oberen Rücken vor und 6 Wochen nach oberer Rückenstraffung. Minimale Wundheilungsstörungen aufgrund von anhaltendem Nikotinkonsum

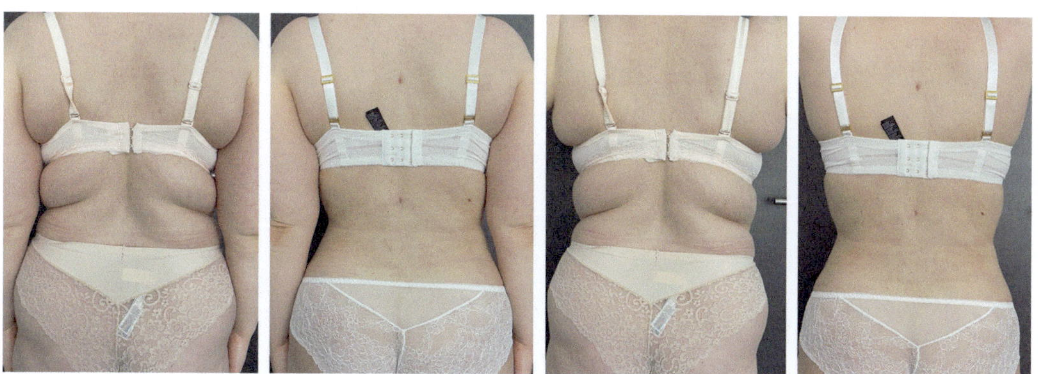

Abb. 19.6 Patientin nach massivem Gewichtsverlust und Hautrollen am oberen Rücken vor und 3 Monate nach Liposuktion mit Radiofrequenz-Behandlung

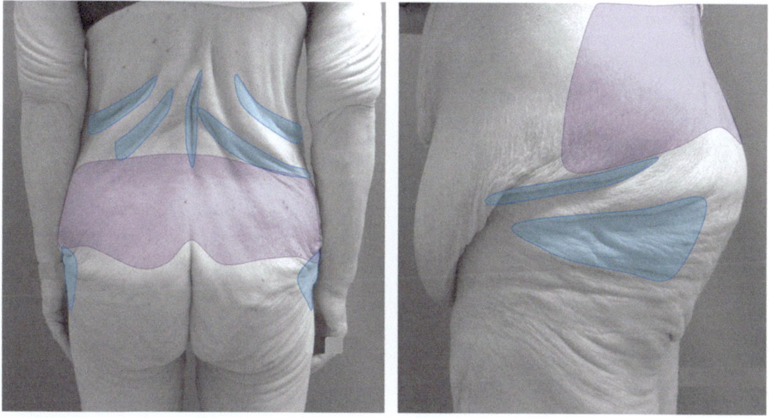

Abb. 19.7 Patientin nach massivem Gewichtsverlust und starkem Hautüberschuss am Rücken und Gesäß. Der untere Rücken (lila) ist glatt, die Hautüberschüsse stauen sich an den typischen Adhärenzzonen (blau) an der Taille, der Wirbelsäule sowie den Flanken und Hüften

Hautüberschüsse an den Flanken meistens im Rahmen einer erweiterten Abdominoplastik behandelt. Allerdings können diese auch bei einer oberen Gesäßstraffung mitbehandelt werden (siehe auch Kap. 20.).

Als weitere Alternativen zur Beseitigung von Hautüberschüssen am unteren Rücken und der Taille sind die sog. „belt lipectomy“ und die „oblique flankplasty“ beschrieben.

Die „belt lipectomy“ beschreibt in ihrer ursprünglichen Form eine zirkumferenzielle Exzision auf Höhe der Taille (Gonzalez-Ulloa 1960). Dadurch können die Hautüberschüsse am Abdomen wie auch am Rücken adressiert werden, allerdings zu Kosten einer deutlich sichtbaren Narbe an Mittelbauch und Rücken. Moderne Variationen verlagern den abdominellen Anteil nach kaudal, sodass eine klassische Abdominoplastik über einen schräg ansteigenden Verlauf an den Flanken in einer Linie knapp unterhalb oder auf Höhe der Taille mündet (Abb. 19.8). Der Vorteil dieses Eingriffs ist sicherlich, dass in einer Operation der gesamte Rumpf behandelt werden kann. Allerdings kann die Größe des Eingriffs die Komplikationsrate deutlich erhöhen, wozu vor allem Serome,

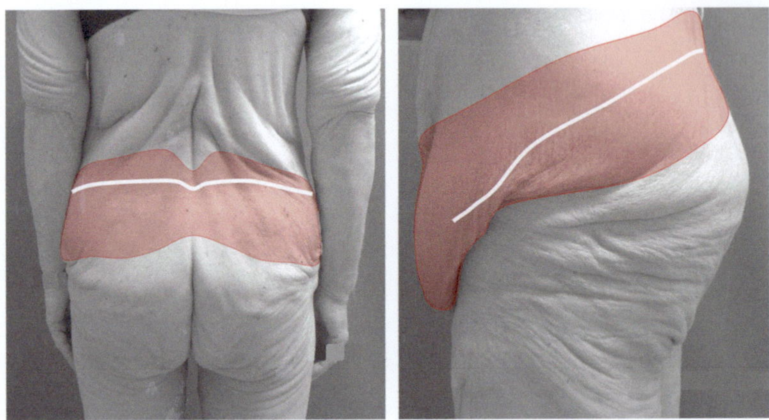

Abb. 19.8 Schematische Darstellung der Exzsionsfigur (rot) und Narbenposition (weiße Linie) bei einer „belt lipectomy"

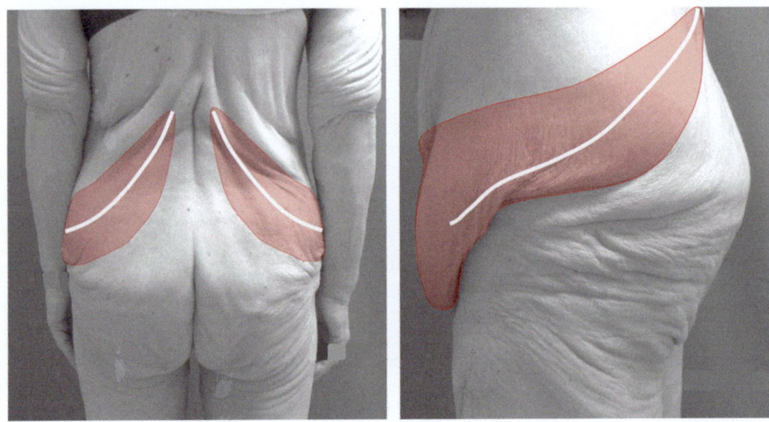

Abb. 19.9 Schematische Darstellung der Exzsionsfigur (rot) und Narbenposition (weiße Linie) bei einer „oblique flankplasty"

Wundheilungsstörungen und -dehiszenzen sowie Hautnekrosen zählen (Aly et al. 2003; Aly 2006).

Ein ähnliches Konzept verfolgt die „oblique flankplasty", indem sie ebenfalls aus einer klassischen Abdominoplastik kommend an den Flanken eine schräg nach kranial ansteigende Richtung zur Taille annimmt. Dabei verbindet sie allerdings nicht beide Seiten in der Mitte, sondern läuft fast vertikal aus (Abb. 19.9). Ein Vorteil dieser schräg zu vertikal verlaufenden Resektionslinien ist, dass von beiden Seiten eine Zugspannung auf den seitlichen Mittel- und Oberbauch aufgebaut werden kann, sodass ein Hautüberschuss in dieser Region nach lateral aufgespannt wird, was eine Alternative zur Fleur-de-Lys-Abdominoplastik darstellen kann (Hurwitz et al. 2019).

Literatur

Aly AS (2006) Belt Lipectomy. In: Aly AS (Hrsg) Body contouring: after massive weight loss. Thieme, New York, S 72–145

Aly AS, Cram AE, Chao M et al (2003) Belt lipectomy for circumferential truncal excess: the University of Iowa experience. Plast Reconstr Surg 111(1):398–413

Gonzalez-Ulloa M (1960) Belt lipectomy. Br J Plast Surg 13:179–186
Hurwitz DJ, Beidas O, Wright L (2019) Reshaping the oversized waist through oblique flankplasty with lipoabdominoplasty. Plast Reconstr Surg 143(5):960e–972e
Hunstad J, Chen C, Abbed T (2019) Bra-line back lift. Clin Plast Surg 46(1):77–84
Hurwitz DJ, Davila AA (2023) Update on oblique flankplasty: easily executed, long-lasting, integral component of total body lift surgery. Aesthet Surg J. 44(1):NP77-NP86

Weiterführende Literatur

Baroudi R (1991) Flankplasty: a specific treatment to improve body contouring. Ann Plast Surg 27(5):404–420

Gesäßstraffungen

20

Asım Gueven, Melodi Motamedi und Sixtus Allert

Inhaltsverzeichnis

Der massive Gewichtsverlust sorgt für verschiedene Veränderungen der Gesäßregion. Bei der Evaluierung des Gesäßes sind mehrere Faktoren zu berücksichtigen, darunter das Volumen, die Kontur und die Hautqualität. Analog zu einer erschlafften weiblichen Brust können beim erschlafften Gesäß mehrere Probleme nebeneinander auftreten, die bei der Planung und Umsetzung von operativen Maßnahmen berücksichtigt werden müssen. Die zwei wichtigsten Faktoren sind dabei:

1. Absacken der Gesäßhaut mit Hautüberschuss über der Infraglutealfalte,
2. Volumenverlust (und infolgedessen Konturdefekte in der posterioren Ansicht und/oder im Seitenprofil).

Typischerweise sackt der untere Rücken samt Flanken ab und komprimiert das Gesäß quasi Richtung Infraglutealfalten. Darüber hinaus können zusätzliche Probleme in den umliegenden anatomischen Arealen (dem Gesäßrahmen) auftreten, die das Gesamtbild der Gesäßregion beeinflussen können, darunter Haut- oder Fettgewebsüberschüsse an den Reiterhosen, an den Flanken und am Rücken sowie an den Oberschenkelinnenseiten.

Die gründliche körperliche Untersuchung und Fotodokumentation des Befundes sind obligatorisch. Sie bieten die Möglichkeit, die entsprechenden Problematiken zu identifizieren und eine umfassende Aufklärung sowie Therapieplanung mit dem Patienten durchzuführen (Abb. 20.1).

A. Gueven
Livion, Hamburg, Deutschland
E-Mail: info@asimgueven.com

M. Motamedi (✉) · S. Allert
Klinik für Plastische und Ästhetische Chirurgie, Handchirurgie, Sana Klinikum Hameln-Pyrmont, Hameln, Deutschland
E-Mail: melodi.motamedi@sana.de

S. Allert
E-Mail: sixtus.allert@sana.de

A. Gueven und S. Allert (Hrsg.), *Postbariatrische Chirurgie*, https://doi.org/10.1007/978-3-662-69269-1_20

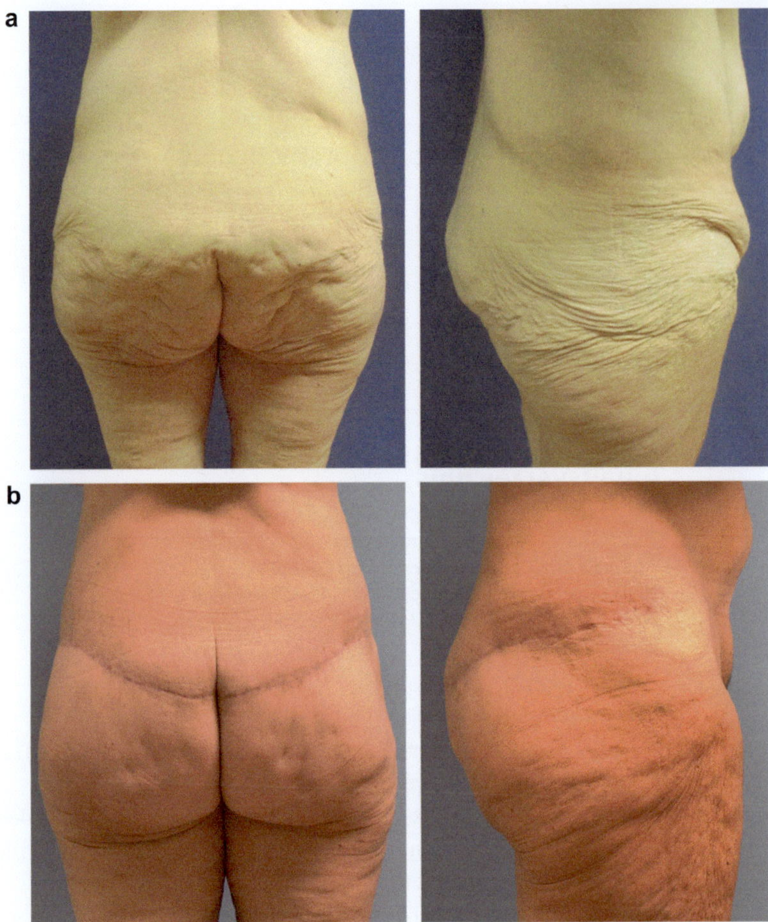

Abb. 20.1 Typischer Befund am Gesäß einer Patientin nach massivem Gewichtsverlust vor (oben) und nach Gesäßstraffung mit Autoaugmentation (unten) sowie einer Abdominoplastik vorweg (insgesamt ein unteres Bodylift)

20.1 Operative Therapieprinzipien

Die chirurgischen Interventionsmöglichkeiten lassen sich grundlegend – erneut im Analog zu erschlafften weiblichen Brüsten – in zwei Prinzipien unterteilen:

1. Resektion von Haut- und Gewebsüberschüssen zur Hautstraffung,
2. Volumenaufbau (Augmentation) zur Wiederherstellung der Körperkontur (und indirekt auch zur Hautstraffung).

Diese genannten Operationsprinzipien sind nicht getrennt voneinander zu betrachten, sondern können je nach medizinischer Indikation isoliert oder in Kombination angewendet werden. Die Resektion von Haut- und Gewebsüberschüssen kann entweder kranial zum unteren Rücken oder kaudal zu den Infraglutealfalten hin erfolgen. Für den Volumenaufbau kommen typischerweise Implantate oder ein Lipotransfer infrage (siehe auch Kap. 21). Im Falle einer Resektion bietet sich oftmals die Verwendung des Gewebes aus dem zu resezierenden Bereich an, um das Gesäßvolumen zu erhalten bzw. aufzubauen (Autoaugmentation). Ein Lipotransfer für den Volumenaufbau bietet den Vorteil, dass eine besonders präzise Konturierung möglich ist, da durch die gezielte Liposuktion und -injektion alle betroffenen Areale des Gesäßes zugänglich sind. Jedoch ist der Lipotransfer bei postbariatrischen Patienten in einigen

Fällen aufgrund unzureichender Körperfettanteile nicht suffizient anwendbar.

Grundsätzlich kann zwischen einer oberen Gesäßstraffung und einer unteren Gesäßstraffung unterschieden werden. Die obere Gesäßstraffung konzentriert sich hauptsächlich auf die Anhebung und Konturierung des gesamten Gesäßes sowie der Rima ani, während die untere Gesäßstraffung darauf abzielt, Hautüberschüsse an der Infraglutealfalte zu beseitigen und diese neu zu definieren (Abb. 20.2).

Beide Eingriffe können erweitert werden, um umliegende Areale mit zu straffen. Die obere Gesäßstraffung kann nach lateral verlängert und zur Straffung der Flanken und der Reiterhosen genutzt werden. Kombiniert man Letzteres mit einer Abdominoplastik erhält man eine zirkuläre Straffung des (unteren) Rumpfes, der dann auch als (unteres) Bodylift bezeichnet wird (Abb. 20.1).

Eine nach medial erweiterte untere Gesäßstraffung ermöglicht eine semizirkuläre Straffung der Oberschenkelinnenseiten (siehe auch Kap. 32 und 33). Die Erweiterung nach lateral ermöglicht die Straffung der Oberschenkelaußenseiten bzw. Reiterhosen, resultiert allerdings in einer Narbe, die ggf. nicht mehr durch die Unterwäsche bedeckt wird (siehe auch Kap. 34.).

In unserem Behandlungsalgorithmus für postbariatrische Patienten sieht die primäre Maßnahme eine obere Gesäßstraffung vor. Sollte es zu einem Nachsacken der Haut oder zu verbleibenden Hautüberschüssen an den Infraglutealfalten kommen, erfolgt die untere Gesäßstraffung in einem nachfolgenden Schritt.

20.2 Operationstechnik der oberen Gesäßstraffung

Die Platzierung der Schnittführung erfolgt bogenförmig von der Rima ani zu den Flanken. Die Breite der Resektionsspindel wird durch Pinch-Messungen ermittelt (Abb. 20.3). Die Narbe ist optimal im Übergang des Gesäßes zum unteren Rücken, im oberen Drittel der Gesäßzirkumferenz positioniert. Bei der Anzeichnung sollte der Patient aufrecht stehen, während die Kontrolle der Resektionsmenge mit leicht nach vorne gebeugtem Oberkörper durchgeführt wird, um übermäßige Spannung auf den Wundrändern zu vermeiden.

Die Form der Resektionsspindel kann variiert werden, abhängig davon, ob auch Gewebe aus den Flanken entfernt oder Überschüsse von Reiterhosen nach oben gestrafft werden sollen. Hierbei ist zu beachten, dass die Schnittführung nicht zu hoch erfolgt, wie es beispielsweise bei einer Belt-Lipektomie oder Rückenstraffung der Fall wäre (siehe auch Kap. 19). Besonders bei einer geplanten Autoaugmentation ist eine tiefere Platzierung der Resektionsspindel von Vorteil, da dann das belassene Gewebe leichter nach kaudal verschoben werden kann, um eine optimale Projektion im mittleren Gesäßdrittel zu erzielen.

Die Anzeichnung sollte mit der oberen Resektionslinie beginnen, da diese aufgrund der geringeren Verschieblichkeit des kranialen Gewebes die Position der finalen Narben festlegt. In der Regel liegt die Narbe nach dem Hautverschluss

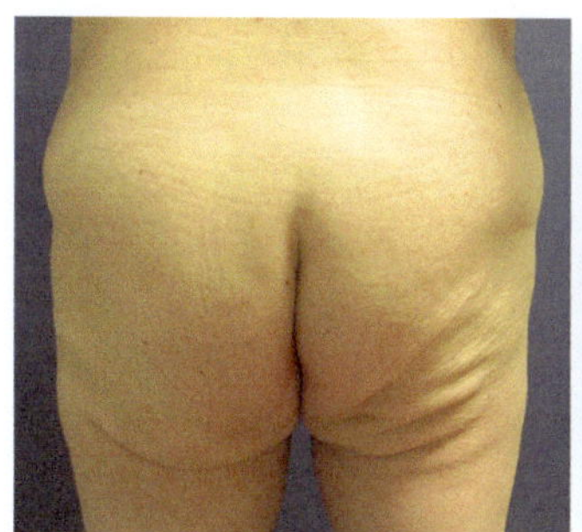

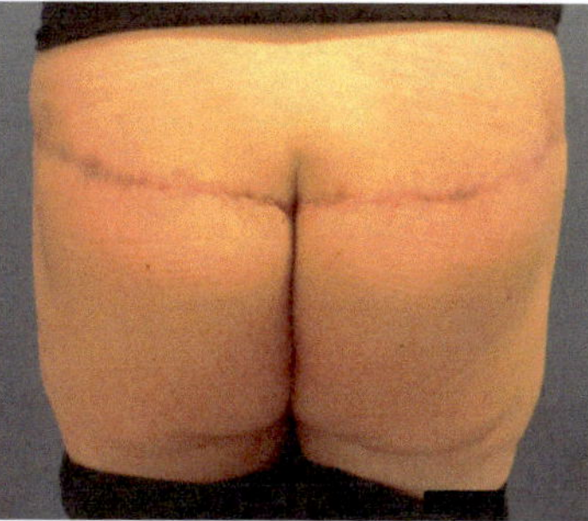

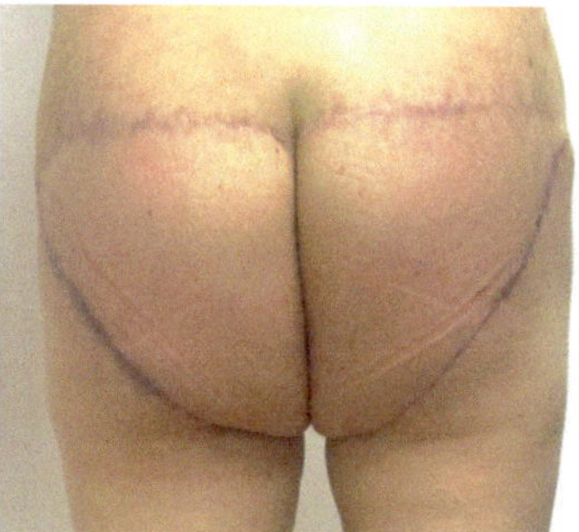

Abb. 20.2 Präoperativer Befund (a), Befund nach oberer Gesäßstraffung (b) und Befund nach weiterer unterer Gesäßstraffung mit Straffung der Oberschenkelaußenseiten (c)

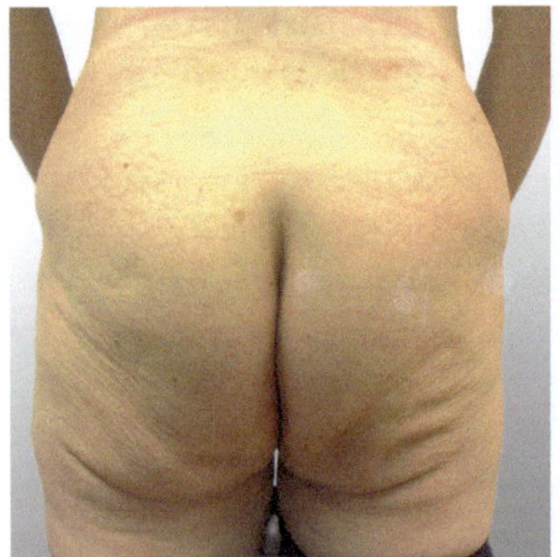
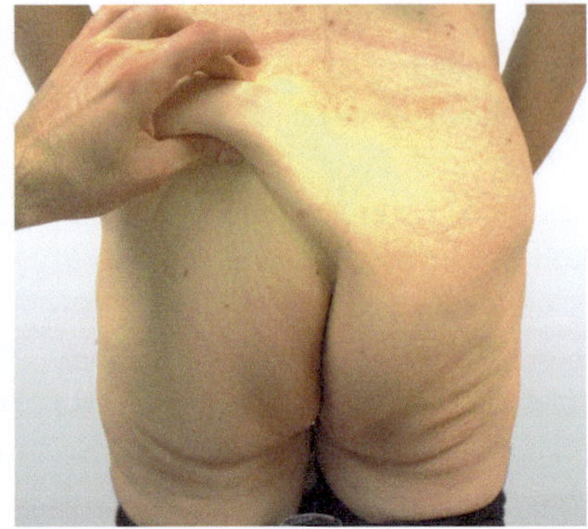

Abb. 20.3 Pinch-Test zur oberen Gesäßstraffung, wodurch der Hautüberschuss über der Infraglutealfalte sich aufhebt

dann 1–2 cm unter dieser Resektionslinie. Die Platzierung der unteren Resektionslinie erfolgt anschließend schrittweise von medial nach lateral mittels Pinch-Messungen.

Anatomische Landmarken für die Anzeichnung können der Processus spinosus des 5. Lendenwirbelkörpers sein, von dem sich die Resektionslinie etwa 5 cm kaudal befinden sollte. Nach lateral dienen der Beckenkamm und die Spina iliaca posterior superior als weitere anatomische Landmarken. Die obere Resektionslinie sollte etwa 1 Finger breit über der Spina oder unter dem Beckenkamm liegen (Abb. 20.4).

Der Patient wird in Bauchlage operiert, wobei ein entsprechender Schutz gegen Druckschäden gewährleistet werden sollte. Insbesondere unter der Hüfte sollte auf Höhe der Spina iliaca anterior superior eine breite Gelrolle platziert werden, um eine leichte Flexion in den Hüftgelenken zu induzieren.

Bei reinen Straffungsmaßnahmen ohne Autoaugmentation erfolgt nach dem Hautschnitt die Resektion der Spindel in zwei Teilen von medial nach lateral auf Höhe der oberflächlichen Faszie bzw. Scarpa-Faszie. Zur Verstärkung der Konturierung kann die Präparationsschicht zu den

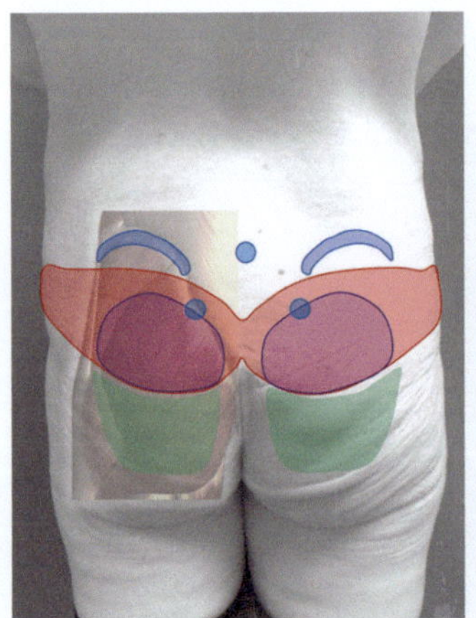
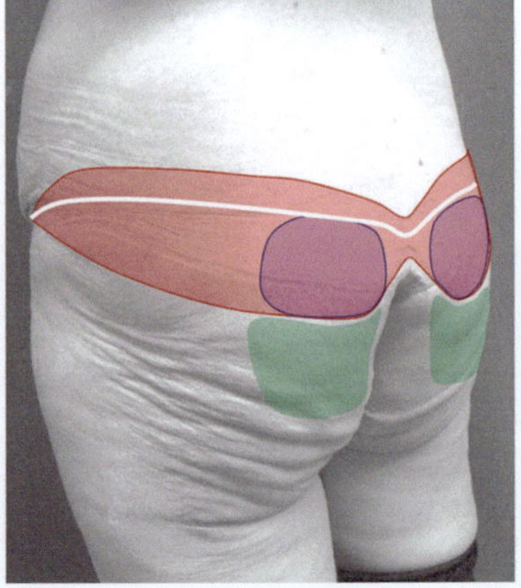
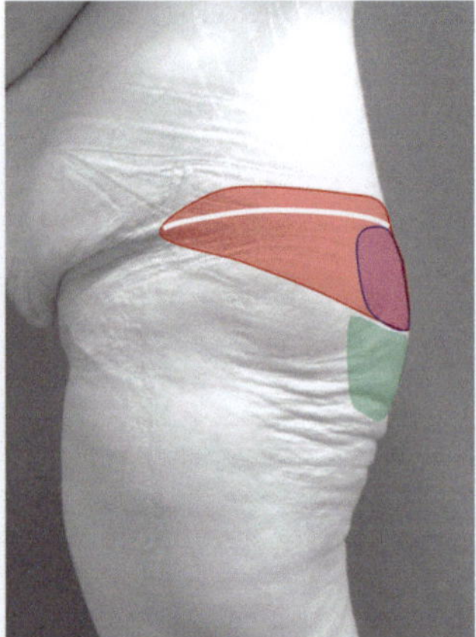

Abb. 20.4 Schematische Darstellung der Resektionsfigur der oberen Gesäßstraffung. Anatomische Landmarken in Blau (Processus spinosus des 5. Lendenwirbelkörpers, Crista iliaca und Spina iliaca posterior superior), Resektionsfigur in Rot, Narbenlinie in Weiß, Gewebe zur Autoaugmentation in Lila und Präparation der subkutanen Tasche in Grün

Flanken hin auf die tiefe Faszie gewechselt werden.

Für die Autoaugmentation wird zuerst die adipodermale Lappenplastik innerhalb der Resektionsfigur angezeichnet und dann entepithelisiert (Abb. 20.5). Anschließend erfolgt die Resektion der Gewebsüberschüsse. Die adipodermale Lappenplastik kann üblicherweise als zentral gestielter Insellappen, medial gestielter Schwenklappen oder kaudal gestielter Umkehrlappen geplant werden. Die ernährenden Perforatorgefäße stammen aus dem Gebiet der A. glutea superior, wobei die zentral gestielte Insellappenplastik die sicherste Gefäßversorgung anbietet. Kaudal wird unter Beibehaltung einer 1–2 cm dicken subkutanen Schicht eine Tasche bis kranial der Infraglutealfalten präpariert. Die Präparation endet an der Muskelfaszie des M. gluteus maximus. Nach ausreichender Mobilisierung wird die adipodermale Lappenplastik in diese Tasche geschwenkt und durch mehrere Nähte dort gesichert. Bei Bedarf kann das kaudale Gewebe der Tasche mit diesen Nähten nach kranial gerafft werden, um Gewebe in das mittlere Gesäßdrittel zu verlagern und die Infraglutealfalten zu straffen. Es erfolgt eine Kontrolle und gegebenenfalls weitere Korrekturen der Nähte, bis eine ästhetisch ansprechende Form erreicht ist. Nach Einlage von Redondrainagen erfolgt der mehrschichtige Wundverschluss sowie die Anwendung von Steri-Strips und einem Tape-Verband zur Entlastung der Wunde.

20.3 Operationstechnik der unteren Gesäßstraffung

Der Patient wird im aufrechten Stand angezeichnet, und das Resektionsausmaß wird bei leicht gebeugtem Oberkörper kontrolliert. Die Breite der Resektion wird durch Pinch-Testung bestimmt. Das Zentrum der Resektionsspindel, und damit die spätere Narbenlinie, sollte in die (geplante) Infraglutealfalte (IGF) platziert werden (Abb. 20.6). Das Tuber ischiadicum kann als anatomische Landmarke zur Ermittlung der Höhe der IGF dienlich sein. Die halbmondförmige Spindel endet lateral mit der auslaufenden Infraglutealfalte und medial zum Damm. Die Enden sollten spitz zulaufen, um Dog Ears zu vermeiden. Die Lagerung des Patienten erfolgt wie zuvor bereits beschrieben. Dabei ist darauf zu achten, dass die Beine gespreizt werden können, um die Präparation und den Wundverschluss nach medial zu erleichtern.

Verschiedene Präparationstechniken sind beschrieben, und prinzipiell kann auch hier eine Art Autoaugmentation unter Beibehaltung eines (adipo-)dermalen Lappens im Resektionsgebiet und Einschwenken in das untere Gesäßdrittel durchgeführt werden. Nach dem Hautschnitt wird die Präparation über der Colles-Faszie durchgeführt – hier empfiehlt sich vorab eine Liposuktion, um die Schichten einfacher zu identifizieren und auftrennen

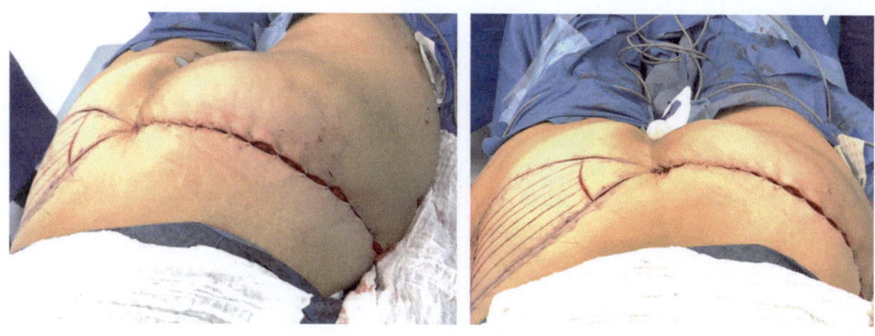

Abb. 20.5 Intraoperativer Befund während einer Gesäßstraffung mit Autoaugmentation. Die linke Gesäßhälfte ist bereits gestrafft und temporärer mit Hautklammern verschlossen, während links der Bereich zur Entepithelisierung vorbereitet wird

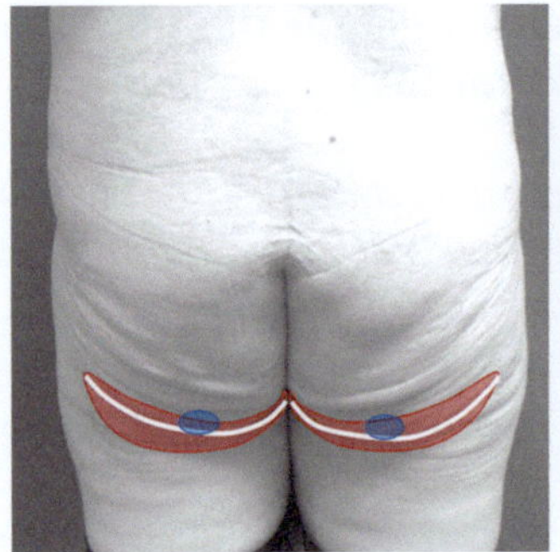
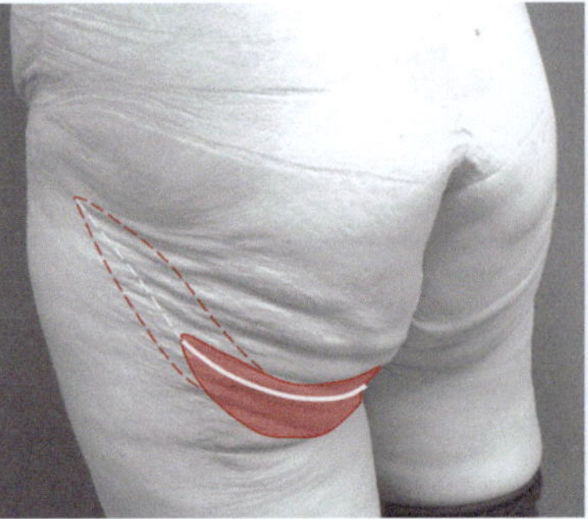
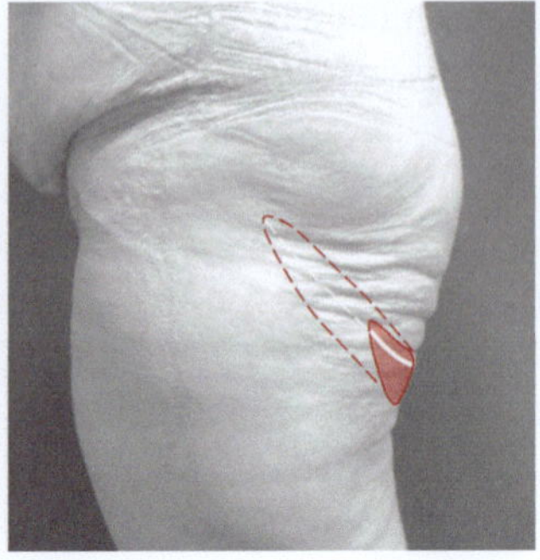

Abb. 20.6 Schematische Darstellung der Resektionsfigur der unteren Gesäßstraffung. Anatomische Landmarken in Blau (Tuber ischiadicum), Resektionsfigur in Rot, Narbenlinie in Weiß. Erweiterte Resektionsfigur zur Adressierung der Oberschenkelaußenseiten, Reiterhosen und Hüften gestrichelt dargestellt

zu können. Besondere Bedeutung kommt der Formung der Infraglutealfalte und der Stabilisierung der Narbe zu, da es im Heilungsverlauf zu einem Abrutschen der Narbe nach kaudal und zum Verstreichen der Infraglutealfalte kommen kann. Zur Verankerung können grundsätzlich die Wundränder oder ein zuvor entepithelisiertes Areal an den Wundrändern entweder zum Periost des Tuber ischiadicum oder an die Gluteus- oder Colles-Faszie genäht werden. Zur Stabilisierung sichern wir beide Wundränder an die Colles-Faszie mit einer Dreipunktnaht mittels einer 1er PDS-Naht, anschließend erfolgt der weitere mehrschichtige Wundverschluss.

20.4 Nachbehandlung und Komplikationen

Der Patient verbleibt stationär und sollte 24 h Bettruhe einhalten. Eine Kompressionshose und eine Sportkarenz sind für einen Zeitraum von 6 Wochen empfohlen.

An Frühkomplikationen sind vor allem bei größerer Präparation von Höhlen (wie z. B. der Autoaugmentation) Hämatome und Serome zu nennen. Das Risiko steigt vor allem mit verfrühter und übermäßiger körperlicher Belastung. Selten kann es zu Wundheilungsstörungen mit Dehiszenzen oder Wundinfektionen kommen (Abb. 20.7). Hier

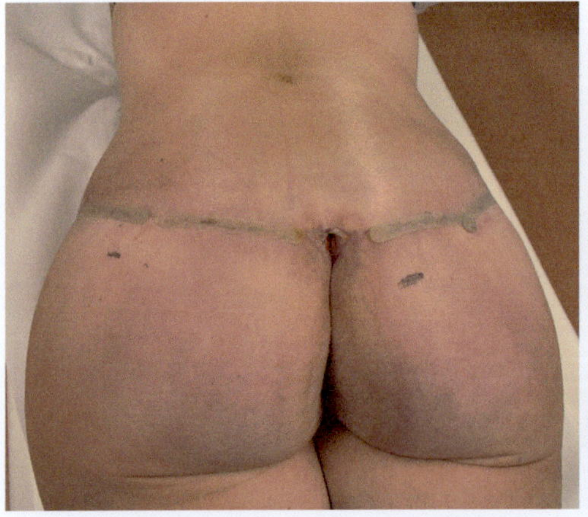
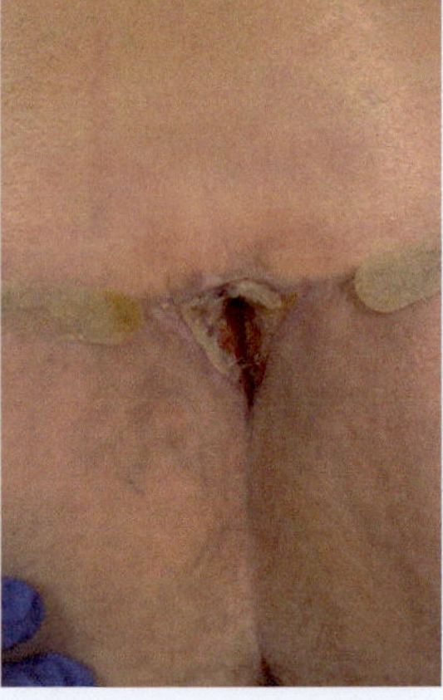

Abb. 20.7 Wundheilungsstörung mit Dehiszenz an der Rima ani, die mittels konservativer Wundpflege erfolgreich behandelt wurde

empfiehlt sich in den meisten Fällen die konservative Wundpflege bis zur Sekundärheilung und ggf. im weiteren Verlauf eine Narbenkorrektur, falls notwendig. Ebenso sind Korrektureingriffe im weiteren Verlauf notwendig, wenn ästhetische Defizite wie Unregelmäßigkeiten oder Asymmetrien oder ein Nachsacken der Haut als Spätkomplikation auftreten.

Weiterführende Literatur

Aly A, Mueller M (2014) Circumferential truncal contouring: the belt lipectomy. Clin Plast Surg 41:765–774

Centeno RF (2006) Autologous gluteal augmentation with circumferential body lift in the massive weight loss and aesthetic patient. Clin Plast Surg 33(3):479–496

Colwell AS, Borud LJ (2007) Autologous gluteal augmentation after massive weight loss: Aesthetic analysis and role of the superior gluteal artery perforator flap. Plast Reconstr Surg 119:345–356

Gonzalez R (2005) Treating the banana fold with the dermotuberal anchorage technique: case report. Aesthetic Plast Surg 29:300–303

Gonzalez R (2006) Buttocks lifting: how and when to use medial, lateral, lower, and upper lifting techniques. Clin Plast Surg 33:467–478

Gueven A, Motamedi M, Allert S (2022) Operative techniken zur gesäßstraffung. J Ästhet Chir 15:101–105

Mendieta CG (2003) Gluteoplasty. Aesthetic Surg J 23:441–455

Sozer SO, Agullo FJ, Palladino H (2008) Autologous augmentation gluteoplasty with a dermal fat flap. Aesthetic Surg J 28:70–76

Gesäßaugmentation

21

Alexander Aslani, Li Laura Sophie Heinicke und Vanessa Restrepo Esquivel

Inhaltsverzeichnis

In den letzten Jahren hat die Nachfrage nach Gesäßvergrößerungen in der plastischen Chirurgie kontinuierlich zugenommen und ihre Bedeutung erheblich gesteigert (Sinno et al. 2016). Laut Daten der American Society for Aesthetic and Plastic Surgery (ASAPS) stieg die Anzahl der durchgeführten Gesäßaugmentationen von 614 im Jahr 2002 auf 61.387 Operationen im Jahr 2021 – und dieser Trend setzt sich fort (Cárdenas-Camarena et al. 2020).

Die zunehmende Beliebtheit von Glutealaugmentationen stieg linear mit einer vermehrten Anwendung von Eigenfetttransplantationen, insbesondere im Rahmen des sog. „Brazilian Butt Lift“ (BBL) an (Sinno et al. 2016). Parallel zu dieser steigenden Nachfrage fielen jedoch Sicherheitsbedenken aufgrund tödlicher Fälle von Fettembolien im Zusammenhang mit BBL-Operationen auf. Es wurden unverhältnismäßig hohe Komplikationsraten für dieses Verfahren publiziert, wobei Werte von über 38 % berichtet werden (Cárdenas-Camarena et al. 2015). Unserer Auffassung nach ist dies eher mit der limitierten Erfahrung bei geringen Fallzahlen zu erklären.

In der Folge führte das zu vielfältigen Innovationen bei der Infiltrationstechnik und somit zur Verbesserung des Sicherheitsprofils, aber auch zu einem verstärkten Interesse an der Verwendung von Gesäßimplantaten als Alternative. Um die Effizienz zu optimieren und Komplikationen zu minimieren, wurden neuere chirurgische Hybrid-Techniken entwickelt, die die Kombination von Fetttransplantation und Silikonimplantaten ermöglichen.

Die Hybrid-Gesäßvergrößerung, welche die Vorteile von Fetttransplantation und Implantaten vereint, bietet eine Reihe von Vorteilen (Aslani und Del Vecchio 2019). Neben einer zusätzlichen formgebenden Wirkung durch die Fettabsaugung im periglutealen Bereich und der gezielten Volumensteigerung in der zentralen Trochantervertiefung schafft sie auch ein

A. Aslani (✉) · L. S. Heinicke · V. Restrepo Esquivel
Cirumed Clinic, Marbella, Spanien
E-Mail: aaslani@cirumed.es

A. Gueven und S. Allert (Hrsg.), *Postbariatrische Chirurgie*, https://doi.org/10.1007/978-3-662-69269-1_21

Weichteilpolster, um die Ränder des Gesäßes herum. Dies ermöglicht eine moderate Größe der Gesäßimplantate zu wählen, was die Belastung des umliegenden Gewebes reduziert und das Risiko einer Gewebeausdünnung minimiert.

Die Nachfrage nach Gesäßvergrößerungen steigt kontinuierlich an, wobei die Fetttransplantation des Gesäßes, auch als Brazilian Butt Lift (BBL) bekannt, nach wie vor die am häufigsten angewandte Methode zur Umformung und Vergrößerung der Gesäßmuskulatur ist. Im Vergleich dazu erfolgt die Verwendung von Gesäßimplantaten seltener, was aus unserer Sicht teilweise an unbegründeten Vorurteilen gegen dieses Verfahren und auch an fehlender Vorerfahrung liegt. Objektiv gesehen bieten Gesäßimplantate eine stabile Volumenvergrößerung und Kernprojektion, ohne das Risiko einer Fettembolie, wie sie bei einem BBL-Verfahren auftreten kann.

Die Wahl zwischen runden oder anatomischen Gesäßimplantaten, insbesondere in Verbindung mit Fetttransplantationen, variiert abhängig von den Vorlieben und der Erfahrung des Chirurgen. Für optimale Ergebnisse mit einem guten Sicherheitsprofil empfehlen wir jedoch die Kombination von Silikongel-Gesäßimplantaten mit EVL (expansion vibration lipofilling Fetttransplantation, die wir erstmals im Jahr 2019 beschrieben haben (Aslani und Del Vecchio 2019). Diese Hybrid-Gesäßvergrößerung macht den Chirurgen im Idealfall unabhängig von der Form des Silikonimplantates, da ein Teil des Ergebnisses durch die Formung mittels Fetttransplantation geschieht (Godoy und Munhoz 2018).

Die Schlüsselkomponente für den Erfolg dieser Methode liegt in der Erreichung einer stabilen Weichteilabdeckung über den Implantaten. Zu diesem Zweck empfehlen wir die Anwendung der Dual-Plane-Technik (Aslani et al. 2023a). Dabei wird der obere Teil der Tasche in einer submuskulären Ebene unterhalb der Gesäßmuskulatur platziert, während der untere Teil in einer tiefen intramuskulären Ebene in der Nähe des Foramen ischiadicum präpariert wird. Diese Vorgehensweise gewährleistet die maximale Muskelabdeckung und schützt den Ischiasnerv im kritischen unteren Bereich der Tasche.

Die Technik der Hybrid-Gesäßvergrößerung erweist sich als besonders geeignet für geschlechtsumwandelnde Operationen von männlich zu weiblich („male-to-female“, MTF) (Del Vecchio, Aslani 2022). Dabei ist es von entscheidender Bedeutung, die Fetttransplantation nicht nur am Gesäß, sondern auch an den Hüften und entlang des seitlichen Randes des Gesäßmuskels durchzuführen, und gegebenenfalls die trochanterischen Vertiefungen aufzufüllen (Hidalgo 2018; Petit et al. 2022). Das Expansion-Vibration-Lipofilling (EVL), wie von Wall und Del Vecchio beschrieben (Del Vecchio und Wall 2018), gilt als die optimale Technik für diesen Zweck. Im Folgenden werden die Schritte und Empfehlungen für die Hybrid-Glutealaugmentation ausführlich erläutert.

21.1 Präoperative Anzeichnung

Die präoperative Markierung der Referenzpunkte in aufrechter Position ist ein entscheidender Schritt zur Vorbereitung der Glutealaugmentation, da sie sich sonst in operativer Bauchlage verändern können. Diese Markierungen umfassen typischerweise die Positionen der Schnittführung, die Position der Implantate und die Bereiche, in denen eine Fetttransplantation durchgeführt werden soll (Abb. 21.1).

Zur Markierung gehören ebenso die Liposuktionsbereiche, mit präziser Auswahl und Anzeichnung der abzusaugenden Areale. Dabei werden bevorzugt Regionen mit signifikanter Fettansammlung wie dem Abdomen, dem Hüftbereich und dem unteren Rücken angezeichnet (Abb. 21.2).

Anschließend erfolgt die Markierung der Transplantationsareale, in die das abgesaugte Fett injiziert wird. In der Regel handelt es sich hierbei um die Gesäßregion, die in 4 Zonen unterteilt wird (s. unten). Weiterhin können gegebenenfalls die Trochantervertiefungen an den Hüften, die sog. „Hip-Dips“, und die

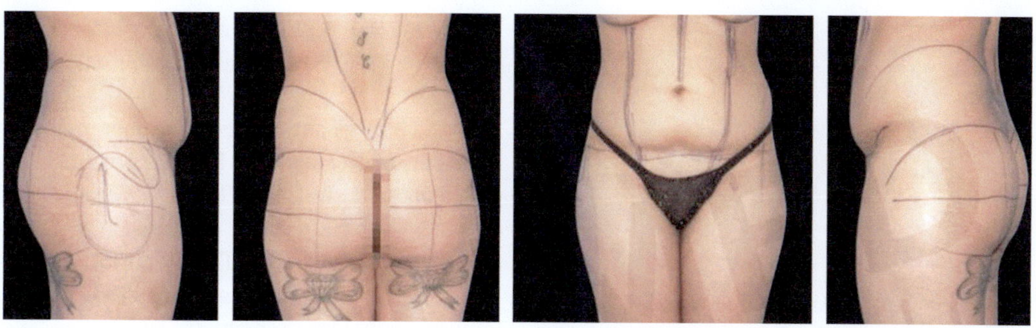

Abb. 21.1 Präoperative Markierung im Stehen

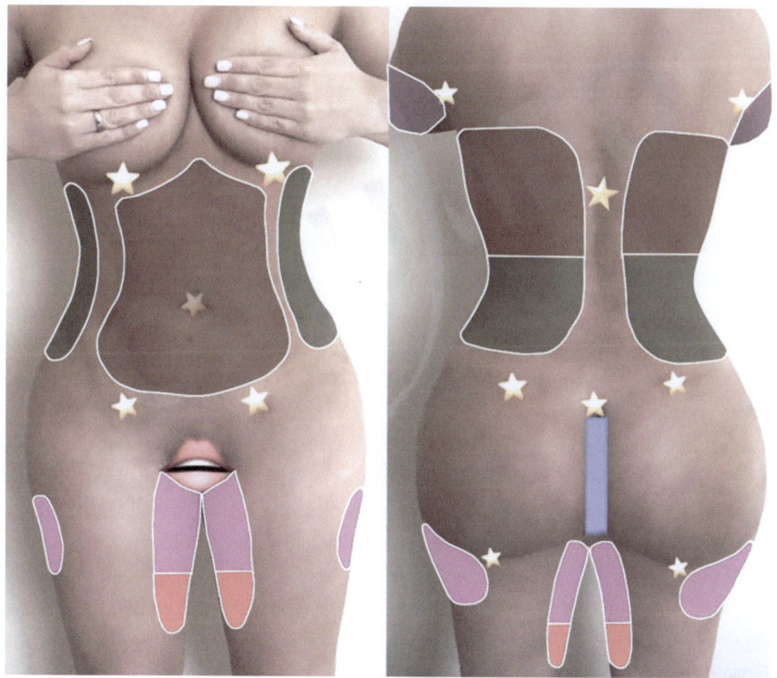

Abb. 21.2 Markierung der Liposuktionsareale am Abdomen, an den Oberschenkel-Innenseiten und -Außenseiten, Flanken, am unteren und oberen Rücken sowie an den Oberarmen. Inzisionen zur Liposuktion durch Sterne markiert

Oberschenkel-Außenseiten behandelt werden, um die gewünschte Form zu erzielen. Zusätzlich erfolgt im Falle von Asymmetrien die weitere Markierung dieser Areale, um sie durch gezielte Liposuktion oder Lipotransfer auszugleichen.

Ein besonders wichtiger Schritt ist die Anzeichnung der Konturlinien, um die gewünschte Gesäßform zu erreichen. Sie dienen dem Chirurgen als Leitfaden für die Fettinjektion und stellen sicher, dass das Ergebnis gleichmäßig und ästhetisch ansprechend wird. Dazu wird die Kontur entlang der kranialen und kaudalen Begrenzung des ursprünglichen Gesäßes markiert. Die weitere Markierung des Gesäßes erfolgt zum Lipofilling in 4 Zonen. Hierzu erfolgt zunächst die Markierung eines Kreises im Zentrum der Gesäßhälfte, welche durch die Kreuzung der senkrechten und waagerechten

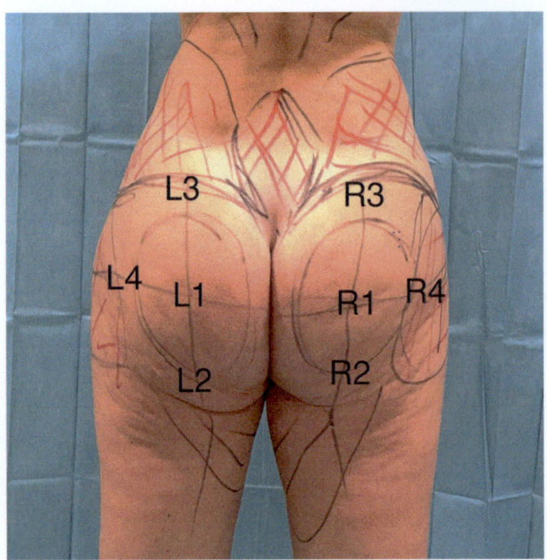

Abb. 21.3 Präoperative Markierung der Lipotransferareale im Stehen. Einteilung der Gesäßhälften in 4 Zonen (1 zentral, 2 inferior, 3 superior, 4 lateral)

Gesäßmittellinie (Projektionskuppel) zu finden ist. Zone 1 ist zentral im Schnittpunkt der Mittellinien, Zone 2 inferior und Zone 3 superior dazu. Die Zone 4 liegt zwischen der Projektionskuppel und der Trochantervertiefung, den sog. Hip-Dips (Abb. 21.3).

Die Markierungen können je nach den individuellen Bedürfnissen und Zielen des Patienten sowie den anatomischen Gegebenheiten variieren. Dies kann bedeuten, dass bestimmte Bereiche des Gesäßes stärker betont werden, um ein ausgewogenes und ästhetisch ansprechendes Ergebnis zu erzielen und die gewünschte Projektion beider Gesäßhälften hervorzuheben.

21.2 Operative Technik

1. Schritt: Fettabsaugung und Fetttransplantation

Wir empfehlen für die Hybrid-Gesäßaugmentation eine Kombinationsanästhesie aus Allgemein- und Spinalanästhesie. Die Vorteile sind dabei ein geringerer Medikamentenverbrauch, kürzere Aufwachzeiten und vor allem die Möglichkeit, komplett auf Lidocain in der Tumeszenzlösung zu verzichten. Das Risiko einer systemischen Lidocaintoxizität wird damit eliminiert.

Der chirurgische Eingriff beginnt mit dem Patienten in Rückenlage. Fett wird vom Bauch und vorderen Teil der Taille abgesaugt und in einem geschlossenen Containersystem gesammelt, das auch die Tumeszenzlösung enthält. Aufgrund der Unterschiede in der Dichte trennen sich die Schichten Tumeszenz und Fett automatisch. Die Tumeszenzlösung sammelt sich in der unteren Hälfte des Containers und kann mit demselben Schlauchsystem durch „reversed flow" wieder reinfiltriert werden. Tumeszenzinfiltration, Fettabsaugung und Reinfiltration erfolgt also über dasselbe Schlauchsystem (Abb. 21.4).

Die Methode der Liposuktion kann je nach individuellen Vorlieben der behandelnden Chirurgen variieren. Bislang gibt es keine eindeutigen wissenschaftlichen Belege für die Überlegenheit einer bestimmten Technik gegenüber einer anderen. Wir bevorzugen die Technik der „simultaneous aspiration and fat equalization" (SAFE) Liposuktion, wie sie von Simeon Wall beschrieben wurde (Wall und Lee 2016).

Ein besonderes Augenmerk wird auf die Formung des Fettgewebes im Bereich des Darmbeinkamms gelegt, vor allem auf das Fettpolster unterhalb der Crista iliaca, die wir als „BIC-Zone" (Below-Iliac-Crest-Zone) bezeichnen. Die exakte Formung in der BIC-Zone ist entscheidend, da eine Übersaugung hier die Crista-Ilaca-Kante hervorstehen lässt und damit ausgehöhlt und skelettiert erscheinen lässt. Eine zu geringe Absaugung hingegen gibt ein suboptimales Ergebnis.

Die Fetttransplantation kann wahlweise vor oder nach der Einsetzung der Implantate erfolgen oder in beiden Phasen durchgeführt werden. Je nach Präferenz kann beispielsweise zunächst eine größere Menge an Fetttransplantat vor der Implantateinbringung platziert werden, um danach noch kleinere Anpassungen entsprechend den individuellen Bedürfnissen vorzunehmen. Typische Zielgebiete für die Fetttransplantation umfassen die

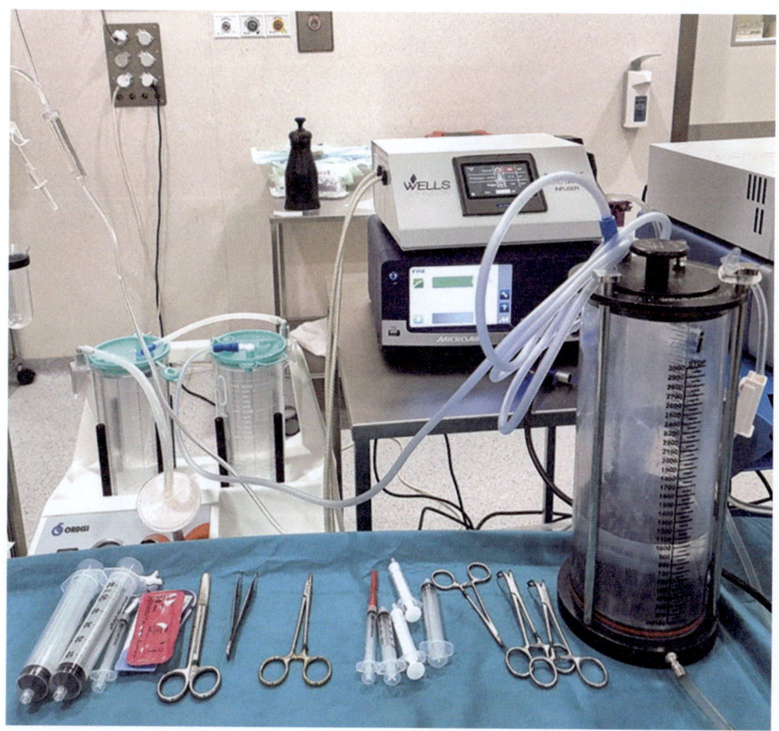

Abb. 21.4 Geschlossenes Containersystem zur Tumeszenzinfiltration, Liposuktion und Lipofilling. Infusionspumpensystem der Firma Wells Johnson (Tucson, USA), sowie das PAL-System der Firma MicroAire (Charlottesville, USA)

Hüfte, das laterale Drittel des Gesäßes und den Übergangsbereich zwischen Hüfte und Gesäß (Abb. 21.5). Die Fettinjektion erfolgt in EVL-Technik (Del Vecchio und Wall 2018) über kleine Stichinzisionen an den Flanken und in den Infraglutealfalten. Dabei wird ein optimales Gleichgewicht zwischen der Perforation des Fettgewebes zur Gewebeausdehnung durch Vibration und der eigentlichen Fettinfiltration angestrebt. Ein besonderer ästhetischer Schwerpunkt liegt auf der Transplantation in die Trochantervertiefungen (Hip-Dips), da in diesen Regionen gezielter Volumenersatz von großer Bedeutung ist und Implantate nur begrenzte zusätzliche Volumina bieten können.

Um die Sicherheit zu erhöhen, das Lipofilling in der korrekten Gewebsschicht – nämlich im tiefen subkutanen Fettgewebe (siehe auch Kap. 9) – zu infiltrieren, kann ein kabelloser Ultraschallkopf zur Echzeit-Bildgebung genutzt werden. In einigen Teilen der USA, beispielsweise im Bundesstaat Florida, ist diese Technik zur ultraschallkontrollierten Fettinifiltration sogar gesetzlich vorgeschrieben (Florida Board of Medicine 2022).

1. Schritt: Präparation der Implantattasche und Einsetzen der Implantate

Nach Abschluss der Fettinfiltration wird ein neues steriles Feld vorbereitet. Ein mit Betadine getränkter Verband wird mit einer Seidennaht der Größe 0 oder mit Tackerklammern am Anus fixiert, um eine wasserdichte Trennung vom Operationsfeld sicherzustellen. Vor der eigentlichen Dissektion erfolgt eine Ultraschallmessung der Dicke der Muskulatur und der subkutanen Fettschicht.

Der chirurgische Eingriff beginnt mit zwei separaten Inzisionen, jeweils 5 cm lang und

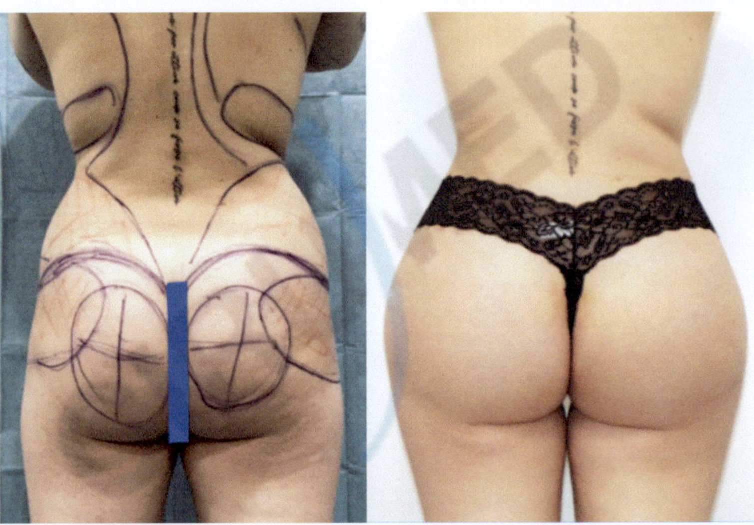

Abb. 21.5 Prä- und postoperativer Befund nach Hybrid-Gesäßaugmentation. Besonderer Augenmerk liegt auf der gezielten Liposuktion und dem Lipotransfer zur Expansion der Hüften und des lateralen Gesäßdrittels

idealerweise leicht versetzt auf beiden Seiten der interglutealen Furche, wobei der kaudale Inzisionsrand auf Höhe der Coccyxspitze endet. Die Dissektion erfolgt zunächst schräg im 45° Winkel, wobei ein subkutanes Fettpolster erhalten und das sakrokutane Ligament intakt bleibt. Diese Dissektion wird bis auf den M. gluteus maximus fortgesetzt. Im oberen Teil des Schnitts wird der Muskel vertikal gespalten, wobei eine 2 cm lange Muskelschicht auf der medialen Seite verbleiben sollte. Die Dissektionsklemme wird nun bis zur Darmbeinschaufel vorgeschoben. Der stumpfe Dissektor wird verwendet, um eine submuskuläre Tasche für das Implantat in der oberen Gesäßhälfte, kranial des Foramen ischiadicum zu schaffen. Wenn sich die Dissektion dem Foramen ischiadicum nähert, wird der Dissektor in einen flacheren Winkel gewechselt, um in eine tief-intramuskuläre Schicht zu wechseln. Somit erfolgt die Platzierung des Implantats in 2 Ebenen: submuskulär im oberen Teil der Implantattasche und intramuskulär im unteren Teil – die sog. „Dual-Plane-Technik" (Aslani et al. 2023a). Dieser Ansatz kombiniert die Vorteile der vollständigen submuskulären und intramuskulären Platzierung und schafft eine Schutzschicht aus Muskelgewebe zwischen dem Ischiasnerv und dem Implantat. Die doppelte Muskellappenabdeckung bietet eine stabilere Gewebeabdeckung in der oberen Taschenhälfte im Vergleich zur einfachen Muskelabdeckung (Abb. 21.6). Zur Vermeidung einer unästhetisch hohen Implatatposition, muss das straffe ICL ligament (ischiokutanes Band) im unteren Pol der Tasche durch stumpfe Manipulation erweitert werden. Um Blutungen zu minimieren, platziert man während der Dissektion zwei bis drei mit Adrenalin und Betadine getränkte Kompressen in die Tasche.

Vor dem Einsetzen, das mithilfe eines sterilen Kunststoff-Funnels erfolgt, wird das Implantat zuvor in einer antibiotischen Lösung eingelegt. Zur Vermeidung von Flüssigkeitsansammlungen wird auf jeder Seite eine 14er-Redondrainage platziert, welche durch die vorherige Liposuktionsinzision auf Höhe der Spina iliaca posterior superior ausgeleitet werden können. Eine dynamische Suspensionsnaht wird verwendet, um die Faszie des Gesäßes auf beiden Seiten zu verankern und so eine gegenseitige kontralaterale Stabilisierung zu erreichen und eine Lateralmigration der Inzisionsnarben zu verhindern. Dieses Konzept ähnelt den sich gegenseitig stabilisierenden Säulen eines „arabischen Bogens"

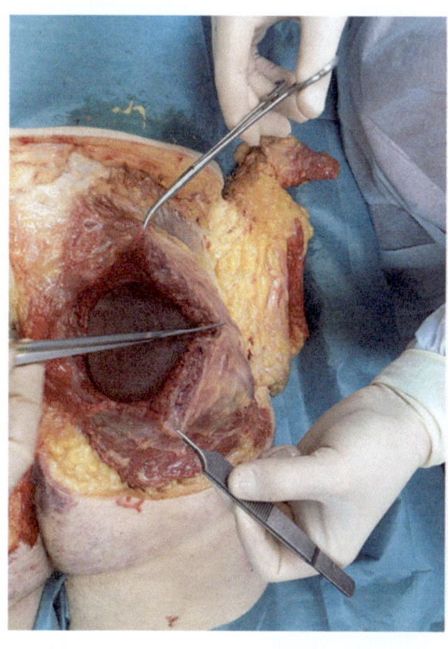
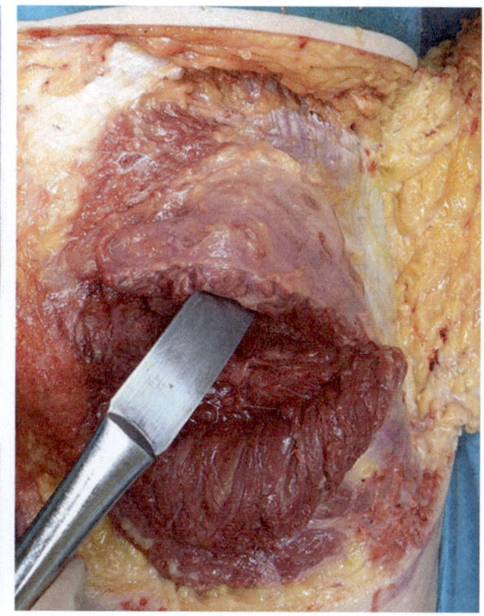

Abb. 21.6 Dissektionsebenen am anatomischen Präparat. Der M. gluteus maximus wurde quer gespalten, um die Implantatlage (a) und Dissektionsebenen (b) zu zeigen. Der Dissektor liegt im superioren, submuskulären Teil der Tasche an, darunter ist der Schichtwechsel zum intramuskulären Teil zu erkennen, da der eigentlich bedeckende M. gluteus maximus nach inferior weggeklappt ist

und wird daher als „arabic-arch suture suspension" (AASS-Naht) bezeichnet (Aslani 2023) (Abb. 21.7). Die subkutane Schicht wird wasserdicht mit einem langfristig absorbierbaren Monofilamentfaden geschlossen. Zur Wundpflege wird ein Vakuum-Wundtherapiegerät (V.A.C.-Prevena™ der Firma 3M, Saint Paul, USA) für 7 Tage angelegt. Dieser VAC-Schwamm wird nach einer Woche entfernt und durch einen Silbergaze-Hydrokolloidverband ersetzt.

21.3 Postoperatives Regime

Hierbei liegt der Fokus auf der Vorbeugung bakterieller Infektionen sowie der Förderung einer optimalen Narbenbildung, um eine zügige Heilung zu ermöglichen. Ein etabliertes Verfahren zur Hautreinigung ist die Anwendung des Chlorhexidin-haltigen Duschgels Hibitane (von Derma UK Ltd, Newcastle, UK) zweimal am Tag. Während des Eingriffs erhalten die Patien-

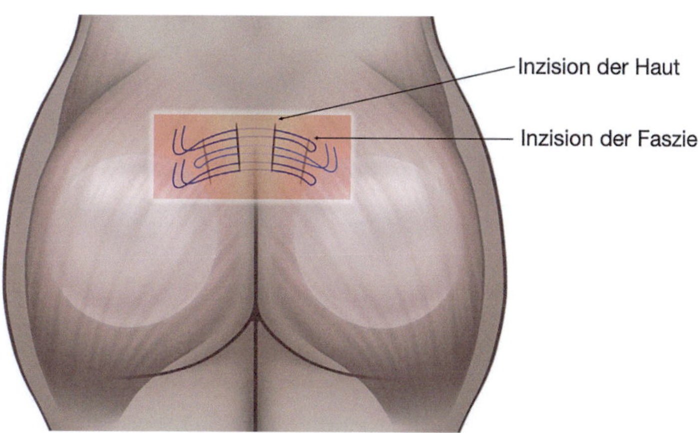

Abb. 21.7 „Arabic-arch suture suspension" (AASS-Naht) zur gegenseitigen kontralateralen Stabilisierung der Faszie und Inzision beider Gesäßhälften

ten eine intravenöse Antibiose, gefolgt von einer 7-tägigen oralen Antibiotikatherapie.

Die Mobilisierung sollte in den ersten 2 Wochen postoperativ reduziert werden. Die Patienten sollten sich gerade so viel bewegen, um eine Thrombose vermeiden zu können, ohne mögliche Komplikationen wie Implantatverschiebungen, Serome oder Rotationen zu riskieren. Die Entfernung der Drainagen erfolgt in der Regel erst nach einer Woche, da Flüssigkeitsansammlungen oft am 5. Tag ihren Höhepunkt erreichen. Vorherige Entfernungsversuche sollten unbedingt vermieden werden, da Patienten in den Tagen nach der Operation oft mobiler werden und dann eine erhöhte seröse Flüssigkeitsproduktion aufweisen können.

Das zweimal tägliche Waschen der Haut mit Hibitane-Duschgel sollte weiterhin empfohlen werden. Schließlich unterstützt das Tragen von Kompressionskleidung in den ersten 6 Wochen nach der Operation nicht nur die Schwellungskontrolle, sondern erhöht auch den Komfort und fördert eine schnellere Genesung durch moderates Dehnen und Bewegungsübungen.

21.4 Typische Komplikationen und deren Management

Glutealimplantate können verschiedene spezifische Risiken und Komplikationen mit sich bringen. Eine häufige Ursache für Probleme nach der Operation mit Gesäßimplantaten sind Serome. Wichtig ist zu verstehen, dass diese Komplikationen sich deutlich von denen bei Brustimplantaten unterscheiden können. Wir empfehlen die Verwendung von Saugdrainagen für 7 Tage, da sich häufig mit steigender Mobilität der Patienten erst nach 4–5 Tagen vermehrt seröse Flüssigkeit ansammelt. Zu beachten ist jedoch, dass Serome bis zu 6 Wochen nach dem Eingriff auftreten können. Ein späteres Serom kann leicht mit einer Infektion verwechselt werden, da es einen Flüssigkeitsaustritt an den Inzisionen verursacht. Der klinische Unterschied ist wichtig, da Serome sich nach Spontandrainage oft selbst verschließen und keine weitere Behandlung brauchen. Im Falle eines spontan über die Hautinzision drainierenden Seroms empfehlen wir eine vorbeugende Antibiotikabehandlung, lokale Wundpflege und sorgfältige Überwachung. Die meisten Serome heilen von selbst ab. Unerfahrene Chirurgen neigen oft dazu, Implantate vorzeitig und unnötig zu entfernen.

Die Verwendung von Implantaten birgt auch ein erhöhtes Infektionsrisiko. Dennoch ist das Risiko einer primären Infektion bei Gesäßimplantaten tatsächlich geringer, als viele Fachleute vermuten. Unsere Erfahrung zeigt, dass Gesäßimplantate mit einer stabilen Muskelhülle in der Regel widerstandsfähig gegen Infektionen sind. Tritt eine Infektion auf, erscheint sie normalerweise sekundär zu einem bereits infizierten Spätserom und einer nachfolgenden Kontamination.

Eine weitere mögliche Komplikation besteht in der Kompression des Ischiasnervs, wobei die derzeitige Inzidenz etwa 5 % aller behandelten Fälle beträgt. In den meisten Fällen ist keine erneute operative Intervention erforderlich, da sich das Problem im Laufe der Zeit tendenziell von selbst löst, wenn die Schwellung abnimmt. Bei Patienten, die jedoch erhebliche Beschwerden haben und keine Kontraindikationen vorliegen, kann eine kurzfristige kalkulierte analgetische sowie physiotherapeutische Therapie sowie eine hoch dosierte Prednisolon-Stoß-Behandlung in Kombination mit Physiotherapie in Betracht gezogen werden.

Wichtige Tipps zur Gesäßaugmentation:

- Gründliche Patientenbewertung:
  - Eine umfassende präoperative Bewertung des aktuellen Gesundheitszustands und des Body-Mass-Index (BMI), der 30 nicht überschreiten sollte, ist essenziell.
- Patientensicherheit:
  - Es sollte auf kurze Operationszeiten geachtet werden sowie auf das Wärmen der Patienten und der

Tumeszenzflüssigkeit, um Hypothermien zu vermeiden.

- Vermeidung von Arrhythmien:
  - Auf die Verwendung von Lidocain als Lokalanästhetikum sollte verzichtet und die kombinierten Anästhesieverfahren mittels Spinalanästhesie eher bevorzugt werden.
- Liposuktionsverfahren:
  - Die Liposuktionsverfahren müssen sicher und schonend sein, um die Traumatisierung der Fettzellen und der Spenderbereiche auf ein Minimum zu reduzieren. Die Liposuktionskanülen sollten nach bestimmter Nutzung durch neue ersetzt werden. Die Kanülen sollten nie auf die Haut des Patienten gelegt werden!
- Übermäßige Fettentnahme:
  - Die Menge an entnommenem Fett während der Liposuktion sollte begrenzt werden, um Komplikationen im Zusammenhang mit übermäßiger Fettentnahme zu verhindern. Eine übermäßige Entnahme von Fett aus Spenderbereichen sollte vermieden werden, da dies zu Komplikationen und Konturunregelmäßigkeiten führen kann. Die Fettentnahme sollte 5 % des Körpergewichtes nicht übersteigen.
- Injektionstechnik:
  - Sorgfältige und sichere Injektionstechniken müssen angewendet werden, um die gewünschte Gesäßform und -projektion zu erreichen. Um die Sicherheit bei der Injektion zu erhöhen, kann ein Ultraschall-assistiertes Lipofilling erfolgen.
- Unsichere Injektionsstellen:
  - Fett darf nie direkt in oder unter die Gesäßmuskulatur injiziert werden, da dies das Risiko einer Fettembolie erhöhen kann. Das Fett sollte stattdessen in das tiefe subkutane Gewebe eingebracht werden. Es ist penibel darauf zu achten, kein Fett in Blutgefäße zu injizieren.
- Anämie:
  - Postoperativ ist darauf zu achten, eine Anämie von einer Verdünnungsanämie zu unterscheiden, die durch übermäßige Infiltration von Tumeszenzlösung während der Liposuktion verursacht werden kann. Wir haben hierzu eine Formel publiziert, die die maximale Tumeszenz-Infiltration in Abhängigkeit des Körpergewichts und BMI angibt (Aslani et al., 2023b):
  - $[(70 \times \textit{Körpergewicht}) \ / \ \sqrt{}(\textit{BMI} \ / \ 22)] \times 0{,}85 = \text{maximale Tumeszenzmenge}$
  - Beispiel: $[(70 \times 65\ \textit{kg}) \ / \ \sqrt{}(25\ \textit{kg/m}^2 \ / \ 22)] \times 0{,}85 \approx 3750\ \text{ml}$
- Mangelndes Tragen der Kompressionsbekleidung:
  - Das Tragen der postoperativen Kompressionsbekleidung darf nicht vernachlässigt werden, da dies zu Flüssigkeitsansammlungen und beeinträchtigten Ergebnissen führen kann. Die Kompressionskleidung muss 23 h pro Tag getragen werden, jedoch sollte eine übermäßige abdominale Kompression vermieden werden.
- Druck auf das Gesäß:
  - Unnötiger Druck oder Reibung auf das operierte Gesäß sollte vermieden werden, um Komplikationen zu verhindern.

Literatur

Aslani A (2023) Combining fat and implants for gluteal augmentation. Clin Plast Surg 50(4):563–571

Aslani A, Del Vecchio D (2019) Composite buttock augmentation: the next frontier in gluteal aesthetic surgery. Plast Reconstr Surg 144(6):1312–1321

Aslani A, Del Vecchio D, Bravo MG et al (2023a) The dual-plane gluteal augmentation: an anatomical demonstration of a new pocket design. Plast Reconstr Surg 151(1):45–50

Aslani A, Waked K, Kuenlen A (2023b) Fluid balance after tumescent infiltration: a practical guideline to avoid dilution anemia in circumferential liposuction based on a prospective single-center study. Aesthet Surg J 43(5):NP337–NP345

Cárdenas-Camarena L, Bayter JE, Aguirre-Serrano H et al (2015) Deaths caused by gluteal lipoinjection: what are we doing wrong? Plast Reconstr Surg 136(1):58–66

Cárdenas-Camarena L, Trujillo-Méndez R, Díaz-Barriga JC (2020) Tridimensional combined gluteoplasty: liposuction, buttock implants and fat transfer. Plast Reconstr Surg 146(1):53–63

Del Vecchio D, Bravo MG, Mandlik V et al (2022) Body feminization combining large-volume fat grafting and gluteal implants. Plast Reconstr Surg 149(5):1197–1203

Del Vecchio D, Wall S Jr (2018) Expansion vibration lipofilling: a new technique in large-volume fat transplantation. Plast Reconstr Surg 141(5):639e–649e

Florida Board of Medicine (2022) Florida board of medicine emergency rule on BBL. Florida registrar, Rule-No. 64B8ER22–3. Published June 8, 2022. https://flboardofmedicine.gov/pdfs/64B8ER22-3-emergency-rule.pdf. Aufgerufen am 28 Jun 2023

Godoy PM, Munhoz AM (2018) Intramuscular gluteal augmentation with implants associated with immediate fat grafting. Clin Plast Surg 45(2):203–215

Hidalgo JE (2018) Submuscular gluteal augmentation. Clin Plast Surg 45(2):197–202

Petit F, Colli M, Badiali V et al (2022) Buttocks volume augmentation with submuscular implants: 100 cases series. Plast Reconstr Surg 149(3):615–622

Sinno S, Chang JB, Brownstone ND et al (2016) Determining the safety and efficacy of gluteal augmentation: a systematic review of outcomes and complications. Plast Reconstr Surg 137(4):1151–1156

Wall SH Jr, Lee MR (2016) Separation, aspiration, and fat equalization: safe liposuction concepts for comprehensive body contouring. Plast Reconstr Surg 138(6):1192–1201

Teil VII Weibliche Brust

Der massive Gewichtsverlust hinterlässt in den meisten Fällen deutliche Spuren an der weiblichen Brust.

Neben einem Volumenverlust und einer Ptose, erscheint die Brust aufgrund der vorliegenden Cutis laxa zusätzlich verbreitert, elongiert und lateralisiert, sowie die Inframammärfalte kaudalisiert. Gerade diese Veränderungen stellen große Herausforderungen an die Rekonstruktion der Form und Kontur der weiblichen Brust bei diesen Patientinnen.

Es kommen bei postbariatrischen Patienten sogar noch weitere erschwerende Bedingungen hinzu, die unter anderem durch die schlechtere Gewebsqualität, eine Malnutrition oder Incompliance bedingt sein können. Dadurch unterscheidet sich die postbariatrische Brustchirurgie in einigen Punkten von den herkömmlichen Ansätzen.

In dem folgenden Kapitel sollen die anatomischen und chirurgischen Grundlagen der Brustchirurgie bei postbariatrischen Patientinnen dargestellt werden. Weiterhin werden verschiedene Operationsprinzipien und -techniken vorgestellt, um eine individuelle und befundabhängige Rekonstruktion planen und durchführen zu können.

Da die weibliche Brust nicht nur durch die Funktion, sondern insbesondere auch durch die Form ihren Stellenwert für das Wohlbefinden der Patientinnen hat, fließen stets ästhetische Aspekte in die Therapieplanung mit ein.

Anatomische Grundlagen der weiblichen Brust

22

Ulrich Rieger und Carolin Wachtel

Inhaltsverzeichnis

Grundlegende Kenntnisse der Anatomie der Brust sind Voraussetzung, um das breite Spektrum an ästhetischen und rekonstruktiven Eingriffen der Brust sicher und erfolgreich durchführen zu können (Schünke et al. 2011). Im Hinblick auf die postbariatrische Chirurgie der Mamma geht es um eine formende Wiederherstellung der weiblichen Brust, wofür ein Verständnis sowohl für die funktionelle als auch für die ästhetische Struktur der Mamma notwendig ist.

U. Rieger (✉) · C. Wachtel
Klinik für Plastische und Ästhetische, Wiederherstellungs- und Handchirurgie, AGAPLESION Markus Krankenhaus, Frankfurt am Main, Deutschland
E-Mail: ulrich.rieger@agaplesion.de

C. Wachtel
E-Mail: carolin.wachtel@agaplesion.de

22.1 Makroskopische Anatomie

Die Brust besteht aus der Brustdrüse (Glandula mammaria), welche in ein interlobuläres Stroma aus Binde- und Fettgewebe eingebettet ist. Die Brustdrüse setzt sich aus 10–20 Drüsenlappen (Lobi glandulae mammariae) zusammen. Diese münden über die Milchgänge (Ductus lactiferi) in der Brustwarze (Papilla mammaria, Mamille), die von einem pigmentierten Warzenhof (Areola mammae) umgeben ist. Brustwarze und Warzenhof bilden zusammen den Mamillen-Areola-Komplex (MAK). Auf dem Warzenhof münden kleine apokrine Talg- und Schweißdrüsen (Glandulae areolares, Montgomery-Drüsen) als Morgagni-Tuberkel ein.

A. Gueven und S. Allert (Hrsg.), *Postbariatrische Chirurgie*, https://doi.org/10.1007/978-3-662-69269-1_22

22.2 Bänder und Faszien

Die Brust ist mit der Brustfaszie (Fascia pectoralis) und die angrenzenden Faszien (Fascia axillaris und Fascia abdominalis superficialis) über lockeres Bindegewebe gut verschieblich verbunden und wird durch von der Brustdrüse in die Dermis einstrahlende, bindegewebige Bänder (Ligamenta suspensoria mammaria, Cooper-Bänder) insbesondere im kranialen Anteil fixierend unterstützt. Das Würinger-Septum ist ein auf der Höhe der 5. Rippe von der Faszie des Musculus pectoralis major bis zur Mamille ziehendes, horizontal verlaufendes Septum, welches die Brust in einen oberen und unteren Teil unterteilt und das für die Versorgung des Mamillen-Areola-Komplexes relevante Gefäße und Nerven enthält.

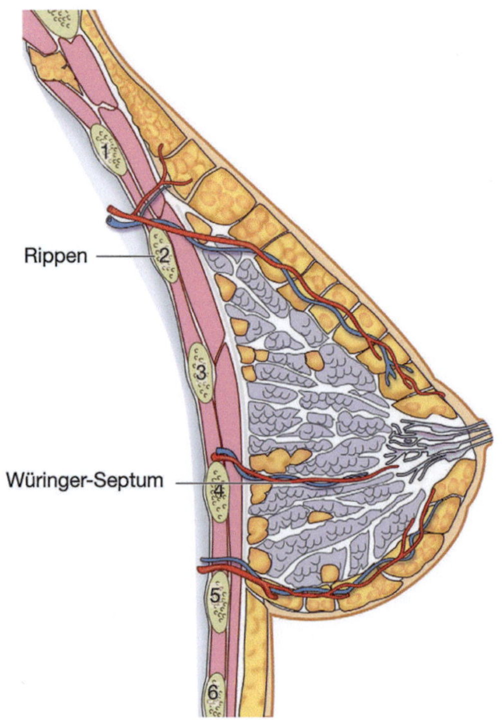

Abb. 22.1 Makroskopische und mikroskopische Anatomie der Mamma im Querschnitt. Aufbau der Brustdrüse aus den in das interlobuläre Bindegewebe eingebetteten Lobi glandulae mammariae. (Mit freundlicher Genehmigung von Springer Nature aus „Fansa H, Heitmann C, Brustchirurgie, 1. Auflage, Seite 6, 2018, Springer Nature" (https://link.springer.com/chapter/10.1007/978-3-662-57390-7_1)

22.3 Mikroskopische Anatomie

Die Drüsenlappen, welche die Brustdrüse bilden (Lobi glandulae mammariae) bestehen aus zahlreichen Drüsenläppchen (Lobuli glandulae mammariae), über deren Milchgangsystem die produzierte Milch zur Mündung in der Mamille transportiert wird. Der Terminalductus als Ausführungsgang des einzelnen Lobulus bildet mit diesem als Terminalductus-Lobulus-Einheit (TDLE) die Funktionseinheit der Brustdrüse. Über die Milchgänge (Ductus lactiferi) sind mehrere Terminalductus mit dem Hauptmilchgang (Ductus lactifer colligens) verbunden. Die Hauptmilchgänge verlaufen radiär auf die Mamille zu, wo sie sich zum Milchsack (Sinus lactifer) erweitern und in der Mamille münden (Abb. 22.1).

22.4 Topografie

Die Basis der ausgereiften weiblichen Brust erstreckt sich an der ventralen Rumpfwand auf Höhe der 2. bis zur 6. Rippe und liegt dem Musculus pectoralis major, dem Musculus serratus anterior sowie dem Musculus rectus abdominis auf. Die Lage der Mamille kann orientierend in der Medioklavikularlinie auf Höhe der 5. Rippe angegeben werden, aber ist jedoch aufgrund der unterschiedlichen Größe und Form der Brust variabel.

22.5 Gefäßversorgung

Die arterielle Blutversorgung des Brustparenchyms erfolgt über Äste der Arteria thoracica interna (Rami mammarii mediales), der Arteria thoracica lateralis (Rami mammarii laterales) und der 2. bis 5. Interkostalarterie (Rami mammarii) sowie vereinzelt aus Ästen der Arteria thoracodorsalis (Rami perforantes) und der Arteria thoracoacromialis (Rami perforantes). Die Haut wird mit Blut über den subdermalen Plexus versorgt, der über Perforatoren mit dem tiefen Gefäßsystem des Brustparenchyms in Verbindung steht (Abb. 22.2). Der Mamillen-Areola-Komplex erhält sowohl über das parenchymale als auch durch das dermale Gefäßsystem Blutversorgung. Der venöse Abfluss ist entsprechend der arteriellen Versorgung angelegt, wobei das venöse Blut über die Vena thoracia interna in die Vena subclavia, die Vena thoracica lateralis in die Vena axillaris und die Venae intercostales in die Vena azygos abfließen.

22.6 Innervation

Die sensible Versorgung der Brust erfolgt durch Äste der anterioren 2. bis 6. Interkostalnerven als Rami mammarii laterales und mediales. Im kranialen Bereich sind zudem Äste des Plexus cervicalis als Nervi supraclaviculares beteiligt. Die Sensibilität des Mamillen-Areola-Komplexes rührt vom 3. bis 5. anteriomedialen und anteriolateralen Interkostalnerv, wobei der 4. anteriolaterale Interkonstalnerv den prädominanten Nerv für die sensible Versorgung des Mamillen-Areola-Komplexes darstellt und in der Regel innerhalb des Würinger-Septums liegt.

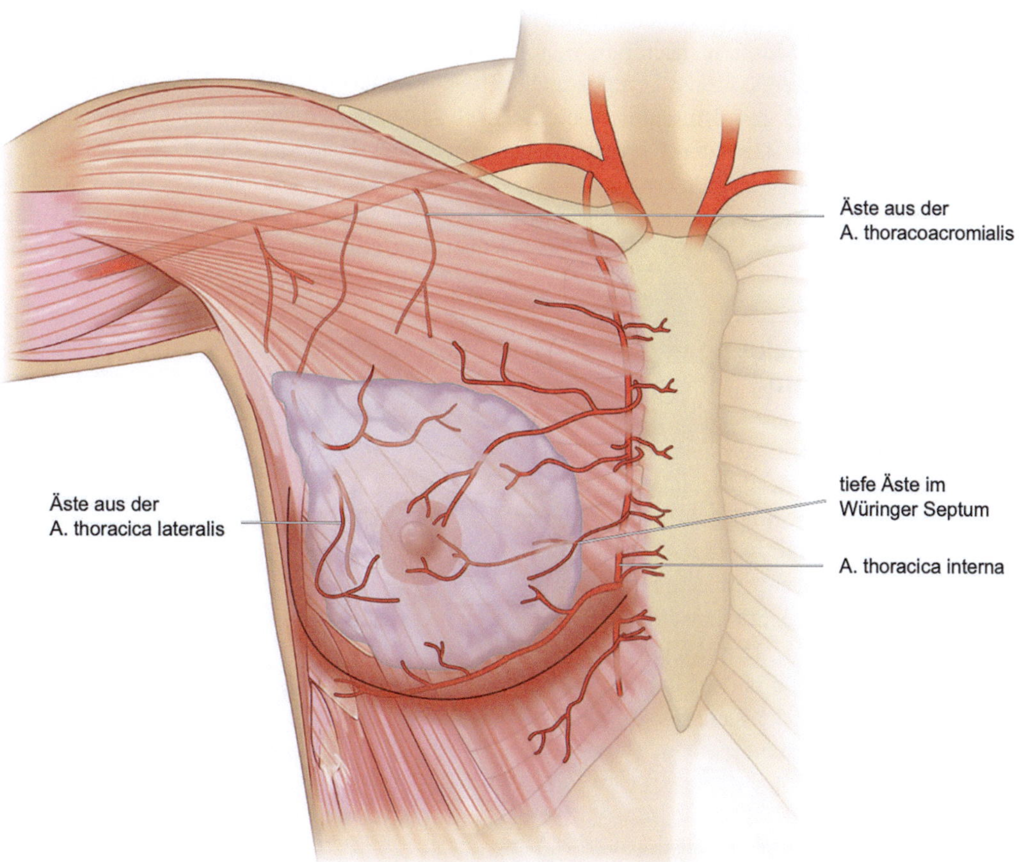

Abb. 22.2 Gefäßversorgung der Mamma. Äste der Arteria und Vena thoracia interna, thoracica lateralis und intercostalis 2–5 bilden das arterielle und venöse Gefäßsystem der Mamma. (Mit freundlicher Genehmigung von Springer Nature aus „Fansa H, Heitmann C, Brustchirurgie, 1. Auflage, Seite 5, 2018, Springer Nature" (https://link.springer.com/chapter/10.1007/978-3-662-57390-7_1)

22.7 Lymphabflusssystem

Das Lymphabflusssystem der Mamma wird in ein oberflächliches und ein tiefes System unterteilt. Während das oberflächliche Lymphgefäßsystem kutane und subkutane Lymphknoten umfasst, besteht das tiefe System aus den axillären und parasternalen Lymphknoten, wobei die circa 30–60 axillären Lymphknoten mit 75 % den größten Teil der Lymphe aufnehmen und aus onkologischer Sicht in Bezug auf Metastasierung und Prognose des Mammakarzinoms von besonderer Bedeutung sind. Die axillären Lymphknoten werden entsprechend ihrer Lage zum Musculus pectoralis minor in drei Level eingeteilt: Level I sind die unteren axillären Lymphknoten lateral des Musculus pectoralis minor, Level II die mittleren axillären Lymphknoten auf Höhe des Musculus pectoralis minor und Level III die oberen axillären Lymphknoten infraklavikulär medial des Musculus pectoralis minor. Über die parasternalen Lymphknoten, die entlang der Vasa thoracica interna verlaufen, werden vor allem die medialen Anteile der Mamma drainiert.

22.8 Brustentwicklung und -veränderung

Die Brustdrüse entsteht aus dem embryonalen Ektoderm im Bereich der Milchleisten. Mit Eintreten der Pubertät beginnt bei der Frau unter dem hormonellen Einfluss die Ausreifung der Brust. Die Brustdrüsenentwicklung (Telarche) wird nach Tanner in 5 Stadien eingeteilt (Tanner 1962) (Tab. 22.1). Die Milchleisten sind beidseits von der Axilla bis zur Leiste ziehende Epidermisleisten, welche sich bis auf die beiden thorakalen Epithelknospen im Bereich der späteren Mammae zurückbilden. Rückbildungsstörungen der Milchleisten mit Verbleiben von überzähligen Brustwarzen (Polythelie) stellen die häufigste angeborene Brustfehlbildungen mit einer Prävalenz von etwa 2 % dar. Findet sich zusätzlich ein ausgebildeter Drüsenkörper, wird dies als Polymastie bezeichnet. Die häufigste Lokalisation einer Polythelie oder Polymastie ist die linke Brustwand unterhalb der Unterbrustfalte. Weitere häufige Brustfehlbildungen sind in Tab. 22.2 dargestellt.

Im Alter kommt es ab der Menopause zu einer Involution der Mamma mit einer Atrophie des Drüsenkörpers und des bindegewebigen Stromas bei gleichzeitiger relativer Zunahme des Fettanteils. Die typische Brust nach massivem Gewichtsverlust neigt zu einem signifikanten und oft asymmetrischen Volumenverlust mit einem erschlafften und abgeflachten Erscheinungsbild (Abb. 22.3). Durch den starken Elastizitätsverlust der Haut bestehen oftmals erhebliche Hautüberschüsse am Brustansatz, vor allem lateral. Die lateralen Hautüberschüsse können je nach Ausprägung als laterale Thoraxausläufer imponieren und bis zum Rücken führen (Abb. 22.4)

Die charakteristischen Merkmale der weiblichen Brust nach massivem Gewichtsverlust umfassen:

- Überschüssige, erschlaffte Haut von geringer Hautelastizität
- Auf der Brustwand abgesunkene Position der Brust im Sinne einer Ptosis mammae
- Vergrößerung, Absenkung und Medialisierung des Mamillen-Areola-Komplexes
- Volumenverlust der Brust

Tab. 22.1 Stadien der Brustdrüsenentwicklung nach Tanner

B1	Vorwölbung der Mamille
B2	Vorwölbung der Areola, Brustdrüsenwachstum subareolär
B3	Weiteres Brustdrüsenwachstum größer als Areola
B4	Zweite Vorwölbung über Drüsenkörper durch Mamille und Areola
B5	Voll entwickelte Brust mit kontinuierlichem Übergang von Drüsenkörper zu Areola und Mamille

Tab. 22.2 Brustfehlbildungen

Anisomastie	Ungleiche Brüste
Amastie	Fehlende Brüste
Mikromastie, Mammahypoplasie	Unterentwickelte Brüste
Makromastie, Mammahyperplasie	Überproportionierte Brüste
Polymastie	Zusätzliche Brust
Polythelie	Zusätzliche Brustwarze
Athelie	Fehlende Brustwarzen
Poland-Syndrom	Komplexe Brustfehlbildung mit einseitiger Mammahypoplasie, Atrophie des Musculus pectoralis major, Pigmentstörungen der Mamille und weiteren Fehlbildungen von Hand, Rippen und Nieren
Amazonen-Syndrom	Einfache Brustfehlbildung mit einseitiger Amastie oder Mammahypoplasie ohne weitere Fehlbildungen
Tubuläre Brustdeformität	Schlauchförmige Mammahypoplasie mit vergrößerter Areola, verkürztem Hautmantel, verkleinerter Brustbasis und erhöhter Unterbrustfalte in verschiedenen Ausprägungsgraden (Typ 1–4 nach von Heimburg, Typ 1–3 nach Grolleau)

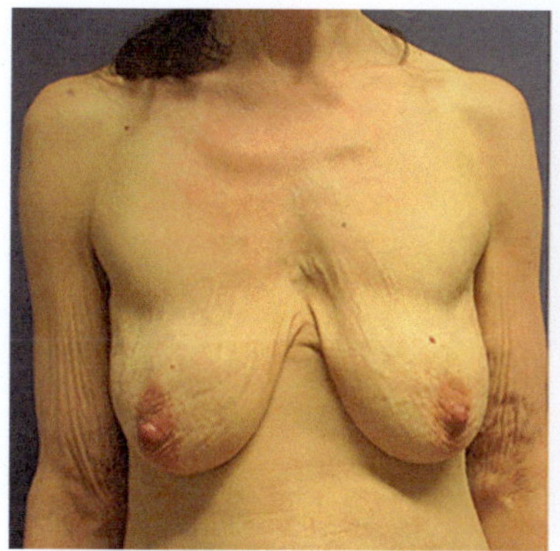
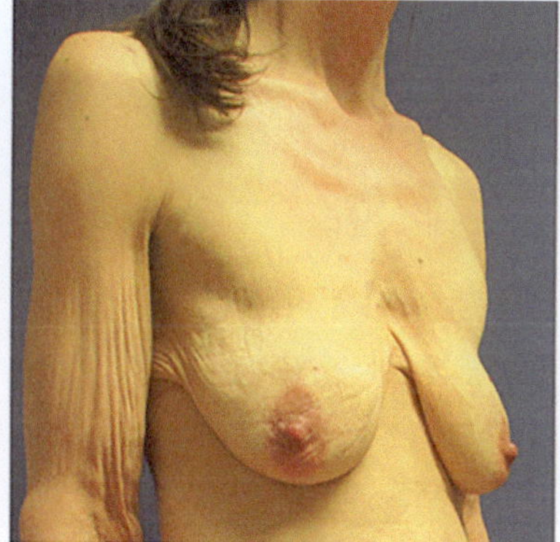
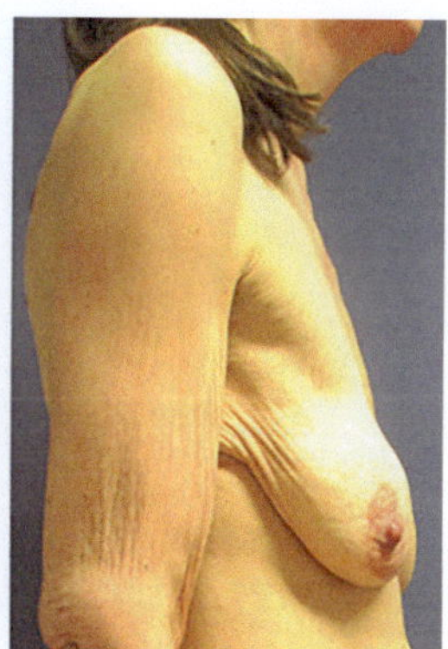

Abb. 22.3 Patientin nach massivem Gewichtsverlust mit starkem Volumenverlust und Ptosis beider Brüste, gut sichtbarem M. pectoralis major aufgrund insuffizienter Bedeckung mit Brustgewebe und Hautüberschüssen nach medial und lateral. (Mit freundlicher Genehmigung der Herausgeber)

- Verlust der runden Brustkontur und der Brustprojektion mit Abflachung der Brust insbesondere im oberen Brustpol

22.9 Brustform und Ästhetik

Idealerweise ist die Brustgröße harmonisch zum Brustkorb, zur Hüfte und zum Gesäß sowie zum allgemeinen Körperbau proportioniert (Abb. 22.5). Dabei verteilen sich etwa 45 % des Brustvolumens auf den oberen Brustpol und 55 % auf den unteren Brustpol (Mallucci und Branford 2012). Vier Landmarken, nämlich die obere Brustgrenze, die Inframammärfalte (IMF) sowie die mediale und die laterale Brustgrenze definieren den „breast footprint". Zum ästhetischen Erscheinungsbild der Brust trägt eine Symmetrie in Bezug auf Größe, Form und Ptose der Brust bei. Die idealen Brustmaße werden in der Literatur mit einem Abstand zwischen Jugulum und Mamille (Jugulum-Mamillen-Abstand, JMA) von 19–21 cm, einem Abstand zwischen beiden Mamillen (Mamillenabstand, MA) von

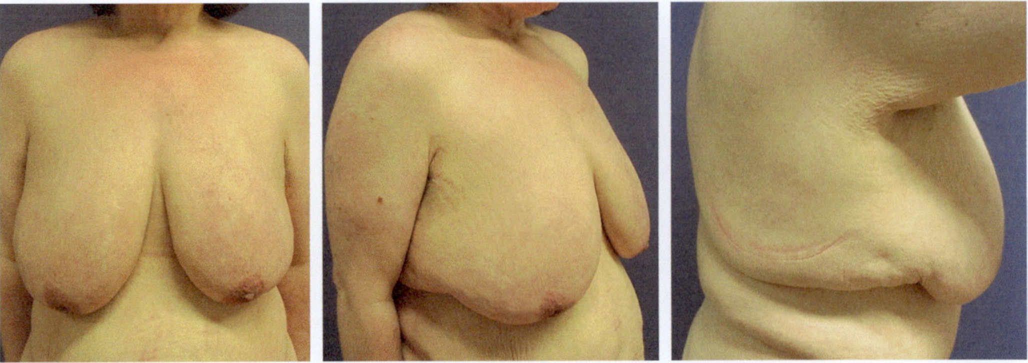

Abb. 22.4 Patientin nach massivem Gewichtsverlust mit weiterhin übergroßen Brüsten mit starker Ptosis und ausgeprägten lateralen Thoraxausläufern bis zum Rücken. (Mit freundlicher Genehmigung der Herausgeber)

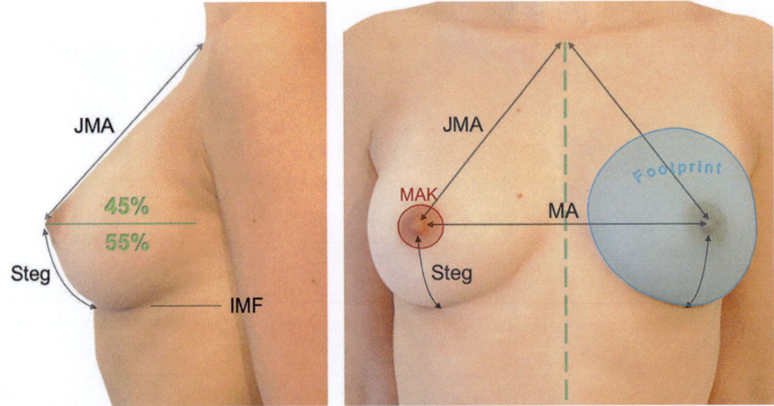

Abb. 22.5 Ideale Brustmaße (mit freundlicher Genehmigung des Herausgebers). Das Brustvolumen verteilt sich idealerweise zu 45 % auf den oberen und zu 55 % auf den unteren Brustpol. Der „breast footprint" (hellblaue Fläche) ist definiert durch die obere Brustgrenze, die Inframammärfalte (IMF) sowie die mediale und die laterale Brustgrenze. Die idealen Brustmaße werden in der Literatur wie folgt angegeben: JMA 19–21 cm, MA 18–22 cm, Steglänge 7–8 cm und Durchmesser des MAK 4 × 4 cm

18–22 cm und einem Abstand zwischen Mamille und Inframammärfalte (Steglänge) von 7–8 cm angegeben, wohingegen der Mamillen-Areola-Komplex (MAK) eine Größe von 4 × 4 cm aufweist (Bekisz et al. 2023). Das Verhältnis von Fett- und Brustdrüsengewebe definiert Form, Festigkeit und Konsistenz der Brust. Dieses variiert interpersonell und verändert sich abhängig vom Körpergewicht und hormonellen Einflüssen wie Schwangerschaft und Menopause.

▶ **Tipp** Symmetrie ist selten! Präoperativ sollte auf vorbestehende Asymmetrien und Besonderheiten hingewiesen und diese sorgfältig schriftlich sowie in Form einer Fotodokumentation festgehalten werden.

Literatur

Bekisz JM, Boyd CJ, Salibian AA et al (2023) Aesthetic characteristics of the ideal female breast. Plast Reconstr Surg Glob Open 11(1):e4770

Mallucci P, Branford OA (2012) Concepts in aesthetic breast dimensions: analysis of the ideal breast. J Plast Reconstr Aesthet Surg 65(1):8–16

Schünke M, Schulte E, Schumacher U et al (2011) Prometheus LernAtlas, Allgemeine Anatomie und Bewegungssystem, 3. Aufl. Thieme, Stuttgart

Tanner JM (1962) Growth at adolescence, 2. Aufl. Blackwell Scientific Publications, Oxford

Bruststraffungen

23

Ulrich Rieger und Carolin Wachtel

Inhaltsverzeichnis

Die Bruststraffung (Mastopexie) stellt aufgrund ihrer Bedeutung für das weiblich-ästhetische Empfinden der Patientinnen eine wichtige Komponente der wiederherstellenden, körperformenden Eingriffe nach massivem Gewichtsverlust dar. Die typischen Veränderungen der Brust umfassen einen Volumenverlust sowie eine Brustabsenkung im Sinne einer Ptose mit resultierendem Hautüberschuss.

Das Ausmaß der Ptose wird gemäß der Klassifikation nach Regnault in 3 Grade eingeteilt. Der Schweregrad der Brustdeformität wird angelehnt an die Pittsburgh Rating Scale von 1 bis 3 angegeben. Ziel der operativen Brustkonturierung ist die Anhebung der Brust durch Entfernung des überschüssigen Hautmantels sowie die Formung des vorhanden Brustdrüsengewebes unter Rekrutierung von zusätzlichem Volumen zur Wiederherstellung einer runden Brustform.

Verschiede Techniken der Hautstraffung und der Stielung des Mamillen-Areola-Komplexes kommen dabei für die Mastopexie zur Anwendung. Ein bestehender Volumenverlust kann durch lappenbasierte Autoaugmentationstechniken, wie der Ribeiro- oder LICAP-Flap, ausgeglichen werden. Alternativ besteht bei entsprechenden Voraussetzungen die Möglichkeit einer Augmentationsmastopexie durch die Einbringung von Brustimplantaten. Wegen der insbesondere bei Patientinnen nach massivem Gewichtsverlust reduzierten Hautqualität sollten

U. Rieger (✉) · C. Wachtel
Klinik für Plastische und Ästhetische, Wiederherstellungs- und Handchirurgie, AGAPLESION Markus Krankenhaus, Frankfurt am Main, Deutschland
E-Mail: ulrich.rieger@agaplesion.de

C. Wachtel
E-Mail: carolin.wachtel@agaplesion.de

A. Gueven und S. Allert (Hrsg.), *Postbariatrische Chirurgie,* https://doi.org/10.1007/978-3-662-69269-1_23

für ein langfristig zufriedenstellendes operatives Ergebnis dermoglanduläre Suspensionstechniken angewandt werden, welche vor allem der Prävention einer Re-Ptose und eines Bottoming Out dienen.

Angesichts der besonderen operativen Herausforderung sind eine sorgfältige präoperative Diagnostik und Wahl der passenden Operationsmethode von besonderer Bedeutung. Vor jedem Eingriff ist ein ausführliches Aufklärungsgespräch mit Erläuterung der möglichen Komplikationen und Risiken zu führen. Nicht zuletzt sind neben der operativen Expertise Kenntnis und Management von Komplikationen sowie eine gute postoperative Nachsorge für das operative Ergebnis entscheidend.

23.1 Ätiologie und Klassifikation

Die Veränderungen der Brust durch massiven Gewichtsverlust entstehen in Folge eines parenchymalen Volumenverlustes sowie der unzureichenden Retraktionsfähigkeit des umgebenden, erschlafften Hautmantels.

Die charakteristischen Merkmale der weiblichen Brust nach massivem Gewichtsverlust umfassen:

- Überschüssige, erschlaffte Haut von geringer Hautelastizität
- Auf der Brustwand abgesunkene Position der Brust im Sinne einer Ptosis mammae
- Vergrößerung, Absenkung und Medialisierung des Mamillen-Areola-Komplexes
- Volumenverlust der Brust
- Verlust der runden Brustkontur und der Brustprojektion mit Abflachung der Brust insbesondere im oberen Brustpol

Der Grad der Brustptose wird gemäß der Klassifikation nach Regnault (Regnault 1976) durch die relative Position des Mamillen-Areola-Komplexes (MAK) zur Inframammärfalte definiert (Abb. 23.1):

Ptosis mammae Grad I (milde Ptose) – MAK auf Höhe der Intramammärfalte abgesunken,

Ptosis mammae Grad II (moderate Ptose) – MAK unterhalb der Inframammärfalte abgesunken, aber höher als der Großteil des abgesunkenen Drüsenkörpers,

Ptosis mammae Grad III (schwere Ptose) – MAK unterhalb der Inframammärfalte abgesunken und am tiefsten Punkt des abgesunkenen Drüsenkörpers,

Pseudoptosis (glanduläre Ptose) – MAK über oder auf Höhe der Intramammärfalte bei unterhalb der Inframammärfalte abgesunkenem Drüsenkörper.

Darüber hinaus kann der Grad der Brustdeformität nach massivem Gewichtsverlust anhand der Pittsburgh Rating Scale (Song et al. 2005) beschrieben werden:

Milde oder moderate Ptosis mammae Grad I–II, kein Brustvolumenverlust, kein signifikanter Hautüberschuss
Schwere Ptosis mammae Grad III, moderater Brustvolumenverlust, relevanter Hautüberschuss
Schwere Ptosis mammae Grad III, ausgeprägter Brustvolumenverlust, starker Hautüberschuss, deutlicher lateraler Brustfaltenausläufer

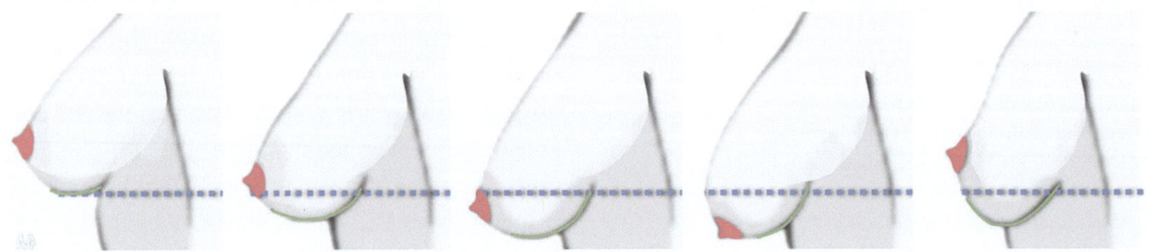

Abb. 23.1 Regnault-Klassifikation der Brustptose (MAK in Rosa, IMF in Blau, unterer Brustpol in Grün). Von links nach rechts: Brust ohne relevante Ptose, milde Ptose Grad I, moderate Ptose Grad II, schwere Ptose Grad III, Pseudoptose mit abgesunkenem Drüsenkörper

Tab 23.1 Präoperative Diagnostik

Medizinische Anamnese	Klinische Untersuchung	Apparative Untersuchung
• Alter • Umfang des Gewichtsverlustes • Body-Mass-Index (BMI) mit Größe und Gewicht • Vorerkrankungen, Voroperationen, Allergien, Medikamente, thromboembolische Ereignisse und Nikotinkonsum • Wünsche und Erwartungshaltung gegenüber dem operativen Ergebnis	• Größe, Form und Symmetrie der Brust • Grad der Ptose • Bestimmung der Retraktionsfähigkeit der Haut (Stria distensae, Faltenbild, Kneif-Test) • Abmessungsparameter (JMA, MAK-Durchmesser, Brustbasis, Steglänge) • Konsistenz des Drüsenkörpers • Fotodokumentation	• Mammasonographie • Mammographie ab einem Alter von 45–50 Jahren

23.2 Zielsetzung und präoperative Evaluation

Für die Wiederherstellung der weiblichen Brust bei Patientinnen mit massivem Gewichtsverlust sind die besonderen, oben genannten morphologischen Charakteristika zu berücksichtigen. Für die operative Brustkonturierung im Rahmen einer Mastopexie sind daher folgende Aspekte zu adressieren:

- Entfernung des überschüssigen Hautmantels
- Anhebung der Brust unter Korrektur von Position und Größe des Mamillen-Areola-Komplexes
- Umverteilung des vorhandenen Brustvolumens und Rekrutierung von zusätzlichem Volumen durch Autoaugmentationstechniken
- Wiederherstellung einer runden Brustform mit Verbesserung der oberen Brustpolprojektion und Definition einer lateralen Brustkurvatur durch Reduktion der lateralen Brustfaltenausläufer

Für die operative Planung einer Mastopexie ist eine sorgfältige präoperative Evaluation unerlässlich, welche neben der medizinischen Anamnese eine klinische und apparative Untersuchung beinhaltet (Tab. 23.1).

23.3 Mastopexie-Techniken

Für die Durchführung der Mastopexie stehen verschiedene Techniken in Bezug auf die Hautstraffung und der Stielung des Mamillen-Areola-Komplexes zur Verfügung. Die Wahl des Straffungsmuster und der Stielung kann unabhängig voneinander getroffen werden. Jedoch werden häufig bestimme Kombinationen wie eine Inverted-T-Mastopexie mit inferiorem oder eine vertikale Mastopexie mit superiorem Pedikel bevorzugt angewandt.

Für die der Stielung des Mamillen-Areola-Komplexes haben sich folgende Stielungsvariaten bewährt:

- Inferior
- Superior
- Medial
- Lateral
- Superomedial
- Superolateral
- Vertikal/kraniokaudal
- Horizontal/mediolateral

Je nach Ausmaß der Brustptose und des zu resezierenden Hautüberschusses, stehen folgende Straffungsmuster zur Verfügung (Abb. 23.2):

- Periareoläre Mastopexie nach Benelli – Inzision um die Areola
- Vertikale Mastopexie nach Lejour – Inzision um die Areola und nach kaudal bis zur Inframammärfalte
- Inverted-T-Mastopexie – Inzision um die Areola, vertikal und horizontal entlang der Inframammärfalte („wise pattern“)

Darüber hinaus kann die vertikale Mastopexietechnik zu Gunsten einer größeren Hautmantelresektion entsprechend modifiziert werden:

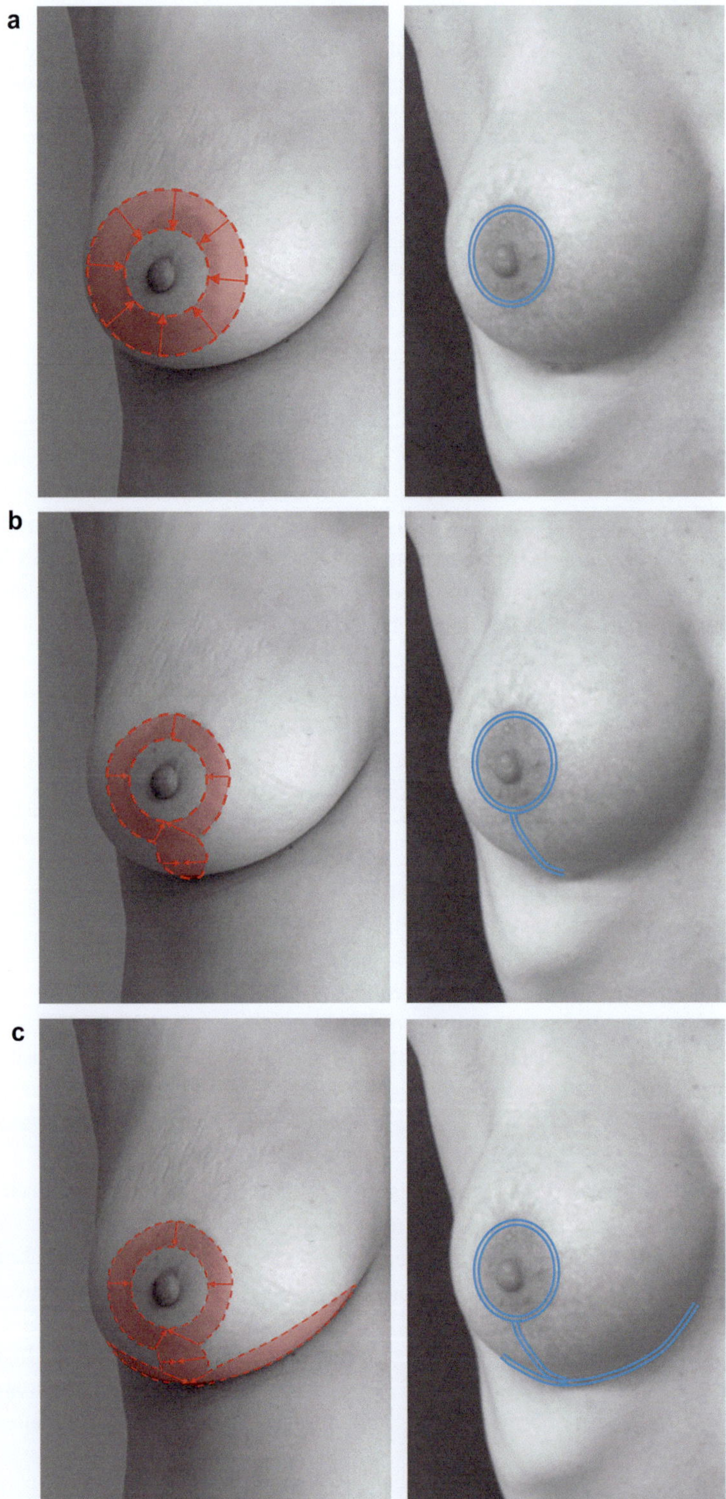

Abb. 23.2 Straffungsmuster bei Mastopexie (Resektionsfigur in Rot, Straffungsvektoren als rote Pfeile, Narbenposition in Blau). Je nach Ausmaß des zu resezierenden Hautüberschusses kommen verschiedene Straffungsmuster zur Anwendung. Die rote Fläche entspricht dem zu resezierenden Hautareal, die blaue Linie dem nach Straffung resultierenden Narbenbild. Periareoläre Straffung (a), vertikale Mastopexie (b) und Inverted-T-Mastopexie („wise pattern") (c). (Mit freundlicher Genehmigung des Herausgebers)

- L-förmige Mastopexie in der Technik nach Regnault – B-förmige Inzision mit nach schräg medial resultierendem Wundverschluss
- J-förmige Mastopexie in der Technik nach Hammond – umgekehrt kegelförmige Inzision mit nach schräg lateral resultierendem Wundverschluss

Aus einer periareolären Straffung resultiert ein kleinstmögliches Narbenbild, aber sie eignet sich jedoch nur für die Korrektur einer milden Ptose. Zudem besteht neben dem möglichen Nachteil einer Abflachung der Brust das Risiko einer Verbreiterung der Narbe und Areola.

▶ **Tipp** Verbreiterung von Narbe und Areola können regelmäßig nach periareolärer Mastopexie auftreten. Es empfiehlt sich daher die Anwendung einer zirkulären Tabaksbeutelnaht unter Verwendung eines ausreichend stabilen und langsam oder nicht resorbierbaren Nahtmaterials.

Die in der Regel bei milder bis moderater Ptosis angewandte vertikale Mastopexie erzeugt weniger Narben als eine Inverted-T-Mastopexie bei meist als besser erachteter oberen Brustpolprojektion über einen längeren postoperativen Zeitraum. Als nachteilig wird das unmittelbare Operationsergebnis mit Überkorrektur hinsichtlich der Fülle des oberen Brustpols sowie des möglicherweise verbleibenden, inferioren Hautüberschusses angesehen.

Die Mastopexie in Wise-pattern-Technik ermöglicht hingegen eine größtmögliche Hautstraffung bei ausgeprägter Ptose, wobei eine größere Narbenlast in Kauf genommen werden muss. Im Vergleich zur vertikalen Straffung gilt die Planung als leichter und das Ergebnis als vorhersehbarer, sodass postoperative Korrekturen seltener vorgenommen werden. Aufgrund der ausprägten Ptose und des Hautüberschusses wird bei Patientinnen nach massivem Gewichtsverlust vorrangig eine Mastopexie in Inverted-T-Technik durchgeführt.

▶ **Tipp** Bei der traditionellen Inverted-T-Mastopexie-Technik wird die Brustform allein durch den Hautmantel erhalten. Insbesondere bei reduzierter Hautqualität wie bei Patientinnen nach massivem Gewichtsverlust sollten dermoglanduläre Suspensionstechniken für ein langfristig zufriedenstellendes operatives Ergebnis angewandt werden.

23.4 Dermoglanduläre Suspensionstechniken und Autoaugmentationsmastopexie

Aufgrund der reduzierten Hautqualität ist bei Patientinnen nach massivem Gewichtsverlust für eine nachhaltige Brustkonturierung mit stabiler Projektion des oberen Brustpols neben einer reinen Hautstraffung die Unterstützung des Drüsengewebes von zentraler Bedeutung. Durch die Rekrutierung von zusätzlichem Eigengewebe wird zudem ein bestehender Volumenverlust der Brust im Sinne einer Autoaugmentation ausgeglichen und durch entsprechende Umformung des Gewebes die Brust wiederherstellend konturiert. Dabei dient die Anwendung von dermoglandulären Suspensionstechniken vor allem der Prävention einer Re-Ptose und eines Bottoming Out. Häufig angewandte Techniken sind neben dermodermalen Plikaturen und der Fixierung des Brustdrüsengewebe durch Pexie an die Pektoralisfaszie ein superior- oder inferior-gestielter und unter den Mamillen-Areola-Komplex geschlagener dermoglandulärer Lappen. Dieser kann in Gänze oder über abgezweigte Dermisstreifen durch den Pektoralismuskel gezogen werden, um in der sog. Dermal-brassière-Technik zusätzliche Stabilität zu schaffen (Hinderer 1978). Der inferiore dermoglanduläre Lappen wird darüber hinaus als sog. Ribeiro-Lappen (Ribeiro 1975) typischerweise zur Autoaugmentation verwendet. Daneben wird der häufig vorhandene Hautweichteilüberschuss der lateralen Thoraxwand als LICAP(Lateral Intercostal Artery Perforator)-Lappen zur erweiterten

Autoaugmentation genutzt (Kwei et al. 2006; Hamdi et al. 2009; Lipman et al. 2021), sodass neben dem Augmentationseffekt gleichzeitig die zumeist als störend empfunden, sog. Bra-Rolls adressiert werden. Ja nach Ausmaß des gewünschten Zugewinns an zusätzlichem Volumen können die verschiedenen Autoaugmentationstechniken zur Anwendung kommen. Eine häufig durchgeführte Technik der Autoaugmentationsmastopexie stellt die Kombination von Ribeiro-Lappen, medialem Brustausläufer und lateralem Brustwandlappen dar (Wolter et al. 2017; Rubin 2006) (siehe auch Kap. 24.). Dabei wird durch konische Zusammenführung der gehobenen Lappen zur Formung einer Autoprothese eine Augmentation der oberen und zentralen Brustanteile sowie die Definition der lateralen Brustkurvatur unter Wiederherstellung der Brustform erzielt. Im Vergleich zur Brustaugmentation durch Silikonprothesenimplantation, insbesondere im Hinblick sowohl auf die Vielzahl an möglichen implantatassoziierten Komplikationen als auch bei Zustand nach massivem Gewichtsverlust mit erhöhtem Risiko für sekundäre Brustdeformitäten wie Bottoming Out oder Waterfall-Deformität, stellt die Autoaugmentationstechnik bei ausreichend vorhandenem Gewebe eine zu bevorzugende Alternative dar.

▶ **Merke** Bei Patientinnen mit massivem Gewichtsverlust ist bei ausreichend vorhandenem Eigengewebe eine Autoaugmentation anstelle einer Augmentation mit Brustimplantaten zum Ausgleich eines vorhandenen Volumendefizits zu bevorzugen!

23.5 Klassische Augmentationsmastopexie

Bei der klassischen Augmentationsmastopexie wird neben der Hautstraffung eine Volumenkorrektur durch das Einbringen von Brustimplantaten erzielt (siehe auch Kap. 25.). Da Straffung und Volumenvermehrung an sich zwei entgegenwirkende Prinzipien darstellen, indem eine Straffung den Hautmantel reduziert, während die Volumenvermehrung ihn dehnt, erfordert die Augmentationsmastopexie eine richtige Patientenauswahl sowie eine gute Planung der Operationstechnik. Bei Zustand nach massivem Gewichtsverlust mit entsprechend verminderter Hautqualität eignen sich daher lediglich Patientinnen mit milder bis moderater Ptose. Hierbei müssen neben der Wahl des Straffungsmusters die implantatassoziierten Aspekte wie Material, Form, Volumen und Lage des Implantats gewählt werden. Im Hinblick auf die operative Herausforderung kann insbesondere bei ausgeprägtem Hautüberschuss zur Reduktion des Auftretens eines unzureichenden operativen Ergebnisses eine zweizeitige Augmentationsmastopexie erwogen werden. Dabei wird in der Regel zunächst der überschüssige Hautmantel durch eine Mastopexie gestrafft und im Verlauf eine Augmentation zum Ausgleich eines vorliegenden Volumendefizits vorgenommen.

▶ **Merke** Aufgrund der verminderten Hautqualität ist bei Patientinnen nach massivem Gewichtsverlust die Indikation für eine Augmentation durch Brustimplantate im Rahmen einer Mastopexie zurückhaltend zu stellen. Es empfiehlt sich hierbei die Einbringung des geringsten zum Erreichen einer ästhetischen Brustform notwendigen Volumens sowie die Erwägung eines zweizeitigen Vorgehens, das heißt die Mastopexie und die alloplastische Augmentation in zwei getrennten Eingriffen vorzunehmen.

23.6 Wahl der Operationsmethode

Die Wahl der richtigen Mastopexietechnik stellt vor allem bei Patientinnen mit massivem Gewichtsverlust wegen der damit einhergehenden morphologischen Charakteristika der Brust eine

Tab 23.2 Behandlungsprinzipien der Mastopexie bei Patientinnen mit massivem Gewichtsverlust

Brustdeformität Grad 1	Vertikale oder Inverted-T-Mastopexie Dermoglanduläre Suspensionstechniken
Brustdeformität Grad 2	Inverted-T-Mastopexie Dermoglanduläre Suspensionstechniken Autoaugmentation Alternative Augmentation durch Implantate
Brustdeformität Grad 3	Inverted-T-Mastopexie Dermoglanduläre Suspensionstechniken Autoaugmentation mit parenchymalem Reshaping Augmentation durch Implantate vermeiden

besondere Herausforderung dar. Die folgenden auf dem Grad der Brustdeformität nach Pittsburgh basierenden Behandlungsprinzipen können hierbei eine Orientierung geben (Tab. 23.2).

23.7 Operative Technik

Eine gut geeignete Technik der konturierenden Wiederherstellung der Brust bei Patientinnen mit massivem Gewichtsverlust stellt die Inverted-T-Mastopexie mit Autoaugmentation durch kombinierte volumenerhaltende inferior-zentrale MAK-Stielung und laterale LICAP-Lappenplastik dar (Ederer et al. 2021; Georgiade et al. 1989). Im Folgenden sind die einzelnen Operationsschritte dargestellt:

1. Präoperative Planungszeichnung
   Die Patientin wird präoperativ im Stehen gemäß einer Inverted-T-Mastopexie mit lateraler Erweiterung um den LICAP-Lappen angezeichnet (Abb. 23.3). Dabei ist der Hautweichteilüberschuss der lateralen Thoraxwand unter Gewährung eines spannungsfreien Wundverschlusses durch Prüfung im Pinch-Test einzubeziehen. Die Perforatorgefäße des LICAP-Lappens sind in Verlängerung der Inframammärfalte im Bereich der vorderen Axillarlinie zu erwarten und können unter Zuhilfenahme des Doppler-Ultraschalls orientierend angezeichnet werden.
2. Intraoperative Lagerung und Blutungsprophylaxe
   Während der Narkoseeinleitung ist die Gabe einer Single-Shot-Antibiose empfohlen. Die intraoperative Lagerung der Patientin erfolgt auf dem Rücken liegend mit angelagerten Armen. Vor dem Eingriff kann eine lokale Unterspritzung im Bereich der Inzisionslinien und der Präparationsebenen mit einem Lokalanästhetikum zusammen mit Adrenalin zur Vasokonstriktion und Blutungsprophylaxe sowie die intravenöse Gabe von 1 g Tranexamsäure zur Reduktion des postoperativen Blutverlustes nach Ausschluss von Kontraindikationen erwogen werden. Daneben ist bei allen operativen Schritten auf eine sorgfältige Blutstillung zu achten.
3. Deepithelisierung des Wise-pattern-Areals
   Zu Beginn wird der Mamillen-Areola-Komplex mit einem Mamillotom von 38–42 mm

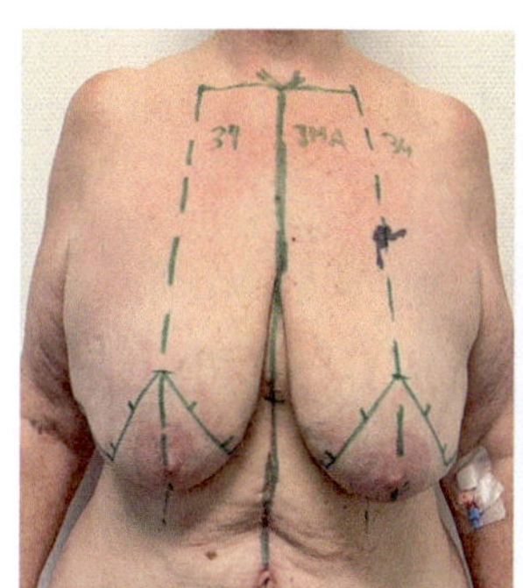
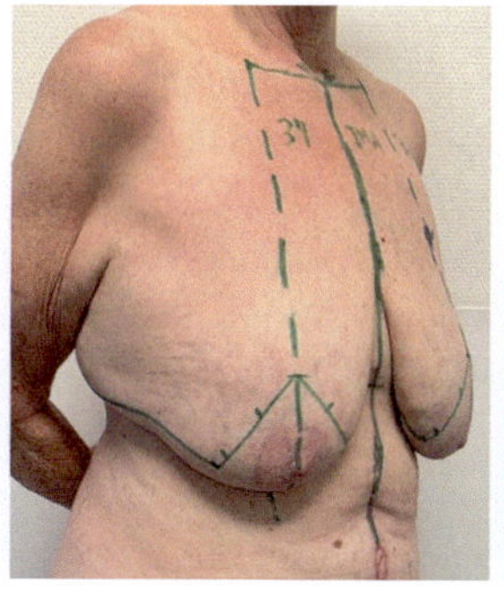
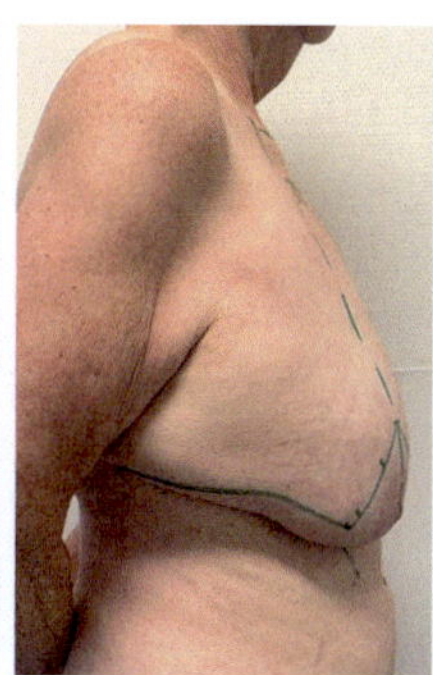
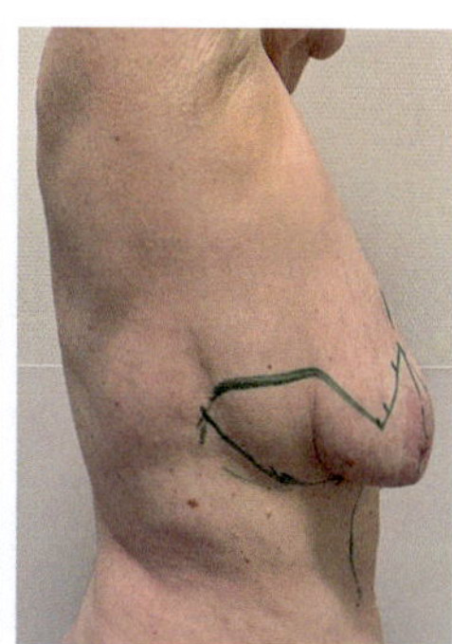

Abb. 23.3 Präoperative Planungszeichnung der genannten Mastopexie-Technik in Frontal- und Seitenansicht

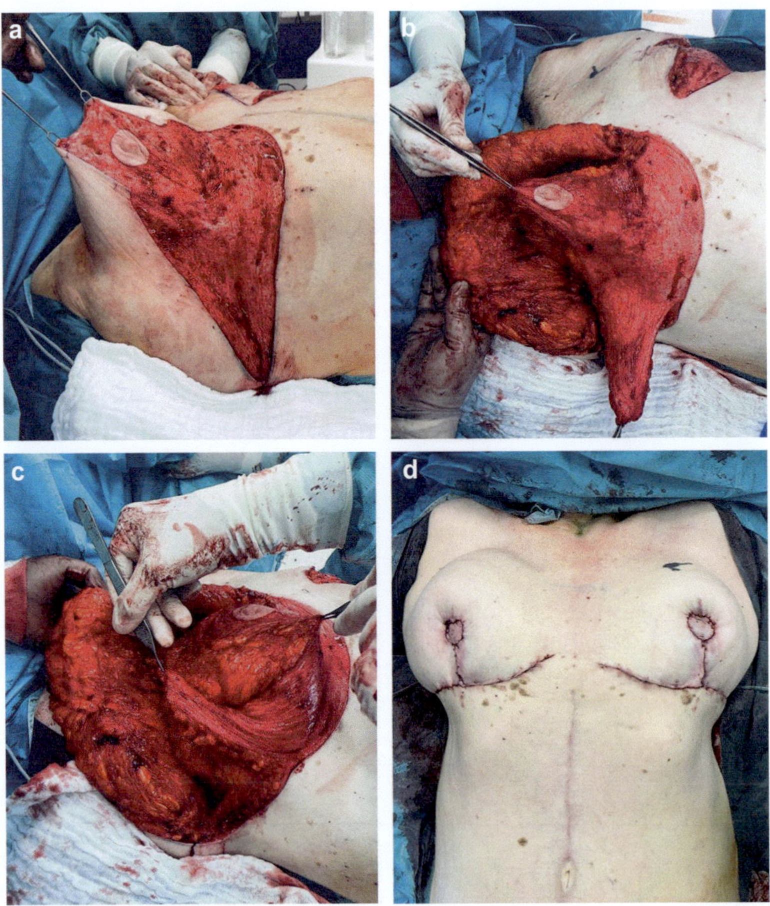

Abb. 23.4 Operationsschritte der Mastopexie mit kombinierter volumenerhaltender inferior-zentraler MAK-Stielung und LICAP-Lappenplastik zur Autoaugmentation. Vollständig deepithelisiertes Wise-pattern-Areal mit lateraler Erweiterung um den geplanten LICAP-Lappen (a). Erfolgte Präparation des MAK-tragenden, volumenerhaltenden inferior-zentralen Brustpfeilers und des LICAP-Lappens (b). Formung des Autoimplantats durch Zusammenführung der beiden gehobenen Lappen (c). Intraoperatives Ergebnis nach Hautverschluss (d)

Größe markiert und umschnitten, um anschließend das Wise-pattern-Areal unter Belassen des Mamillen-Areola-Komplexes vollständig zu deepithelisieren (Abb. 23.4a).

4. Lappenhebung
   Es erfolgt die Präparation des inferior-gestielten Mamillen-Areola-Komplexes auf die Faszie des Musculus pectoralis, um das Brustpocket für das aus den zwei Lappenanteilen zu bildende Autoimplantat nach kranial zu präparieren. Im Anschluss wird die Hebung des lateralen LICAP-Lappens unter Schonung der Interkostalperforatoren vorgenommen (Abb. 23.4b).
5. Formung des Autoimplantats
   Der inferior-zentrale Brustpfeiler und der LICAP-Flap werden in das Brustpocket einrotiert und zur Formung einer Autoprothese zusammengeführt. Die Lappen werden durch Einzelknopfnähte miteinander fixiert. Zusätzlich kann eine Fixierung des Autoimplantats an der Pektoralisfaszie durchgeführt werden (Abb. 23.4c).
6. Neupositionierung des Mamillen-Areola-Komplexes
   Dann wird die Patientin nach temporärer Adaptation der Wundränder aufgesetzt, um die Brust auf Symmetrie zu prüfen und die

neue Position des Mamillen-Areola-Komplexes festzulegen. Nach Deepithelisierung des entsprechenden Areals wird der Mamillen-Areola-Komplex hervorluxiert und eingenäht. Dazu wird dieser zunächst gleichmäßig durch Einzelknopfnähte aufgespannt und hiernach fortlaufend intrakutan eingenäht.

7. Hautverschluss
   Abschließend erfolgt nach Einlage einer 12er-Redondrainage je Seite der übrige Hautverschluss im Bereich des Stegs und der Inframammarfälte inklusive lateralem Ausläufer subkutan in Einzelknopftechnik und intrakutan als fortlaufende Naht (Abb. 23.4d). Zuletzt wird ein steriler Wundverband angelegt und die Brust zur Hämatom- und Nachblutungsprophylaxe elastokompressiv gewickelt.
8. Stationäre Überwachung und postoperative Nachsorge
   Nach dem operativen Eingriff wird die Patientin für wenige Tage stationär überwacht und eine postoperative Nachsorge wie zuvor beschrieben vorgenommen (Abb. 23.5).

23.8 Komplikationen

Alle Patientinnen sind wie vor jedem operativen Eingriff in einem Aufklärungsgespräch über die möglichen Komplikationen und Risiken einer Mastopexie ausführlich zu informieren.

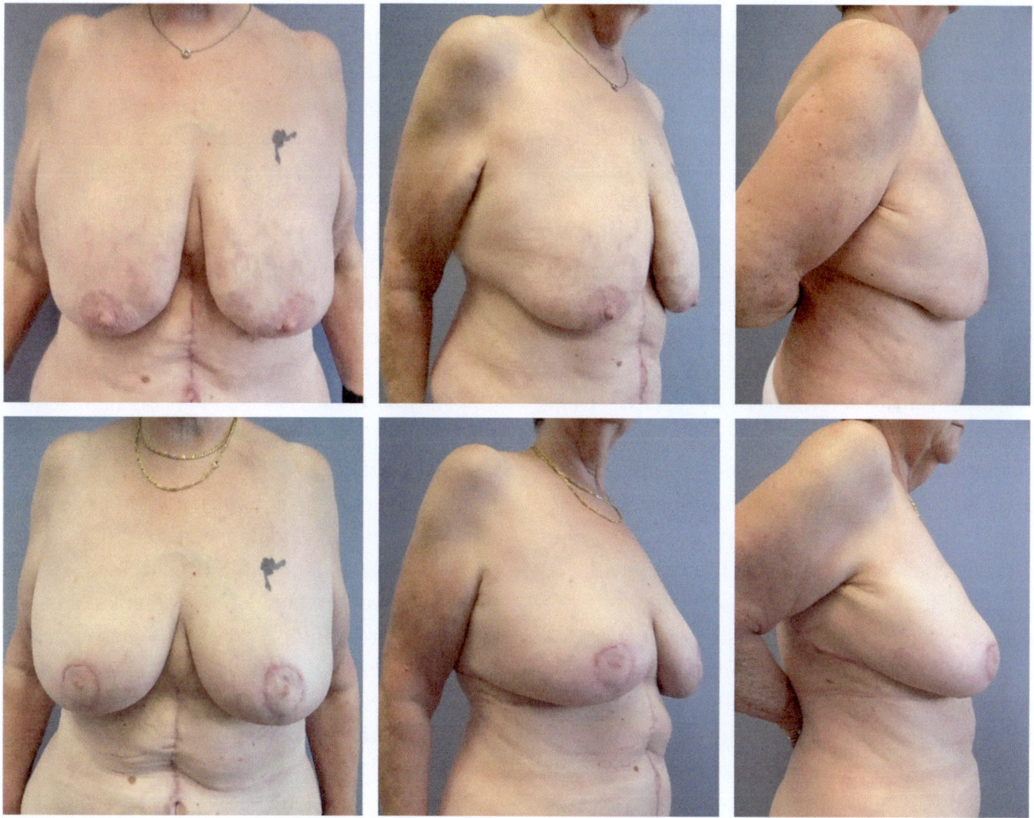

Abb. 23.5 Präoperative Fotodokumentation in der Standardperspektive einer 61-jährigen Patientin nach 45 kg postbariatrischer Körpergewichtsreduktion mit einer Ptosis mammae Grad III nach Regnault und Brustdeformität Grad 3 gemäß der Pittsburgh Rating Scale sowie postoperative Fotodokumentation derselben Patientin 3 Monate nach Inverted-T-Mastopexie mit kombinierter volumenerhaltender inferior-zentraler Stielung des Mamillen-Areola-Komplexes nach Georgiade sowie lateralen LICAP-Lappenplastik zur Autoaugmentation

Dabei sind allgemeine operative Risiken, die mit jedem chirurgischen Eingriff einhergehen können, sowie spezielle, für den geplanten Eingriff spezifische, mögliche Komplikationen zu nennen.

Eine postoperative Hämatombildung stellt eine der häufigsten unerwünschten Ereignisse nach operativen Eingriffen dar. Während Hämatome meist unter konservativen Maßnahmen zu führen sind, gilt es eine Nachblutung frühzeitig zu erkennen. Diese tritt fast immer innerhalb der ersten 24 h auf und erfordert in der Regel eine zeitnahe operative Revision. In Anbetracht des mit einer möglichen postoperativen Nachblutung einhergehenden Abfalls des Hämoglobinwerts ist bei Patientinnen nach bariatrischen Eingriffen aufgrund der erhöhten Inzidenz für das Vorliegen einer Anämie eine präoperative Erhebung des Hämoglobinwerts empfohlen. Im Falle eines erniedrigten Hämoglobinwerts sollte die Durchführung eines elektiven Eingriffs wie die Mastopexie zu einem späteren Zeitpunkt nach Normalisierung des Hämoglobinwerts erfolgen. Bei Einnahme von Antikoagulanzien oder Thrombozytenaggregationshemmern ist unter Risikoabwägung und Berücksichtigung leitlinienbasierter Empfehlungen die Medikation zur Reduktion von Blutungskomplikationen temporär zu pausieren oder umzustellen.

Das Auftreten von Wundinfektionen nach Mastopexie ist vergleichsweise selten. Daher kann auf eine standardmäßige postoperative prophylaktische Antibiotikagabe verzichtet werden. Zeigt sich eine klinisch manifeste Infektion unter lokal antiseptischen Maßnahmen und einer systemischen antibiotischen Therapie nicht regredient, so ist eine operative Revision mit sorgfältiger Spülung der Wundhöhle indiziert.

Im Hinblick auf das Risiko von thromboembolischen Ereignissen sollte das individuelle Patientenrisiko durch eine detaillierte medizinische Anamnese erfasst werden. Im Falle von stattgehabten thromboembolischen Ereignissen oder bekannten Gerinnungsstörungen mit Thrombophilie kann eine bereits präoperativ begonnene und gegebenenfalls postoperativ intensivierte Thromboseprophylaxe erwogen werden. In diesem Kontext empfiehlt sich zudem die Einholung eines hämostasiologischen Befundes mit Empfehlungen bezüglich einer perioperativen Thromboseprophylaxe.

Wundheilungsstörungen nach Mastopexie sind oft nur umschrieben und oberflächlich, sodass sie zumeist unter einer konservativen Wundtherapie zur Abheilung kommen. Eine bereits präoperative Reduktion der bekannten Risikofaktoren für das Auftreten von Wundheilungsstörungen, wie Nikotinabusus, Adipositas und Diabetes mellitus, ist dabei von großer Bedeutung. Im Falle der Einnahme von immunsupprimierenden Medikamenten kann eine perioperative Pausierung nach fachärztlicher Rücksprache erwogen werden.

Narbenbildungsstörungen können idiopathisch oder in Folge von Wundheilungsstörungen auftreten. Insgesamt ist nach einer Mastopexie in den verschiedenen Straffungstechniken ein eher unauffälliges Narbenbild zu erwarten. Eine orientierende Einschätzung des zu erwartenden Narbenbildes kann anhand bereits vorliegender Narben gemacht werden, wobei jedoch die jeweilige Lokalisation und die vorliegenden Spannungsverhältnisse zu berücksichtigen sind. Durch eine sorgfältige Narbenpflege wird das resultierende Ergebnis positiv beeinflusst. Im Falle von einer als ästhetisch störend empfundenen Narbenhypertrophie kann auf Wunsch eine intraläsionale Kortisoninjektion in mehreren Sitzungen mit dem Ziel einer Narbenabflachung durchgeführt werden. Narbenverbreiterungen und schmerzhafte Narbenadhäsionen oder -einziehungen werden hierdurch nicht adressiert und bedürfen bei Behandlungswunsch meist einer operativen Narbenkorrektur. Zu beachten ist, dass eine operative Therapie eines Narbenkeloids aufgrund seiner Ätiologie kontraindiziert ist. Allgemein ist eine Narbenkorrektur erst nach Abschluss der Narbenreifung, also nach frühstens 6 bis 12 Monaten, empfohlen.

▶ **Tipp** Zum Erzielen eines möglichst unauffälligen Narbenbildes sind intraoperativ Spannungen auf den Wundrand zu vermeiden und postoperativ eine sorgfältige Narbenpflege im Rahmen der Nachsorge vorzunehmen!

Postoperative Schmerzen und Schwellungen nach einer Mastopexie sind im Vergleich zu anderen Eingriffen als eher gering zu bewerten. Sie beschränken sich in der Regel auf die ersten Tage nach Operation und sind innerhalb weniger Wochen vollständig regrediert. Es empfiehlt sich, eine bedarfsgerechte Schmerzmedikation unter Berücksichtigungen der individuellen Verträglichkeiten.

Im Hinblick auf postoperative Kompilationen sind darüber hinaus Durchblutungs- und Sensibilitätsstörungen insbesondere des Mamillen-Areola-Komplexes zu nennen. Zur Vermeidung von Durchblutungsstörungen mit einhergehender Nekrose ist auf eine gute operative Technik mit ausreichender Stielung des Mamillen-Areola-Komplexes zu achten. Sensibilitätsstörungen im Sinne einer Hypo- oder Dysästhesie sind in den ersten Wochen möglich und im Verlauf oft vollständig regredient.

Im Falle einer Mastopexie mit kombinierter Augmentation durch Implantate ist detailliert über mögliche implantatassoziierte Komplikationen aufzuklären. Hierbei sind vor allem das Auftreten einer Kapselfibrose, eines periprothetischen Seroms, einer Implantatruptur, Implatatdislokation und Implantatinfektion sowie eine potenziell reduzierte Beurteilbarkeit der Brust in der Bildgebung und das sehr seltene, aber relevante anaplastische großzellige Lymphom („anaplastic large cell lymphoma", ALCL) zu nennen.

Von nicht minder wichtiger Bedeutung sind die das ästhetische Ergebnis betreffenden Komplikationen. Diesbezüglich ist mit der Patientin präoperativ ausführlich über das zu erwartende operative Ergebnis zu sprechen, um unrealistischen Erwartungshaltungen entgegenzuwirken. In diesem Zusammenhang am häufigsten zu nennen sind Asymmetrien der Brust und des Mamillen-Areola-Komplexes. Im Rahmen der Patientenaufklärung ist es unerlässlich darzustellen, dass eine perfekte Symmetrie nicht zu erreichen ist. Bei Vorliegen größerer, als störend empfundener Asymmetrien kann eine operative Revision zur Verbesserung des operativen Ergebnisses in Erwägung gezogen werden. Insbesondere bei Patientinnen nach massivem Gewichtsverlust ist aufgrund der verminderten Hautqualität das Risiko für eine erneute Ptose und ein Bottoming-out mit Absenkungen des Drüsenkörpers oder des zusätzlich eingebrachten Brustimplantats erhöht.

▶ **Merke** Die Kenntnis über mögliche postoperative Komplikationen und deren Management ist für die Patientensicherheit und Behandlungsqualität von essenzieller Bedeutung!

23.9 Postoperative Nachsorge

Eine postoperative, in der Regel stationäre Überwachung der Patientinnen über wenige Tage ist nach einer Mastopexie empfohlen. Die Patientinnen sollen eine Rückenlage mit leicht erhöhtem Oberkörper einnehmen und die Arme bequem auf Kissen lagern. Üblicherweise wird intraoperativ eine Drainage je Seite eingelegt. Die Drainagen können in der Regel ab dem 2. postoperativen Tag bei einer Fördermenge von unter 30 ml über 24 h entfernt werden. Nach Entfernung der Drainagen wird anstelle der elastokompressiven Wickelung der Brust ein Kompressionsbüstenhalter zur Formgebung und Stabilitäterhalt angelegt. Im Falle einer zusätzlichen Augmentation mit Silikonimplantaten ist zudem ein Brustgurt über den kranialen Brustquadranten zu tragen, um einer Kranialisierung der Implantate vorzubeugen. Während des stationären Aufenthalts sind tägliche Wundkontrollen mit Verbandswechsel und eine Thromboseprophylaxe mit niedermolekularem Heparin empfohlen. Eine standardmäßige antibiotische Therapie ist bei regelhaftem Verlauf nicht notwendig. Die Schmerzmedikation erfolgt bedarfsgerecht in intravenöser oder oraler Form unter Berücksichtigung von Allergien und Unverträglichkeiten. In der Regel können die Patientinnen nach 2 Wochen wieder ihren gewohnten Tätigkeiten nachgehen. Hinsichtlich der postoperativen Verhaltensmaßnahmen wird empfohlen, den Kompressionsbüstenhalter und gegebenenfalls zusätzlichen Brustgurt für 6 Wochen konsequent zu tragen. In dieser Zeit sollte auf schweres Heben sowie auf eine Beübung von Brust, Rücken und Armen verzichtet werden. Einfacher Sport und Schlafen in Seitenlage sind nach 2–3 Wochen wieder erlaubt. Nach abgeschlossener Wundheilung, etwa nach 3–4 Wochen, kann mit der Narbenpflege begonnen werden, welche eine tägliche Narbenmassage unter Verwendung eines Narbengels oder alternativ einer fetthaltigen Creme sowie nach Bedarf die Auflage von Silikonpflastern umfasst. Zur Vermeidung von Pigmentverschiebungen sollten die Narben ein Jahr vor UV-Einwirkung durch die Applikation von Sonnencreme mit Lichtschutzfaktor 50 geschützt werden. Die Häufigkeit und zeitlichen Abstände von Kontrolluntersuchungen können operateur- und patientenabhängig festgelegt werden. Kontrolluntersuchungen nach 6–8 Wochen, nach 3, 6 und 12 Monaten sowie danach jährlich stellen ein häufig angewandtes Nachbetreuungsschema dar.

▶ **Tipp** Eine gute postoperative Nachsorge ist für das operative Ergebnis, die Patientenzufriedenheit sowie die Qualitätssicherung wichtig und relevant!

Literatur

Ederer IA, Spennato S, Kueenzlen L et al (2021) Overcoming the limits of traditional breast reduction -inferior pedicle approach for macromastia with sternal notch-to-nipple distance of up to 57 cm. J Plast Reconstr Aesthet Surg 74(10):2776–2820

Georgiade GS, Riefkohl RE, Georgiade NG (1989) The inferior dermal-pyramidal type breast reduction: long-term evaluation. Ann Plast Surg 23(3):203–211

Hamdi M, Van Landuyt K, Blondeel P et al (2009) Autologous breast augmentation with the lateral intercostal artery perforator flap in massive weight loss patients. J Plast Reconstr Aesthet Surg 62(1):65–70

Hinderer UT (1978) Mammaplasty: the dermal brassière technique. Aesthetic Plast Surg 2(1):1–20

Kwei S, Borud LJ, Lee BT (2006) Mastopexy with autologous augmentation after massive weight loss: the intercostal artery perforator (ICAP) flap. Ann Plast Surg 57(4):361–365

Lipman K, Graw G, Nguyen D (2021) Lateral intercostal artery perforator (LICAP) flap for breast volume augmentation: applications for oncoplastic and massive weight loss surgery. JPRAS Open. 29:123–134

Regnault P (1976) Breast ptosis. Definition and treatment. Clin Plast Surg. 3(2):193–203

Ribeiro L (1975) A new technique for reduction mammaplasty. Plast Reconstr Surg 55(3):330–334

Rubin JP (2006) Mastopexy after massive weight loss: dermal suspension and total parenchymal reshaping. Aesthet Surg J 26(2):214–222

Song AY, Jean RD, Hurwitz DJ et al (2005) A classification of contour deformities after bariatric weight loss: the Pittsburgh rating scale. Plast Reconstr Surg. 116(5):1535–44; discussion 1545–6

Wolter A, Scholz T, Pluto N et al (2017) Mastopexie nach massivem Gewichtsverlust – Erweiterte Ribeiro-Technik und Einsatz der lateralen Interkostalarterien-Perforatorlappenplastik (LICAP-Flap) zur Autoaugmentation. Handchir Mikrochir Plast Chir 49(6):380–389

Thoraxausläufer, „Bra Rolls“ und Autoaugmentation

24

Andreas Wolter, Robert Jonathan Musmann und Christoph Andree

Inhaltsverzeichnis

Nach einem massiven Gewichtsverlust zeigt die weibliche Brust ausgeprägte morphologische Veränderungen. Die Brust erscheint oft verbreitert, elongiert und lateralisiert, die Projektion der Brust ist oft stark abgeflacht und ptotisch, die Mamillen sind mediokaudal verlagert und die Inframammärfalte erscheint kaudalisiert (Losken & Holtz 2007). Die Wiederherstellung einer jugendlichen Brustform stellt die plastische Chirurgie vor eine große Herausforderung. Bei einer makromastischen bis gigantomastischen Brust nach hohem Gewichtsverlust kann auch eine Kombination aus Mammareduktionsplastik und Verwendung des residuellen Gewebes eine Möglichkeit der operativen Herangehensweise sein. Da oft eine ausgeprägte Ptosis mammae mit hohem Mamillen-Jugulum-Abstand (MJA) vorliegt, sollte ein zuverlässiger Mamillenstiel ausgewählt werden: superomedial (Losken und Holtz 2007), superomediozentral mit zwei neurovaskulären Ressourcen (DUS-MRP) (Wolter et al. 2021) (Abb. 24.1), inferior (Modolin et al. 2010) oder eine freie Brustwarzentransplantation (Firat et al. 2012) (bei MJA > 45 cm) (Abb. 24.2).

Zur Bruststraffung bei der Frau mit Wiederherstellung einer oberen Brustfülle kann im Falle einer sehr kleinen involutionsatrophen Brust die Implantation einer Silikonprothese, ggf. auch bei

A. Wolter (✉) · R. J. Musmann · C. Andree
Klinik für Plastische und Ästhetische Chirurgie, Interdisziplinäres Brustzentrum, Sana Kliniken Düsseldorf, Düsseldorf, Deutschland
E-Mail: andreas.wolter@sana.de

R. J. Musmann
E-Mail: robert-jonathan.musmann@sana.de

C. Andree
E-Mail: christoph.andree@sana.de

A. Wolter
Universität Witten Herdecke (UWH), Fakultät für Gesundheit, Witten, Deutschland

A. Wolter
Heinrich Heine Universität (HHU) Düsseldorf, Fakultät für Medizin, Düsseldorf, Deutschland

A. Gueven und S. Allert (Hrsg.), *Postbariatrische Chirurgie*, https://doi.org/10.1007/978-3-662-69269-1_24

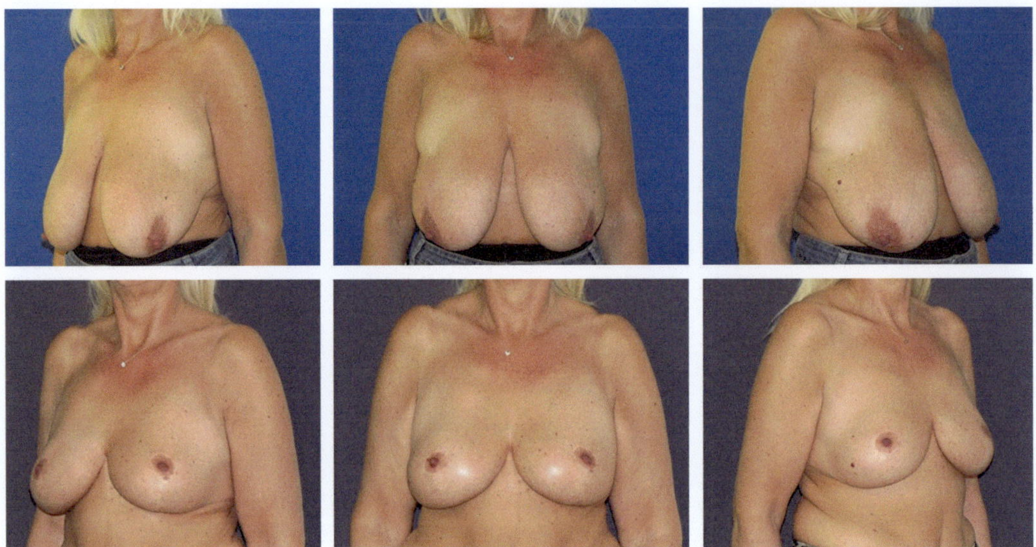

Abb. 24.1 49-jährige Patientin mit Zustand nach 55 kg Körpergewicht Gewichtsverlust nach Schlauchmagenoperation, Makromastie und Ptosis mammae Grad III; MJA rechts 36 cm, links 36 cm; präoperativer Befund (obere Reihe); 2 Jahre postoperatives Endresultat nach *Double-Unit superomediozentral gestielter (DUS-)* Mammareduktionsplastik (Wolter et al. 2021) mit Verbesserung der oberen Projektion/Brustfülle, Resektionsgewicht rechts 405 g, links 391 g (untere Reihe)

Vorliegen einer ausgeprägten Ptosis mammae in Kombination mit einer Straffung als Augmentationsmastopexie erforderlich werden (Vindigni et al. 2015; Coombs et al. 2017; Salgarello und Visconti 2020). Hier wirken allerdings zwei unterschiedliche Kräfte aufeinander: Augmentation vs. Straffung des Hautmantels und konsekutiv ist das Komplikationsrisiko deutlich erhöht (Spear 2003). Die sorgfältige Planung der exakten Straffungsfigur, die geeignete Auswahl des Implantatvolumens sowie die realistische Aufklärung hinsichtlich der Möglichkeiten und Grenzen sind Schlüsselfaktoren einer heterologen Augmentationsmastopexie (siehe auch Abschn. 2.4.4). Aufgrund der bekannten potenziellen Risiken im Rahmen einer Silikonprothesenimplantation (Coombs et al. 2017) (z. B. Kapselfibrose, Implantatrotation, -ruptur, -dislokation, „breast implant-associated anaplastic large cell lymphoma“ [BIA-ALCL], „breast implant illness syndrome“ [BII] etc.) sollte bei ausreichend vorhandenem residuellem Brustdrüsengewebe sowie ggf. lateralem Gewebeüberschuss bzw. „lateral bra rolls“ eine Umformung des ortsständigen Gewebes zur sog. *„Autoaugmentation“* bzw. *„Autoprothese“* favorisiert werden (Markowitz 2017) (Abb. 24.3).

Die *„Autoaugmentation“* zur Volumenrückgewinnung stellt bei ausreichend vorhandenem residuellem Brustdrüsengewebe eine langfristig komplikationsarme Alternative zu einer Silikonprothesenimplantation dar (Losken 2010; Beidas und Rubin 2019). Eine systematische Übersicht in 2022 über mögliche autologe Lappenplastiken („myocutaneous gracilis flap“, MGF), „intercostal artery perforator“ [ICAP], „anterior intercostal artery perforator“ [AICAP], „lateral intercostal artery perforator“ [LICAP], „lateral thoracic artery perforator“ [LTAP], „thoracodorsal artery perforator“ [TDAP], „spiral flap“, „superior epigastric artery perforator“ [SEAP], „posterior arm flap“) zur Autoaugmentation der Brust nach massivem Gewichtsverlust bieten Mangiarladi et al. (Mangialardi et al. 2022). Liacyr Ribeiro publizierte in den 70er Jahren als Pionier eine Autoaugmentation des oberen Brustpols durch eine inferior gestielte dermoglanduläre Lappenplastik (Ribeiro 1975; Ribeiro et al. 2002). Ihm folgten in den darauffolgenden Jahrzehnten zahlreiche Modifikationen dieser

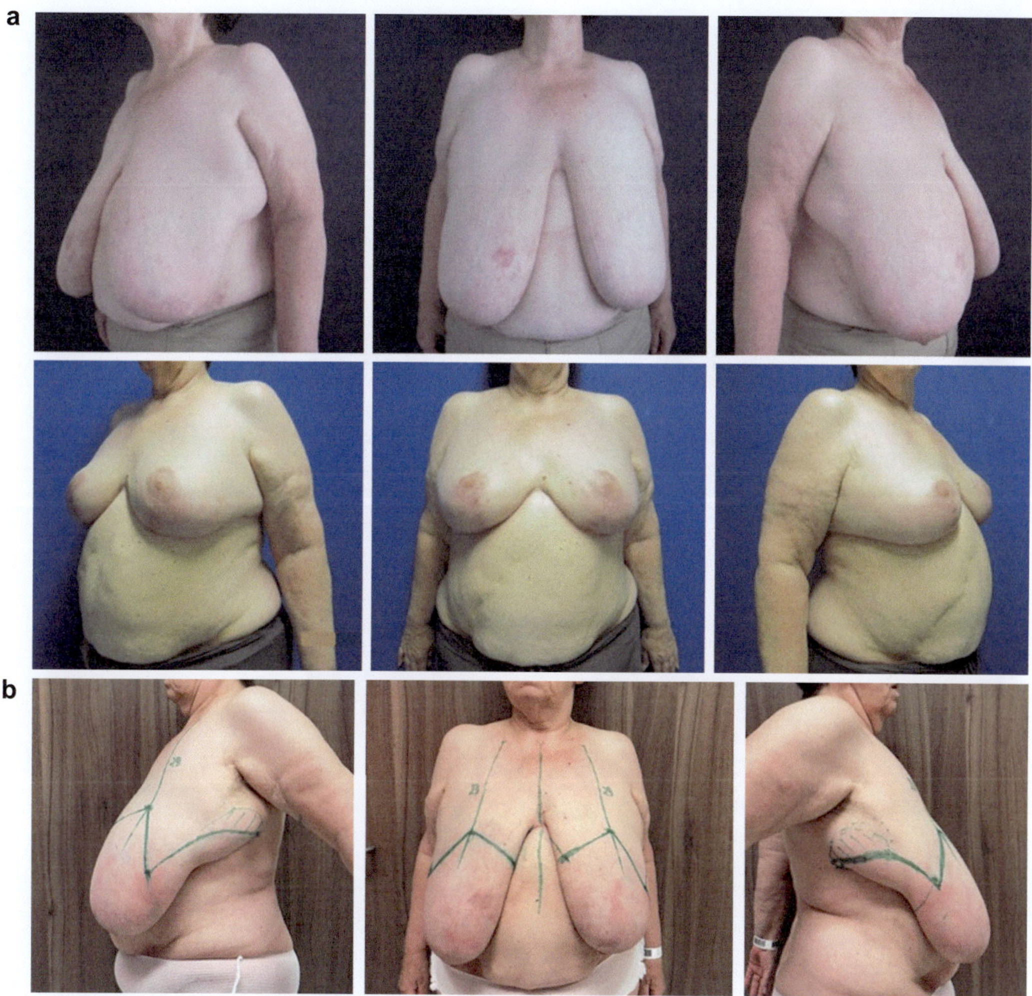

Abb. 24.2 60-jährige Patientin mit Zustand nach 40 kg Körpergewicht Gewichtsverlust nach Schlauchmagenoperation, Gigantomastie und Ptosis mammae Grad III, MJA rechts 56 cm, links 53 cm; präoperativer Befund (a, obere Reihe); Demonstration der Anzeichnung der Schnittführung und der neuen Brustwarzenposition bei MJA 23 cm, *freie Mamillen-Areolen-Komplex (MAK)-Transplantation* (b). 6 Monate postoperatives Endresultat mit Verbesserung der oberen Projektion/Brustfülle, Resektionsgewicht rechts 1523 g, links 1576 g (a, untere Reihe)

Technik mit Ausnutzung des ortsständigen Gewebes zur Volumenrückgewinnung (Hurwitz und Golla 2004; Hurwitz und Agha-Mohammadi 2006; Akyurek 2011; Hurwitz 2014; Graf et al. 2019). Kwei und Hamdi et al. publizierten erstmals Mitte der 2000er Jahre der lateralen Interkostalarterien-Perforator-(LICAP)-Lappenplastik zur Ausnutzung der häufig vorhandenen lateralen „bra rolls“ und damit Erweiterung des Volumens zur Autoaugmentation (Kwei et al. 2006; Hamdi 2007; Hamdi et al. 2009).

Die LICAP-Lappenplastik kann auch, um die Ribeiro-Lappenplastik ergänzt, im Rahmen einer Mammareduktionsplastik nach Gewichtsverlust eingesetzt werden (Ribeiro 1975; Ribeiro et al. 2002; Wolter et al. 2017a) (Abb. 24.4).

Zusätzlich zum Ribeiro-Lappen kann die Ausnutzung des medialen Brustpfeilers sowie des lateralen Brustdrüsenanteils (LICAP-Lappenplastik) zur Formung eines sog. *„Autoimplantats“* erfolgen, welches individuell an der Pektoralisfaszie fixiert wird (Abb. 24.3, 24.4 und 24.5).

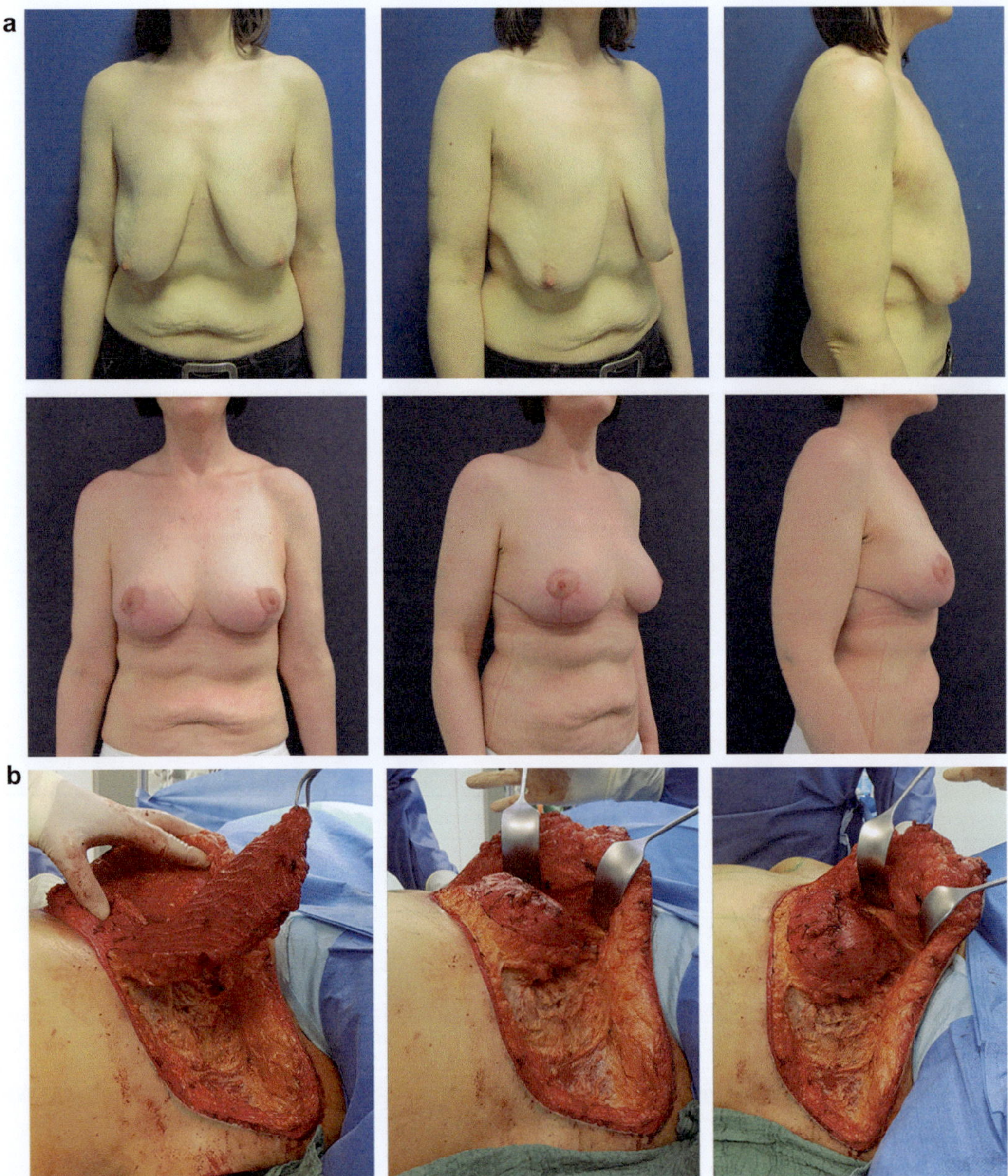

Abb. 24.3 34-jährige Patientin mit Zustand nach 55 kg Körpergewicht Gewichtsverlust nach Schlauchmagenoperation; MJA rechts 36 cm, links 34 cm; präoperativer Befund (a, obere Reihe); intraoperative Demonstration der LICAP-Lappenplastik links und konstruierte „*Autoprothese*" rechts (b). 6 Monate postoperatives Endresultat mit Verbesserung der oberen Projektion/Brustfülle (a, untere Reihe)

Eine deutliche Verbesserung der oberen Brustfülle und Projektion wird hierbei nur durch Umformung des ortsständigen residuellen Gewebes (Drüsengewebe, Fettgewebe, Dermofettlappen) ermöglicht. Die Komplikationsrate zeigte sich hierbei gering mit sehr hoher Patientinnenzufriedenheit (Wolter et al. 2017b). In der Literatur sind mittlerweile zahlreiche Publikationen zur LICAP-Lappenplastik zu finden, die ebenso sehr zufriedenstellende Er-

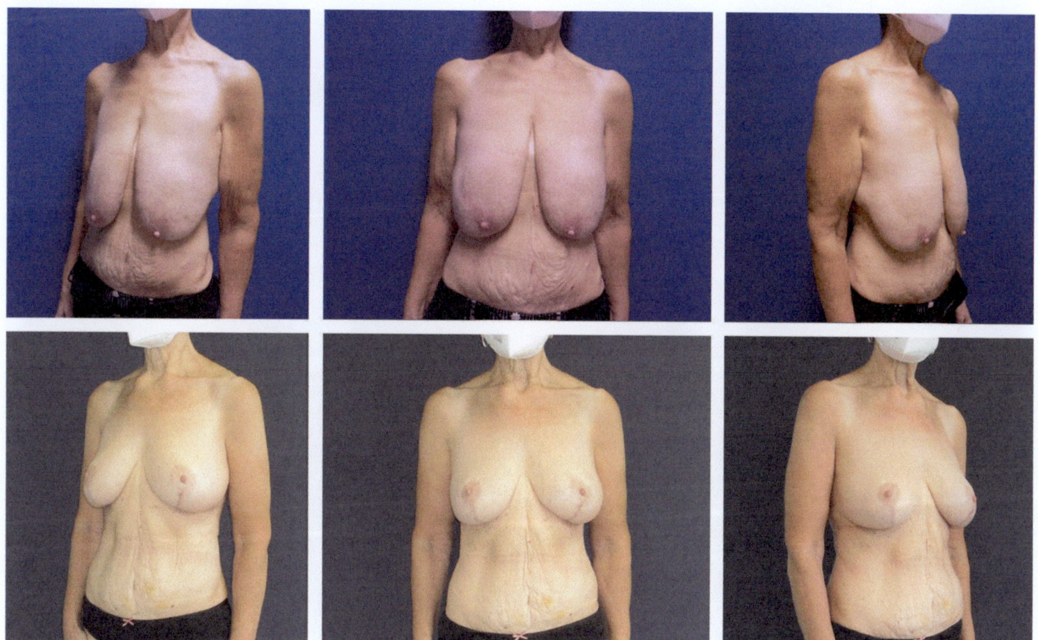

Abb. 24.4 61-jährige Patientin mit Zustand nach 55 kg Körpergewicht Gewichtsverlust nach Magenbypassoperation, Makromastie und Ptosis mammae Grad III; MJA rechts 37 cm, links 37 cm; präoperativer Befund (obere Reihe). 11 Monate postoperatives Ergebnis nach Ribeiro-Flap plus LICAP-Flap im Rahmen einer Mammareduktionsplastik (Resektionsgewicht: rechts 294 g, links 246 g) mit Verbesserung der oberen Brustfülle/Projektion (untere Reihe).

gebnisse zeigen (Polotto et al. 2017; Beidas und Rubin 2019; Meybodi et al. 2019; Colicchia et al. 2019; Vindigni et al. 2019; Söderman et al. 2019). Ob eine langzeitstabile Projektion durch eine Autoaugmentation erreicht werden kann, wird in der Literatur kontrovers diskutiert (Swanson 2011, 2014, 2015, 2016). In unserem Patientinnenkollektiv zeigte sich ein Erhalt der oberen Brustfülle, welche quantitativ jedoch nicht photovolumetrisch untersucht wurde.

Ähnliche Arbeiten mit Nutzung des lateralen Haut- und Gewebeüberschusses wurden in modifizierter Weise auch von anderen Autoren in den letzten Jahren veröffentlicht (Kirwan 2007; Colwell et al. 2009; Losken 2010; Akyurek 2011; Hurwitz 2014; Patel und Wong 2015; Abboud et al. 2017; Ors 2018; Meybodi et al. 2019; Abramo et al. 2019). Hurwitz et al. beschrieben 2006 eine Spirallappenplastik unter Verwendung der lateralen Thoraxausläufer (Hurwitz und Golla 2004; Hurwitz und Agha-Mohammadi 2006). Von J. Peter Rubin wurde 2009 eine „dermal suspension technique“ mit inferiorer MAK-Stielung unter Ausnutzung der lateralen Thoraxwandanteile und 2019 als DSPRM („dermal suspension, parenchymal reshaping mastopexy“) bezeichnet (Rubin et al. 2009; Beidas und Rubin 2019). Von Losken et al. wurden verschiedene Techniken, u. a. die „advancement rotation flap technique“ mit superomedialer MAK-Stielung beschrieben (Losken & Holtz 2007; Losken 2010). Die zusätzliche Verwendung des inferioren dermoglandulären Lappens wurde sowohl von Botti als auch von Hammond („lower island flap transposition“, „LIFT technique“) beschrieben (Botti 1999, 2020; Hammond und O’Connor 2014). Darüber hinaus publizierten Graf und Biggs eine Technik, bei welcher der Ribeiro-Lappen unter einer M.pectoralismajor Schlinge durchgezogen wurde, um die langzeitstabile Projektion des inferioren Lappens zu erhöhen (Biggs et al. 2003;

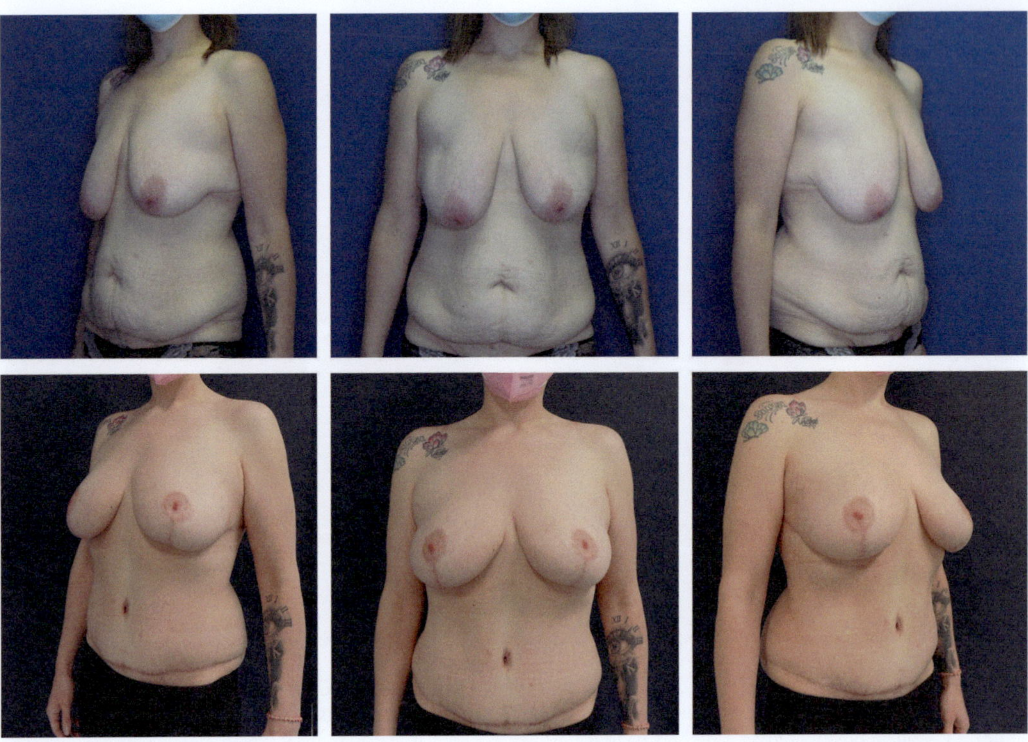

Abb. 24.5 33-jährige Patientin mit Zustand nach 60 kg Körpergewicht Gewichtsverlust nach Magenbypassoperation; MJA rechts 27 cm, links 24 cm; präoperativer Befund (obere Reihe). 10 Monate postoperatives Endresultat nach LICAP-Flap bds. mit Autoaugmentation und Verbesserung der oberen Projektion/Brustfülle (untere Reihe)

Graf et al. 2008). Ikander et al. beschrieben eine Technik, die ebenso den unteren Brustpol sowie den lateralen Ausläufer bei superomedialer Mamillenstielung nutzten („lower pole subglandular advancement mammoplasty", LOPOSAM) (Ikander et al. 2017, 2021; Söderman et al. 2019).

24.1 Operationsindikation

Bei Patientinnen mit ausreichend residuellem Brustdrüsengewebe erfolgt zur Wiedererlangung der oberen Brustfülle eine Modifikation der Ribeiro-Technik mit Bildung einer inferioren dermoglandulären Lappenplastik unter Einbeziehung des medialen Brustpfeilers sowie zusätzlicher Nutzung und Eliminierung der lateralen „bra roll" durch Bildung einer lateralen Interkostalarterien-Perforatorlappenplastik (LICAP-Flap) (Ribeiro 1975; Ribeiro et al. 2002; Wolter et al. 2017a). Bei Patientinnen mit einer ursprünglichen Makromastie bis hin zu Gigantomastie erfolgt über die Umformung des residualen Brustgewebes hinaus eine Volumenreduktion mit partieller Resektion der medialen und lateralen Brustgewebsanteile bei Verwendung der Ribeiro-Lappenplastik als zentrale Einheit zur Autoaugmentation.

24.2 Anzeichnung

Zunächst wird präoperativ analog zum Standardvorgehen beim Anzeichnen einer Mammareduktion an der stehenden Patientin die Mittellinie senkrecht vom Jugulum zum Xiphoid markiert, dann die Inframammärfalte (IMF), anschließend die Medioklavikularlinie mit Verlängerung senkrecht zur Inframammärfalte nach kaudal. Die neue Mamillenposition wird senkrecht in Projektion zur Inframammärfalte bei etwa 21–24 cm Abstand zum Jugulum eingezeichnet. Von dieser werden der mediale und laterale Steg mit ca. 10–11 cm eingezeichnet. Der mediale Flügel bzw. Brustpfeiler wird in 90 Grad geschwungen verlängert zur Inframammärfalte. Seitlich erfolgt die Einzeichnung der LICAP-Lappenplastik unter moderatem spannungsfreiem Pinch-Test zur Eliminierung und Nutzung des lateralen überschüssigen Hautweichteilmantels zur zusätzlichen Volumengabe und Autoaugmentation. In liegender Position erfolgt bei der narkotisierten Patientin die Einzeichnung der inferioren dermoglandulären Ribeiro-Lappenplastik sowie die Überprüfung der Anzeichnung der LICAP-Lappenplastik.

24.3 Operative Technik

Die Operation erfolgt pro Brust durch einen Operateur mit Assistenz. Der leitende Operateur übernimmt hierbei die relevanten OP-Schritte sowie die präoperative Anzeichnung. Alle Patientinnen erhalten eine Single-Shot-Antibiose perioperativ (z. B. Cefuroxim 1,5 g intravenös). Der Eingriff erfolgt in Rückenlagerung mit ausgelagerten und gewickelten Armen, um einen bestmöglichen Zugang zur LICAP-Lappenplastik zu ermöglichen.

Nach üblicher präoperativer Vorbereitung erfolgt zunächst die Markierung der neuen Areole mit einer 38–42 mm Mamillenschablone. Daran schließt sich die Deepithelisierung des mamillentragenden Dreiecks unter Belassung des MAK (Mamillen-Areolen-Komplexes) mit darauffolgender Deepithelisierung des zur Autoaugmentation notwendigen Ribeiro-Lappens, inklusive medialem Brustpfeiler sowie des lateralen Anteils (LICAP-Lappenplastik). Dann erfolgt die senkrechte Präparation unterhalb des mamillentragenden Dreiecks auf die Faszie des Musculus pectoralis major. Im Anschluss wird das epipektorale Fach für das aus den drei Lappenanteilen zu bildende „Autoimplantat" präpariert. Der superomediale Mamillenstiel wird durch Inzision am lateralen Mamillendreieck festgelegt.

Im Anschluss erfolgt die Exzision und Hebung der LICAP-Lappenplastik lateral unter Schonung der Interkostalarterienperforatoren, bis dieser spannungsfrei in das epipektorale Fach rotiert werden kann (Abb. 24.3). Die Ribeiro-Lappenplastik wird abhängig vom vorhandenen Volumen mit einer Schichtdicke von möglichst 4–5 cm präpariert. Der mediale Brustpfeiler wird von der Pektoralisfaszie in gleicher Weise gelöst, um ebenso wie der LICAP-Flap unter den Ribeiro-Flap geschlagen werden zu können. Nun erfolgt zunächst die Fixierung der LICAP-Lappenplastik mit Vicryl 2–0 Einzelknopfnähten an der Pektoralisfaszie als laterale Einheit. Als nächster Schritt erfolgt ein Einschlagen des medialen Brustpfeilers und ebenso Fixierung mit Vicryl 2–0 als mediale Einheit. Die Ribeiro-Lappenplastik wird dabei als zentrale Einheit über der medialen und lateralen Einheit (LICAP-Lappenplastik) fixiert und formt abschließend das „Autoimplantat". Der Ribeiro-Flap wird kaudal im Corium inzidiert zur inferioren Spannungsreduktion des Autoimplantats und Repositionierung der Submammarfalte. Die Fixierung der kutanen medialen und lateralen Haut in der T-Junktion erfolgte mit einer 2–0 versenkten Monocryl-Ankernaht. Anschließend erfolgt das Aufsetzen der Patientin in 60–75° und die temporäre Adaptation der Hautränder mit Klammern.

Als nächster Schritt schließt sich eine Überprüfung der Symmetrie hinsichtlich Volumen und neuer Mamillenposition an der aufrecht sitzenden Patientin an. Nachfolgend erfolgt im Bereich der neuen Mamillenposition die zirkuläre Deepithelisierung und Exzision des lateralen subkutanen Fettpolsters zur Vorbereitung für das Mamillenlager, dann das Hervorluxieren des superomedialen Mamillenstiels und die Fixierung der Mamille in ihrer neuen Position mit 4 Positionsklammern und schließlich mittels eines zweireihig intrakutan vernähten monofilen Fadens mit Monocryl 4–0. Der übrige Hautverschluss im Bereich des Stegs und inframammär erfolgt mit 3–0 Monocryl fortlaufend zweireihig intrakutan. Eine freie Brustwarzentransplantation wird ab einem Mamillen-Jugulum-Abstand von mehr als 45 cm durchgeführt. Hierbei wird der MAK zu Beginn der Operation als Vollhaut entnommen und in einer kochsalzgetränkten Kompresse asserviert und nach Neupositionierung des MAK im dort deepithelisierten Bereich mit einer fortlaufenden 6–0 Prolene-Naht fixiert. Der Verband erfolgt mittels eines Überknüpfpolsterverbands, bestehend aus Fettgaze, sterilem Schaumstoff und sternförmiger Fixierung mittels 10 × 2 cm breiten Steri-Strips (6 Stück). Dieser wird für 5 Tage belassen.

Alle Patientinnen erhalten jeweils eine 12er Redondrainage, die erst ab einer Sekretionsmenge von weniger als 30 ml in 24 h entfernt wird. Die Hautnähte werden mit Steri-Strips überklebt.

24.4 Postoperative Hinweise

Das resezierte Brustdrüsengewebe wird in allen Fällen der histologischen Untersuchung zugeführt. Die Überprüfung der Vitalität des gestielten Dermisfettlappens erfolgt intraoperativ durch eine Dopplersonographie der interkostalen Perforatorarterien während der Lappenhebung sowie postoperativ zum Ausschluss einer Lappen-, Fettgewebsnekrose oder Ölzyste klinisch zum einen durch eine eingehende sorgfältige Palpation der Brust sowie sonographisch. Allen Patientinnen wird eine routinemäßige Selbstuntersuchung und regelhafte gynäkologische Vorstellung mit ggf. Durchführung einer Mammographie empfohlen. Zur Hämatom- und Seromprophylaxe sowie zur Formgebung und Stabilitäterhalt erhalten alle Patientinnen postoperativ einen bügellosen Kompressions-BH für einen Zeitraum von 6 Wochen. Eine Thromboseprophylaxe mit gewichtsadaptiertem niedermolekularem Heparin subkutan einmal täglich, die für mindestens 2 Wochen postoperativ fortgeführt wird, wird allen Patientinnen empfohlen. Alle Patientinnen werden 14 Tage postoperativ zur Fadenentfernung, 3–6 Monate sowie 12 Monate postoperativ einbestellt und in Standardperspektiven fotografiert.

24.5 Langfristige Stabilität des Ergebnisses

Ein sog. „Bottoming-out“ ist grundsätzlich bei jeder Brustverkleinerung und -straffung ein Risiko. Hierzu wurden speziell präventive Techniken beschrieben, wie z. B. eine submuskuläre Platzierung des Autoimplantats (Colicchia et al. 2019) oder eine superiore Mamillenstielung und Fixierung des inferioren Pols nach kranial in milden Ptosisfällen, ähnlich eines „Unfurlings“ bei tubulärer Brust mit vertikaler Schnittführung bzw. einer dermal eingefassten Autoprothese (Ors 2016, 2018).

Die langfristige Stabilität und damit der Erhalt der oberen Brustfülle durch eine Autoaugmentation mit Entgegenwirken gegenüber der Schwerkraft wurde insbesondere von Swanson durch photovolumetrische Analysen und mehrere Publikationen kritisch infrage gestellt (Swanson 2011, 2014, 2015, 2020). Von Wagner und Rohrich et al. erfolgte eine systematische Analyse hinsichtlich der Langzeitstabilität nach Ptosiskorrektur durch Mammareduktion und Mastopexie. Hierbei zeigte sich eine Überlegenheit der superioren und superomedialen Stielung gegenüber der inferioren Stielung (Wagner et al. 2022). Bislang existiert nur eine randomisiert-kontrollierte Studie von Ikander et al. (Ikander et al. 2021) von 2021 mit präzisen Messanalysen beim Vergleich der LOPOSAM-Technik von Ikander (Ikander et al. 2017) und der DSPRM-Technik von Rubin et al. (Beidas und Rubin 2019) und zeigte vergleichbar zufriedenstellende Ergebnisse. Ein Breast-Q-Fragebogen, der von Andrea Pusic 2009 ursprünglich rein zur Beurteilung des rekonstruktiven Ergebnisses nach autologer Brustrekonstruktion gedacht war (Pusic et al. 2009; Cano et al. 2012), existiert mittlerweile in modifizierter Form für eine postoperative Qualitätskontrolle nach Straffungsoperationen des Körpers inklusive der Brust als sog. „Body-Q“ (Klassen et al. 2018a, b; Poulsen et al. 2019).

Zusammenfassend lässt sich festhalten, dass die operative Vorgehensweise bei der Bruststraffung nach massivem Gewichtsverlust individuell, je nach Anatomie und morphologischen Aspekten, befundabhängig und Berücksichtigung der jeweiligen Patientinnenwünsche angepasst werden sollte. Als plastischer Brustchirurg sollte man ein gut ausgestattetes Armamentarium an möglichen operativen Techniken vorweisen können, da in der Regel eine alleinige Technik nicht auf alle Befundvarianten anwendbar ist (Wolter et al. 2022). Wie schon Hall-Findlay im Jahr 2015 (Hall-Findlay und Shestak 2015) sagte: „The best breast reduction is the one that the surgeon does the best", bzw. allegorisch: „When all you have is a hammer, everything looks like a nail".

Literatur

Abboud L, Watfa W, di Summa PG et al (2017) An original and simple autoaugmentation mastopexy in mild to moderate breast ptosis: Superior pedicle frontal division to achieve upper pole fullness. Gland Surg 6:751–752

Abramo AC, Lucena TW, Sgarbi RG et al (2019) Mastopexy autoaugmentation by using vertical and triangular flaps of mammary parenchyma through a vertical ice cream cone-shaped approach. Aesthetic Plast Surg 43:584–590

Akyurek M (2011) Vertical mastopexy and lateral intercostal artery perforator (LICAP) flap with pectoralis muscle sling for autologous tissue breast augmentation in the bariatric patient. Ann Plast Surg 66:29–35

Beidas OE, Rubin JP (2019) Breast reshaping after massive weight loss. Clin Plast Surg 46:71–76

Biggs TM, Graf R, Taneja A (2003) Maintaining shape in mastopexy. Aesthetic Surg J 23:391–392

Botti C (2020) Invited discussion on: simultaneous augmentation mastopexy with an inferiorly based fascioglandular flap: a modification of the balcony technique. Aesthetic Plast Surg 44:1421–1422

Botti G (1999) Vertical scar mammaplasty: stable padding of the superior pole by means of a posteriorly based pedicle autoprosthesis. Aesthetic Surg J 19:116–123

Cano SJ, Klassen AF, Scott AM et al (2012) The BREAST-Q: further validation in independent clinical samples. Plast Reconstr Surg 129:293–302

Colicchia G, Di Pietro V, Cervelli V (2019) Mastoplasty after massive weight loss: redefinition and stabilization of the breast mound with submuscular autoprosthesis. J Cutan Aesthet Surg 12:164–173

Colwell AS, Driscoll D, Breuing KH (2009) Mastopexy techniques after massive weight loss: an algorithmic approach and review of the literature. Ann Plast Surg 63:28–33

Coombs DM, Srivastava U, Amar D et al (2017) The challenges of augmentation mastopexy in the massive weight loss patient: technical considerations. Plast Reconstr Surg. Lippincott Williams and Wilkins 2017 May;139(5):1090–1099

Firat C, Gurlek A, Erbatur S et al (2012) An autoprosthesis technique for better breast projection in free nipple graft reduction mammaplasty. Aesthetic Plast Surg 36:1340–1346

Graf RM, Closs Ono MC, Pace D et al (2019) Breast auto-augmentation (mastopexy and lipofilling): an option for quitting breast implants. Aesthetic Plast Surg 43:1133–1141

Graf RM, Mansur AEC, Tenius FP et al (2008) Mastopexy after massive weight loss: extended chest wall-based flap associated with a loop of pectoralis muscle. Aesthetic Plast Surg 32:371–374

Gusenoff JA, Coon D, Rubin JP (2008) Pseudogynecomastia after massive weight loss: detectability of technique, patient satisfaction, and classification. Plast Reconstr Surg 122:1301–1311

Hall-Findlay EJ, Shestak KC (2015) Breast reduction. Plast Reconstr Surg 136:531e-e544

Hamdi M (2007) A mastopexy with lateral intercostal artery perforator (LICAP) flaps for patients after massive weight loss. Ann Plast Surg 58:588; author reply 588

Hamdi M, Van Landuyt K, Blondeel P et al (2009) Autologous breast augmentation with the lateral intercostal artery perforator flap in massive weight loss patients. J Plast Reconstr Aesthet Surg 62:65–70

Hammond DC, O'Connor EA (2014) The lower island flap transposition (LIFT) technique for control of the upper pole in circumvertical mastopexy. Plast Reconstr Surg 134:655–660

Hurwitz DJ (2014) Aesthetic refinements in body contouring in the massive weight loss patient: trunk. Plast Reconstr Surg 134:1185–1195

Hurwitz DJ, Agha-Mohammadi S (2006) Postbariatric surgery breast reshaping: the spiral flap. Ann Plast Surg 56:481–486

Hurwitz DJ, Golla D (2004) Breast reshaping after massive weight loss. Semin Plast Surg 18:179–187

Ikander P, Gad D, Gunnarsson GL et al (2017) Simple reshaping of the breast in massive weight loss patients: promising preliminary results. Ann Plast Surg 78:145–148

Ikander P, Sørensen JA, Thomsen JB (2021) Mastopexy with autologous augmentation in women after massive weight loss: a randomized clinical trial. Aesthetic Plast Surg 45:127–134

Kirwan L (2007) Breast autoaugmentation. Can J Plast Surg 15:73–76

Klassen AF, Kaur M, Breitkopf T et al (2018a) Using the BODY-Q to understand impact of weight loss, excess skin, and the need for body contouring following bariatric surgery. Plast Reconstr Surg 142:77–86

Klassen AF, Kaur M, Poulsen L et al (2018b) Development of the BODY-Q chest module evaluating outcomes following chest contouring surgery. Plast Reconstr Surg 142:1600–1608

Kwei S, Borud LJ, Lee BT (2006) Mastopexy with autologous augmentation after massive weight loss: the intercostal artery perforator (ICAP) flap. Ann Plast Surg 57:361–365

Losken A (2010) Breast reshaping following massive weight loss: principles and techniques. Plast Reconstr Surg 126:1075–1085

Losken A, Holtz DJ (2007) Versatility of the superomedial pedicle in managing the massive weight loss breast: the rotation-advancement technique. Plast Reconstr Surg 120:1060–1068

Mangialardi ML, Zena M, Baldelli I et al (2022) The use of autologous flaps in breast reshaping after massive weight loss: a systematic review. Aesthetic Plast Surg 46:644–654

Markowitz BL (2017) Discussion: the challenges of augmentation mastopexy in the massive weight loss patient: technical considerations. Plast Reconstr Surg 139:1100–1101

Meybodi F, Cocco AM, Messer D et al (2019) The modified lateral intercostal artery perforator flap. Plast Reconstr surgery Glob open 7:e2066

Modolin M, Cintra W, Silva MM et al (2010) Mammaplasty with inferior pedicle flap after massive weight loss. Aesthetic Plast Surg 34:596–602

Ors S (2016) Autoaugmentation mastopexy modification prevents bottoming-out deformity and areola distortion: a preliminary report. Aesthetic Plast Surg 40:497–506

Ors S (2018a) Augmentation mastopexy with a dermal encapsulated round or anatomic autoprosthesis. Aesthetic Plast Surg 42:88–97

Pang JH, Coombs DM, James I et al (2018) Characterizing breast deformities after massive weight loss: utilizing the Pittsburgh rating scale to examine factors affecting severity score and surgical decision making in a retrospective series. Ann Plast Surg 80:207–211

Patel NB, Wong MS (2015) Extended fasciocutaneous flaps for autologous augmentation mastopexy with upper body lift after massive weight loss: an early experience. Ann Plast Surg 74:S41–S45

Polotto S, Grieco M, Simonacci F et al (2017) Reduction mammoplasty techniques in post-bariatric patients: our experience. Acta Biomed 88:156–160

Poulsen L, McEvenue G, Klassen A et al (2019) Patient-reported outcome measures: BODY-Q. Clin Plast Surg 46:15–24

Pusic AL, Klassen AF, Scott AM et al (2009) Development of a new patient-reported outcome measure for breast surgery: the BREAST-Q. Plast Reconstr Surg 124:345–353

Ribeiro L (1975) A new technique for reduction mammaplasty. Plast Reconstr Surg 55:330–334

Ribeiro L, Accorsi A, Buss A et al (2002) Creation and evolution of 30 years of the inferior pedicle in reduction mammaplasties. Plast Reconstr Surg 110:960–970

Rubin JP, Gusenoff JA, Coon D (2009) Dermal suspension and parenchymal reshaping mastopexy after massive weight loss: statistical analysis with concomitant procedures from a prospective registry. Plast Reconstr Surg 123:49–56

Salgarello M, Visconti G (2020) Short-scar augmentation mastopexy in massive-weight loss patients: four-step surgical principles for reliable and reproducible results. Aesthetic Plast Surg 44:272–282

Söderman M, Ikander P, Boljanovic S et al (2019a) Utilizing the lateral excess for autologous augmentation in massive weight loss patients. Gland Surg 8:S271–S275

Song AY, Jean RD, Hurwitz DJ et al (2005) A classification of contour deformities after bariatric weight loss: the Pittsburgh rating scale. Plast Reconstr Surg 116:1535–44; discussion 1545–6

Spear S (2003) Augmentation/mastopexy: „Surgeon, beware“. Plast Reconstr Surg 112:905–906

Swanson E (2011) A retrospective photometric study of 82 published reports of mastopexy and breast reduction. Plast Reconstr Surg 128:1282–1301

Swanson E (2014) Outcomes analysis of patients undergoing autoaugmentation after breast implant removal. Plast Reconstr Surg 133:216e-e218

Swanson E (2015) Breast autoaugmentation: an enduring myth. Plast Reconstr Surg 135:779e–781e

Swanson E (2016) The continuing appeal but lack of evidence for autoaugmentation in reduction mammaplasty. Aesthetic Surg J 36:NP77–9

Swanson E (2020) A critical appraisal of breast autoaugmentation in post-bariatric surgery patients. Aesthetic Surg J 40:NP429–NP432

Vindigni V, Marchica P, Pagani A et al (2019) The posterior arm flap for reshaping the postbariatric breast. Plast Reconstr Surg – Glob Open 1

Vindigni V, Scarpa C, Tommasini A et al (2015) Breast reshaping following bariatric surgery. Obes Surg 25:1735–1740. https://doi.org/10.1007/s11695-015-1613-y

Wagner RD, Lisiecki JL, Chiodo MV et al (2022) Longevity of ptosis correction in mastopexy and reduction mammaplasty: a systematic review of techniques. JPRAS open 34:1–9

Wolter A, Fertsch S, Andree C (2022) Risk factor stratification of three different pedicle techniques in reduction mammaplasty—the importance of an armamentarium of techniques individually addressing mild to severe breast hypertrophy. Gland Surg 11:1848–1850

Wolter A, Fertsch S, Munder B et al (2021) Double-Unit Superomedio-Central (DUS) pedicle inverted-T reduction mammaplasty in gigantomastia: a 7-year Single-Center Retrospective Study. Aesthetic Plast Surg. 2021 Oct;45(5):2061–2074

Wolter A, Pluto N, Scholz T et al (2017a) Die Ribeiro-Technik bei Gigantomastie – Review von 294 Reduktionsplastiken in 8 Jahren. Handchirurgie Mikrochirurgie Plast Chir 49:390–398

Wolter A, Scholz T, Pluto N et al (2017b) Mastopexie nach massivem Gewichtsverlust – Erweiterte Ribeiro-Technik und Einsatz der lateralen Interkostalarterien-Perforatorlappenplastik (LICAP-Flap) zur Autoaugmentation. Handchirurgie Mikrochirurgie Plast Chir 49:380–389

Mammaaugmentation und Augmentationsmastopexie

25

Matthias Reichenberger und Nikolai Kuz

Inhaltsverzeichnis

Operative Brustvergrößerung und -straffung sind etablierte Standardverfahren der plastisch-ästhetischen Chirurgie, und mit steigenden Fallzahlen bariatrischer und postbariatrischer Patienten ist die Nachfrage nach korrigierenden Brustoperationen gestiegen. Formverändernde Brusteingriffe sind bei diesen Patienten aufgrund individueller morphologischer und biologischer Merkmale der Brust (Alter, Volumen, Geometrie, Fett-Drüsengewebs-Verhältnis, Hautelastizität, Grad der Ptosis) besonders anspruchsvoll und erfordern eine exakte Planung und Durchführung des operativen Eingriffs. Eine primäre Brustaugmentation bei vorausgegangener massiver Gewichtsreduktion ist grundsätzlich sowohl mit Implantat als auch mit

M. Reichenberger (✉) · N. Kuz
ETHIANUM Klinik Heidelberg, Heidelberg, Deutschland
E-Mail: matthias.reichenberger@ethianum.de

N. Kuz
E-Mail: matthias.reichenberger@ethianum.de

A. Gueven und S. Allert (Hrsg.), *Postbariatrische Chirurgie,* https://doi.org/10.1007/978-3-662-69269-1_25

Eigenfetttransplantation möglich, stellt jedoch eine eher seltene Indikation dar, da in den meisten Fällen straffende Maßnahmen erforderlich sind. Eine Augmentationsmastopexie hingegen ist dann indiziert, wenn neben der reinen Bruststraffung der Wunsch nach mehr Brustvolumen besteht. Dies lässt sich sowohl mit Implantat als auch mit Eigengewebe im Sinne lokaler Lappenplastiken (Autoaugmentation) erzielen und stellt einen der komplexesten Brusteingriffe dar.

25.1 Planung eines Brusteingriffs

Nach lückenloser Anamneseerhebung (Körpermaße, Begleiterkrankungen, Ernährungsstatus, Voroperationen) ist eine exakte Untersuchung und Vermessung der Brust für die Wahl des chirurgischen Verfahrens unverzichtbar. Bei postbariatrischen Patienten sollte eine Gewichtskonstanz von mindestens 6 Monaten bestehen, bzw. das Zielgewicht erreicht sein. Präoperativ ist eine Ultraschalluntersuchung oder eine Mammographie anzufertigen. Schließlich sollte eine ausführliche Aufklärung über allgemeine und spezielle Komplikationen des Eingriffs und alternative Behandlungsverfahren erfolgen. Am Ende eines Aufklärungsgesprächs ist eine standardisierte Fotodokumentation aus mehreren Perspektiven unverzichtbar.

25.2 Mammaaugmentation

Obwohl die primäre Brustvergrößerung weltweit einen der häufigsten ästhetischen Eingriffe darstellt, ist die Indikation bei Patientinnen mit vorausgegangenem massivem Gewichtsverlust seltener gegeben. In geeigneten Fällen liegt eine mäßige Ptosis kombiniert mit einer Involutionsatrophie durch Schwangerschaft vor. Einen wichtigen und limitierenden Faktor bei der Planung einer Mammaaugmentation mit Implantat stellt neben dem Alter der Patientin die Hautelastizität dar. In vielen Fällen ist sie durch die vorausgegangene Dehnung reduziert, was man bereits klinisch anhand der Striae-Bildung erkennen kann.

25.2.1 Präoperative Planung

Ein absolutes Standardverfahren ist die Brustvergrößerung mit einem Implantat. Der sog. „Footprint“ der Brust (Brusthöhe und -breite) dient als Ausgangspunkt bei der Auswahl eines geeigneten Implantats (Abb. 25.1). Die Implantatbasis sollte dabei nicht größer als die natürliche Brustbreite bzw. Brusthöhe sein, da sonst die Ränder des Implantats unter der Haut erkennbar sein können. Häufig muss die Inframammärfalte bei postbariatrischen Patienten

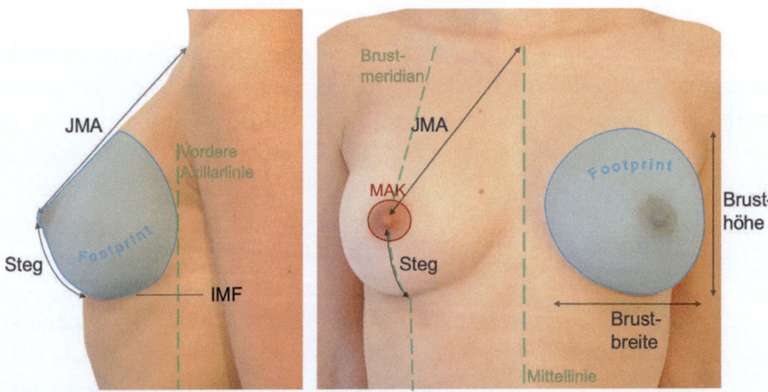

Abb. 25.1 Schematische Darstellung der Standardparameter einer Brustanzeichnung sowie des „Footprint“ mit Brusthöhe und -breite. (Mit freundlicher Genehmigung des Herausgebers)

nicht versetzt werden. Von entscheidender Bedeutung ist die Bestimmung des Abstands zwischen der Mamille und der Inframammärfalte. Liegt dieser in gedehnter Form weit über 8 cm, so sollte eine Straffung der Brust in Erwägung gezogen werden.

Drei Kernschritte, die in die Planung miteinfließen, sind:

25.2.2 Operativer Zugang

Der Zugang über die Inframammärfalte ist einfach und übersichtlich. Er bietet eine gute anatomische Übersicht und erlaubt eine zielgerichtete Dissektion der einzelnen Strukturen unter Schonung der Brustdrüse. Nach adäquater Abheilung ist die spätere Narbe, zumindest in aufrechter Oberkörperposition, kaum erkennbar.

Der transaxilläre Zugang findet heutzutage und vor allem in der postbariatrischen Brustchirurgie kaum Anwendung, da die Übersicht deutlich eingeschränkt und eine exakte Präparation erschwert ist.

Der hemiareoläre Zugang bietet Vorteile bei simultaner Straffung oder Korrektur einer tubulären Brust. Der wesentliche Nachteil ist die eher schlechte Übersicht und die Gefahr einer Sensibilitätsstörung sowie Verlust der Stillfähigkeit.

25.2.3 Implantatlage

Grundsätzlich können Brustimplantate epi- oder subpektoral platziert werden. Diese Entscheidung sollte bereits präoperativ getroffen werden. Ausschlaggebend für die epipektorale Implantatlage ist in der Regel die Schichtdicke des Hautweichteilmantels, welche anhand eines Pinch-Tests am oberen Brustpol (etwa 1,5 cm) eingeschätzt werden kann. Bei sehr schlanken und sportlichen Patientinnen besteht die Empfehlung zur subpektoralen Implantatlage. Im postbariatrischen Patientenkollektiv hingegen ist im Allgemeinen die subglanduläre Pocket-Präparation zu favorisieren, da die meisten Patientinnen einen ausreichenden Haut-Weichteil-Mantel besitzen. Die Positionierung unterhalb oder partiell unter dem Muskel (Dual-Plane) führt meist zu einer extrem stabilen Implantatlage und führt häufiger zu einem Absacken des darüber verbleibenden Gewebes. Dieses „Abrutschen“ des Gewebes wird als Waterfall-Deformity bezeichnet. Die epipektorale Lage ermöglicht hier eine gleichmäßige Sinterung des Gewebes mit dem Implantat und ist außerdem weniger traumatisch. Zu Stabilisierung kann in Einzelfällen ein Netz oder eine muskuläre Schlinge aus dem Unterrand des M. pectoralis major verwendet werden.

25.2.4 Implantatform und -oberfläche

Die bereits seit den 1960er Jahren eingesetzten Kochsalzimplantate wurden inzwischen nahezu vollständig von Silikongelimplantaten abgelöst. Deren Füllung besteht aus kohäsivem Gel, das bei einem möglichen Riss ein Auslaufen des Implantats verhindert. In Abhängigkeit der Zusammensetzung gibt es verschiedene Härtegrade mit entsprechender Formstabilität des Implantats. Sogenannte Leichtimplantate ermöglichen durch den Einsatz hydrophober Borosilikat-Mikrosphären eine Gewichtsreduktion von 20–30 % und spielen eine zunehmende Rolle bei postbariatrischen Patienten. Nachteilig ist hierbei lediglich der erhöhte Anschaffungspreis.

Grundsätzlich wird zwischen anatomischer und runder Implantatform unterschieden (Abb. 25.2). Während anatomische Implantate eine eher natürliche Tropfenform der Brust simulieren, bieten runde Implantate mehr Volumen im Dekolleté. Je nach Implantathersteller gibt es auch die Möglichkeit bei anatomischen Implantaten zwischen quer- oder längsovaler Form zu wählen. Nachteilig bei anatomischen Implantaten ist das Risiko einer Drehung, was bei runden Implantaten nicht besteht.

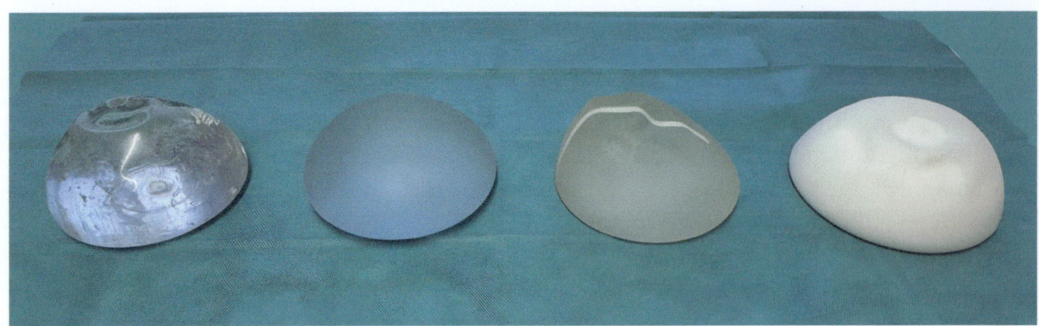

Abb. 25.2 Verschiedene Brustimplantate mit anatomischer und runder Form sowie unterschiedlichen Implantatoberflächen. (Mit freundlicher Genehmigung des Herausgebers)

Ein weiterer wichtiger Aspekt bei der Planung und Umsetzung einer Mammaaugmentation ist die Implantatoberfläche. Dabei stehen inzwischen glatte, mikro- oder makrotexturierte Implantate zur Verfügung. Typischerweise führen glatte bzw. nanotexturierte Oberflächen zu einer relativ dünnen Kapselbildung mit der Tendenz einer späteren Implantatabsenkung. Aus diesem Grund sollten diese Implantate stets mit einer leichten Überkorrektur eingesetzt werden und finden bei postbariatrischen Patienten wenig Verwendung. Mikro- und makrotexturierte Implantate hingegen bilden eine stärkere Bindegewebskapsel und verwachsen somit besser mit dem umgebenden Gewebe. Das Implantatgewicht ruht nicht nur auf einem Punkt, sondern wird durch die umgebende Kapsel verteilt und stabilisiert. Folglich wird das Risiko einer späteren Implantatmigration reduziert. Insbesondere beim Einsatz anatomischer Implantate sollte dieser Aspekt im Hinblick auf eine Implantatdrehung berücksichtigt werden. Gerade im postbariatrischen Patientenkollektiv sind aufgrund reduzierter Bindegewebselastizität eher texturierte Implantate zu favorisieren. Eine Besonderheit sind polyurethanbeschichtetet Implantate, welche die grobporigste Oberfläche aufweisen und innerhalb kurzer Zeit mit dem umgebenden Gewebe verwachsen. Wichtig ist, dass diese Implantate perfekt positioniert werden, da sich eine spätere fehlerhafte Lage nicht durch äußere Manöver repositionieren lässt. Neuere Studien zeigen außerdem, dass auch bei sehr laxem Gewebe eine exzellente Straffung erreicht werden kann, da durch das rasche Einwachsen der Implantate das umgebende Gewebe mitgestrafft wird.

25.2.5 Implantatauswahl und Anzeichnung

Eine exakte Anzeichnung unter Berücksichtigung anatomischer Landmarken und morphologischer Besonderheiten an der stehenden Patientin ist für ein optimales postoperatives Ergebnis unverzichtbar. Der sog. „Footprint" wird bei leichtem Druck auf die Brust markiert, und die Brustbreite und -höhe werden gemessen (Abb. 25.1). Der Abstand zwischen der Brustwarze und Inframammärfalte wird sowohl in Ruhe als auch im gedehnten Zustand bestimmt.

Beide Oberarme werden um 45 angehoben und die Hände hinter dem Kopf verschränkt. Nun wird eine waagerechte Linie ausgehend von der Brustwarze zur Sternummitte gezogen. Ober- und unterhalb der Linie wird jeweils die Hälfte der geplanten Implantathöhe gemessen und markiert (50/50 Regel bei anatomischen Implantaten und 60/40 bei runden Implantaten). Es ist unbedingt darauf zu achten, dass die Implantatränder nicht die natürliche Brustgrenze überschreiten, wobei in aller Regel die Brusthöhe der limitierende Faktor ist. In Abhängigkeit der Implantatgröße und -projektion sollte die IMF versetzt werden. Kommt der untere Implantatrand mehr als 2 cm unterhalb der natürlichen IMF zu liegen, sollte ein Implantat mit anderen Dimensionen in Erwägung gezogen werden.

Für die exakte Positionierung kann der LVC-Wert („lower ventral curvature"), welchen die meisten Implantathersteller liefern, herangezogen werden. Der Wert misst die Wölbung der konkaven Implantatvorderseite, zu dem noch ein Weichteilpuffer von 1,5 cm addiert werden muss.

$$\mathrm{IMF}_{\mathrm{neu}} = \mathrm{LVC} + 1{,}5\,\mathrm{cm}$$

Alternativ kann die Bestimmung der neuen IMF anhand des ICE-Prinzips (I = „implant dimensions"; C = „capacity of the breast"; E = „excess tissue required") erfolgen:

$$\mathrm{IMF}_{\mathrm{neu}} = \frac{1}{2}\ \mathrm{Implantath\ddot{o}he} + \mathrm{Implantatprojektion}$$

Nach der Bestimmung der Neo-IMF wird die endgültige Inzisionslinie auf einer Länge von 3–5 cm mittig eingezeichnet. Die Einzeichnung der Mittellinie auf dem Brustbein zur besseren intraoperativen Orientierung bei der Präparation wird ebenfalls empfohlen.

Um eine Synmastie zu vermeiden, sollte zwischen den medialen Implantaträndern immer ein Mindestabstand von 2 cm respektiert werden. Nach lateral hat sich die vordere Axillarlinie als Grenzmarkierung bewährt und sollte nicht überschritten werden.

25.2.6 Operative Technik

Das Anzeichnen der Patientin erfolgt unmittelbar vor Narkosebeginn. Im Zuge dessen kann erneut auf den Wunsch der Patientin eingegangen werden, um das geplante Prozedere zu bestätigen. Wesentliche Fragen und Risiken sollten jedoch bereits im Voraus geklärt werden.

Bei der Lagerung werden die Arme an den Brustkorb angelagert und ein probatorisches Aufsetzen des Oberkörpers zur späteren Ergebniskontrolle durchgeführt. Üblicherweise wird eine antimikrobielle Prophylaxe i.v. verabreicht. Nach mehrfachem sterilem Abwaschen und Abdecken des Brustkorbs werden die Nippel zur Vermeidung einer Kontamination über die Drüsengänge mit einer durchsichtigen Folie abgedeckt.

Zur besseren Übersicht des Situs hat sich die Verwendung einer Stirnlampe oder eines Lichthakens bewährt.

Nach Hautinzision und Präparation durch das subkutane Fettgewebe wird der untere Rand des M. pectoralis major dargestellt. Aufgrund der topografischen Nähe zum M. rectus abdominis kann er jedoch anhand des Muskelfaserverlaufs sicher identifiziert werden. Nun wird eine etwa zwei Finger breite Tasche bis zum Unterrand des Warzenhofs mit dem Monopolar präpariert. Im Falle einer epipektoralen Implantatlage wird entsprechend der Anzeichnung auf der Haut das Pocket präpariert. Soweit möglich sollte man hier eine subfasziale Präparation anstreben, was aber leider nicht immer möglich ist.

Bei einer geplanten subpektoralen bzw. Dual-Plane-Lage wird der Muskel an seinem mediokaudalen Rand durchtrennt, wobei ein kleiner Muskelsaum am Ursprung belassen werden sollte. Hier erfolgt nun die weitere Präparation unter dem Muskel entsprechend den Markierungen auf der Haut. Der mediokaudale Muskelursprung muss dabei wenige Zentimeter nach kranial (Höhe unterer Warzenhof) durchtrennt werden, um so eine ausreichend große Tasche zu bilden. Bei der Präparation ist auf eine gründliche Hämostase bzw. Koagulation der interkostalen Perforatorgefäße zu achten. Ideal ist ein mittlerer arterieller Druck von ca. 75 mmHg, um potenzielle Blutungsquellen zu detektieren.

Nach Präparation der Implantattasche kann deren Höhe mit einem Lineal überprüft und bei Bedarf erweitert werden. Zur Simulation des Ergebnisses wird ein Probeimplantat eingesetzt und die Haut mit einem Tacker verschlossen. Anschließend wird der Oberkörper aufgesetzt. Vor dem Einsetzen des endgültigen Implantats wird die Tasche mit einer antibiotischen Lösung gespült. Um das Risiko einer Implantatkontamination möglichst gering zu halten, sollten mehrere Maßnahmen standardisiert erfolgen.

Dabei wird die Expositionszeit nach dem Öffnen der Implantatverpackung möglichst kurz gehalten und der Kontakt mit Oberflächen (Haut des Brustkorbs, Hände des Operateurs, Instrumente) vermieden. Dazu gehören: erneute Hautdesinfektion, Handschuhwechsel, alkoholische Reinigung der Instrumente und die Verwendung von Einführhilfen.

Der Wundverschluss erfolgt mehrschichtig mit resorbierbaren Fäden. Grundsätzlich eignen sich entweder geflochtene Fäden (z. B. Vicryl) oder synthetischer Polyesterfaden mit Widerhaken für eine fortlaufende Naht. Mit der tiefen Naht muss die IMF an der Muskelfaszie fest verankert werden, um das Risiko einer späteren Implantatdislokation zu reduzieren. Dabei sollte auf eine exakte Positionierung der Naht auf Höhe der präoperativ gezeichnete Neo-IMF geachtet werden, da es sonst zur Hauteinziehung und einem Versatz der IMF kommen kann. Bei der Verwendung von PU-beschichteten Implantaten kann auf diesen Schritt natürlich verzichtet werden. Daraufhin erfolgt die subkutane und abschließend die intrakutane Naht. Zur Versiegelung der Wunde kann zusätzlich Gewebekleber und Klammerpflaster verwendet werden.

25.2.7 Nachbehandlung

Noch auf dem OP-Tisch wird ein leichter Kompressions-BH angezogen. Alternativ kann für 1 bis 2 Tage postoperativ eine semielastische Wickelung des Brustkorbs erfolgen. Bei starker Schwellneigung wird zusätzlich der Stuttgarter Gürtel angelegt. Auf stärkere körperliche Aktivitäten und Sport sollte für die Dauer von 6 Wochen vollständig verzichtet werden.

25.2.8 Komplikationen

Bei sorgfältiger Planung und strukturierter Durchführung ist eine Brustvergrößerung als sehr komplikationsarm anzusehen. Nennenswert dabei ist eine mögliche Nachblutung, welche meist in den ersten Stunden nach einem Eingriff entsteht. Es ist daher ratsam, die Operation im stationären Rahmen durchzuführen, um frühzeitig tätig zu werden. Ein Implantatinfekt stellt eine besonders belastende Situation für die Patientin dar und erfordert viel Einfühlungsvermögen und adäquate Patientenführung vom Operateur. Bei einem putriden Infekt des Implantatlagers sind die zügige Entfernung des Implantats und ein Wiederaufbau in einem Zeitintervall von 3–4 Monaten die einzige sichere Behandlungsoption.

Komplikationen, die in Zusammenhang mit Implantatdislokation entstehen und somit zu Asymmetrien bzw. Brustdeformitäten (Synmastie, Double-bubble- oder Waterfall-Deformität) führen, offenbaren sich meist im Verlauf von mehreren Monaten. Die Behandlung derartiger Komplikationen erfordert in aller Regel einen Implantatwechsel (mit anderer Oberfläche oder Implantatdimension), Neuformung des Pockets (Kapsulotomie, Kapsuloraphie oder Versatz der IMF) oder eine Straffung der Brust. In einigen Fällen stellt das Lipofilling eine wertvolle additive Methode zur Korrektur von Deformitäten dar.

25.3 Augmentationsmastopexie

Die Augmentationsmastopexie stellt einen der komplexesten Eingriffe der Mammachirurgie dar. Auf der einen Seite wird erschlafftes Weichgewebe repositioniert und der Hautweichteilmantel gestrafft, auf der anderen Seite wird das fehlende Brustvolumen mittels Implantat bzw. Eigengewebe ersetzt. Die Komplexität solcher Eingriffe ergibt sich aus zwei Aspekten. Während eine Mastopexie der Schwerkraft entgegenwirkt, wird beim Einsetzen eines Implantats deren Einfluss auf das Gewebe verstärkt. Dies erklärt auch die deutlich höhere Revisionsrate bei diesem Eingriff.

Im postbariatrischen Patientenkollektiv ist eine Augmentationsmastopexie besonders herausfordernd. Die Brust ist oft verbreitert, elongiert und lateralisiert. Der Brusthügel ist meist in der Projektion abgeflacht und ptotisch, die Unterbrustfalte erscheint kaudalisiert. Die Mamillenposition ist nach mediokaudal gerichtet, Brustdrüsengewebe wird zunehmend durch Fettgewebe ersetzt und der Hautmantel weist oft Dehnungsstreifen auf. Die Hautqualität und -elastizität sind in der Regel stark reduziert. Vor einem Eingriff sollten alle o. g. Aspekte berücksichtigt werden, um ein möglichst optimales postoperatives Ergebnis zu erreichen.

Eine alleinige Straffung mithilfe eines Implantats bei vorausgegangener massiver Gewichtsreduktion ist nur selten möglich. In der Regel wird im Rahmen einer Straffung der MAK über eine längere Strecke nach kranial verlagert. Die Perfusion und die Innervation sollen dabei möglichst vollständig erhalten bleiben. Dies wird über die Präparation eines dermoglandulären Pedikels sichergestellt, welcher medial, kranial, kaudal oder lateral gestielt sein kann.

Eine grundlegende Überlegung vor einer Augmentationsmastopexie ist, ob das Brustvolumen über ein Implantat oder über eine Umformung des vorhandenen Drüsengewebes (Autoaugmentation) ersetzt werden kann. Die jeweiligen Vor- und Nachteile mit spezifischen Risiken sollten im Rahmen eines ausführlichen Beratungsgesprächs mit der Patientin besprochen werden. Im Folgenden werden die beiden Verfahrensarten separat beschrieben.

25.3.1 Augmentationsmastopexie mit Implantat

Prinzipiell ist ein- oder zweizeitiges Vorgehen möglich, wobei letzteres zu favorisieren ist. Zunächst wird die Brust gestrafft und dann in einem Zeitintervall von mindestens 3 Monaten augmentiert. Häufig wünschen sich aber die Patientinnen aus zeitlichen und finanziellen Gründen eine simultane Augmentation.

Im ersten Schritt wird die Brust vermessen und die Implantate werden wie zuvor beschrieben festgelegt. In Abhängigkeit des Pinch-Tests wird die Entscheidung auf epi- oder subpektorale Implantatlage gefällt. Wobei bei Patientinnen nach massiver Gewichtsreduktion tendenziell die epipektorale Lage bevorzugt wird.

Im zweiten Schritt wird über die Schnittführung bzw. das Pedikeldesign entschieden. Bei stark ptotischen oder volumenösen Brüsten mit einem Hautüberschuss bis an die laterale Thoraxwand reichend, kommt immer ein T-Schnitt zum Tragen. Je nach Hautqualität und Ausmaß des zu resezierenden Gewebes kann die Länge des Schnitts kürzer gestaltet werden, insbesondere wenn im Rahmen einer simultanen Augmentation ein größeres Implantat verwendet wird. Vorzugsweise kommen runde Implantate mit mittlerer bzw. moderater Projektion zum Einsatz. Ein I-Schnitt eignet sich für kleinere Brüste mit moderater Ptosis, wenn der Abstand zwischen der Brustwarze und IMF nicht mehr als 10 cm beträgt. Eine periareoläre Inzision eignet sich grundsätzlich nur für kleinere Brüste mit wenig Hautüberschuss, wobei der MAK um 2–4 cm angehoben werden muss (siehe auch Kap. 23) (Abb. 25.3).

Die Anzeichnung erfolgt stets an der stehenden Patientin und besteht aus folgenden Schritten:

1. Es werden die Mittellinie, IMF und Medioklavikularlinie bzw. Brustmeridian (brusthalbierende Linie, die senkrecht zur IMF verläuft) und der „Footprint" der Brust angezeichnet. Die ausgewählten Implantate werden überprüft. Die IMF muss im Rahmen einer Augmentationsmastopexie so gut wie nie versetzt werden.
2. Nun wird die neue MAK-Position auf dem Brustmeridian (Nippelhöhe mit 18–22 cm Abstand zum Jugulum) markiert.
3. Ausgehend von der existierenden IMF wird der obere Implantatpol eingezeichnet.
4. Die Oberarme werden angehoben und die Hände hinter dem Kopf verschränkt. Ausgehend von der existierenden IMF wird die Hälfte der Implantathöhe auf der Mittellinie eingezeichnet.
5. Die Arme werden nun gesenkt und eine horizontale Linie ausgehend von diesem Punkt

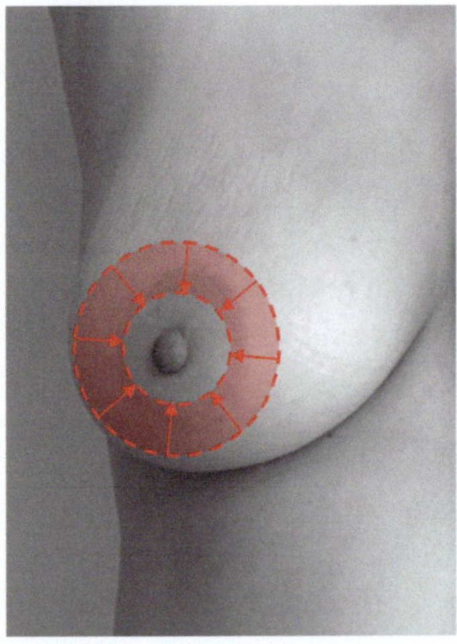
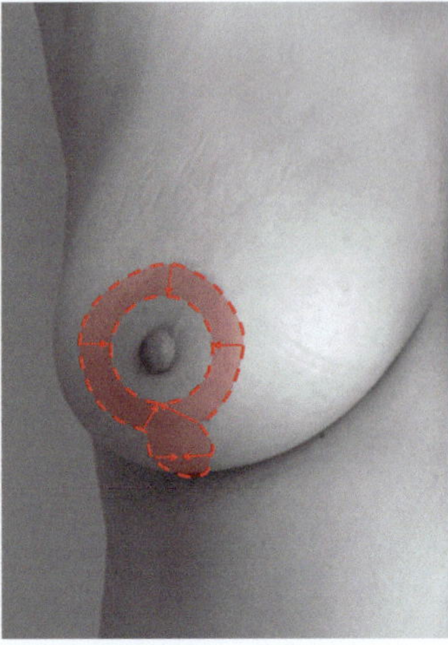
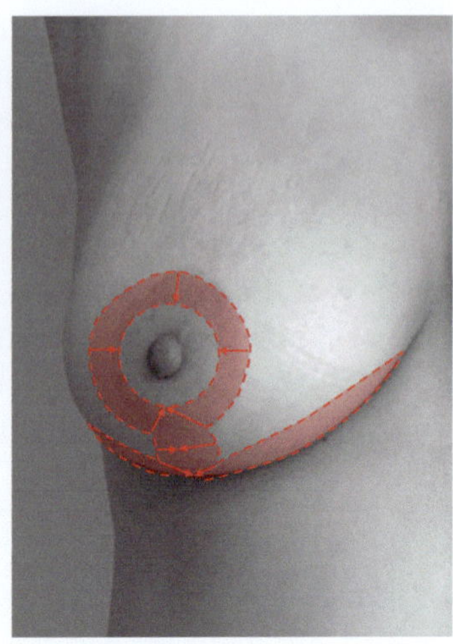

Abb. 25.3 Schematische Darstellung der Straffungsfiguren bei periareolärer Bruststraffung, sowie bei I- und T-Schnitt. (Mit freundlicher Genehmigung des Herausgebers)

zu jeder Seite markiert. Diese Linie sollte annähernd auf der Höhe der geplanten Nippelposition liegen.

6. Erneute Überprüfung der neuen MAK-Position (Abstand zum Jugulum 18–22 cm). Je nach Vorgehen wird ein kranialer, superiomedialer, kaudaler oder lateraler Stiel eingezeichnet.
7. Die Haut im unteren Brustpol wird zusammengezogen und der Hautüberschuss bei geplantem I- oder T-Schnitt eingeschätzt und markiert.

25.3.2 Operative Technik

Im Folgenden wird das operative Vorgehen mit einem superioren oder superomedialen Stiel demonstriert. Nach dem üblichen sterilen Abwaschen und Abdecken des Brustkorbes mit angelagerten Armen werden die Exzisionsfigur und der ausgewählte Pedikel nachgezeichnet. Der Zugang erfolgt über die IMF mit einer Inzision von etwa 5 cm, wobei diese in den meisten Fällen nicht versetzt werden muss. Weitere Präparation erfolgt durch das subkutane Fettgewebe, und der Rand des M. pectoralis major wird identifiziert. Nun wird auf der Muskelfaszie (epipektoral) eine ausreichend große Implantattasche entsprechend den kutanen Anzeichnungen präpariert und im Anschluss ein Probeimplantat eingesetzt. Nach temporärerem Verschluss des Pockets wird der Oberkörper aufgesetzt und die neue Position des MAK sowie das angezeichnete Resektionsausmaß der Haut überprüft. Dies kann unter Zuhilfenahme eines Hauttackers erfolgen. Stellt sich das simulierte Straffungsergebnis zufriedenstellend dar, wird über dem einliegenden Probeimplantat die Brust gestrafft. Wenn der MAK nur einige Zentimeter angehoben werden muss, reicht ein superiorer Stiel aus. Bei einer längeren Strecke empfiehlt sich ein superomedialer Stiel.

Unter Verwendung eines Areolenrings wird der MAK umschnitten. Die Ränder des Pedikels und die zu resezierende überschüssige Haut werden entsprechend der kutanen Anzeichnung umschnitten. Bei der Präparation des dermoglandulären Pedikels ist auf eine ausreichende Schichtdicke (mindestens 2 cm) zu achten, wobei das bereits eingebrachte Probeimplantat nicht exponiert werden sollte. Nun wird der Hautüberschuss in der unteren Brusthälfte zügig entfernt und die Wunde mittels Hauttacker verschlossen. Das Ergebnis wird erneut am aufgesetzten Oberkörper überprüft.

Nachdem das Probeimplantat entfernt wurde, wird die Implantattasche mit einer antibiotischen Lösung gespült und eine Redondrainage eingebracht. Vor dem Einsetzen des endgültigen Silikonimplantats werden die gleichen antiseptischen Prinzipien, wie im Abschnitt Mammaaugmentation beschrieben, eingehalten.

Bei der Endergebniskontrolle sollte sich keinerlei Rippling oder Einengung des Implantats zeigen. Am Ende erfolgen der schichtweise Wundverschluss und die Fixierung der Submammärfalte mit langsam resorbierbaren monofilen oder geflochtenen Fäden. Die Naht im Bereich der Brustwarze erfolgt ebenfalls mehrschichtig mit resorbierbaren, vorzugsweise monofilen Fäden (4–0 oder 5–0). Geflochtene Fäden können oft ästhetisch störende Fadengranulome verursachen, was bei monofilen Fäden seltener der Fall ist.

Dieses Verfahren eignet sich hervorragend bei einer moderaten Ptosis und einem Mamillen-Jugulum-Abstand (MJA) bis 30 cm. Sollte ein deutlicher längerer MJA vorliegen, so hat sich die Verwendung eines kaudal gestielten Pedikels bewährt. Auch hier kann mithilfe eines Probeimplantats das Resektionsausmaß perfekt bestimmt werden. Je länger der Pedikel und je schwerer die Brust, umso mehr Halt benötigen das gestraffte Gewebe und das einliegende Implantat. Eine weitere und sehr effektive Technik wird in Kap. 26 beschrieben.

Zur Nachbehandlung wird ein leichter Kompressions-BH noch im OP angelegt. Im Übrigen gilt, wie bei einer primäreren Mammaaugmentation, ein konsequenter Verzicht auf Sport und stärkere körperliche Aktivitäten für die Dauer von 6 Wochen.

25.3.3 Komplikationen

Eine Augmentationsmastopexie mit Implantat zeichnet sich durch eine höhere Revisionsrate aus. Das Risiko einer postoperativen Nachblutung oder eines Implantatinfekts ist ähnlich wie bei einer primären Mammaaugmentation. In den meisten Fällen handelt es sich um Probleme, die sekundär in Erscheinung treten. Häufig ist die Hautqualität und -elastizität im postbariatrischen Patientenkollektiv stark reduziert, was zum Tiefertreten der Implantate und somit zur Deformierung der Brust führen kann. Folglich sollten texturierte Implantatoberflächen verwendet werden. Des Weiteren spielt das Implantatvolumen bzw. Gewicht eine wichtige Rolle, wobei die Wirkung der Schwerkraft auf das Weichgewebe verstärkt und das langfristige Operatoinsergebnis negativ beeinflusst werden. Um derartige Komplikationen zu umgehen, wird eher das zweizeitige Vorgehen favorisiert.

MAK-Nekrose stellt bei sorgfältiger Pedikelpräparation unter Erhalt des subdermalen Plexus und ausreichender Schichtdicke eine sehr seltene Komplikation dar. Weitere relevante Risikofaktoren sind ein außerordentlich langer Mamillen-Jugulum-Abstand (>36 cm) und Nikotinkonsum. Partielle Durchblutungs- bzw. Wundheilungsstörungen des MAK unmittelbar postoperativ erfordern in aller Regel keine Revisionsoperation und heilen in aller Regel sekundär ab.

Verbreiterte störende Narben oder „Dog Ears“ sind eher ein Grund für einen Korrektureingriff. Insbesondere periareolär kann es zur verbreiterten Narbenbildung und Einziehung des Warzenhofs kommen. Eine Narbenkorrektur bzw. Nachstraffung sollte jedoch frühestens nach 9 Monaten erfolgen.

25.3.4 Autoaugmentationsmastopexie

Für die Einteilung des Schweregrades einer Brustdeformität nach massiver Gewichtsreduktion eignet sich die die Pittsburgh-Rating-Skala, während die Klassifikation nach Regnault die alleinige Brustptosis beschreibt (siehe auch Kap. 4. und 23.). Bei Patientinnen nach massivem Gewichtsverlust zeigt sich die Brust oft flach und ptotisch, Brustbasis verbreitert, IMF kaudalisiert, MAK nach medial gerichtet.

Mithilfe einer alleinigen Straffung kann in vielen Fällen kein optimales Ergebnis erzielt werden. Unter Berücksichtigung der möglichen Komplikationen einer Augmentationsmastopexie mit Silikonimplantat (Infektion, Kapselfibrose, Dislokation, Wechsel im Verlauf), stellt die Autoaugmentation bei ausreichend vorhandenem residualem Gewebe eine komplikationsärmere Alternative zur Wiederherstellung der Brustform dar. Es sind bereits mehrere Techniken der Autoaugmentation (Ribeiro-Technik, LICAP-basierte Lappenplastiken, „spiral flap") beschrieben worden (siehe auch Kap. 23 und 24). Das gemeinsame Prinzip operativer Verfahren beruht darauf, das vorhandene Brustgewebe im Sinne einer (oder Kombinationen mehrerer) dermoglandulären Lappenplastiken zu heben und das Volumendefizit durch Gewebetransposition und Suspension auszugleichen.

25.3.5 Präoperative Anzeichnung

1. Es werden die Mittellinie, IMF und Medioklavikularlinie der Brust angezeichnet.
2. Nun wird die neue MAK-Position auf dem Brustmeridian (Nippelhöhe mit 18–22 cm Abstand zum Jugulum) markiert.
3. Ausgehend von der neu definierten MAK-Position werden der mediale und laterale Steg mit einer Länge von ca. 10–11 cm eingezeichnet.
4. Nun kann vom Ende dieser Linien eine Verbindungslinie zum medialen und lateralen Ende der IMF gezeichnet werden.
5. Je nach Vorgehen kann nun ein kaudaler, zentraler oder superomedialer Stiel eingezeichnet werden.

Eine Bruststraffung mit einer Autoaugmentation basiert in den meisten Fällen auf einem zentralen bzw. zentrokaudalen Stiel. Auch ein etwas breiter gestalteter superiomedialer oder kaudaler Pedikel bieten in ausgewählten Fällen genügend Volumen, das in den oberen Brustpol transpositioniert werden kann.

25.3.6 Operative Technik

Im Folgenden wird das operative Vorgehen am Beispiel eines zentrokaudalen Stiels unter Präparation zweier dermoglandulärer Lappen als Autoimplantat nach Wise demonstriert.

Nach üblicher präoperativer Vorbereitung erfolgt die Nachzeichnung der neuen MAK-Position und der Exzisionsfigur. Unter Zuhilfenahme eines Hauttackers kann die geplante Hautresektion an der aufgesetzten Patientin perfekt überprüft werden. Unter Verwendung eines 42-mm-Areolenrings werden der MAK und die Exzisionsfigur umschnitten. Im Anschluss erfolgt die Deepithelialisierung des mamillentragenden Dreiecks unter Belassung des MAK mit darauffolgender Deepithelialisierung des zur Autoaugmentation notwendigen medialen und lateralen dermoglandulären Lappens. Die Präparation des medialen und lateralen Lappens erfolgt bis auf die Faszie der Thoraxwand. Anschließend werden beide Lappen unter Schonung der interkostalen Perforatorgefäße nach medial mobilisiert.

Im Anschluss wird das epipektorale Fach für das zu bildende Autoimplantat nach kranial, bis zur 1. Rippe präpariert. Dabei ist auf eine ausreichende Schichtdicke des Hautweichteilmantels (ca. 1,5 cm) zu achten. Der zentrale Anteil des Pedikels wird nun am Periost der 2. Rippe mit einem kräftigen PDS- oder Vicryl-Naht auf Höhe des Brustmeridians suspendiert. Als Nächstes wird der laterale und mediale Lappen nach ausreichender Mobilisation nach kraniomedial (Höhe der zentralen Suspension) eingeschwenkt und an der Thoraxwand in gleicher Weise periostal suspendiert. In einigen Fällen erfolgt die Suspension des dermoglandulären Lappens etwas tiefer (Höhe der 3. Rippe). Zur Formung des Autoimplantats erfolgt die dermale Plikatur beider Lappen an den Pedikel mit einer fortlaufenden Naht (Vicryl 2–0). Zur Verkürzung des MAK-IMF-Abstands und Verbesserung der Projektion des unteren Brustpols wird, etwa 5 cm unterhalb des Nippels, eine Plikatur des Pedikels gesetzt. Nach temporärem Wundverschluss mittels Hauttacker wird der Oberkörper zur Ergebniskontrolle aufgerichtet. Bei zufriedenstellendem Ergebnis erfolgt nach Einbringen einer Redondrainage der übrige schichtweise Wundverschluss, wie im Abschnitt „Augmentationsmastopexie mit Implantat" beschrieben.

25.3.7 Komplikationen

Die Komplikationsraten nach einer Bruststraffung ohne Silikonimplantat sind vergleichsweise niedrig. Neben einer Hämatombildung werden in wenigen Fällen Serome beobachtet, welche problemlos mittels Punktion behandelt werden. Bei einem Verhalt mit begleitenden Infektionszeichen sollte auch an eine Lappennekrose gedacht werden.

Wunddehiszenzen im Bereich des MAK oder am T-Schnitt heilen in aller Regel unter adäquater Wundpflege sekundär problemlos ab. Brustwarzennekrosen sind bei sorgfältiger Pedikelpräparation nur sehr selten. Eine venöse Stauung oder eine partielle Nekrose des MAK erfordert in den meisten Fällen keine operative Therapie.

Erstrebenswert nach einer Autoaugmentation bzw. Bruststraffung ist eine langfristige Formstabilität mit einem erhaltenen oberen Brustpol und ausbleibendes Bottoming-out. Ein besonderes Augenmerk sollte daher sowohl auf die Wahl des Pedikeldesigns als auch auf eine adäquate Suspension, Plikation und Formung des Autoimplantats gelegt werden. Letztlich spielen auch biologische Faktoren (reduzierte Bindegewebsqualität und Hautelastizität, Grad der Brustdeformität) eine entscheidende Rolle für das Zustandekommen des postoperativen Endergebnisses.

Literatur

Adams WP Jr, Mallucci P (2012) Breast augmentation. Plast Reconstr Surg 130:597e–611e

Hall-Findlay EJ, Shestak KC (2015) Breast Reduction. Plast Reconstr Surg 136:531e–544e

Losken A (2010) Breast reshaping following massive weight loss: principles and techniques. Plast Reconstr Surg 126:1075–1085

Mallucci P, Branford OA (2016) Design for Natural Breast Augmentation: The ICE Principle. Plast Reconstr Surg 137:1728–1737

Montemurro P, Adams WP Jr, Mallucci P et al (2020) Why Do We Need Anatomical Implants? the Science and Rationale for Maintaining Their Availability and Use in Breast Surgery. Aesthetic Plast Surg 44:253–263

Nahabedian MY (2011) Breast deformities and mastopexy. Plast Reconstr Surg 127:91e–102e

Reichenberger MA, Biedermann N, Germann G (2011) Aesthetic breast augmentation. Chirurg 82:782–788

Rubin JP, Khachi G (2008) Mastopexy after massive weight loss: dermal suspension and selective autoaugmentation. Clin Plast Surg 35:123–129

Song AY, Jean RD, Hurwitz DJ (2005) A classification of contour deformities after bariatric weight loss: the Pittsburgh Rating Scale. Plast Reconstr Surg 116:1535–1544; discussion 1545–1536

Erweiterte Augmentationsmastopexie mittels Double-Inner-Bra-Technik (DIB)

26

Melodi Motamedi

Inhaltsverzeichnis

Die Komplikationsrate einer Augmentationsmastopexie (AMP) liegt bei 23 % im Vergleich zu einer primären Augmentation bzw. Mastopexie (1,7 %) (Spear et al. 2009). Allein diese Zahlen belegen bereits, dass es sich bei der Augmentationsmastopexie um eine komplexe Prozedur handelt. Ursächlich hierfür ist die Kombination zweier grundsätzlich gegensätzlicher Verfahren – die Verkleinerung mit einer gleichzeitigen Vergrößerung der Brust. Die Datenlage zur Komplikationsrate der Augmentationsmastopexie insbesondere bei postbariatrischen Patientinnen ist spärlich. Eine Studie von Coombs et al. zeigt, dass es bei ca. 17 % aller Patientinnen innerhalb der ersten 3 Monate zu einer frühzeitigen rekurrenten Ptosis kommt. Bei nahezu 62 % aller postbariatrischen Patientinnen käme es zu einer Malposition des Implantats in den ersten 12 Monaten (Coombs et al. 2017).

Die Gesamtkomplikationsrate der AMP wird in verschiedenen Studien unterschiedlich angegeben, die Angaben zur Revisionsrate dieser Operation rangieren zwischen 15 und 30 % (Spear et al. 2003; Zucal et al. 2023).

Neben dem Hämatom und Serom ist die gefürchteste Frühkomplikation die Wundheilungsstörung, insbesondere am T-Punkt bei inverser T-förmiger Straffungsfigur, welche im schlimmsten Fall mit einem freiliegenden Implantat bzw. Imlpantatverlust enden kann. Wundheilungsstörungen kommen bei postbariatrischen Patientinnen häufiger vor als bei denen der „Normalbevölkerung", ursächlich hierfür ist in der Regel eine Malnutrition bedingt durch den bariatrischen Eingriff bzw. Incompliance bei der Einnahme der Nahrungsergänzungsmittel (Agha-Mohammadi und Hurwitz 2008).

Als Spätkomplikation sind vor allem die Implantatmalposition (Bottoming-out, Lateralisation etc.) und die erneute Ptosis der Haut (Waterfall-Deformität) zu nennen. Insbesondere das laxe Gewebe mit Verlust der Elastizität des Hautweichteilmantels kombiniert mit dem häufig vorliegenden großen Hautüberschuss stellt eine

M. Motamedi (✉)
Klinik für Plastische und Ästhetische Chirurgie, Handchirurgie, Sana Klinikum Hameln-Pyrmont, Hameln, Deutschland
E-Mail: melodi.motamedi@sana.de

A. Gueven und S. Allert (Hrsg.), *Postbariatrische Chirurgie*, https://doi.org/10.1007/978-3-662-69269-1_26

große operative Herausforderung dar (Hammond et al. 2013). Betrachtet man die aktuelle Studienlage sowie auch die klinische Erfahrung der Autoren, handelt es sich zusammenfassend bei der Augmentationsmastopexie von postbariatrischen Patientinnen um eine komplexe und komplikationsreiche Prozedur.

Es gibt verschiedene Ansätze zur Vorgehensweise der operativen Technik der AMP. Bereits viele plastische Chirurgen haben sich mit den oben beschriebenen Problematiken auseinandergesetzt und unterschiedliche operative Herangehensweisen entwickelt, um diesen zu begegnen. Eine Möglichkeit zur Implantatstabilisierung stellt z. B. die zusätzliche Präparation eines myofazialen Lappens dar, welcher als „Inner-Bra-Fixation" fungiert, um eine Malposition des Implantats nach kaudal und lateral zu verhindern (Borovikov 2004). Roy de Vita et al. haben bereits 2017 die Präparation eines inferior gestielten dermoglandulären Lappens, welcher das Implantat abdecken und schützen soll, veröffentlicht. Zuletzt hat Dr. Ruth Graf diese beiden Techniken modifiziert und kombiniert, um insbesondere den Herausforderungen der AMP mit glatten Implantaten zu begegnen (Graf und Ono 2022). Die Autoren sind der Meinung, dass diese Techniken mit einigen Modifikationen sich ausgezeichnet zur Augmentationsmastopexie bei postbariatrischen Patientinnen eignen. Insbesondere bei den Patientinnen, die eine Ptosis 2. bis 3. Grades und einen höhergradigen Hautüberschuss aufweisen. Daher möchten wir die „Double-Inner-Bra-Technik" (DIB) im Folgenden vorstellen.

26.1 Anzeichnung

Die Patientin wird wach und stehend angezeichnet. Zunächst erfolgt die Markierung der Mittellinie, der IMF beidseits sowie der vorderen Axillarlinie als seitliche Begrenzung der Brust. Anschließend wird die Verbindungslinie zwischen dem mittleren Schlüsselbeindrittel und des Nippels (Medioklavikularlinie) angezeichnet. Auf dieser Verbindungslinie wird die neue MAK-Position definiert. Nun wird die neue Nippelposition mithilfe des Pitanguy-Manövers festgelegt. Anschließend wird das Lejour-Manöver genutzt, um die Breite der Resektionsfigur festzulegen, und der neue Warzenvorhof markiert. In der Regel rangiert die neue MAK-Position (oberer Rand des Warzenvorhofs) zwischen 17 und 19 cm Jugulum-Mamillen-Abstand (JMA). Die Steglänge wird mit 5–7 cm festgelegt (Abb. 26.1).

Diese Technik kann als I- aber auch inverse T-Straffung durchgeführt werden, dies ist abhängig vom Grad der Ptosis sowie dem zu resezierenden Hautüberschuss. Grundsätzlich empfehlen wir bei einer erstgradigen Ptosis eine periareoläre Straffung, bei einer zweitgradigen Ptosis eine Straffung nach Lejour und bei einer drittgradigen Ptosis mammae eine inverse T-Straffung (Regnault 1966) (Abb. 26.2).

Anschließend wird der Fußabdruck des zu verwendenden Implantats angezeichnet (Abb. 26.1). Hierfür markiert man den medialen Implantatrand 1–2 cm lateral von der Mittellinie, um eine Symmastie zu vermeiden und markiert dann die Höhe und Breite des zukünftigen Implantats und berücksichtigt, dass

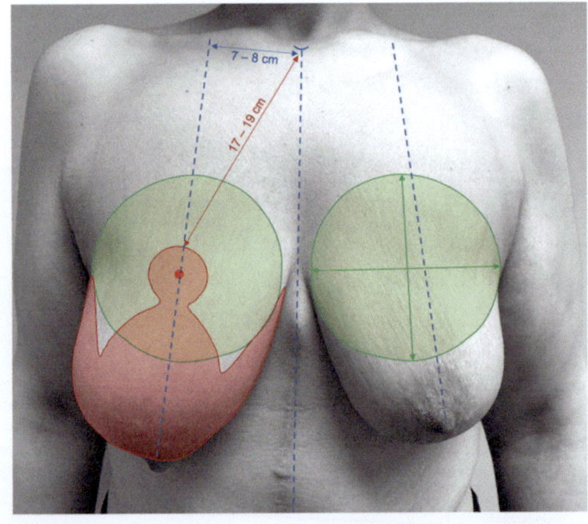

Abb. 26.1 Schematische Anzeichnung des Operationsplans. Mittellinie und Medioklavikularlinie in Blau, Resektionsareal der Haut in Rot und Implantatlager in Grün

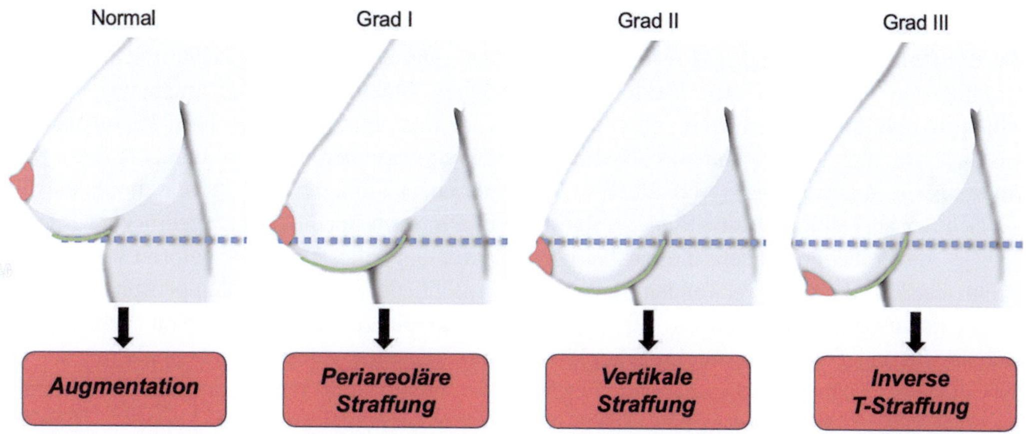

Abb. 26.2 Schematische Darstellung der Gradanteilung der Brustptosis nach Regnault und die empfohlene operative Technik

die vordere Axillarlinie als seitliche Begrenzung der Brust eingehalten werden sollte.

26.2 Operative Technik

Die Operation beginnt mit dem Ausstanzen der MAK beidseits mit dem 38-mm-Mamillotom. Es folgt das Umschneiden der Resektionsfigur und Entepithelisieren der gesamten Resektionsfigur.

Anschließend erfolgt die Präparation eines inferior gestielten dermoglandulären Lappens. Die Unterminierung dieses Lappen sollte ca. 1–2 cm kranial der IMF beendet werden, damit die IMF nicht destabilisiert wird. Anschließend folgt die Präparation eines mediokranialen Stiels mit einer Stielbreite von 5–6 cm für die MAK-Durchblutung. Nun wird das Implantatlager gemäß der präoperativen Markierungslinien geformt. Wir präferieren ein subfaziales Pocket (Graf et al. 2003). Grundsätzlich sollte das Implantatlager eng gehalten und konservativ nach lateral präpariert werden. Im kranialen Anteil der Brust können, sofern ein subfaziales Pocket präpariert wurde, Muskelfasern in den bereits gehoben Drüsen-Faszien-Lappen miteingeschlossen werden, sodass das zukünftige Implantat nicht nur von Drüse und Faszie im kranialen Anteil bedeckt wird, sondern auch von Muskelfasern. Diese Vorgehensweise bezeichnen manche Autoren als sog. „Dual-Plane-4-Technique“ (Abb. 26.3). Schlussendlich wird ein laterokaudal basierter myofaszialer Lappen gehoben. Hierfür inzidiert man den M. pectoralis major

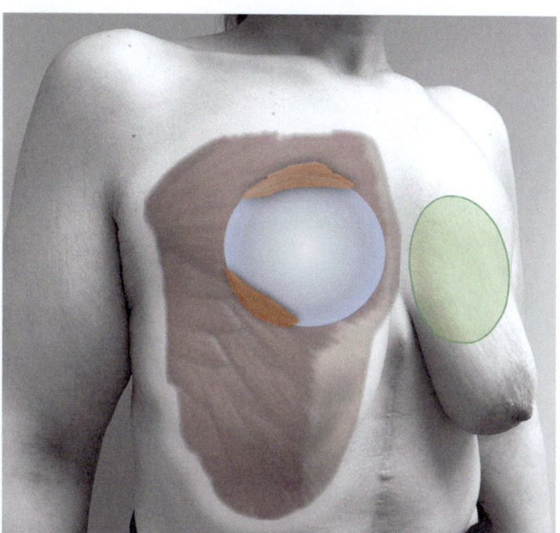

Abb. 26.3 Schematische Darstellung des Implantatlagers (grün) und der Implantatlage subfaszial direkt auf dem M. pectoralis major mit den bedeckenden Muskelfasern im kranialen Anteil (im Drüsen-Faszien-Lappen) sowie im kaudalen Anteil durch den laterobasalen myofaszialen Lappen

auf einer Breite von ca. 7–9 cm, ca. 5–7 cm kranial der IMF an der lateralen Brustbegrenzung. Anschließend hebt man den Pektoralismuskellappen und löst ihn so weit, dass man in der Lage ist, diesen später an die angehobene Muskelfaszie zurückzunähen (Abb. 26.4).

Nach der ausgiebigen Blutstillung erfolgt die Einlage von Probeimplantaten, die wir bei postbariatrischen AMP immer verwenden. Bezüglich der Implantatwahl bevorzugen die Autoren Implantate mit einer grobtexturierten Oberfläche, insbesondere wenn Implantate anatomischer Form verwendet werden sollen bzw. gewünscht sind. Nach Einlage der definitiven Implantate wird zunächst der myofasziale Lappen mit ein bis zwei Nähten mit 2–0 Vicryl an die Faszie hinter dem mediokranialen Stiel fixiert (myofaszial-laterobasaler Lappen). Ein kompletter Verschluss des Pockets auf diese Art ist nicht möglich, da dies viel zu eng wäre. Eine Fältelung des Implantats im kaudalen Pol durch diese Nahttechnik kann vorkommen und auch toleriert werden. Diese ein bis zwei Nähte reichen zur seitlichen Stabilisierung des Implantats aus, um eine Implantatdislokation nach lateral und kaudal zu verhindern. Zudem fungieren diese Nähte als erster „innerer BH“, da das Implantat hierdurch nach mediokranial gedrückt wird, wodurch ein volles Dekolleté geformt werden kann. Anschließend wird die Lappenspitze des dermoglandulären Lappens soweit gekürzt, über das Implantat gelegt und ebenfalls mit der Faszie hinter dem mediokranialen Stiel vernäht (dermoglandulär-inferiorer Lappen). Hierdurch wird das Brustgewebe nochmals von innen gestrafft, wodurch das Implantat im Sinne eines zweiten inneren BHs zusätzlich stabilisiert wird. Zudem wird das Implantat mit ausreichend Gewebe bedeckt, und der Verschluss des Implantatlagers sowie der Verschluss der Haut am T-Punkt bzw. in der IMF befinden sich in unterschiedlichen Ebenen, wodurch das Implantat in Fällen

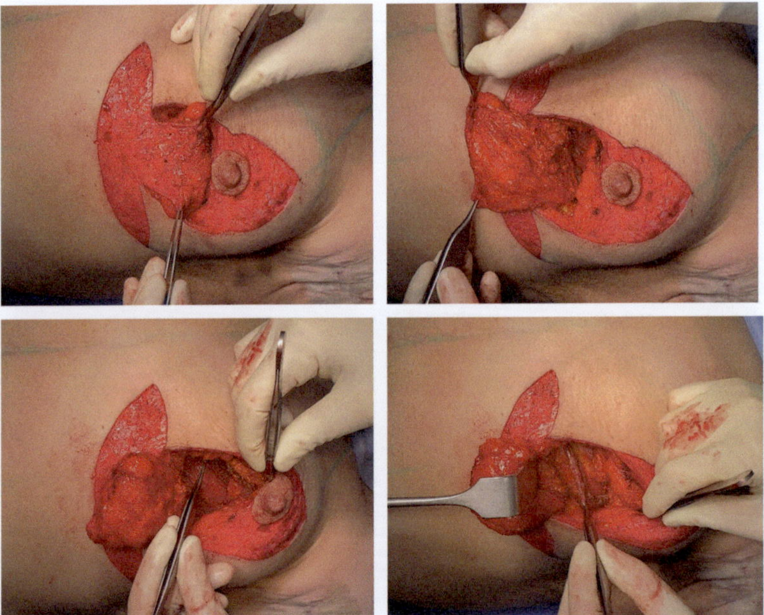

Abb. 26.4 Intraoperativer Befund nach abgeschlossener Präparation. Vollständig entepithelisierte Resektionsfigur und präparierter inferior gestielter dermoglandulärer Lappen (a). Der dermoglanduläre Lappen ist nach inferior weggeklappt, die subfasziale Präparation des Pockets ist darunter zu erkennen (b). Im oberen Anteil des subfaszialen Pockets wurden einige Muskelfasern in den Lappen inkludiert (c). Präparierter laterokaudal basierter Muskellappen des M. pectoralis major (d)

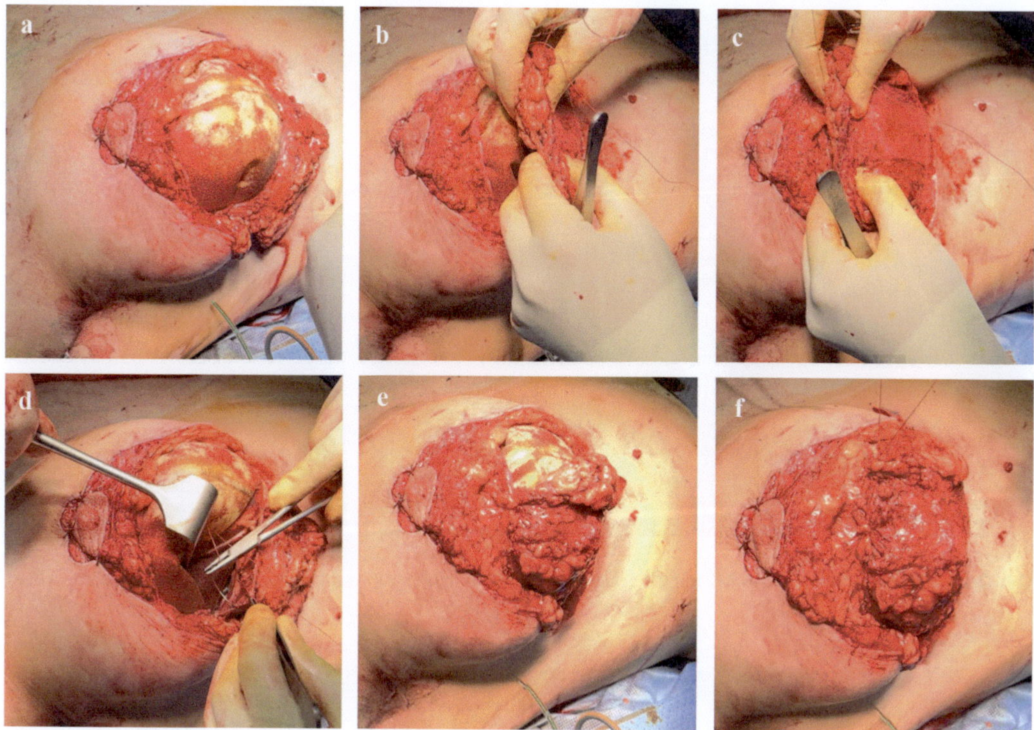

Abb. 26.5 Operationsschritte nach Einlage des Implantats (a), zur Stabilisierung und Bedeckung des inferioren Pols (b, c). Fixierung des laterokaudalen myofaszialen Lappens an die Faszie hinter dem mediokranialen Stiel (d). Vernähen des inferioren dermoglandulären Lappens an die Faszie hinter dem mediokranialen Stiel von lateral nach medial (e, f)

von Wundheilungsstörungen, insbesondere am T-Punkt, ausreichend geschützt ist (Abb. 26.5).

Der Hautverschluss erfolgt zweischichtig, nachdem in Beach-chair-Position der Abgleich auf Symmetrie erfolgt ist. An der MAK verwenden die Autoren die sog. „interlocking suture technique", welche durch Hammond erstmalig beschrieben wurde (Hammond et al. 2007). Hierzu verwenden wir die Monotex 2–0 Fäden der Firma Surgiglide (Grand Rapids, USA) (Abb. 26.6). Der Hautverschluss an der MAK erfolgt dann mit 4–0 Monocryl als fortlaufende Intrakutannaht.

26.3 Postoperatives Management

Direkt postoperativ werden die Patientinnen gewickelt. Anschließend wird für 6 Wochen tags und nachts ein Kompressions-BH mit Stuttgarter Gurt getragen. In diesem Zeitraum sollte auch kein Sport und kein schweres Heben betrieben werden, um ein optimales Ergebnis nicht zu gefährden (Abb. 26.7). Die weiteren Maßnahmen decken sich mit den konventionellen Augmentationsmastopexien (siehe auch Kap. 25.), regelmäßige Kontrolluntersuchungen sollten min-

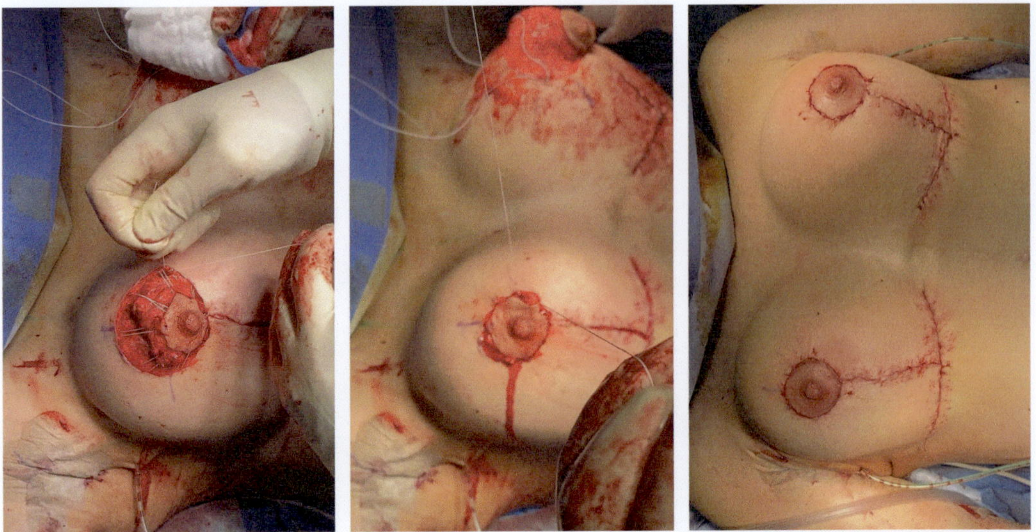

Abb. 26.6 Hautverschluss der MAK mittels „interlocking suture technique" (a, b) und intrakutaner Hautnaht (c)

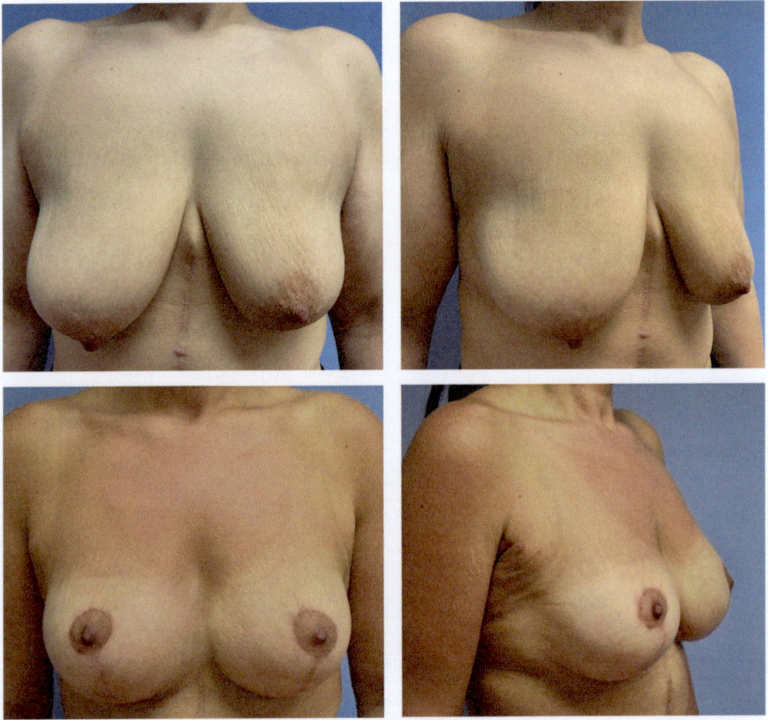

Abb. 26.7 Patientin nach massivem Gewichtsverlust vor (obere Reihe) und 1 Jahr nach (untere Reihe) Augmentationsmastopexie in beschriebener Technik

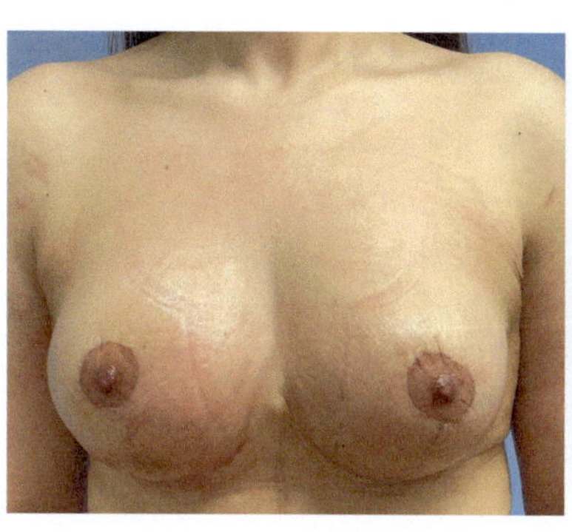
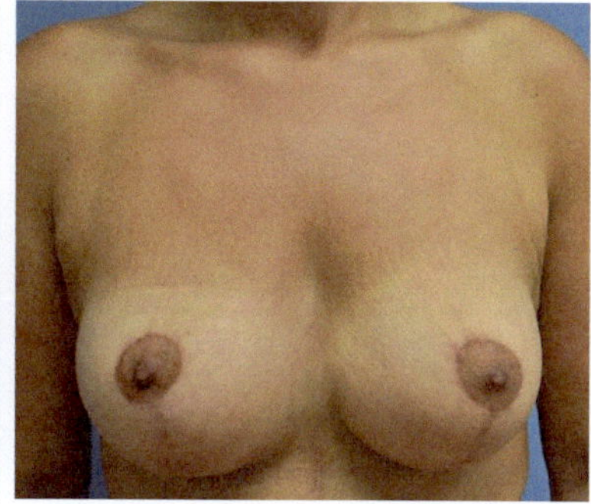

Abb. 26.8 Patientin aus 26.7 sechs Wochen (a) und 1 Jahr postoperativ

destens bis zu einem Jahr nach der Operation durchgeführt werden (Abb. 26.8):

Literatur

Agha-Mohammadi S, Hurwitz DJ (2008) Nutritional deficiency of post-bariatric surgery body contouring patients: what every plastic surgeon should know. Plast Reconstr Surg 122(2):604–613

Borovikov A (2004) Use of myofascial flaps in aesthetic breast surgery. Aesthet Surg J 24(4):331–341

Coombs DM, Srivastava U, Amar D et al (2017) The challenges of augmentation mastopexy in the massive weight loss patient: technical considerations. Plast Reconstr Surg 139(5):1090–1099

de Vita R, Zoccali G, Buccheri EM (2017) The balcony technique of breast augmentation and inverted-t mastopexy with an inferior dermoglandular flap. Aesthet Surg J 37(10):1114–1123

Graf R, Ono MCC (2022) Invited discussion on: mastopexy with an implant and the making of a horizontal flap of the upper pedicle, simulating an internal bra. Aesthetic Plast Surg 46(1):22–24

Graf RM, Bernardes A, Rippel R et al (2003) Subfascial breast implant: a new procedure. Plast Reconstr Surg 111(2):904–908

Hammond DC, Armstrong SD, Loffredo M et al (2013) Chapter 14: Breats shaping after massive weight loss, implant based. In: Rubin JP, Jewell ML, Richter DF et al (eds) Body contouring and liposuction, 1st Aufl. Saunders Elsevier, S 139–148

Hammond DC, Khuthaila DK, Kim J (2007) The interlocking gore-tex suture for control of areolar diameter and shape. Plast Reconstr Surg 119(3):804–809

Regnault P (1966) The hypoplastic and ptotic breast: a combined operation with prosthetic augmentation. Plast Reconstr Surg 37(1):31–37

Spear SL, Dayan JH, Clemens MW et al(2009) Augmentation mastopexy. Clin Plast Surg 36(1):105–15, vii; discussion 117

Spear SL, Low M, Ducic I (2003) Revision augmentation mastopexy: indications, operations, and outcomes. Ann Plast Surg 51(6):540–546

Zucal I, Tremp M, Duscher D et al (2023) Augmentation-mastopexy: analysis of 95 consecutive patients and critical appraisal of the procedure. J Clin Med 12(9):3213

Teil VIII
Männliche Brust

Die Anatomie der männlichen Brust und des männlichen Oberkörpers erfährt beträchtliche Veränderungen infolge von Adipositas und einem nachfolgenden Gewichtsverlust.

Diese Veränderungen äußern sich in der Bildung von Hautüberschüssen, welche zu einer Ptose der Brust führen. Zudem verlagern sich die Inframammärfalten nach lateral und kaudal, sodass hinzukommend seitliche Brust-, Oberbauch- und Rückenrollen entstehen.

Nicht selten ist die hängende männliche Brust nach massivem Gewichtsverlust auch mit einer Gynäkomastie oder Pseudogynäkomastie verbunden. Eine entsprechende Diagnostik vorab ist obligat.

Je nach individuellen Hautüberschüssen stehen verschiedene chirurgische Optionen zur Verfügung, wobei die angrenzenden anatomischen Gebiete mitbeachtet werden sollten. So kann die Bruststraffung mit Straffungen des oberen Bauches, des lateralen Thoraxes bis zum Rücken und auch hin zu einer Oberarmstraffung kombiniert werden.

Nicht zuletzt spielt auch bei der männlichen Bruststraffung die ästhetische Komponente eine große Rolle, um den Ansprüchen der Patienten gerecht zu werden.

Anatomische Grundlagen der männlichen Straffung

27

Asım Gueven

Inhaltsverzeichnis

Der männliche Oberkörper bzw. die männliche Brust wird oft erheblich durch den Prozess des massiven Gewichtsverlusts verändert. Die Hautüberschüsse führen zu einem Hängen der Brüste, mit Abrutschen der Inframammärfalte (IMF) nach lateral, sowie zur Ausbildung von seitlichen Brust-, Oberbauch und Rückenrollen, die teilweise als großflächige Lappen aufeinander zu liegen kommen. In der Frontansicht imponiert eine Art Tannenbaumphänomen, das ein symmetrisches Herabhängen der Hautüberschüsse von medial nach laterokaudal beschreibt (Abb. 27.1).

Nicht selten ist die hängende männliche Brust mit einer Gynäkomastie, also einer Vergrößerung der Brustdrüsen selbst (Gynaecomastia vera), verbunden. Falls ein erheblicher subkutaner Fettgewebsüberschuss in den Brüsten vorhanden ist, was trotz des Gewichtsverlustes noch durchaus sein kann, wird dies als Pseudogynäkomastie bezeichnet.

In der klinischen Untersuchung sollte auch beim Mann neben der Hautqualität und der subkutanen Fettgewebsdicke an der Brust stets die Brustdrüse palpiert und beurteilt werden. Dazu sollte auch die muskuloskeletale Anatomie des Thorax beachtet werden, um Asymmetrien, z. B. durch eine Skoliose, einzuschätzen und in die Operationsplanung miteinbeziehen zu können.

> Bei dem klinischen Verdacht einer Gynäkomastie sollte diese entsprechend mitbehandelt werden. Eine präoperative Bildgebung und Labordiagnostik mit urologischer und endokrinologischer Vorstellung sowie eine pathologische Untersuchung des exzidierten Brustdrüsenanteils sollten dabei beachtet werden.

Je nach individuellem Hautüberschuss stehen verschiedene chirurgische Optionen zur Verfügung, wobei die angrenzenden anatomischen Gebiete

A. Gueven (✉)
Livion, Hamburg, Deutschland
E-Mail: info@asimgueven.com

A. Gueven und S. Allert (Hrsg.), *Postbariatrische Chirurgie*, https://doi.org/10.1007/978-3-662-69269-1_27

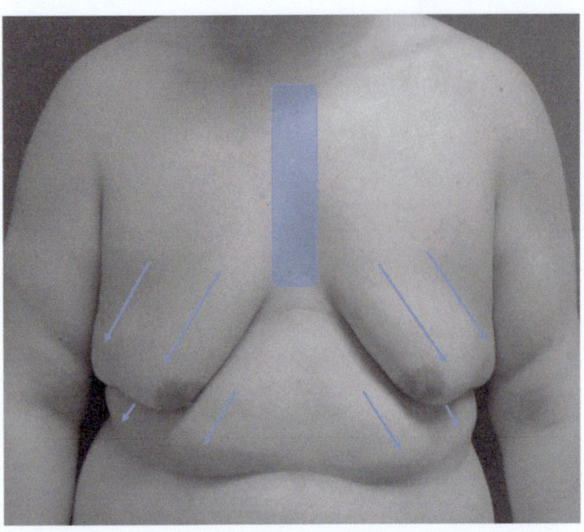

Abb. 27.1 Männlicher Oberkörper nach massivem Gewichtsverlust mit hängender Brust und Oberbauchrollen, die aufgrund der blau markierten Adhärenzzone über dem Sternum insgesamt nach laterokaudal absacken, wie durch die blauen Pfeile gekennzeichnet (Tannenbaumphänomen)

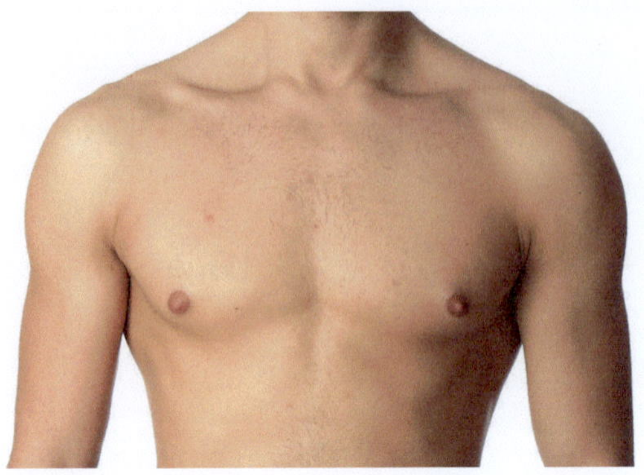

Abb. 27.2 Männlicher Oberkörper mit normwertigem BMI und sichtbarer muskuloskeletaler Anatomie

mitbeachtet werden sollten. Die Brustregion geht nach kaudal in die Oberbauchregion über, dem lateralen Thorax folgt nach posterior der obere Rücken und nach laterokranial die Axilla und die Oberarme. Die Operationstechniken können dementsprechend in diese Regionen erweitert werden, um Oberbauchrollen („upper abdominal rolls"), laterale Thoraxausläufer oder „Bra Rolls" bis hin zum Rücken (siehe auch Kap. 17) oder auch Hautüberschüsse an Axilla und Oberarmen (siehe auch Kap. 31) zu behandeln. Die Gesamtkombination dieser Eingriffe wird auch als Upper Bodylift bezeichnet.

Der normale männliche Oberkörper mit geringer Haut-Fett-Schicht ist fest mit der darunterliegenden muskuloskeletalen Anatomie verbunden. Die Inframammärfalte hat eine halbkreisförmige Form, wobei sie sich seitlich dem Verlauf des M. pectoralis major folgend nach oben erstreckt (Abb. 27.2). Eine Ausbildung von Gewebsüberschüssen oder Rollen ist nicht vorhanden. Diese kommen erst durch die Zunahme von subkutanem Fettgewebe zustande. Die Adhärenzzone der Brust befindet sich medial über dem Sternum (Abb. 27.1), sodass hier kaum subkutanes Fettgewebe eingelagert wird und diese Haut fest an den tieferliegenden Faszien verbleibt. Nach lateral wird allerdings Fettgewebe aufgebaut und die Haut gedehnt.

Nach dem Gewichtsverlust wirken die medialen Adhärenzzonen wie eine Art Haken, an denen das laterale Gewebe förmlich aufgehangen herabhängt. Auch die Inframammärfalte folgt diesem Muster. Obwohl sie selbst auch eine Art Adhärenzzone darstellt und die Haut einzieht, ist diese eher nach medial hin ausgeprägt. Dort befindet sie sich meist noch recht nah an der ursprünglichen (normalen) Position, wohingegen sie nach lateral deutlich stärker abrutscht.

Als wichtige anatomische Kennzeichen der männlichen Brust, die es zu rekonstruieren gilt, sind die Unterbrustfalte und die Position des Mamillen-Areolen-Komplexes (MAK) zu nennen (Abb. 27.3).

Der Unterrand des M. pectoralis major dient als zuverlässige anatomische Landmarke für die neue Inframammärfalte (Abb. 27.4).

Die Position des Mamillen-Areolen-Komplexes befindet sich bei 75 % der Männer im 4. Interkostalraum (ICR) und bei 23 % im 5. ICR (Beer et al. 2001). Zur genauen Ermittlung der Lage und Positionierung des MAK gibt es diverse Arbeiten und Algorithmen in der Literatur, die sich wiederum an verschiedenen

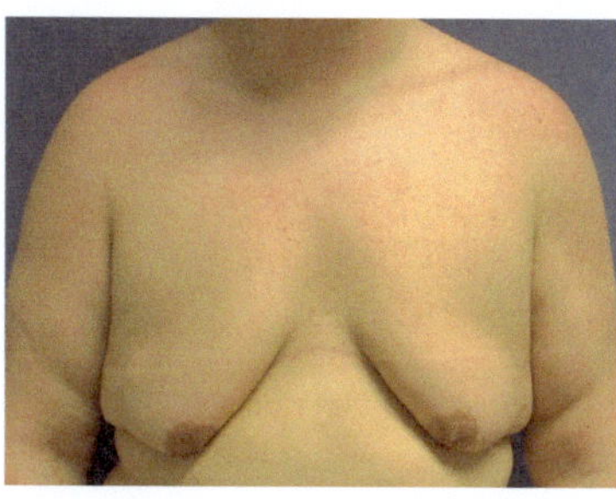

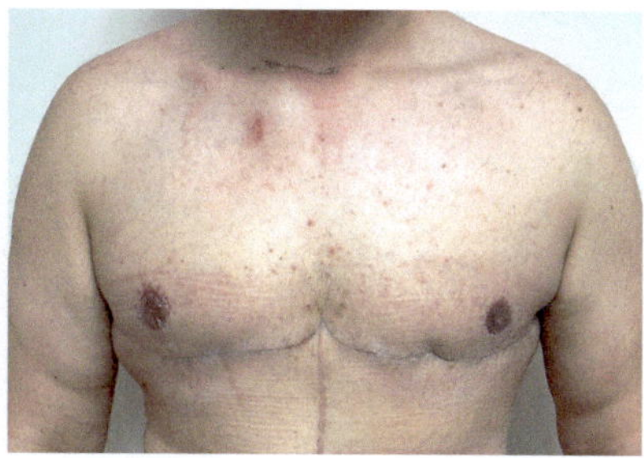

Abb. 27.3 Patient aus Abb. 27.1 vor und nach einer Bruststraffung mittels inframammärer Mastektomie mit freiem Transfer des Mamillen-Areolen-Komplexes (und Zustand nach FDL-Abdominoplastik)

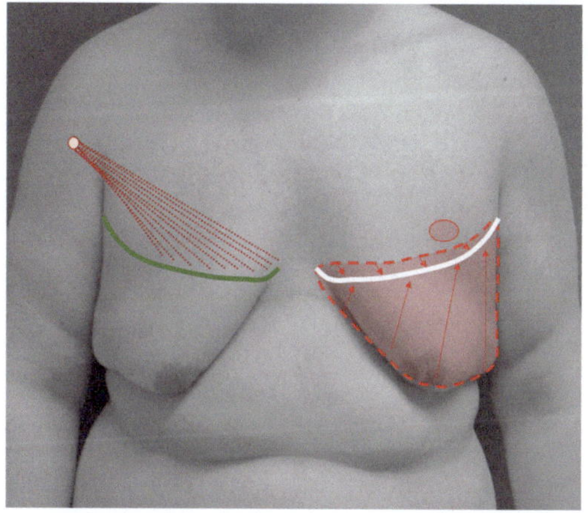

Abb. 27.4 Schematische Darstellung des Unterrands des M. pectoralis major in Rot und der neuen Inframammärfalte in Grün am Patienten rechts, sowie geplante Exzisionsspindel mit Vektoren in Rot und geplanter Narbenverlauf in weiß

anatomischen Landmarken und Messwerten orientieren (Gueven et al. 2016a, b; Mett et al. 2017; Yue et al. 2018; Tanini und Lo Russo 2018) (Abb. 27.5).

Obwohl die Inframammärfalte bei den Patienten nach massivem Gewichtsverlust, wie bereits erwähnt, nach lateral herabfällt, sollte die Exzisionsfigur nach Möglichkeit so geplant werden, dass der Narbenverlauf nicht zwingend der alten IMF folgt, sondern prinzipiell den idealen IMF nach laterokranial abbildet. Dies sorgt für eine korrekte dreidimensionale Formung der IMF und damit auch der männlichen Brust (Abb. 27.6). Vor allem in den lateralen Arealen ist die IMF bei Patienten nach massivem Gewichtsverlust bereits weit abgesackt und gibt nicht mehr die ursprüngliche Position wieder.

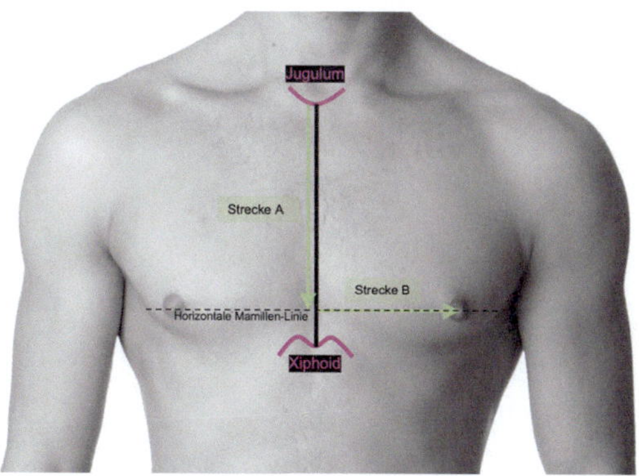

Abb. 27.5 Darstellung des Algorithmus zur Bestimmung der MAK-Position mithilfe der Sternum-Länge und des Thoraxumfangs nach Gueven et al. (Gueven et al. 2016a, b)

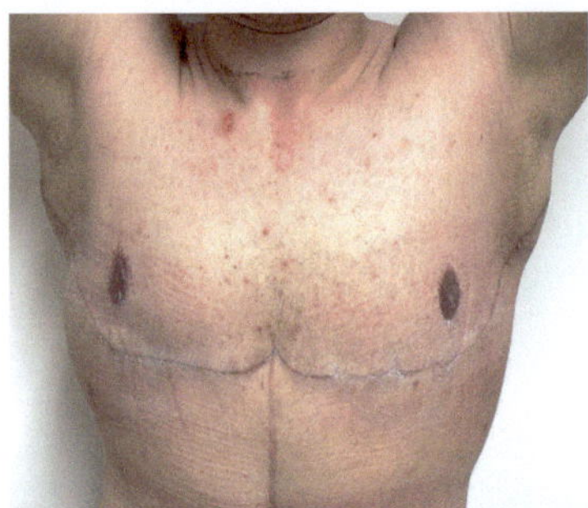
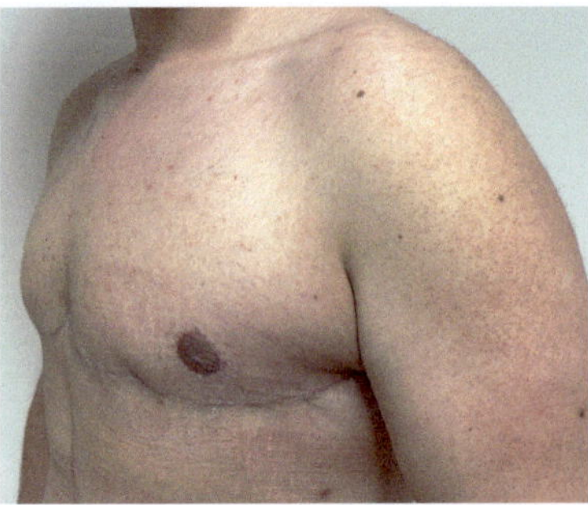
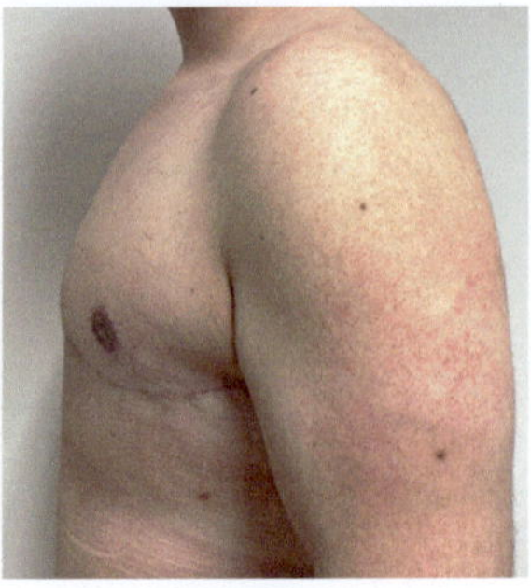

Abb. 27.6 Patient aus Abb. 27.3 mit angehobenen Armen und in den seitlichen Ansichten zur Darstellung der nach laterokranial ziehenden Narbe, die die neue IMF definiert

Literatur

Allert S, Güven A (2021) Gynäkomastie: ursachen und therapie. Journal für Ästhetische Chirurgie. 14:50–54

Beer GM, Budi S, Seifert B et al (2001) Configuration and localization of the nipple-areola complex in men. Plast Reconstr Surg 108:1947–1952

Caridi RC (2018) Defining the aesthetic units of the Male chest and how they relate to gynecomastia based on 635 patients. Plast Reconstr Surg 142:904–907

Gueven A, Allert S, Herold C et al (2022) Gynäkomastie -teil 2. In: Krupp S, Fuchs P, Rennekampff H-O (eds), Plastische Chirurgie, Klinik und Praxis, 59th ed. ecomed Storck, Landsberg

Güven A, Herold C, Allert S (2016) Addendum zu positionierung des mammillen-areolen komplexes beim mann. Plastische Chirurgie. 4:201–203

Güven A, Herold C, Allert S (2016) Positionierung des mammillen-areolen-komplexes beim mann. Plastische Chirurgie. 2:81–82

Mett TR, Krezdorn N, Luketina R et al (2017) Optimal positioning of the nipple-areola complex in men using the mohrenheim-estimated-tangential-tracking-line (METT-line): an intuitive approach. Aesthetic Plast Surg 41:1295–1302

Tanini S, Lo Russo G (2018) Shape, position and dimension of the nipple areola complex in the ideal male chest: a quick and simple operating room technique. Aesthetic Plast Surg 42:951–957

Yue D, Cooper LRL, Kerstein R et al (2018) Defining normal parameters for the male nipple areola complex: A prospective observational study and recommendations for placement on the chest wall. Aesthetic Surg J 38:742–748

Periareoläre und Inframammäre Bruststraffung beim Mann

28

Andreas Wolter, Robert Jonathan Musmann und Christoph Andree

Inhaltsverzeichnis

Zu einem Teilgebiet der postbariatrischen Mammachirurgie zählt auch die Brustchirurgie des Mannes. Die echte Gynäkomastie oder Gynecomastia vera, das heißt eine persistierende ein- oder beidseitige in der Regel gutartige Vergrößerung der Brustdrüse, stellt für etwa zwei Drittel der Männer im Laufe des Lebens eine symptomatische Erkrankung dar (Desforges und Braunstein 1993). Neben einer in der Mehrzahl der Fälle idiopathischen Ursache kann sie physiologisch im Säuglingsalter, in der Pubertät und im Senium auftreten. Darüber hinaus können Störungen im Hormonhaushalt, hervorgerufen durch einen paraneoplastischen Prozess, metabolische Veränderungen sowie medikamentöse Ursachen bzw. ein Drogenabusus, eine Rolle spielen.

Hiervon abzugrenzen ist die sog. „Pseudogynäkomastie" (Lippens et al. 1990; Gusenoff et al. 2008; Yazici et al. 2010; Ziegler et al.

A. Wolter (✉) · R. J. Musmann · C. Andree
Klinik für Plastische und Ästhetische Chirurgie, Interdisziplinäres Brustzentrum, Sana Kliniken Düsseldorf, Düsseldorf, Deutschland
E-Mail: andreas.wolter@sana.de

R. J. Musmann
E-Mail: robert-jonathan.musmann@sana.de

C. Andree
E-Mail: christoph.andree@sana.de

A. Wolter
Universität Witten Herdecke (UWH), Fakultät für Gesundheit, Witten, Deutschland

A. Wolter
Heinrich Heine Universität (HHU) Düsseldorf, Fakultät für Medizin, Düsseldorf, Deutschland

A. Gueven und S. Allert (Hrsg.), *Postbariatrische Chirurgie*, https://doi.org/10.1007/978-3-662-69269-1_28

2018), bei der eine reine Fettgewebsvermehrung zu einem weiblichen Erscheinungsbild der Brust führt, ohne dabei eine Druck- und Berührungsempfindlichkeit bis hin zu Schmerzen unterschiedlicher Ausprägung, wie bei der *Gynecomastia vera,* hervorzurufen. Neben einer ausführlichen Anamneseerhebung, klinischen Untersuchung mit ggf. endokrinologischer/urologischer Konsultation (auch zum Ausschluss eines sehr seltenen Mammakarzinoms beim Mann (Sasco et al. 1993; Ewertz et al. 2001) kann eine Sonographie oder Mammographie eine richtungsweisende Diagnostik darstellen (Patterson et al. 2006; Adibelli et al. 2009).

Im Zuge der stetig wachsenden Aufmerksamkeit hinsichtlich der metabolischen Chirurgie bei Adipositaspatienten und damit auch konsekutiv nach Erreichung des Zielgewichts der postbariatrischen Chirurgie nehmen auch die Publikationen zu Straffungstechniken der Brust bzw. Wiederherstellung einer jugendlichen Brustform nach massivem Gewichtsverlust in Anzahl und Häufigkeit in den letzten Jahren stetig zu. Es existieren mittlerweile über die klassische Einteilung der Ptosis mammae nach Regnault (Regnault 1976) hinaus spezifische Klassifikationen der Schweregrade in Bezug auf die morphologischen Veränderungen im Zustand nach massivem Gewichtsverlust (z. B. Pittsburgh Rating Scale, siehe auch Kap. 4.) (Hurwitz und Golla 2004; Song et al. 2005; Pang et al. 2018). Darüber hinaus wurde mittlerweile eine Vielzahl von Techniken unter dem Oberbegriff des „Body Contourings" veröffentlicht, die verschiedene Operationstechniken zur Wiederherstellung eines möglichst männlichen Oberkörpers beinhalten (Losken 2010; Eisenhardt et al. 2013; Hurwitz 2016; Ziegler et al. 2018; Beidas und Rubin 2019). Die Operationstechniken beim Mann im Zustand nach massivem Gewichtsverlust ähneln weitestgehend denen, die auch für die Gynäkomastie und Personen mit Geschlechtsdysphorie hinsichtlich des Oberkörpers („Top Surgery") gelten.

Speziell zur Klassifikation der Pseudogynäkomastie nach massivem Gewichtsverlust veröffentlichten Gusenoff et al. 2008 eine Klassifikation mit Abstufung der Grade 1a, 1b, 2 und 3 mit Anwendung der Techniken Liposuktion (Grad 1a/b), Stielung des inferioren Mamillen-Areolen-Komplexes (MAK; Grad 2) und freie MAK-Transplantation bei Grad 3 (Gusenoff et al. 2008).

Interessanterweise existiert zum idealen männlichen Thoraxerscheinungsbild mit Definierung der ästhetischen Einheiten der männlichen Brust bislang lediglich eine Studie in Assoziation zur Gynäkomastie von Caridi (Caridi 2018). Die übrigen Arbeiten beziehen sich in erster Linie auf eine ideale Positionierung des männlichen Mamillen-Areolen-Komplexes (Gueven et al. 2016a, b, Mett et al. 2017, Yue et al. 2018, Tanini und Lo Russo 2018, Black et al. 2020).

28.1 Therapie-Algorithmen zur (Pseudo-)Gynäkomastie

Zur Therapie der Gynäkomastie wurde bereits ein befundabhängiger operativer Algorithmus veröffentlicht (Wolter et al. 2013) (Abb. 28.1), der die Wahl der am ehesten geeigneten, möglichst narbensparenden Operationstechnik in Abhängigkeit vom Schweregrad (Simon et al. 1973) erleichtern soll.

Hierbei konnte nachgewiesen werden, dass die anzustrebende Technik in erster Linie vom Schweregrad, vom Volumen des zu resezierenden Brustdrüsengewebes sowie vom Vorhandensein eines Hautüberschusses abhängt (Wolter et al. 2013). In der Literatur sind nur wenige algorithmische Vorgehensweisen zur Therapie der Gynäkomastie zu finden (Webster 1946; Rohrich et al. 2003; Cordova und Moschella 2008; Handschin et al. 2008; Hammond 2009; Kasielska und Antoszewski 2013; Kim et al. 2016; Bailey et al. 2016, Waltho et al. 2017). Zusammenfassend lässt sich hierbei festhalten, dass generell ein narbensparendes Vorgehen zu favorisieren ist.

Eine alleinige Liposuktion sollte lediglich einer geringgradigen, vornehmlich Fettgewebe beinhaltenden Pseudogynäkomastie vorbehalten bleiben, um Drüsengewebe bei einer echten Gynäkomastie (Gynaecomastia vera)

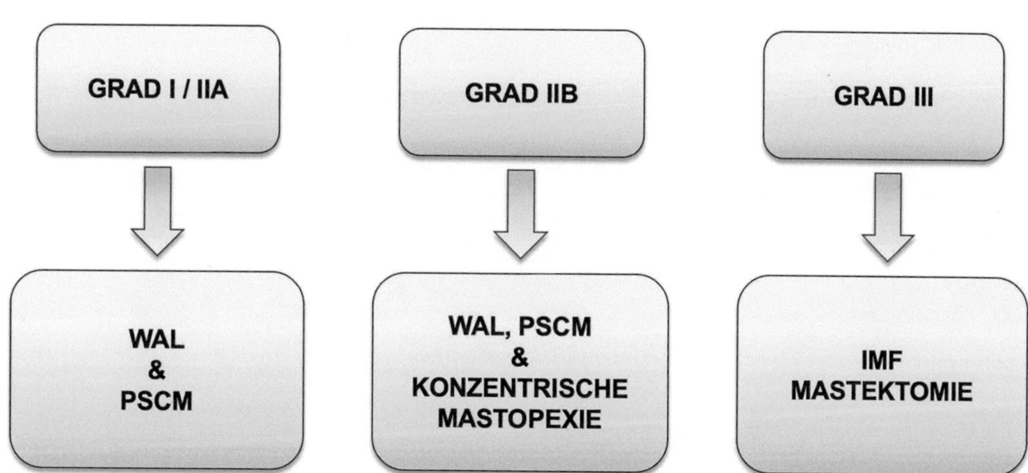

Abb. 28.1 Operationsalgorithmus zum operativen stadienabhängigen Vorgehen bei Gynäkomastie (Wolter et al. 2013). (WAL: wasserstrahlassistierte Liposuktion, PSCM: periareoläre subkutane Mastektomie, IMF: Inframammärfalte); Gradeinteilung nach Simon (Simon et al. 1973)

nicht zu versprengen und einem Rezidiv vorzubeugen. In Grad-I- bis -IIb-Fällen nach Simon (Simon et al. 1973) ist in der Regel eine Kombination aus Liposuktion und narbensparender Andromastektomie mit ggf. konzentrischer Mastopexie (insbesondere Grad IIb) zu befürworten (Abb. 28.2 und 28.3). Das resezierte Brustdrüsengewebe sollte immer der histologischen Aufarbeitung zugeführt werden, da speziell bei einseitigen Befunden ein Zufallsbefund eines Mammakarzinoms vorhanden sein kann (Waltho et al. 2017).

28.2 Periareoläre Straffungstechniken

28.2.1 Operationsindikation

Präoperativ erfolgt bei allen Patienten eine ausführliche Anamneseerhebung, klinische Untersuchung sowie ggf. urologische bzw. endokrinologische Vorstellung zum Ausschluss einer anderen Genese der Brustdrüsenvergrößerung (ggf. zusätzliche Abklärung per Sono- bzw. Mammographie mit ggf. Feinnadelbiopsie, insbesondere bei einseitigen Befunden). Der von uns etablierte Operationsalgorithmus (Wolter et al. 2013) dient uns als Leitfaden zur Auswahl des geeigneten chirurgischen Verfahrens (Abb. 28.1). Bei einem geringgradigen Ausgangsbefund ohne Hautüberschuss (Gynäkomastie Grad I bis IIa nach Simon) erfolgt eine subkutane Mastektomie über eine infra- bzw. periareoläre Inzision (PSCM) am Unterrand der Mamille nach Webster von 3 bis 9 Uhr. In Fällen mit periareolärem Hautüberschuss (Gynäkomastie Grad IIb) erfolgt eine konzentrische periareoläre Straffung. Die Operationen erfolgen pro Brust durch einen Operateur mit Assistenz.

28.2.2 Anzeichnung

Die Anzeichnung erfolgt am wachen stehenden Patienten mit locker herunterhängenden Armen. Unter moderatem Pinch wird die periareoläre konzentrische Exisionsfigur „donutförmig“ eingezeichnet. Dabei sollte die innere Kreisfigur (zukünftiger Mamillendurchmesser) bei ca. 2,5

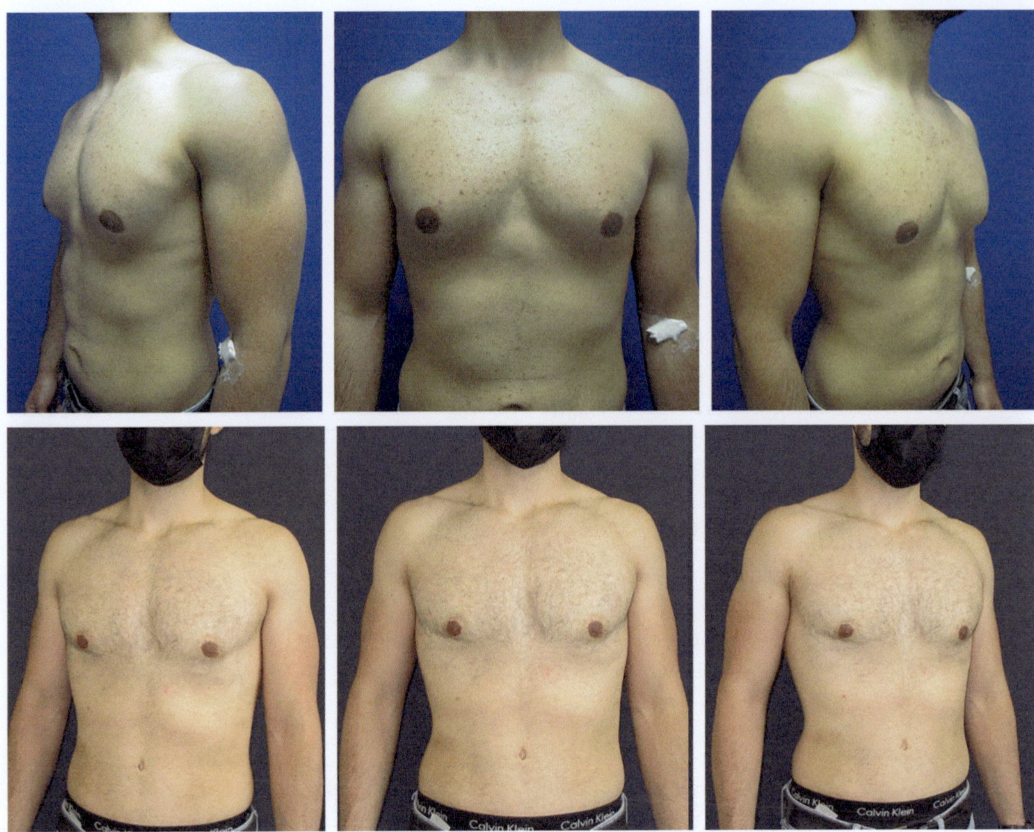

Abb. 28.2 26-jähriger Patient, 30 kg Gewichtsverlust nach Sport und Diät/Ernährungsumstellung; Gynäkomastie Grad IIb nach Simon (Simon et al. 1973) (obere Reihe). 12 Monate nach wasserstrahlassistierter Liposuktion und periareolärer konzentrischer Andromastektomie bds., (Lipoaspirat 50 ml/Seite, Resektionsgewicht rechts 21 g, links 19 g) (untere Reihe); nebenbefundlich Status nach Abdominoplastik

bis 3 cm festgelegt werden. Die äußere periareoläre Kreisfigur wird in Abhängigkeit vom Ausmaß des Hautüberschusses festgelegt, sollte aber nicht zu groß gewählt werden, um einem zu starken Plissiereffekt und damit einer distrahierten hypertroph-dehiszenten radiären Narbenbildung entgegenzuwirken. Ebenso wird die Inframammärfalte (IMF) eingezeichnet. Der Zugang für die Liposuktion sollte laterothorakal eingezeichnet und gewählt werden.

28.2.3 Operationstechnik

Die Lagerung erfolgt in Rückenlage mit ausgelagerten Armen, die gewickelt werden. Alle Patienten erhalten eine Single-Shot-Antibiose. Zur angleichenden Liposuktion verwenden wir ein wasserstrahlassistiertes Verfahren (WAL), den BodyJet® der Firma Human Med (Human Med AG, Schwerin, Deutschland). Als Tumeszenzlösung wird hierbei 1000 ml Ringerlösung mit 1 ml von 1:1000 verdünntem Adrenalin verwendet. Die Zugangsinzisionen werden in der Brustumschlagsfalte laterothorakal angelegt. Die Kanülenstärke reicht von 3,5 bis 4,2 mm. Der Drüsenkörper wird sodann schrittweise subkutan durch Lösung der Cooper-Ligamente und epifaszial vom Musculus pectoralis gelöst und über eine ca. 2,5–3 cm lange Inzision infraareolär exstirpiert. Ein Drüsenkörperrest von ca. 1–2 cm Dicke wird stets unterhalb

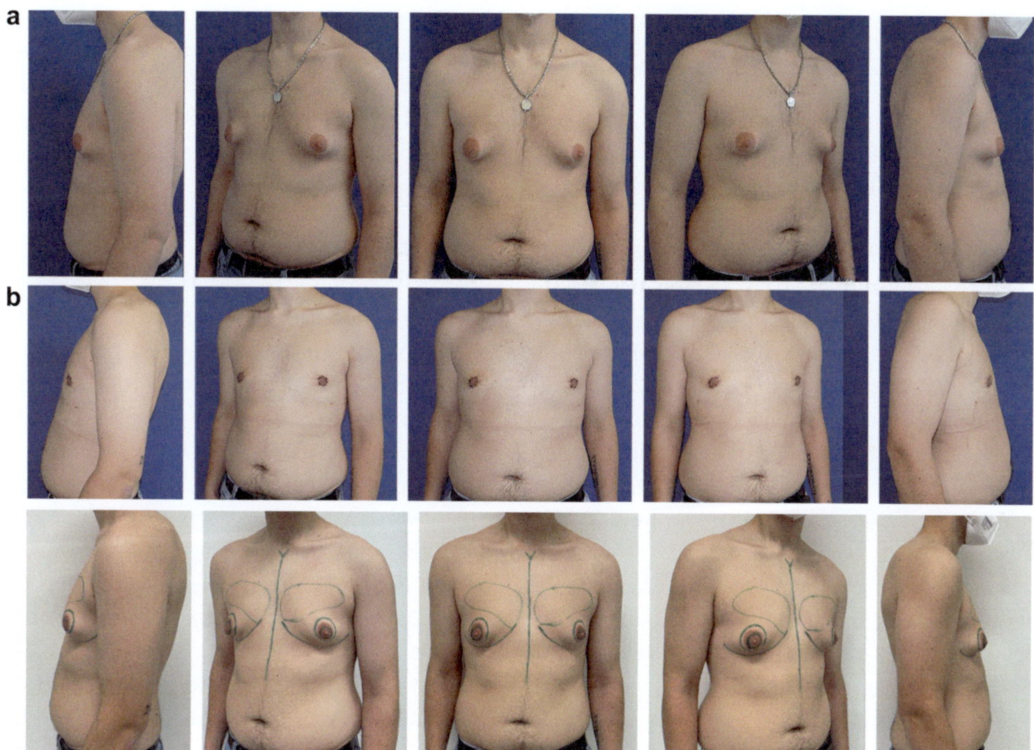

Abb. 28.3 21-jähriger Patient, 20 kg Gewichtsverlust nach Sport und Diät/Ernährungsumstellung; Gynäkomastie Grad IIb nach Simon (Simon et al. 1973) (a, obere Reihe). Anzeichung der periareolären konzentrischen Resektionsfigur sowie der Areale zur Liposuktion (b). 4 Wochen nach wasserstrahlassistierter Liposuktion und periareolärer konzentrischer Andromastektomie bds. (Lipoaspirat 100 ml/Seite, Resektionsgewicht rechts 51 g, links 58 g) (a, untere Reihe)

des Mamillen-Areolen-Komplexes (MAK) erhalten, um eine ausreichende Durchblutung des MAK zu gewährleisten und ein ästhetisch unbefriedigendes Einsinken der Mamille oder Adhärenzen an der Pektoralisfaszie zu verhindern.

Bei vermehrt vorliegendem Hautüberschuss erfolgt zusätzlich zu dem vorgenannten Vorgehen eine periareoläre konzentrische Straffung. Hierbei erfolgt eine periareoläre donutförmige Deepithelisierung des überschüssigen Hautmantels zirkulär am Außenrand der Mamille mit anschließender konzentrischer Straffung mittels eines 2–0 Goretex-Fadens. Der Knoten wird hierbei im subdermalen Fettgewebe versenkt, um das Risiko eines Fadengranuloms zu minimieren. Die Mamille wird im Anschluss mit einem resorbierbaren monocrylen Nahtmaterial (4–0) zweireihig intrakutan vernäht.

28.2.4 Postoperative Hinweise

Alle Patienten erhalten jeweils eine 12er Redondrainage, die erst ab einer Sekretionsmenge von <30 ml in 24 h wieder entfernt wird. Die Wunden werden mit Fettgaze, Steri-Strips und Kompressen verbunden. Das resezierte Brustdrüsengewebe wird in allen Fällen der histologischen Untersuchung zugeführt. Alle Patienten erhalten postoperativ ein Kompressionsmieder, welches sie für einen Zeitraum von 6 Wochen Tag und Nacht tragen müssen. Die Patienten werden 14 Tage postoperativ zur Fadenentfernung, nach

3-6 Monaten, sowie nach 12 Monaten nachuntersucht.

28.3 Inframammäre Straffungstechniken

Je höhergradiger der Befund, insbesondere hinsichtlich des Brustvolumens (weiblicher Brustdrüsenbefund, Grad 2–3 nach Gusenoff et al. 2008), sowie des Ausmaßes des bestehenden Hautüberschusses ist, umso eher muss eine freie Versetzung des Mamillen-Areolen-Komplexes (MAK) (Abb. 28.4 bis 28.6) oder Stielung des MAK erwogen werden (Abb. 28.7) (Rohrich et al. 2003; Ziegler et al. 2018). Die freie MAK-Transplantation beinhaltet hierbei zwar eine sehr hohe Wahrscheinlichkeit eines dauerhaften Sensibilitätsverlustes, geht jedoch mit einer deutlich geringeren Korrekturrate im Vergleich mit einer vorausgegangenen MAK-Stielung einher. Oftmals macht ein postoperatives „bulging" oder ein persistierender weiblicher „Brustoid"-Charakter durch verbliebenes Restbrustdrüsengewebe innerhalb des mamillentragenden Stiels eine Korrekturoperation notwendig (Ibrahiem 2016; Ziegler et al. 2018; Barone et al. 2018) (Abb. 28.7).

28.3.1 Anzeichnung

Die Anzeichnung erfolgt äquivalent zur periareolären Schnittführung im Stehen am wachen Patienten. Die Resektionsfigur wird ellipsoidal vorgenommen (kranial der Mamille und kaudal in der Inframammärfalte) sowie nach lateral mit Eliminierung potenzieller lateraler fettgewebiger Ausläufer zur Vorbeugung von sog. „Dog Ears". Es erfolgt zusätzlich die Markierung der neuen Position der Brustwarze in Ausrichtung auf die Kante des M. pectoralis major. Diese Position wird intraoperativ nochmal genau festgelegt, nachdem der Drüsenkörper reseziert ist und die Hautränder temporär adaptiert sind.

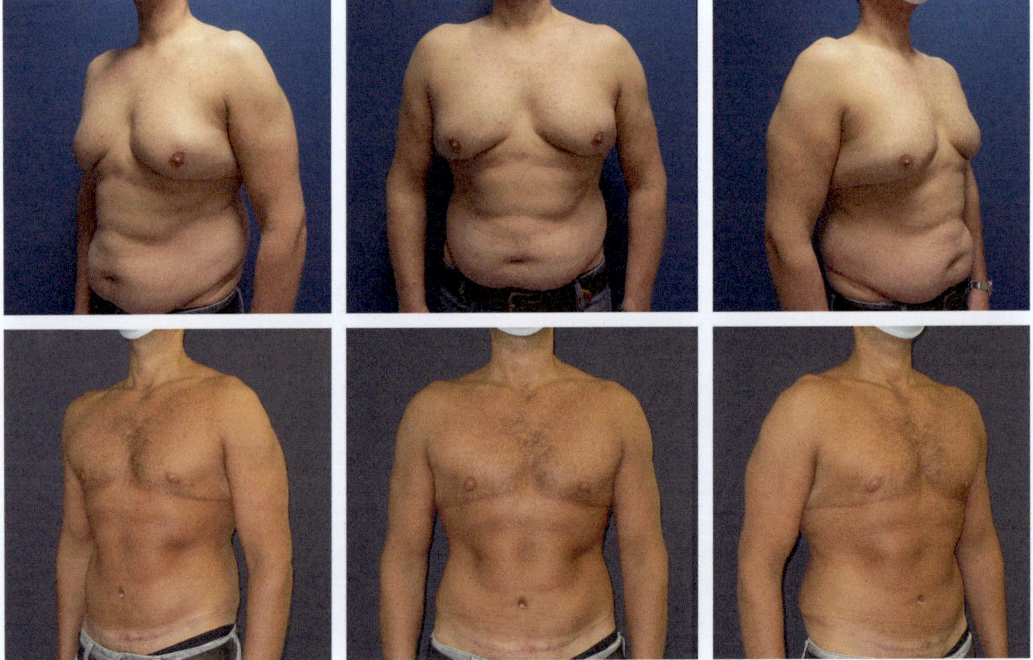

Abb. 28.4 43-jähriger Patient, 40 kg Gewichtsverlust nach Sport und Diät/Ernährungsumstellung; Pseudogynäkomastie Grad III nach Simon (Simon et al. 1973) (obere Reihe). 12 Monate nach inframammärer Mastektomie mit freier Brustwarzentransplantation (rechts 472 g, links 401 g) und Abdominoplastik (1180 g Resektat) (untere Reihe)

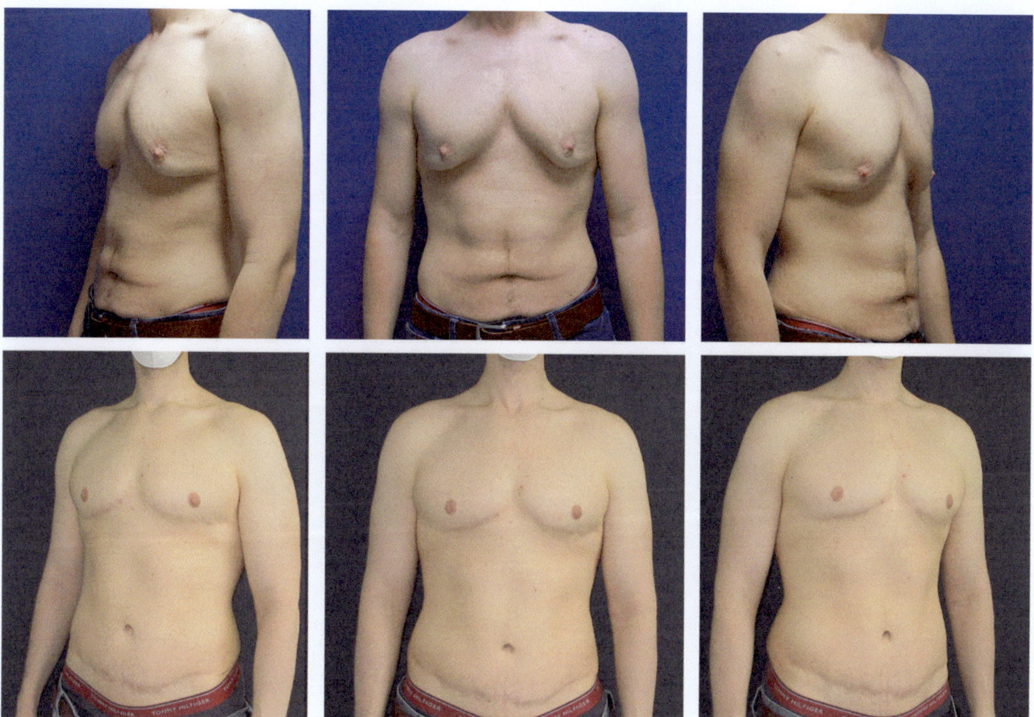

Abb. 28.5 26-jähriger Patient, 55 kg Gewichtsverlust nach Sport und Diät/Ernährungsumstellung; Pseudogynäkomastie Grad III nach Simon (Simon et al. 1973) (obere Reihe). 24 Monate nach inframammärer Mastektomie mit freier Brustwarzentransplantation (rechts 278 g, links 297 g) und Abdominoplastik (985 g Resektat) (untere Reihe)

28.3.2 Operationstechnik

Die Vorgehensweise und Lagerung ist äquivalent zur periareolären Schnittführung. Bei den sehr ausgeprägten drittgradigen Befunden, die einem weiblichen Brusttyp entsprechen, sowie bestehendem Wunsch der Erhaltung der Sensibilität wird ein inframammärer (IMF) Zugang mit kaudaler Stielung des Mamillen-Areolen-Komplexes verwendet. Hierbei wird der Drüsenkörper kaudal über die bereits bestehende Inframammärfalte sowie über die kraniale Inzisionslinie oberhalb der Mamille exzidiert, so dass eine spindelförmige Resektionsfigur resultiert. Der kaudale Mamillenstiel wird mit einer Breite von ca. 6–10 cm pyramidal umschnitten, um die neurovaskuläre Integrität möglichst maximal zu erhalten. Nach Überprüfung der Annäherung beider Resektionslinien und Sicherstellung der Spannungsfreiheit erfolgt zunächst die periareoläre zirkuläre Inzision um die Mamille mit 2,5–3 cm Durchmesser. Dann erfolgt die Deepithelisierung der Mamillenstielfigur. Im Anschluss wird die subkutane Mastektomie durch Durchtrennung der Cooper-Ligamente und Lösung von der Pektoralisfaszie unter Belassung eines ca. 1–2 cm dicken Mamillenstiels durchgeführt unter Erhalt der neurovaskulären Bündel, die zum MAK ziehen. Anschließend erfolgt die Adaptierung der Hautränder unter Bedeckung des Mamillenstiels mit Positionierung der Naht in Höhe der Inframammärfalte. Nach temporärem Tackern erfolgt die Einzeichnung der neuen Mamillenposition am ca. 60° aufrecht sitzenden Patienten in Projektion auf die Kante des M. pectoralis major. Im Anschluss erfolgt an dieser Stelle die Exzision der Haut und des subkutanen Fettpolsters, dann das Hervorluxieren des Mamillenstiels und schließlich die Fixierung der Mamille in ihrer neuen Position mittels eines

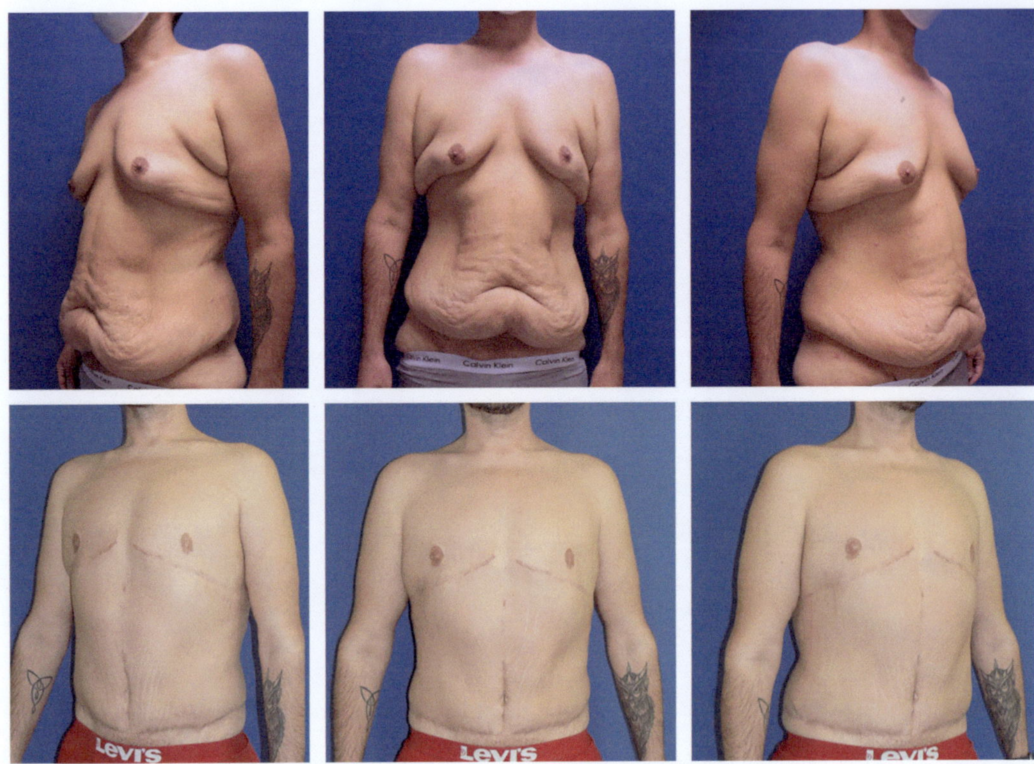

Abb. 28.6 37-jähriger Patient, 100 kg Gewichtsverlust nach Schlauchmagenoperation; Pseudogynäkomastie Grad III nach Simon (Simon et al. 1973) (obere Reihe). 14 Monate nach inframammärer Mastektomie mit freier Brustwarzentransplantation (Resektionsgewicht rechts 895 g, links 934 g) und invertierter T-Abdominoplastik (3830 g Resektat) (untere Reihe)

zweireihig intrakutan vernähten monocrylen Fadens (4–0).

28.3.3 Freie MAK-Transplantation

In Fällen mit großem Brustvolumen, Mastoptosis Grad III und schlechter Hautqualität (Grad III nach Gusenoff et al. 2008), sowie Wunsch nach einem möglichst flachen Thoraxerscheinungsbild ohne Erhalt der Brustwarzensensibilität, sollte die freie Brustwarzentransplantation favorisiert werden. Nach Entnahme des MAK als Vollhauttransplantat (Durchmesser ca. 2,5–3 cm) wird das Brustdrüsengewebe wie zuvor beschrieben, ellipsoidal komplett epipektoral reseziert. Der MAK wird nach Adaptierung der Hautränder möglichst in Projektion auf die laterale Kante des M. pectoralis major platziert, ca. 2–4 cm kranial der neu gebildeten IMF.

28.3.4 Postoperative Hinweise

Es gelten äquivalente Empfehlungen wie bei der periareolären Technik. Alle Patienten erhalten jeweils eine 12er Redondrainage, die erst ab einer Sekretionsmenge von <30 ml in 24 h wieder entfernt wird. Die Wunden werden mit Fettgaze, Steri-Strips und Kompressen verbunden. Bei freier Brustwarzentransplantation wird der Überknüpfpolsterverband für 5 Tage belassen. Das resezierte Brustdrüsengewebe wird in allen Fällen der histologischen Untersuchung zugeführt. Zur Hämatom- und Seromprophylaxe sowie zur Formgebung und Stabilität erhalten alle Patienten postoperativ eine Kompressionsweste für einen Zeitraum von 6 Wo-

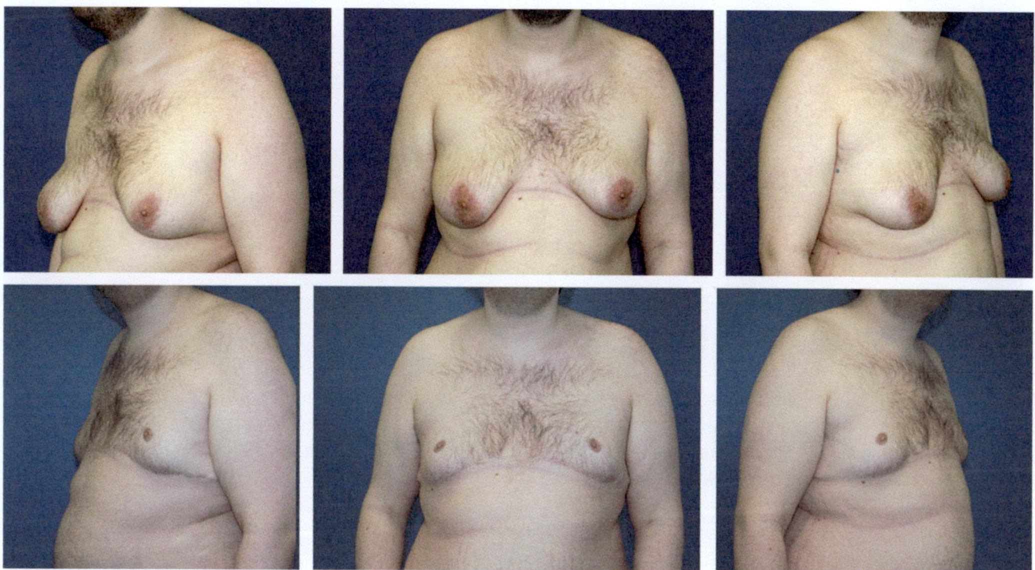

Abb. 28.7 26-jähriger Patient, 55 kg Gewichtsverlust nach Sport und Diät, Pseudogynäkomastie Grad III nach Simon (Simon et al. 1973) (obere Reihe). 15 Monate nach inframammärer Mastektomie mit inferior gestielter Brustwarzentransplantation (Resektionsgewicht rechts 379 g, links 346 g) (untere Reihe). Man beachte das leichte „bulging" im unteren Pol, bedingt durch den inferioren MAK-tragenden Stiel

chen. Eine Thromboseprophylaxe mit gewichtsadaptiertem niedermolekularem Heparin subkutan einmal täglich, die für mindestens 2 Wochen postoperativ fortgeführt wird, wird allen Patienten empfohlen. Alle Patienten werden 14 Tage postoperativ zur Fadenentfernung, 3–6 Monate sowie 12 Monaten postoperativ einbestellt und in Standardperspektiven fotografiert.

Landmarken zur idealen Positionierung des männlichen MAK, z. B. im Rahmen einer freien Brustwarzentransplantation bei Transgendern oder hochgradigen Gynäkomastiefällen (Grad III nach Simon; Simon et al. 1973), sind hierbei in erster Linie die laterale schräge Begrenzung bzw. Kantenbildung des M. pectoralis major sowie die verlängerte Linie der Spina iliaca anterior superior (Joris Hage und Van Kesteren 1995; Yue et al. 2018).

28.3.5 Komplikationen und Korrekturoperationen

Neben den üblichen Risiken wie Blutung, Nachblutung, Infektion, Thrombose, Embolie und Wundheilungsstörung kann es zu einer partiellen oder totalen Brustwarzennekrose, Einziehungen und Eindellungen an der Thoraxwand und Brustwarze, Asymmetrien, Sensibilitätsstörungen bis zum Gefühlsverlust an Brustwarze und Brusthaut/Thoraxhaut, chronischen Schmerzen, hypertroph-dehiszenten Narben, Keloiden und auch bleibendem Hautüberschuss kommen. Insbesondere eine periareoläre Straffung hat ihre Grenzen der Anwendbarkeit. Bei einem zu großen präoperativen Ausmaß an Hautüberschuss können die periareolären Spannungsverhältnisse zu groß sein und letztlich zu einer Vorhofdistraktion mit Vergrößerung des Vorhofdurchmessers, verbleibendem inframammärem Hautüberschuss und ästhetisch unbefriedigender radiär ausstrahlender periareolärer Hautfältelung führen (Abb. 28.8). Dies erinnert oft weiterhin an einen weiblichen Brustbefund und führt nicht selten zu einer Unzufriedenheit und Dysphorie seitens der Patienten.

Zur Korrektur eines solchen Befundes (Status nach periareolärer Straffung alio loco) kann eine freie MAK-Transplantation das zu favorisierende Verfahren sein (Abb. 28.9).

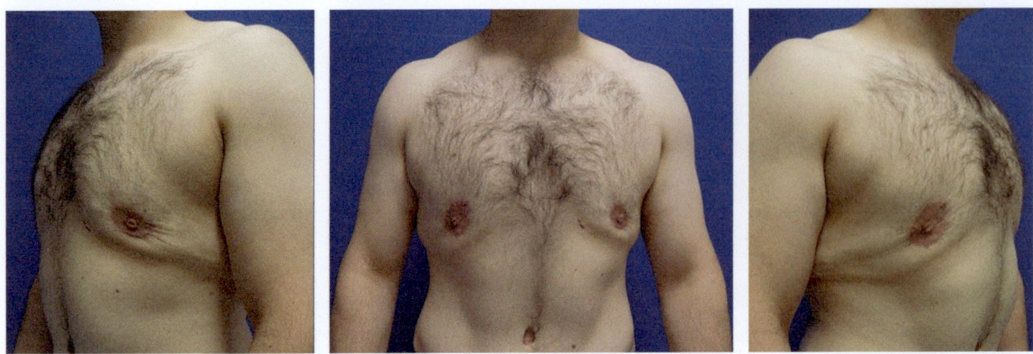

Abb. 28.8 35-jähriger Patient, 45 kg Gewichtsverlust nach Schlauchmagenoperation; Status nach auswärtiger Abdominoplastik und periareolärer konzentrischer Straffung mit hypertroph-dehiszenten Narben, Vorhofdistraktion, verbliebenem Hautüberschuss inframammär und radiären Hautfältelungen, ästhetisch unbefriedigendes Narbenbild, Patient nicht zufrieden, Frage der Korrektur-Operation

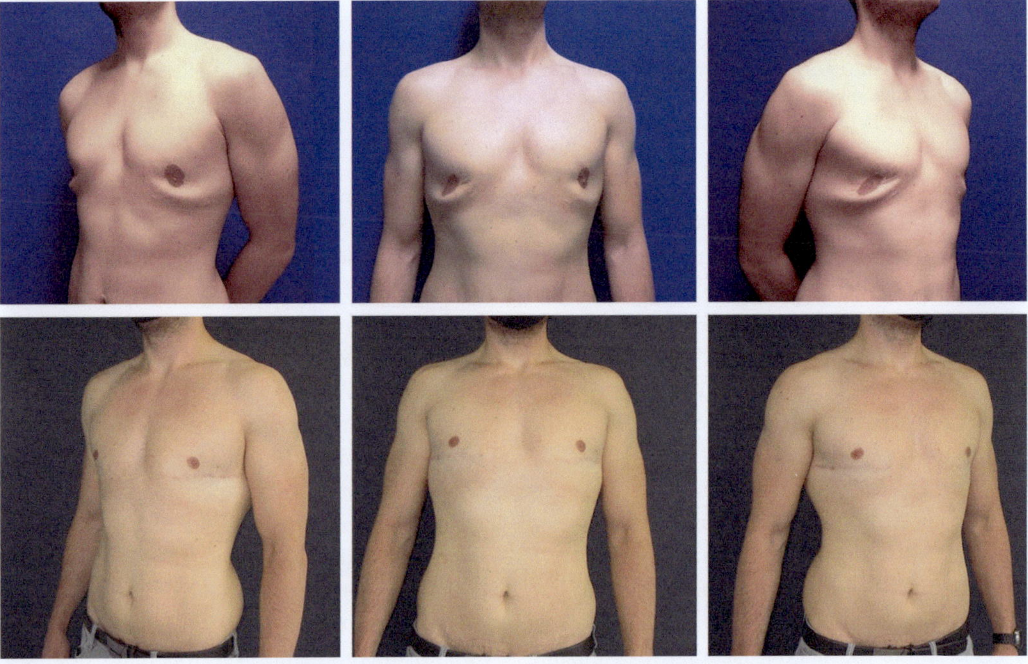

Abb. 28.9 28-jähriger Patient. Zustand nach 50 kg Gewichtsverlust nach Ernährungsumstellung, Sport und Diät; Status nach auswärtiger periareolärer konzentrischer Straffung mit hypertroph-dehiszenten Narben, Vorhofdistraktion, verbliebenem Hautüberschuss inframammär und radiären Fältelungen, ästhetisch unbefriedigendes Narbenbild, Patient nicht zufrieden, Frage der Korrektur-Operation (obere Reihe). Zustand nach Korrektur durch inframammäre Rest-Mastektomie und freier Brustwarzentransplantation bds. (rechts 132 g, links 119 g Resektionsgewicht) (untere Reihe)

Literatur

Adibelli ZH, Oztekin O, Postaci H et al (2009) The diagnostic accuracy of mammography and ultrasound in the evaluation of male breast disease: a new algorithm. Breast Care 4:255–259

Bailey SH, Guenther D, Constantine F et al (2016) Gynecomastia management: an evolution and refinement in technique at ut southwestern medical center. Plast Reconstr surgery Glob open 4:e734

Barone M, Cogliandro A, Tsangaris E et al (2018) Treatment of severe gynecomastia after massive weight loss: analysis of long-term outcomes measured with the italian version of the Body-Q. Aesthetic Plast Surg 42:1506–1518

Beidas OE, Rubin JP (2019) Breast reshaping after massive weight loss. Clin Plast Surg 46:71–76

Black CK, Fan KL, Economides JM et al (2020) Analysis of chest masculinization surgery results in female-to-male transgender patients. Plast Reconstr Surg - Glob Open 8:e2356

Caridi RC (2018) Defining the aesthetic units of the Male chest and how they relate to gynecomastia based on 635 patients. Plast Reconstr Surg 142:904–907

Cordova A, Moschella F (2008) Algorithm for clinical evaluation and surgical treatment of gynaecomastia. J Plast Reconstr Aesthetic Surg 61:41–49

Desforges JF, Braunstein GD (1993) Gynecomastia. N Engl J Med 328:490–495

Eisenhardt SU, Nienhueser H, Braig D et al (2013) Comparison of the rubin dermal suspension sutures and total parenchymal reshaping technique with a traditional inverted T-scar reduction mammaplasty technique using a superior pedicle. Aesthetic Plast Surg 37:1153–1160

Ewertz M, Holmberg L, Tretli S et al (2001) Risk factors for male breast cancer–a case-control study from Scandinavia. Acta Oncol 40:467–471

Gusenoff JA, Coon D, Rubin JP (2008) Pseudogynecomastia after massive weight loss: detectability of technique, patient satisfaction, and classification. Plast Reconstr Surg 122:1301–1311

Güven A, Herold C, Allert S (2016a) Addendum zu positionierung des mammillen-areolen-komplexes beim mann. Plastische Chirurgie 4:201–203

Güven A, Herold C, Allert S (2016b) Positionierung des mammillen-areolen-komplexes beim mann. Plastische Chirurgie 2:81–82

Hammond DC (2009) Surgical correction of gynecomastia. Plast Reconstr Surg 124:61–68

Handschin AE, Bietry D, Hüsler R et al (2008) Surgical management of gynecomastia - A 10-year analysis. World J Surg 32:38–44

Hurwitz D (2016) Enhancing Masculine Features After Massive Weight Loss. Aesthetic Plast Surg 40:245–255

Hurwitz DJ, Golla D (2004) Breast reshaping after massive weight loss. Semin Plast Surg 18:179–187

Ibrahiem SMS (2016) Severe gynecomastia new technique using superior pedicle nac flap through a circumareolar approach. In: Annals of Plastic Surgery. Lippincott Williams and Wilkins, S 645–651

Joris J, Van Kesteren PJM (1995) Chest-wall contouring in female-to-male transsexuals: basic considerations and review of the literature. Plast Reconstr Surg 96:386–391

Kasielska A, Antoszewski B (2013) Surgical management of gynecomastia: an outcome analysis. Ann Plast Surg 71:471–475

Kim DH, Byun IH, Lee WJ et al (2016) Surgical management of gynecomastia: subcutaneous mastectomy and liposuction. Aesthetic Plast Surg 40:877–884

Lippens C, Ardies P, Van Steen A (1990) Pseudogynecomastia. J Belge Radiol 73:528–529

Losken A (2010) Breast reshaping following massive weight loss: principles and techniques. Plast Reconstr Surg 126:1075–1085

Mett TR, Krezdorn N, Luketina R et al (2017) Optimal positioning of the nipple-areola complex in men using the Mohrenheim-Estimated-Tangential-Tracking-Line (METT-Line): an intuitive approach. Aesthetic Plast Surg 41:1295–1302

Pang JH, Coombs DM, James I et al (2018) Characterizing breast deformities after massive weight loss: utilizing the pittsburgh rating scale to examine factors affecting severity score and surgical decision making in a retrospective series. Ann Plast Surg 80:207–211

Patterson SK, Helvie MA, Aziz K et al (2006) Outcome of men presenting with clinical breast problems: The role of mammography and ultrasound. Breast J 12:418–423

Regnault P (1976) Breast ptosis. Definition and treatment. Clin Plast Surg 3:193–203

Rohrich RJ, Ha RY, Kenkel JM et al (2003) Classification and management of gynecomastia: defining the role of ultrasound-assisted liposuction. Plast Reconstr Surg 111:909–23; discussion 924–5

Sasco AJ, Lowenfels AB, Jong PP (1993) Review article: Epidemiology of male breast cancer. A meta-analysis of published case-control studies and discussion of selected aetiological factors. Int J Cancer 53:538–549

Simon BE, Hoffman S, Kahn S (1973) Classification and surgical correction of gynecomastia. Plast Reconstr Surg 51:48–52

Song AY, Jean RD, Hurwitz DJ et al (2005) A classification of contour deformities after bariatric weight loss: the pittsburgh rating scale. Plast Reconstr Surg 116:1535–44; discussion 1545–6

Tanini S, Lo Russo G (2018) Shape, position and dimension of the nipple areola complex in the ideal male chest: a quick and simple operating room technique. Aesthetic Plast Surg 42:951–957

Waltho D, Hatchell A, Thoma A (2017) Gynecomastia classification for surgical management: a systematic review and novel classification system. Plast Reconstr Surg 139:638e–648e

Webster JP (1946) Mastectomy for gynecomastia through a semicircular Intra-areolar Incision. Ann Surg 124:557–575

Wolter A, Scholz T, Diedrichson J et al (2013) Chirurgische Therapie der Gynäkomastie: ein Algorithmus. Handchirurgie Mikrochirurgie Plast Chir 45:73–79

Yazici M, Sahin M, Bolu E et al (2010) Evaluation of breast enlargement in young males and factors associated with gynecomastia and pseudogynecomastia. Ir J Med Sci 179:575–583

Yue D, Cooper LRL, Kerstein R et al (2018) Defining normal parameters for the male nipple-areola complex: A prospective observational study and recommendations for placement on the chest wall. Aesthetic Surg J 38:742–748

Ziegler UE, Lorenz U, Daigeler A et al (2018) Modified treatment algorithm for pseudogynecomastia after massive weight loss. Ann Plast Surg 81:290–294

Chestlift

29

Joachim von Finckenstein

Inhaltsverzeichnis

Für männliche Patienten mit Gynäkomastie ist die Thoraxsilhouette psychisch belastend, da die Brustform weiblich anmutet, insbesondere dann, wenn sich eine Inframammärfalte ausgebildet hat (Kasielska-Trojan und Antoszewski 2017). Bei starkem Hautüberschuss, wie es oft nach massiver Gewichtsabnahme der Fall ist, ist eine Hautstraffung über einen periareolären Schnitt meistens nicht mehr ausreichend zu bewerkstelligen. Üblicherweise hinterlassen die dann vorgenommenen Brustverkleinerungsplastiken sichtbare Narben an der vorderen Thoraxwand, um den Mamillen-Areolen-Komplex (MAK) zu kranialisieren, die Submammärfalte aufzulösen und die Brust flach zu bekommen.

Bei Frauen fallen die Narben nach Mammareduktionsplastik in den Schatten des gewölbten Organs und – je nach Technik – in die Submammärfalte. Bei Männern hingegen, wo die Brust keine Rundungen aufweist, schränken dieselben Narben das ästhetischen Ergebnis ein, da sie sichtbarer sind. Die ästhetischen Einheiten der Brust sind beim Mann anders zu bewerten, da das Organ keinen Schatten wirft und keine klassische Submammärfalte hat.

Zielsetzung der hier vorgestellten operativen Technik ist, neben der Brustreduktion und einer Auflösung der Submammärfalte, keine sichtbaren Narben in der Frontalansicht des Brustkorbs zu hinterlassen, indem die Schnitte in die Achselhöhle und unter dem Arm versteckt werden.

29.1 Prinzip des Eingriffs

Männer mit einer Indikation zum Chestlift sind solche, die entsprechend der Einteilung nach Simon and Mc Kinney Grad III und IV aufweisen. Der Hautüberschuss der Brust mit ausgeprägter Submammärfalte wird beim Anheben der Arme nach oben gezogen, wodurch die Unterbrustfalte verschwindet und gleichzeitig der Mamillen-Areolen-Komplex (MAK)

J. von Finckenstein (✉)
Praxisklinik in den Seearkaden Starnberg, Starnberg, Deutschland
E-Mail: dr.med@finckenstein.de

A. Gueven und S. Allert (Hrsg.), *Postbariatrische Chirurgie,* https://doi.org/10.1007/978-3-662-69269-1_29

angehoben und in seine physiologische Position versetzt wird. Die Brustform und MAK-Positionierung sieht dadurch deutlich harmonischer aus (Abb. 29.1a und b). Dieser Vorgang lässt sich nachahmen, indem man die überschüssige Haut schräg aufwärts mit den Fingerspitzen unter die Achselhöhle schiebt (Abb. 29.1c). Dabei sollte eine Vektorrichtung von 70–80° nach oben außen vorgenommen werden. Dieses Manöver ist essenziell, um das operative Ergebnis grob voraussagen zu können.

Durchschnittlich kann der MAK mithilfe dieser Technik um 3 cm nach oben, aber auch um 1,2 cm nach lateral versetzt werden (Abb. 29.2a–b). Liegt der MAK präoperativ zu medial, ist die Indikation zum Chestlift perfekt. Liegt der MAK schon präoperativ lateral, gehört die Lateralisierung berücksichtigt.

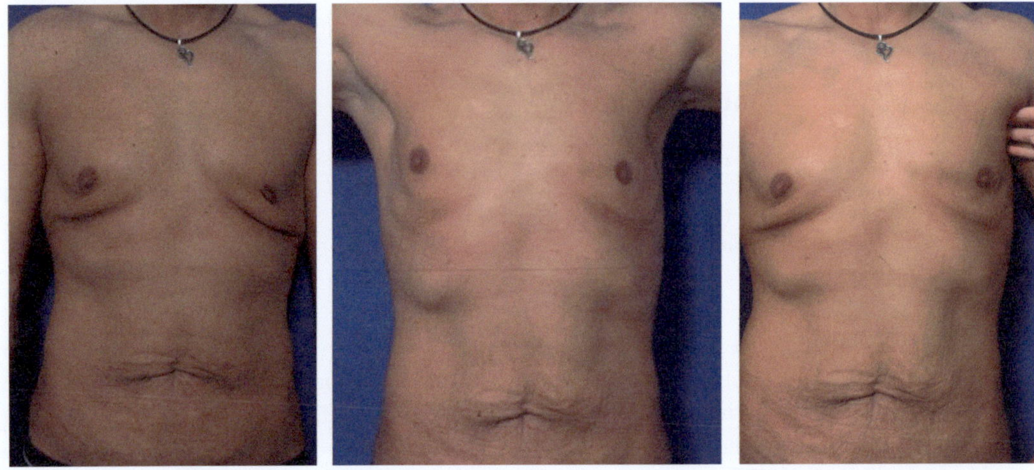

Abb. 29.1 a–c Präoperative Untersuchung

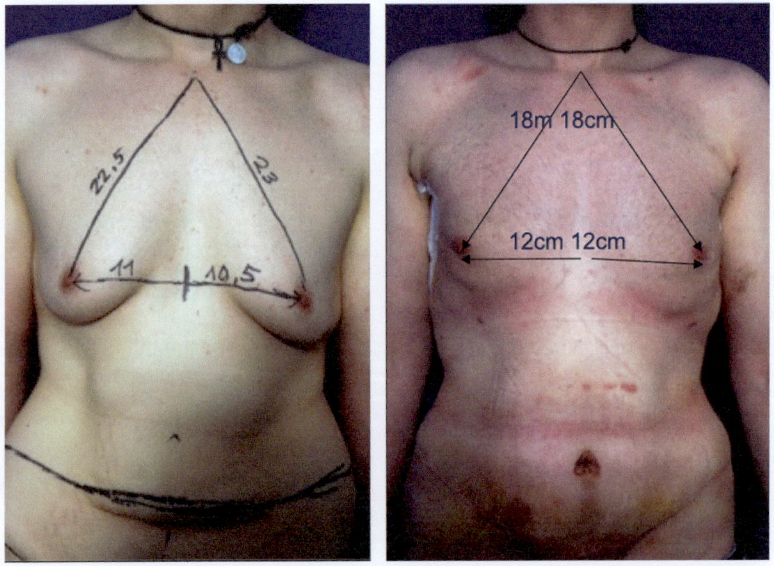

Abb. 29.2 a–b Position des MAK bei einem Patienten vor und nach Chestlift, sowie Abdominoplastik

Wird der Vektor senkrechter gewählt, kann sie zwar gelindert werden, dennoch muss über diesen Punkt im Vorfeld nachhaltig aufgeklärt werden. Wenn in besonders ausgeprägten Fällen schon präoperativ durch das Hochziehen der Haut in die Axilla zu erkennen ist, dass die komplette Aufhebung der Brustfalte nicht möglich sein wird, ist diese Chestlift-Technik ungeeignet.

Tipp: Präoperativ ist eine genaue, ergebnisorientierte Anzeichnung im Stehen unabdingbar. Die Vektorpfeilbasis und -spitze sollten zur Orientierung in die Haut so angeritzt werden, dass erkannt wird, welcher distale Hautanteil nach proximal wohin genäht gehört (Abb. 29.4a–b).

29.2 Präoperative Markierung

Die Markierung der zu entfernenden Haut entspricht einer Ellipse mit spitzen Enden, deren kranialer Teil in der Achselhöhlenfalte beginnt und deren distale Spitze im Bereich der mittleren Axillarlinie auf Höhe der 7. bis 8. Rippe ausläuft. Dieser Vektor von mindestens 70–80° muss im Stehen markiert werden, um die Linie für die Gewebetransposition zu definieren (Abb. 29.3a–c). Liegt der Patient erst einmal auf dem Operationstisch, ist es unmöglich, diese Zugrichtung nach schräg oben nachzuvollziehen, da jedwede Orientierung in der horizontalen Lage verloren geht.

29.3 Operative Technik

1. Nach konventioneller Infiltration mit ca. 250 ml Kleinscher Lösung wird eine Fettabsaugung der seitlichen Thoraxwand und der männlichen Brust durchgeführt; damit wird das Gewebe fettärmer und die Haut des zu behandelnden Areals wird minimalinvasiv voruntermininiert. Der zu straffende Brustbereich muss mit einbezogen werden (Abb. 29.5a–b).
2. Die markierte Hautellipse wird entfernt. Epipektoral wird die vordere Brustwand unterminiert. Einmal im Bereich der Drüse vorgedrungen, löst man den dorsalen Teil der

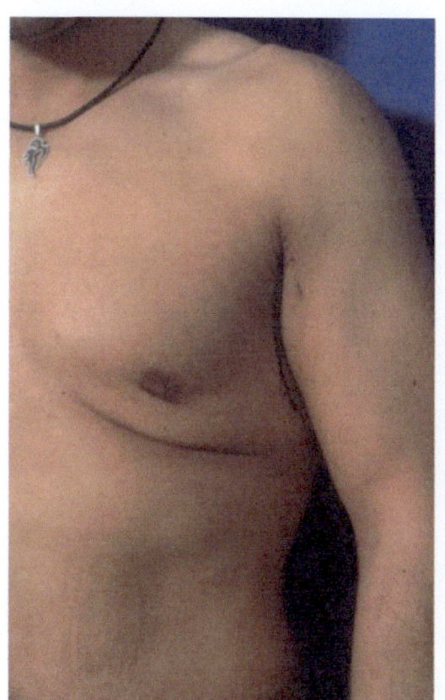

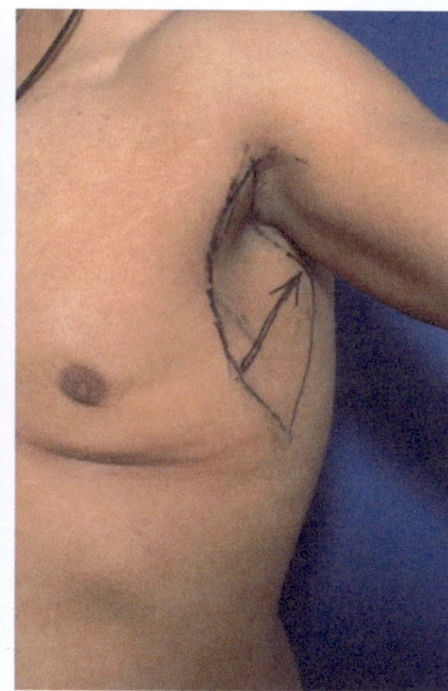

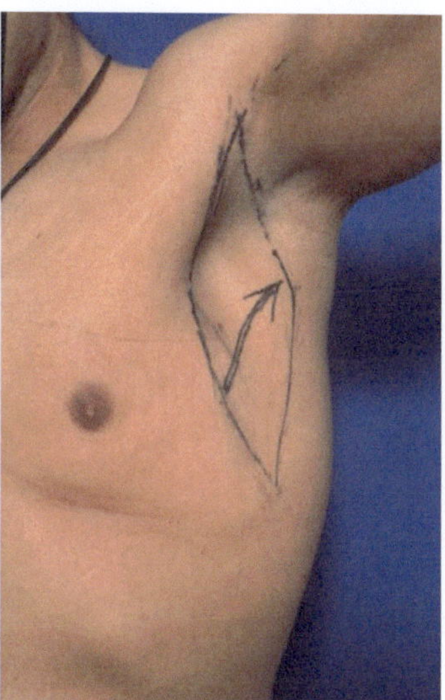

Abb. 29.3 a –c Präoperative Markierung

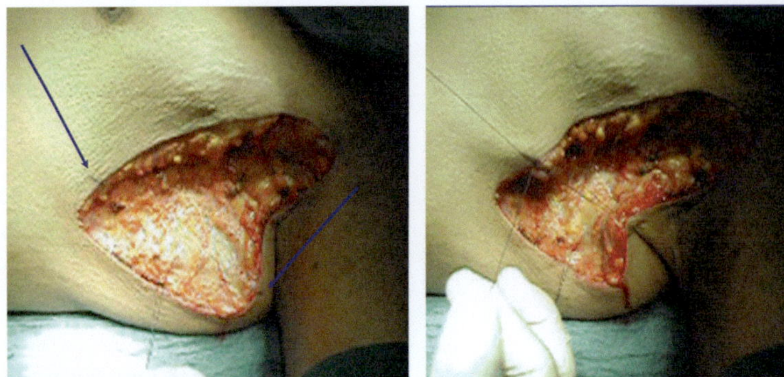

Abb. 29.4 a–b Intraoperativer Situs beim Setzen der Nähte. Die blauen Pfeile deuten auf die Vektorpfeilbasis und -spitze, die in der Haut angeritzt worden sind

Brustdrüse von der Pektoralisfaszie, der sich unter dem MAK befindet. Wenn erforderlich, können von diesem Zugang aus dorsale Teile des Drüsengewebes reseziert werden. Damit wird besonders bei einer Gynecomastia vera eine Verflachung der Brust erreicht, ohne dass von frontal der MAK angeschnitten wird. Die frontale Thoraxfläche bleibt unberührt, trägt keine Unregelmäßigkeiten davon, die nach einem areolären Zugang durch Narben entstehen können (Abb. 29.5c).

3. Zur Verhinderung von Seromen und von Blutungen werden Quilting Stiches, oder auch sog. Baroudi-Nähte (Baroudi und Ferreira 1998), zwischen der Scarpa-Faszie und der Pektoralisfaszie in der Wundhöhle unter der Brust gesetzt; dabei werden Kutis und Subkutis schon in Vektorrichtung versetzt. Dann

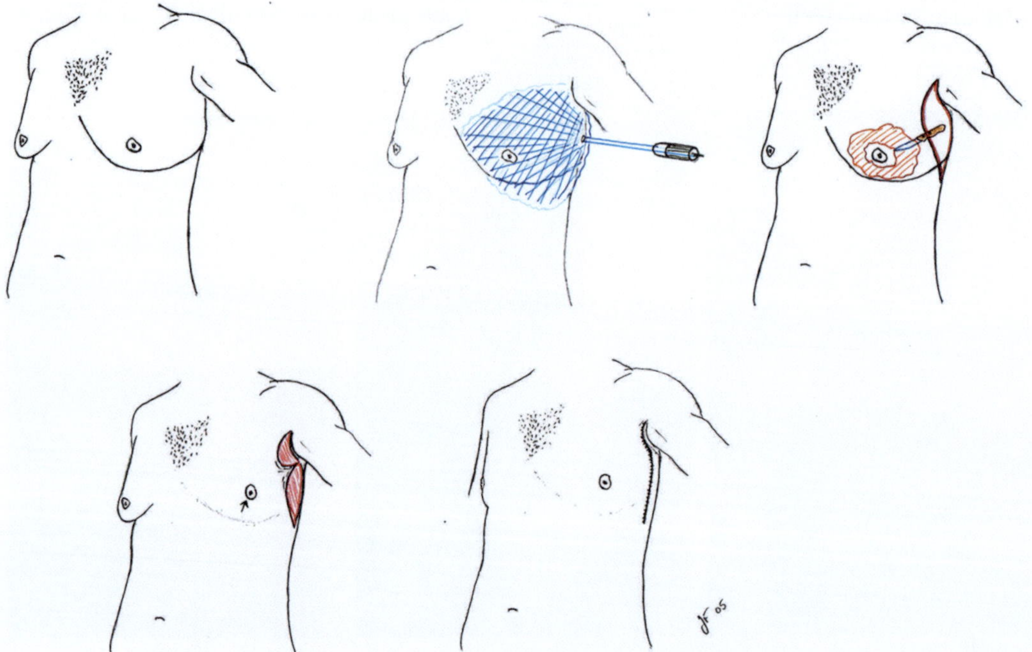

Abb. 29.5 a–e Schematische Darstellung der Operationsschritte: a) Befund präoperativ. b) Infiltration und Fettabsaugung. c) Hautexzision, Präparation und Reduktion der Brustdrüse. d) Wundverschluss mit korrektem Vektor. e) Spannungsfreier Hautverschluss

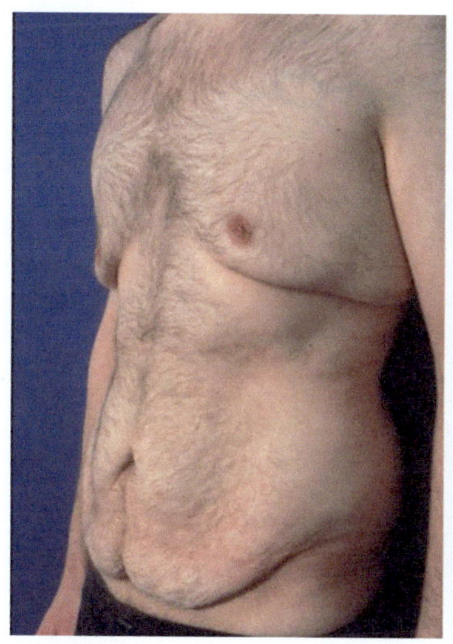
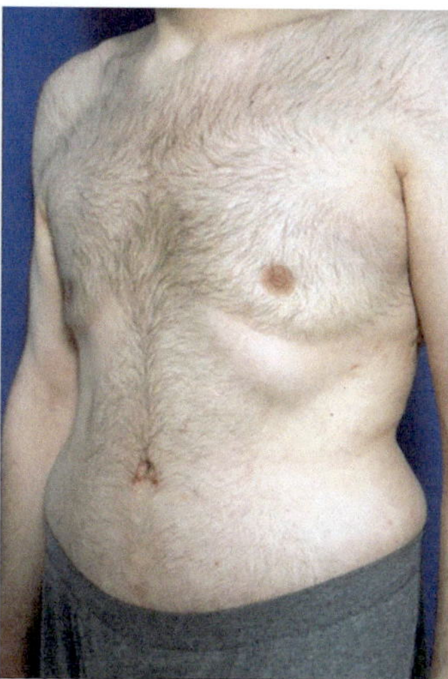
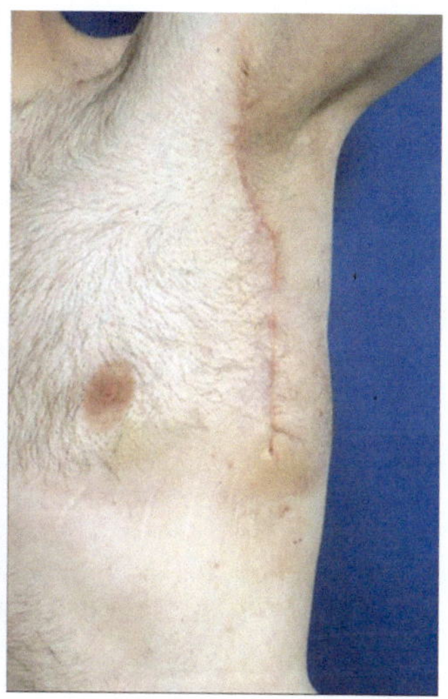

Abb. 29.6 a–c Patient vor (a) und nach (b) Chestlift, sowie Abdominoplastik. Narbenposition bei angehobenem Arm (c)

wird der distale Wundrand entsprechend der präoperativ vorgenommenen Markierungen des Vektorverlaufs im Stehen um 70–80° nach kraniolateral in die Axilla versetzt (Abb. 29.5d und 29.3a-b).

4. Zur Stabilisierung und zur subkutanen Wundhöhlenvermeidung erfolgen die letzten Quilting Stiches beim Hautverschluss mit U-Nähten, die das SFS (Superficial Fascial System) der Haut und die Faszien der lateralen Muskeln des Thorax mit erfassen. Damit ist die Kutis spannungsfrei adaptiert und kann dann intradermal verschlossen werden (Abb. 29.5e).

Obwohl mit diesen Maßnahmen Nachblutungen und Serome Seltenheitswert haben, können zusätzliche Drainagen gelegt werden. Ein Kompressionsverband für einige Tage postoperativ sollte angelegt werden, um den versetzten Gewebeblock an seine neue Stelle anzudrücken.

An möglichen Komplikationen sind allgemeine Problematiken mit Seromen oder Blutungen zu nennen, welche durch die Baroudi-Nähte deutlich reduziert werden. Es können in seltenen Fällen, wie in allen postbariatrischen Straffungsoperationen, sekundäre Narbenkorrekturen oder bei einem Nachsacken der Haut eine Nachstraffung notwendig werden.

Ziel des Chestlifts ist, weiblich anmutende Rundungen der Brust abzuflachen, die frontalen Brustwand zu glätten sowie eine gegebene Submammärfalte aufzulösen, ohne in der Frontalansicht Wunden bzw. Narben zu hinterlassen. Diese kommen im Schatten der Achselhöhle und der Oberarme versteckt zu liegen. Konnte man präoperativ mit den Fingerspitzen das Manöver der Hautverschiebung in die Axilla mit gutem Ergebnis durchführen, ist die Chestlift-Indikation gegeben und bringt ästhetisch zufriedenstellende Ergebnisse (Abb. 29.6a–c). Insofern ist diese Operationstechnik im Thoraxbereich eine zusätzliche Option in der Palette der Möglichkeiten der Bruststraffung bei männlichen postbariatrischen Patienten.

Literatur

Balch CR (1978) A transaxillary incision for gynecomastia. Plast Reconstr Surg 61(1):13–16

Baroudi R, Ferreira C (1998) Seroma: how to avoid it and how to treat it. Aesthetic Surgery J 18(6):439–441

Fagerlund A, Lewin R, Rufolo G et al (2015) Gynecomastia: a systematic review. J Plast Surg Hand Surg 49(6):311–318

Finckenstein J (2006) Chest lifting. Aesthetic Plast Surg 30(3):286–293

Hammond DC, Arnold JF, Simon AM et al (2003) Combined use of ultrasonic liposuction with the pull-through technique for the treatment of gynecomastia. Plast Reconstr Surg. 112(3):891–5.discussion 896–7

Hurwitz DJ (2015) Boomerang pattern correction of gynecomastia. Plast Reconstr Surg 135(2):433–436

Hurwitz DJ, Davila AA (2022) Contemporary management of gynecomastia. Clin Plast Surg 49(2):293–305

Hurwitz DJ, Golla D (2004) Breast reshaping after massive weight loss. Semin Plast Surg 18(3):179–187

Kasielska-Trojan A, Antoszewski B (2017) Gynecomastia surgery-impact on life quality: a prospective case-control study. Ann Plast Surg 78(3):264–268

Lee SR, Lee SG (2021) Reoperation because of dissatisfaction with the aesthetic results of gynecomastia surgery: technical considerations. Aesthetic Plast Surg 45(4):1444–1450

Persichetti P, Berloco M, Casadei RM et al (2001) Gynecomastia and the complete circumareolar approach in the surgical management of skin redundancy. Plast Reconstr Surg 107(4):948–954

Prasetyono TOH, Andromeda I, Budhipramono AG et al (2022) Approach to gynecomastia and pseudogynecomastia surgical techniques and its outcome: a systematic review. J Plast Reconstr Aesthet Surg 75(5):1704–1728

Simon BE, Kahn S (1973) Classification and surgical correction of gynecomastia. Plast Reconstr Surg 51:48–52

Voigt M, Walgenbach KJ, Andree C et al (2001) Minimal-invasive, chirurgische Therapie der Gynäkomastie. Liposuktion und Exhäresetechnik. Der Chirurg; Zeitschrift für alle Gebiete der operativen Medizin. 72(10):1190–5

Teil IX Oberarme

Die Cutis laxa der Oberarme nach massivem Gewichtsverlust stellt für die Patienten oftmals eine besondere Belastung dar. Denn während andere Körperbereiche in normalen Kleidungsstücken kaschiert werden können, ist dies für die Arme – vor allem in den Sommermonaten – nur unter erschwerten Bedingungen möglich. Nicht selten klagen die Patienten über Einklemmungen und Reibung der Hautüberschüsse, die sie dann gelegentlich auch als „Flügel“ bezeichnen.

Der große Leidensdruck, der mit dieser Hautdeformität einhergeht, hat sicherlich mit zu den ersten technischen Umsetzungen der frühen Brachioplastik beigetragen. Bereits in den 1920er-Jahren wurden Techniken zur chirurgischen Behandlung von Konturdeformitäten der oberen Extremitäten beschrieben. Die ursprünglichen Techniken basierten auf einer elliptischen Resektion der Hautüberschüsse am proximalen Arm. Später wurden Techniken entwickelt, die eine Verlängerung der Straffung hin zur Achselhöhle und auch darüber hinaus beschrieben. Das kennzeichnende Merkmal bei diesen Verlängerungen hin zur Axilla war das Einfügen einer Art Z-Plastik oder Zacke, da sich sonst das Risiko für Narbenkontrakturen in der Axilla zeigte. Eine weitere Idee zur Auflösung der Problematik von Hautüberschüssen der Axilla und Narbenkontrakturen war es, eine querverlaufende Exzision in der Axilla zu platzieren, sodass eine „fischförmige“ Exzisionsfigur bzw. eine T-förmige Narbe resultierte.

Eine wegweisende Innovation in der technischen Umsetzung der Operation war sicherlich die Integration der Liposuktion. Diese erleichterte die Präparation und sorgte dafür, dass dabei die oberflächliche Faszie und die darin verlaufenden Lymphgefäße geschont wurden. Weitere Vorteile liegen in der Verkürzung der Operationszeit sowie der ästhetischen Gesamtkonturierung der Oberarme, was Operateur und Patienten zugute kommt.

Anatomische Grundlagen der Oberarmstraffung

30

Asım Gueven

Inhaltsverzeichnis

Die Cutis laxa der Oberarme nach massivem Gewichtsverlust stellt für die Patienten oftmals eine besondere Belastung dar. Die Arme sind in diversen Kleidungsstücken sichtbar, besonders im Sommer, und die Patienten können die offensichtlichen Hautdeformitäten nicht kaschieren. Die Patienten beschreiben ihre Arme nicht selten als „Flügel", aufgrund der hängenden Hautüberschüsse, welche sich in der Kleidung einklemmen, aneinander reiben und dadurch Schmerzen und Hautausschläge verursachen können.

Anatomisch lässt sich der Arm zunächst in den Ober- und Unterarm mit dem Ellbogen dazwischen unterteilen. Zur Beurteilung werden die Arme von vorne und von hinten im hängenden Zustand und bei gehobenem Zustand inspiziert, wobei Rumpf, Oberarm und Unterarm in einer Ebene rechtwinklig zueinander stehen sollten (Abb. 30.1).

A. Gueven (✉)
Livion, Hamburg, Deutschland
E-Mail: info@asimgueven.com

Die Hautüberschüsse der Patienten zeigen sich fast ausschließlich am Oberarm, selten gehen diese bis zum proximalen Unterarm. Dies liegt daran, dass die Oberarme im Rahmen der Adipositas mehr Fettgewebe einlagern und sich mehr ausdehnen, bevor sie durch den anschließenden Gewichtsverlust wieder schrumpfen. Zu beachten ist, dass dieser Prozess dreidimensional ist, sodass auch ein dreidimensionaler Hautüberschuss verbleibt mit einem zirkulären (horizontal) und vertikal Überschuss (Abb. 30.2).

Der Übergang vom Oberarm zum Rumpf bzw. zur Brustwand wird innenseitig durch die Axilla und außenseitig durch den M. deltoideus geformt. Die Axilla wiederum wird durch den M. pectoralis major und den M. latissimus dorsi geformt, die die vordere und hintere Achselfalte (auch Axillarlinie) an der Hautoberfläche abbilden und dazwischen die Achselhöhle begrenzen. Hier ist zu beachten, dass auch die Axilla einen Hautüberschuss haben kann, aber nicht haben muss. Der Hautüberschuss mit Absacken der Haut zeigt sich allerdings ausschließlich an der hinteren Achselfalte, die vordere Achselfalte bleibt typischerweise am Verlauf des M. pectoralis major adhärent. Der

A. Gueven und S. Allert (Hrsg.), *Postbariatrische Chirurgie,* https://doi.org/10.1007/978-3-662-69269-1_30

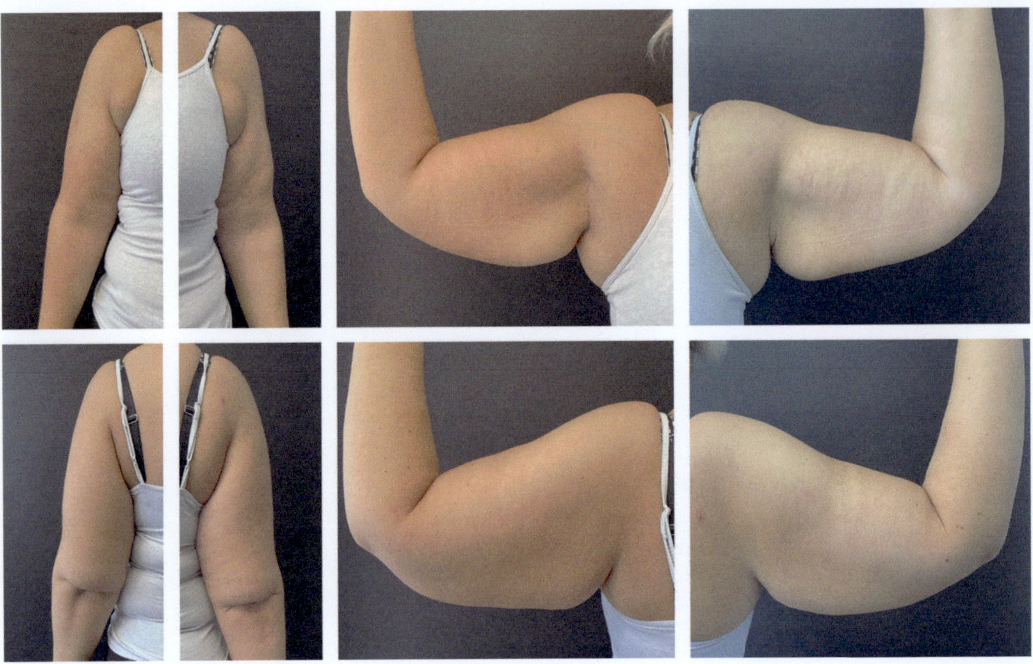

Abb. 30.1 Fotodokumentation der Oberarme in hängender und angehobener Position von vorne und von hinten

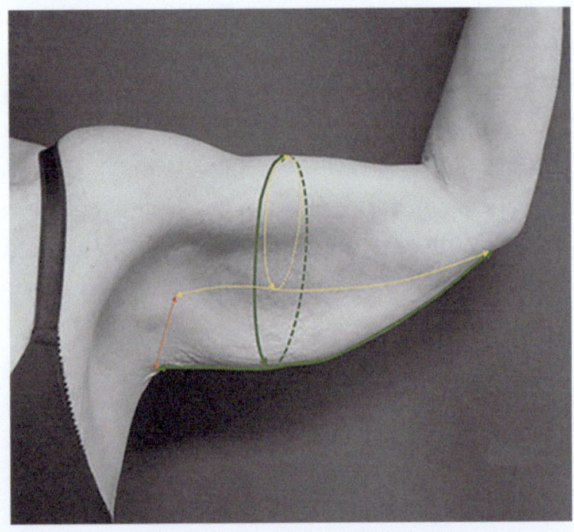

Abb. 30.2 Zirkulärer und vertikale Überschuss am Oberarm in Grün, gegenüber der physiologischen Hautoberfläche in Gelb, sowie in Orange an der Axilla.

Hautüberschuss von hinterer Axillarfalte und Oberarm kann in einige Fällen als durchgehende Linie verbunden sein, meist ist jedoch weiterhin eine trennende Einziehung zwischen beiden vorhanden (Abb. 30.3).

An den Oberarmen sind als feste Adhärenzzonen zu finden, distal der Ellenbogen, medial der Sulcus bicipitalis medialis, sowie zur Axilla hin im Bereich der Achselhöhle und der vorderen Achselfalte (Abb. 30.4). Üblicherweise sind die Verbindungen zur Faszie im Bereich der Schulter und Oberarmaußenseite etwas stärker. Die Tatsache, dass die Adhärenzen nicht so stark sind wie an den Oberschenkeln, sowie dass der Durchmesser der Extremität geringer ist, sorgt für eine stärkere Verschieblichkeit des Hautmantels, sodass an den Oberarmen die Hautexzision auf einer Seite gleichzeitig auch eine Straffung auf der Gegenseite verursacht und damit den gesamten Oberarm formt.

Von besonderer Wichtigkeit ist neben der Konfiguration des Hautüberschusses am Oberarm und der Axilla die Beurteilung der subkutanen Fettgewebsdicke. Auch hier zeigen sich individuell große Unterschiede (Abb. 30.3). Je größer die subkutane Fettgewebsdicke, umso weniger kann der Hautmantel gestrafft werden. Da die modernen Techniken zur Oberarmstraffung die Liposuktion integrieren, kann im

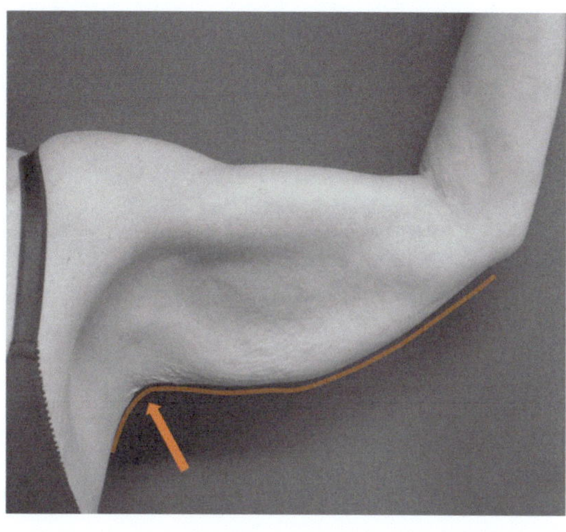

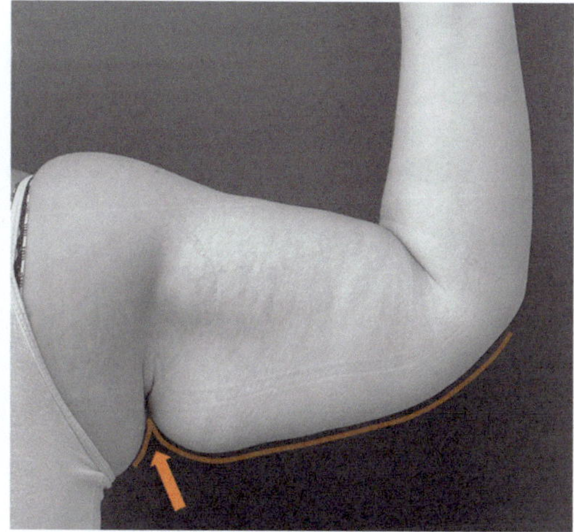

Abb. 30.3 Unterschiedlicher Übergang von Oberarm und Axilla bzw. Thorax an der posterioren Achselfalte

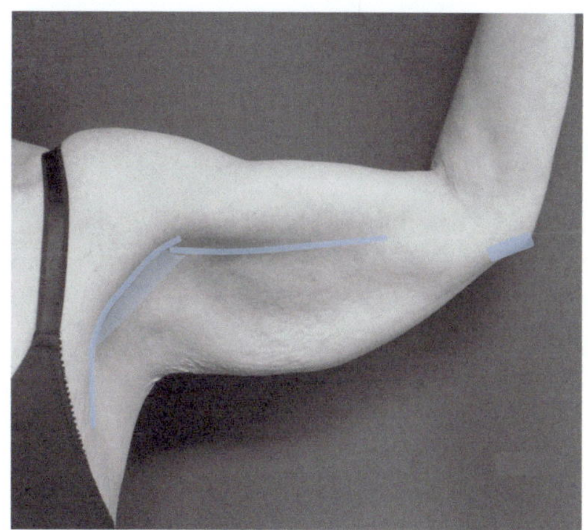

Abb. 30.4 Adhärenzzonen am Oberarm und der Axilla in blau

Vorfeld diese Dicke reduziert werden, um eine optimale Straffung zu ermöglichen. Auch besteht die Möglichkeit, zweizeitig vorzugehen und zunächst nur eine Liposuktion der Oberarme durchzuführen.

30.1 Straffungsfiguren

Der Pinch-Test ist – wie auch bei der Oberschenkelstraffung – nicht nur zur Beurteilung der subkutanen Fettgewebsdicke relevant, sondern essenziell, um das Ausmaß der möglich Straffung während der Anzeichnung bestimmen zu können. Auch hier muss beachtet werden, dass prinzipiell nicht die markierten Punkte an den Fingerspitzen zueinander kommen können (Abb. 30.5). Es ist stets die subkutane Fettgewebsdicke von dieser Strecke abzuziehen, da sonst der Hautverschluss ggf. nicht möglich ist oder zu eng sein kann mit den möglichen Folgen eines Kompartment-Syndroms. Folgt man der im nächsten Kapitel dargestellten Technik,

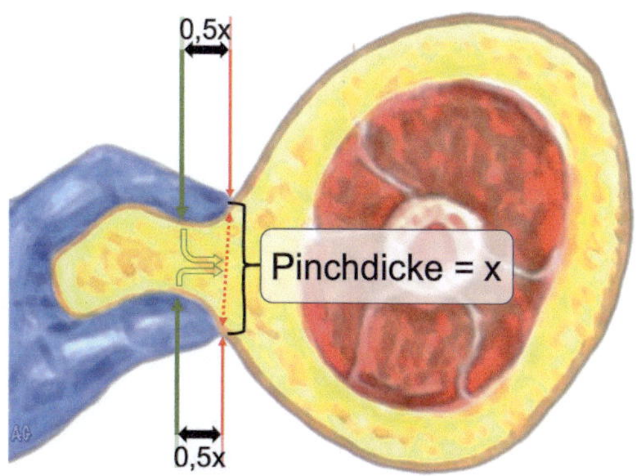

Abb. 30.5 Pinch-Test an einer Extremität im Querschnitt. Die Exzision der Haut über den Fingerspitzen (rot) führt zu einem Hautdefizit. Es sollte je Seite die halbe Pinchdicke von der Exzisionslinie abgezogen werden, sodass die Wundränder spannungsfrei zueinander kommen können (grün)

ist durch die Liposuktion und die temporäre Tackerklammerung der Exzisionspindel dieses Risiko allerdings fast gänzlich eliminiert.

Die Anzeichnung wird als Spindel um eine Mittellinie angezeichnet, welche sich zwischen zwei festen anatomischen Strukturen aufspannt. Hier gibt es prinzipiell zwei Philosophien:

1. Die Exzisionsspindel wird so gelegt, dass die Narbe am medialen Oberarm liegt. Dadurch ist die Narbe bei gesenkten Armen stets versteckt und wird nur durch das Anheben der Arme sichtbar (Abb. 30.6). Die Mittellinie wird vom Epicondylus medialis humeri Richtung vorderer Achselfalte im Verlauf des Sulcus bicipitalis medialis angezeichnet (Abb. 30.7).
2. Die Exzisionspindel wird so gelegt, dass die Narbe am posterioren Oberarm liegt. Dadurch ist die Narbe auch bei angehobenen Armen von vorne nicht sichtbar, sondern lediglich bei abgesenkten Armen von hinten (Abb. 30.8). Die Mittellinie wird vom Epicondylus medialis humeri Richtung hinterer Achselfalte auf der Unterseite des Oberarmes angezeichnet (Abb. 30.9).

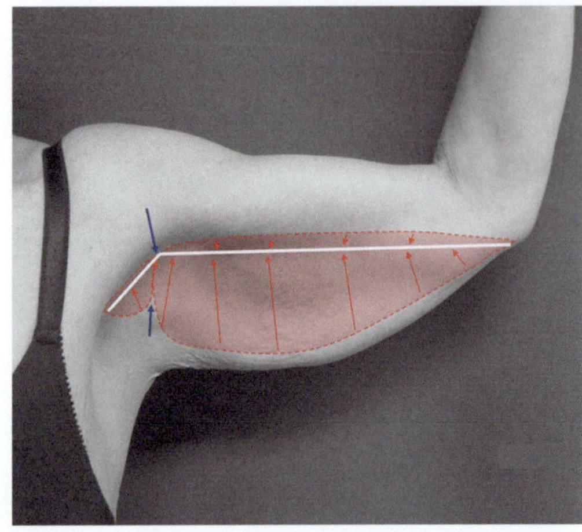

Abb. 30.7 Typische Resektionsfigur (rot gestrichelt) mit Narbenpositionierung im Sulcus bicipitalis medialis und vorderer Achselfalte (weiß) sowie die Zugvektoren (rote Pfeile). Die blauen Pfeile zeigen den Übergang von Oberarm zu Axilla, hier kommen die zwei Exzisionsspindeln zueinander und bilden eine Ecke

Falls ein Hautüberschuss an der Axilla hin zum Thorax besteht, wird entsprechend der gewählten Technik die Narbe entlang der vorderen oder hinteren Achselfalte zum Thorax geführt (Abb. 30.10). Falls die vordere Achselfalte

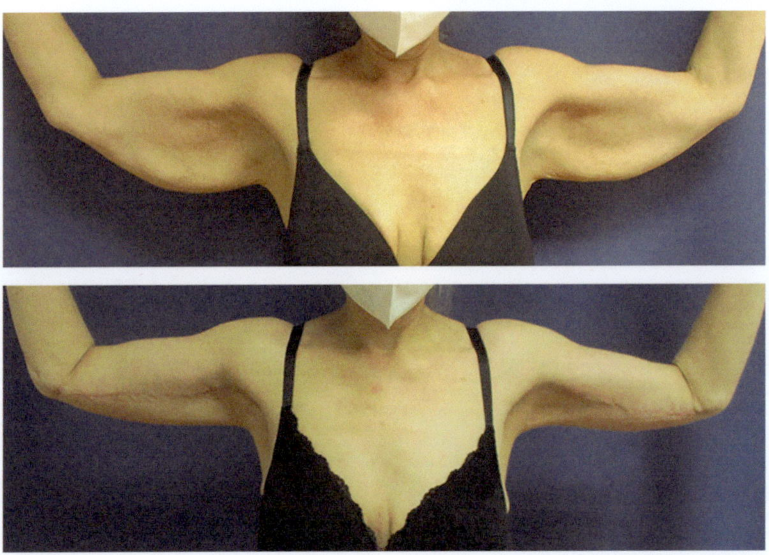

Abb. 30.6 Patientin vor und nach einer Oberarmstraffung mit medialer Schnittführung bis in die Axilla entlang der vorderen Achselfalte

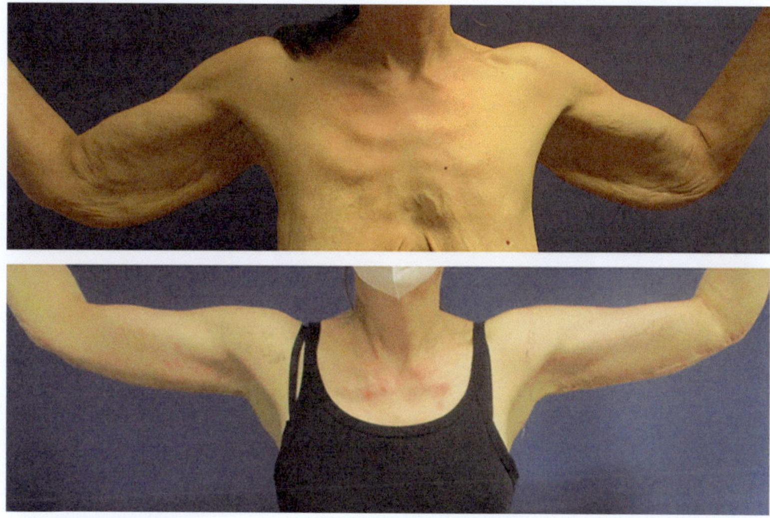

Abb. 30.8 Patientin vor und nach einer Oberarmstraffung mit posteriorer Schnittführung bis in die Axilla entlang der hinteren Achselfalte

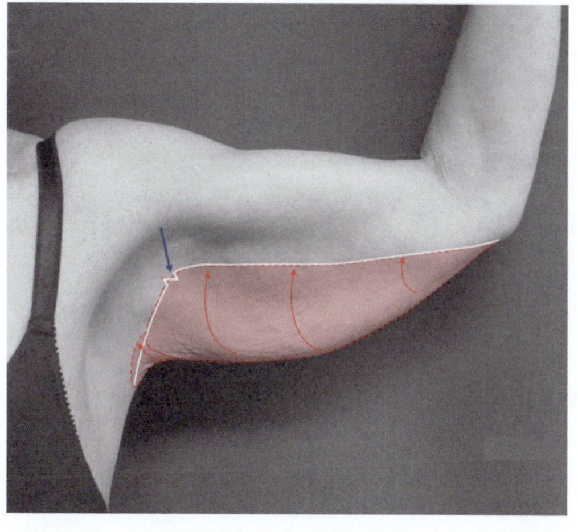

Abb. 30.9 Typische Resektionsfigur (rot gestrichelt) mit Narbenpositionierung posterior und in der hinteren Achselfalte (weiß) sowie die Zugvektoren (rote Pfeile). Der blaue Pfeile zeigt den Übergang von Oberarm zu Axilla, hier empfiehlt es sich, eine Z-Plastik einzufügen, um Narbenkontrakturen im Verlauf zu vermeiden

verfolgt wird, ist hier die Richtung der Narbe bzw. der Exzisionsspindel zu wechseln bzw. anzupassen. Typischerweise sind es zwei Exzisionsspindeln, die quasi aneinander liegen und eine Ecke am Übergang von Oberarm zu Axilla erzeugen (Abb. 30.7). Bei der hinteren Achselfalte sollte beachtet werden, dass diese weniger Adhärenzen zur Faszie hat und deshalb auch von der Cutis laxa betroffen ist. Die Folge ist, dass hier gerade verlaufende Narben eher zu Narbenkontrakturen führen können. Aus diesem Grund sollte hier bereits prophylaktisch eine Z-Plastik am Übergang von Axilla zum Oberarm eingebaut werden (Abb. 30.9).

Die Straffung kann von der Axilla hin zum seitlichen Thorax je nach Bedarf erweitert werden. Von dort aus kann es Richtung Brust oder auch zum Rücken weitergehen. Die Kombination dieser Eingriffe wird auch als Upper Bodylift zusammengefasst.

30.2 Nerven und Blutgefäße

Die großen Leitungsbahnen, mit der A. und V. brachialis sowie dem N. medianus und N. ulnaris befinden sich am Oberarm in der Tiefe unterhalb der tiefen Faszie im Sulcus bicipitalis medialis. Der N. radialis liegt noch tiefer geschützt zwischen Humerus und Muskulatur. Oberflächlich liegen jedoch der N. cutaneus antebrachii medialis und die V. basalica. Diese Strukturen können bei einer Oberarmstraffung gefährdet

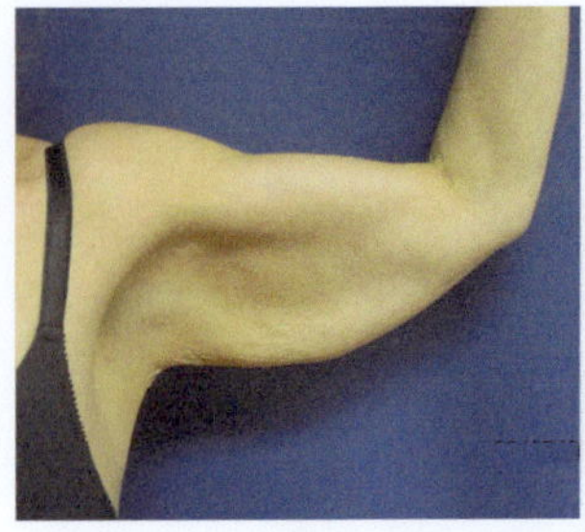
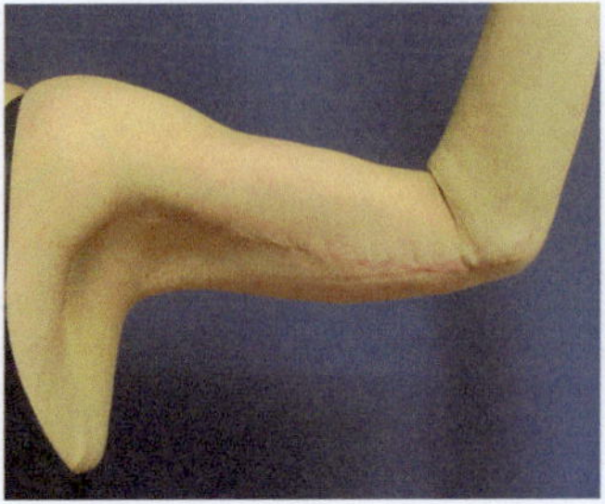
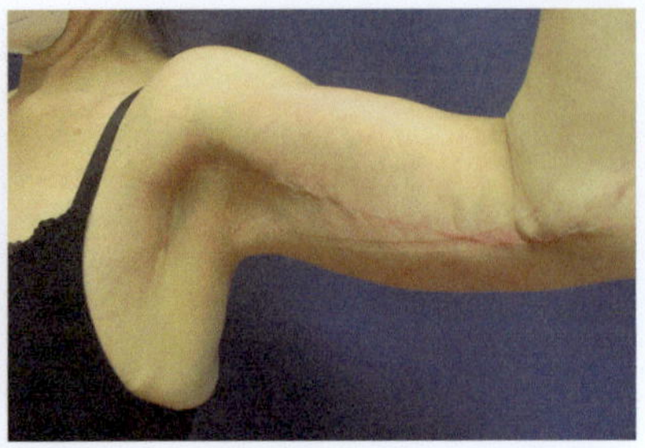

Abb. 30.10 Patientin vor und nach Oberarmstraffung mit Schnittführung entlang der vorderen Achselfalte bis in die Axilla, um die abgesackte Haut an der Axilla bzw. die hintere Achselfalte anzuheben

sein. Auch sollte auf den N. ulnaris im Sulcus nervi ulnaris und dahinter geachtet werden, da er dort auch oberflächlich exponiert liegt. Im Falle einer vorangegangenen Verlagerungsoperation aufgrund eines Sulcus-nervi-ulnaris-Syndroms (SNUS) ist die Gefahr noch größer.

Um Verletzung dieser Strukturen zu vermeiden, sollte die Präparation maximal oberflächlich erfolgen. Auch deshalb ist die Technik mit vorheriger Liposuktion zu empfehlen, da die Resektionsspindel leer gesaugt und eine oberflächliche Präparationsschicht erzeugt werden kann. Danach kann die Haut einfacher abpräpariert werden und die oberflächliche Faszie samt Lymphgefäßen geschont werden.

Literatur

Aly A, Soliman S, Cram A et al (2008) Brachioplasty in the massive weight loss patient. Clin Plast Surg 35:141–147

Chowdhry S, Elston JB, Lefkowitz T et al (2010) Avoiding the medial brachial cutaneous nerve in brachioplasty: an anatomical study. Eplasty 10:e16

Hurwitz DJ, Jerrod K (2010) L-brachioplasty: an adaptable technique for moderate to severe excess skin and fat of the arms. Aesthet Surg J 30:620–629

Knoetgen J, Moran SL (2006) Long-term outcomes and complications associated with brachioplasty: a retrospective review and cadaveric study. Plast Reconstr Surg 117:2219–2223

Lockwood T (1995) Brachioplasty with superficial fascial system. Plast Reconstr Surg 96(4):912–920

Race CM, Saldana MJ (1991) Anatomic course of the medial cutaneous nerves of the arm. J Hand Surg 16A:48–52

Oberarmstraffungen

31

Raya Isaev und Melodi Motamedi

Inhaltsverzeichnis

Seit den ersten Beschreibungen der Brachioplastik in den 1920er Jahren wurden verschiedene Techniken zur chirurgischen Behandlung von Konturdeformitäten der oberen Extremitäten vorgeschlagen (Thorek 1930). Die ursprünglichen Techniken basierten typischerweise auf elliptischen Resektionen, die über dem proximalen Arm vorgenommen werden (Correa-Inturraspe und Fernandez 1954). Später wurden Techniken entwickelt, die eine Verlängerung der Straffung hin zur Achselhöhle und auch darüber hinaus beschrieben (Pitanguy 1977; Regnault 1983). Kennzeichnend war bei diesen Verlängerungen hin zur Axilla das Einfügen einer Art Z-Plastik oder Zacke, um Narbenkontrakturen vorzubeugen. Regnault beschrieb hingegen eine querverlaufende Narbe in der Axilla, sodass eine „fischförmige" Exzisionsfigur bzw. eine T-förmige Narbe resultierte.

31.1 Indikation

Die Indikation zur Oberarmstraffung ist medizinisch bei deutlich überschüssiger Haut nach massiver Gewichtsabnahme zu stellen. Wie bei allen körperformenden Eingriffen ist sie in der Regel dann gegeben, wenn sich eine Disproportion zwischen der lokalisierten Deformität und dem Körper des Patienten zeigt und körperliche Beschwerden vorliegen. Nicht selten leiden die Patienten an entzündlichen sowie mechanischen Irritationen in den Axillen. Massive Hautüberschüsse an den Oberarmen verursachen zudem häufig ein Schweregefühl sowie eine schnelle Ermüdung der Arme bei körperlichen Aktivitäten.

R. Isaev (✉) · M. Motamedi
Klinik für Plastische und Ästhetische Chirurgie, Handchirurgie, Sana Klinikum Hameln-Pyrmont, Hameln, Deutschland
E-Mail: raya.isaev@sana.de

M. Motamedi
E-Mail: melodi.motamedi@sana.de

A. Gueven und S. Allert (Hrsg.), *Postbariatrische Chirurgie*, https://doi.org/10.1007/978-3-662-69269-1_31

Der Gesamtumfang des Arms und die Qualität der Hautlaxizität sollten mit der Pinch-Technik (Abb. 31.1) erfasst werden. Zudem sollten Umfangsmaßen der Arme erhoben und die Seiten miteinander verglichen werden. Die Oberarmdeformität breitet sich häufig auf die seitliche Brustwand als Teil der hinteren Axillarfalte aus, das Ausmaß dieses Überschusses sollte notiert werden. Die Fotos der Arme sollten so aufgenommen werden, dass die Arme im 90-Grad-Winkel zur seitlichen Brustwand fotografiert werden, wobei die Ellenbogen gerade und im 90-Grad-Winkel angewinkelt sind. Jede Position sollte sowohl von vorne als auch von hinten fotografiert werden.

Wie bei jedem plastisch-chirurgischen Eingriff sollte der Patient einer vollständigen Anamnese und Untersuchung unterzogen werden. Hierbei sollten Vorerkrankungen, Risikofaktoren sowie Voroperationen erfasst werden. Des Weiteren empfehlen wir immer, die Durchblutung, Motorik und Sensibilität der zu operierenden Extremitäten zu untersuchen und zu dokumentieren. Die Armoperation sollte sich in einen Gesamtplan der am Patienten durchzuführenden chirurgischen Eingriffe einfügen. Wie bei allen plastischen Eingriffen, muss der Patient körperlich und geistig stabil sein.

Es ist von grundlegender Bedeutung, die Patienten über alle Schritte der Operation zu informieren und verbunden mit anschaulichen Fotos über die Lage der Narben, die Qualität des Ergebnisses, aber auch über die Grenzen und Möglichkeiten zu sprechen.

31.2 Anzeichnung

Zur Oberarmstraffung gibt es keine verbindlichen Standards. Dennoch hat sich in der plastisch-chirurgischen Literatur bei weitem die Schnittführung, deren Narben zwischen den Bizepsmuskeln (Sulcus brachialis internus) zu liegen kommen, durchgesetzt. Diese lässt die Narben bei angelegtem, herabhängendem Arm kaum sichtbar werden, da diese auf der Innenseite zu liegen kommen. Unsere Erfahrung zeigt, dass nicht alle Narben gleich gut heilen. Daher platzieren wir die Narbe an einer Stelle, an der sie relativ schwer zu sehen ist. Wir glauben, dass die Platzierung der Narbe am medialen Arm entlang der Mittellinie am Sulcus brachialis internus sowohl für den Patienten als auch für andere am wenigsten sichtbar ist (Abb. 31.2 und 31.3).

Die Anzeichnung erfolgt am stehenden Patienten, wobei der Arm 90 Grad abgewinkelt ist.

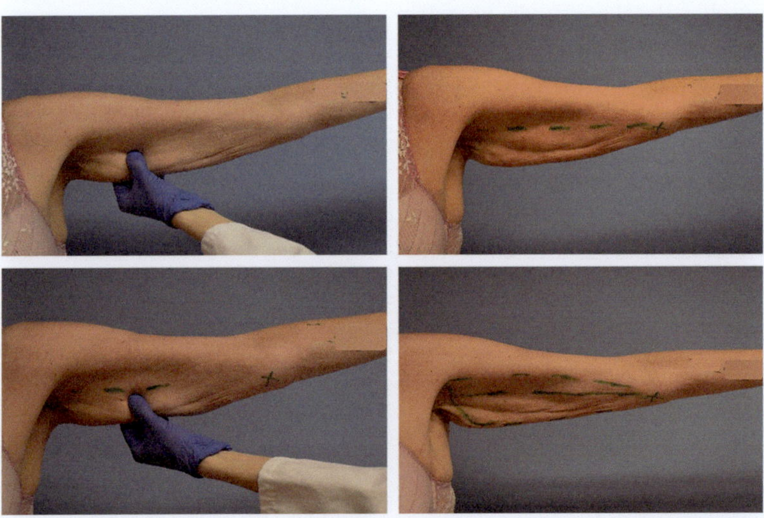

Abb. 31.1 Präoperative Planung und Anzeichnung mit Palpation und Anzeichnung des Sulcus brachialis internus (a, b) und Pinch-Testung und Anzeichnung des Hautüberschusses (c, d)

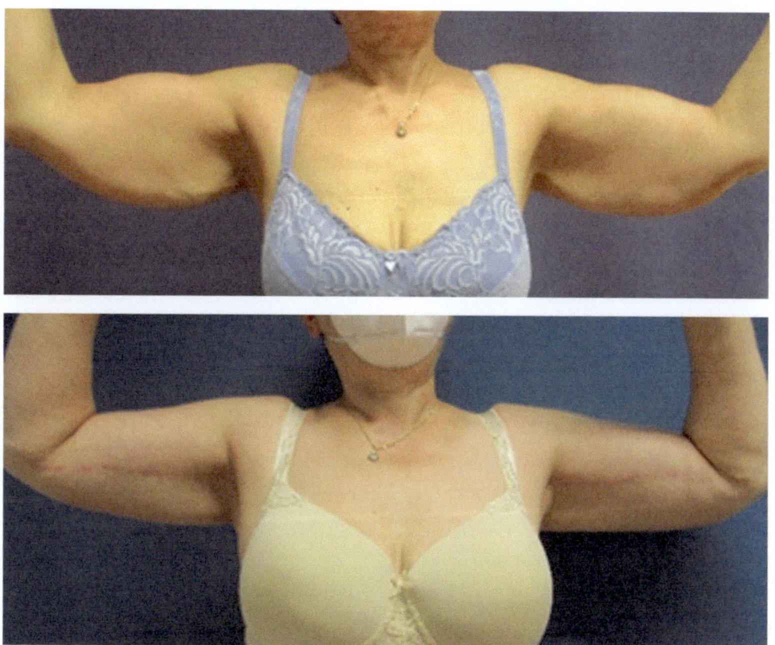

Abb. 31.2 56-jährige Patientin mit einem deutlichen Hautweichteilüberschuss an den Oberarmen bei Z. n. massiver Gewichtsabnahme vor und 1 Jahr nach Oberarmstraffung mit konturangleichender Liposuktion. Die Narbe verläuft im Sulcus bicipitalis

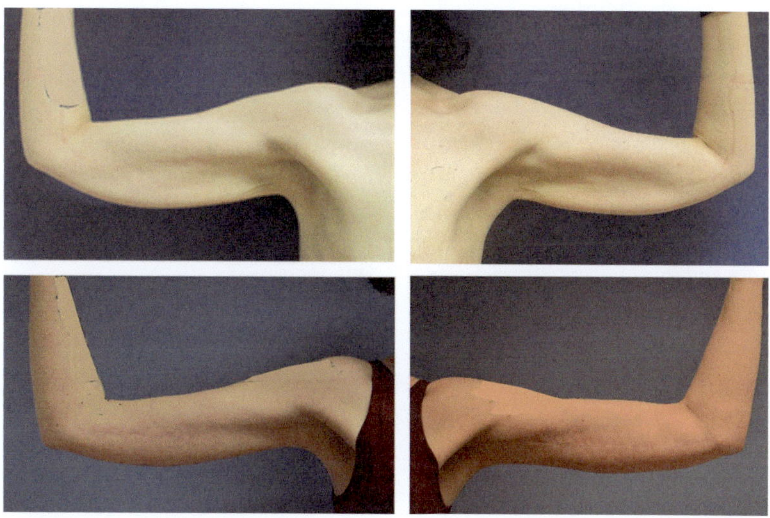

Abb. 31.3 32-jährige Frau mit deutlichem Hautweichteilüberschuss an den Oberarmen bei Z. n. Gewichtsabnahme durch bariatrische Chirurgie. Sechs Monate postoperativ nach Oberarmstraffung mit konturangleichender Liposuktion. Die Narbe verläuft im Sulcus bicipitalis und ist auf dem Bild rechts abgebildet

Die Markierung der Mittellinie beginnt am Sulcus brachialis internus und verläuft von der Achselhöhle bis zum Ellbogen (Epicondylus humeri medialis). Zunächst erfolgt die Palpation und Abgrenzung des Sulcus brachialis internus (Abb. 31.1a, b). Bei schlanken Patienten lässt sich der Sulcus brachialis internus leichter finden durch Palpation. Die Menge der zu entfernenden Haut wird mit einem Pinch-Test geschätzt und es wird eine elliptische Form einige Zentimeter oberhalb des Sulcus brachialis internus gezeichnet (Abb. 31.1c, d). Die Breite und Ausdehnung der Ellipse ändern sich mit der Menge der zu resezierenden Haut. Bei unseren Patienten ergibt sich eine durchschnittliche Breite der Ellipse von ca. 12 cm. Im Allgemeinen liegt die obere Linie der Ellipse 2 bis 5 cm oberhalb des Sulcus brachialis internus. Die Hautresektion variiert je nach den lokalen Spannungszuständen und dem Hautüberschuss. Das proximale Ende der Ellipse endet am Übergang des proximalen Oberarms zur vorderen Axillarlinie. Bei diesem Vorgehen wird die endgültige Narbe medial am Oberarm sowie entlang der vorderen Axillarlinie liegen.

Die Resektion des axillären Hautüberschusses erfolgt individuell. Je nach Hautüberschuss in diesem Bereich kann die Resektion als zweite Ellipse und am Ende in einer fusiformen Exzision mit der ersten Ellipse am Oberarm enden. Die Narbe wird hier entlang der vorderen Axillarlinie gelegt. Bei dieser Technik ist es wichtig, die Narbe in der Axilla und mögliche Kontrakturen als Folge zu vermeiden. Zudem ist es wichtig, dass die Resektion oberflächlich erfolgt, damit die darunterliegenden Strukturen nicht durchtrennt werden. Die Länge der Exzision kann je nach Ausmaß des Hautüberschusses entlang der vorderen Axillarlinie am seitlichen Thorax enden.

31.3 Operative Technik

Es wird eine Lagerung der Oberarme auf Armtischen in 70–80° Abduktion durchgeführt. Das Operationsgebiet wird mit einer Tumeszenzlösung nach Klein (1000 ml NaCl 0,9 %, 1000 mg Lidocain, 1000 µg Adrenalin, 12,5 mmol Natriumbicarbonat) infiltriert. Nach Abwarten der Einwirkzeit wird eine Liposuktion der Ellipse sowie der Übergänge nach ventral und dorsal am Arm durchgeführt (Abb. 31.4a). Danach wird eine temporäre Hautklammerung der Resektionsfiguren zur Kontrolle auf Symmetrie und zum Festlegen des definitiven Hautüberschusses durchgeführt (Abb. 31.4b). Die Haut wird bis auf Höhe der Faszie reseziert, ohne sie zu unterminieren. Der Nervus ulnaris und der Nervus cutaneus antebrachii medialis müssen während der gesamten Operation geschont werden. Nach erfolgter Blutstillung und Einlage von Drainagen wird ein temporärer Wundverschluss mittels Klammerung durchgeführt. Die Klammern werden anschließend beim definitiven Wundverschluss sukzessive entfernt. Für den Wundverschluss wird zunächst eine intrakoriale fortlaufende Naht mit selbstresorbierbarem PDS 2–0 Nahtmaterial platziert (Abb. 31.4d). Der Hautverschluss erfolgt mittels intrakutaner fortlaufender Naht mit selbstresorbierbarem Stratafix 3–0. Direkt postoperativ wird eine elastische Wickelung der Arme angelegt und eine kontinuierliche Hochlagerung durchgeführt.

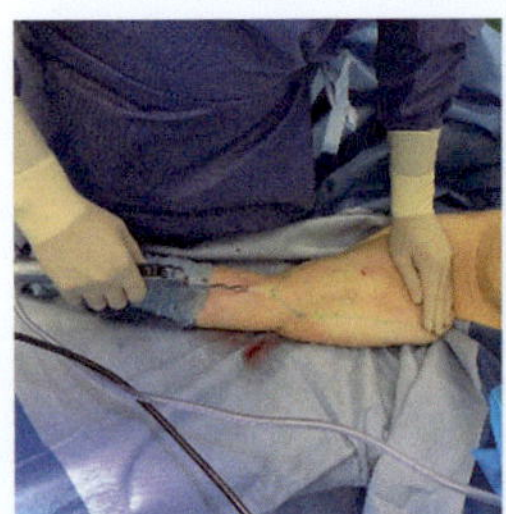
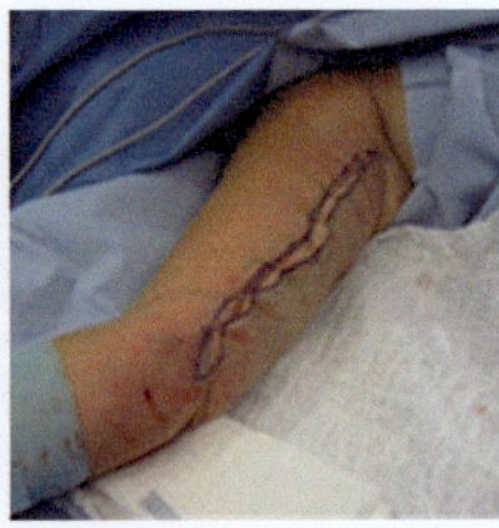
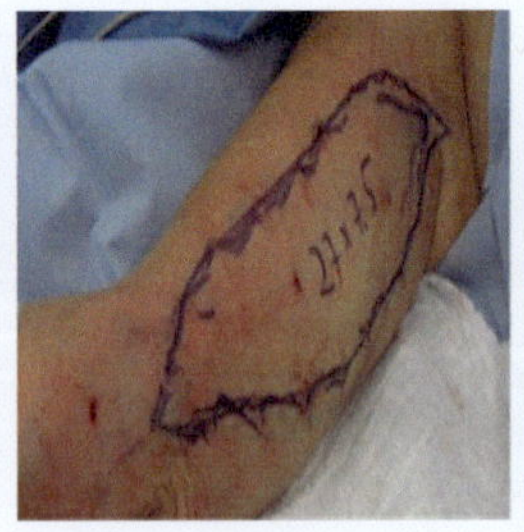
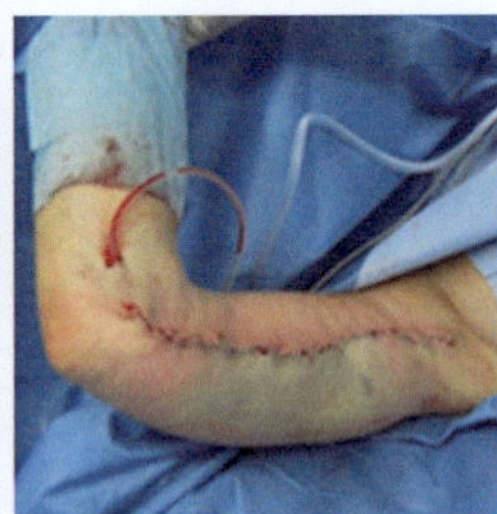

Abb. 31.4 Intraoperative Schritte mit Liposuktion (a), temporärer Hautklammerung (b), Nachzeichnung der Resektionsspindel (c), sowie nach sukzessivem Ersetzen der temporären Hautklammern durch die Naht (d)

31.4 Verlängerung zum Thorax

Die axilläre Komponente der Oberarmstraffung (Abb. 31.5) kann weiter nach kaudal verlängert werden, um Hautüberschüsse am lateralen Thorax zu straffen. Üblicherweise wird dafür die Narbe bzw. Mittellinie bogenförmig zur Inframammärfalte hin gelegt und eine spindelförmige Exzisionsfigur mittels Pinch markiert und entfernt. Eine weitere Verlängerung nach posterior zum Rücken ist meist nicht notwendig, da der oblique Verlauf dieser Exzisionsfigur auch zu einer Straffung des lateralen oberen Rückens führt.

31.5 Nachsorge

Die Drainagen werden entfernt, sobald die Füllmengen nicht mehr als 50 ml Flüssigkeit in 24 h erreicht haben, was häufig innerhalb der ersten 2 Tagen postoperativ der Fall ist. Postoperativ sollte eine Antithromboseprophylaxe mit niedermolekularen Heparinen für insgesamt 5 Tage durchgeführt werden. Wir empfehlen einen Kompressionsbolero für 6 Wochen tags und nachts und für weitere 6 Wochen bei körperlicher Belastung zu tragen. Bei Verwendung von resorbierbarem Nahtmaterial ist ein Fadenzug nicht erforderlich. Des Weiteren empfehlen wir die Narben ab der 2. Woche postoperativ mit fettenden Substanzen zu pflegen und die Sonnenlichtexposition im Narbenareal für mindestens 1 Jahr zu meiden. Die postoperativen Kontrollen werden nach 14 Tagen, 3 und 6 Monaten, die Abschlusskontrolle 1 Jahr postoperativ geplant.

Eine Arbeitsunfähigkeit besteht für etwa 3 Wochen. Daraus folgt, dass der Patient über ein Unterstützungssystem wie Hilfe bei der Kinderversorgung, Haushaltsführung verfügen sollte, das ihm die Genesung nach der Entlassung aus dem Krankenhaus erleichtert.

31.6 Komplikationen

Wie bei allen anderen chirurgischen Eingriffen kann es zum Auftreten von Hämatomen, Seromen und Infektionen kommen, jedoch treten diese Komplikationen nur selten auf, wenn die Operation wie beschrieben durchgeführt wird. Blutergüsse kommen relativ häufig vor, insbesondere wenn die Oberarmstraffung mit der konturangleichenden Liposuktion kombiniert wird. Die Behandlung ist für jeden Patienten individuell und kann eine einfache Punktion bis zu einer chirurgischen Revision umfassen.

Eine häufige Komplikation stellen Ödeme dar. Ödeme sind in der Regel auf die chirurgische Durchtrennung von Lymphgefäßen, die Resektion von Gewebe über die geplanten Grenzen hinaus, das Anbringen von Nähten unter Spannung, oder eine Kombination dieser Faktoren zurückzuführen. Je nach Ausmaß und Dauer des Ödems kann die Behandlung eine Lymphdrainage und das Tragen von Kompressionswäsche zur Beseitigung umfassen.

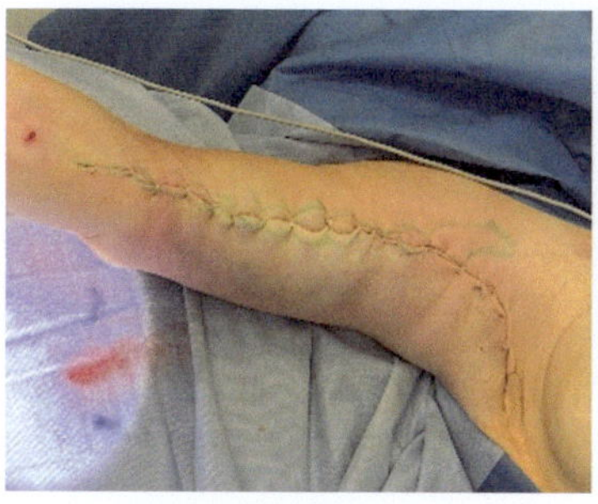
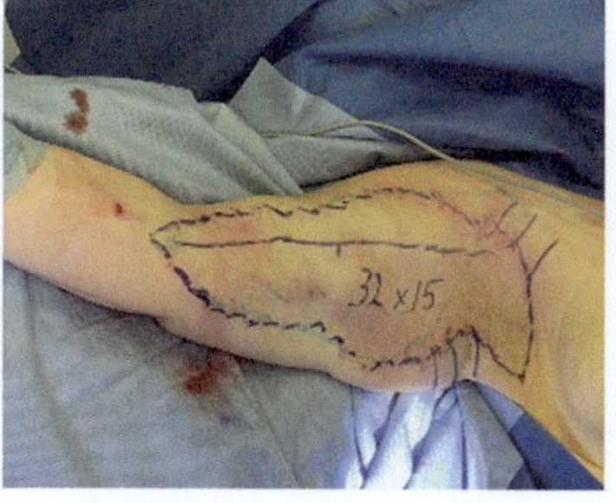

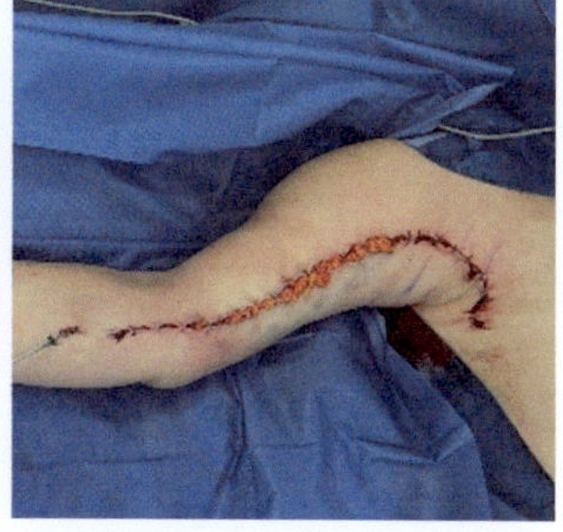

Abb. 31.5 Intraoperative Schritte bei Verlängerung in die Axilla. Temporäre Hautklammerung (a), Nachzeichnung der Resektionsspindel (b), wobei senkrechte Linien die Position der Wundränder in der Axilla markieren, sowie temporärer Wundverschluss mit Hautklammern vor der Naht (c)

Bildung von Keloiden, breiten Narben und Kontrakturen stellen eine weitere nicht seltene Komplikation dar. Diese Zustände können nach jeder Art von Operation und bei jedem Patiententyp auftreten, auch bei Patienten, die sich bariatrischen Eingriffen unterzogen haben. Die Beurteilung früherer Narben muss ein routinemäßiger präoperativer Schritt sein, und Patienten, die bereits Probleme mit pathologischer Narbenbildung hatten, sollten vor der Brachioplastik darüber informiert werden, dass sie ähnliche Ergebnisse haben könnten. Die Extrusion von Nähten und die Verbreiterung von Narben können in verschiedenen Phasen der postoperativen Phase auftreten. Es gibt zusätzliche Probleme im Zusammenhang mit der Extrusion von Nähten, die eine Narbenrevision und einen Wechsel des Nahtmaterials erfordern. Spätere Ergebnisse, bei denen die Narbe breiter wird, können auf Wunsch des Patienten oder Chirurgen korrigiert werden.

Konturdeformitäten, Hautunregelmäßigkeiten insbesondere eine unregelmäßig verteilte Spannung über die Narbenlänge führt zu Konstriktionsbändern. Ein chirurgischer Eingriff ist erforderlich, wenn die physikalischen Therapieverfahren nicht die gewünschte Wirkung zeigen.

Literatur

Aly AS, Cram AE (2006) Brachioplasty. In: Aly AS (Hrsg) Body Contouring: After Massive Weight Loss. Thieme Medical Publishers, New York, S 304–333

Baroudi R (2017) Traditional Approach to Brachioplasty. In: Aly AS, Nahas FX (Hrsg) The Art of Body Contouring: A Comprehensive Approach. Thieme Medical Publishers, New York, S 276–296

Correa-Inturraspe M, Fernandez JC (1954) Demolipectomia braquial. Prensa Med Argent 41(34):2432–2436

Guerro-Santos J (2004) Brachioplasty. Aesthet Surg J. 24:161–169

Lockwood T (1995) Brachioplasty with superficial fascial system suspension. Plast Reconstr Surg 96(4):912–920

Lockwood T (2000) Contouring of the arms, trunk and thighs. In: Achauer BM, Eriksson E, Guyuron B et al (eds) Plastic Surgery: Indications, Operations, and Outcomes, Volume 5: Aesthetic Surgery, Mosby, St. Louis

Nguyen AT, Rohrich RJ (2010) Liposuction-assisted posterior brachioplasty: technical refinements in upper arm contouring. Plast Reconstr Surg 126:1365–1369

O'Toole JP, Song A, Rubin JP (2006) The History of Body Contouring Surgery. Semin Plast Surg. Feb;20(1):5–8

Pitanguy I (1977) Dermolipectomy of the abdominal wall, thigh, buttocks and upper extremity. In: Converse JM (Hrsg) Reconstructive Plastic Surgery, 2. Aufl. WB Saunders, Philadelphia, S 190–198

Regnault P (1983) Brachioplasty, axilloplasty, and preaxilloplasty. Aesthetic Plast Surg 7(1):31–36

Samra S, Samra F, Liu YJ et al (2013) Optimal placement of a brachioplasty scar: a survey evaluation. Ann Plast Surg 71:329–332

Simone P, Carusi C, Segreto F et al (2018) Postbariatric brachioplasty with posteromedial scar: physical model, technical refinements, and clinical outcomes. Plast Reconstr Surg 141:344–353

Strauch B, Greenspun D, Levine J et al (2004) A technique of brachioplasty. Plast Reconstr Surg 113:1044–1048

Thorek M (1930) Esthetic surgery of the pendulous breast, abdomen and arms in females. Illinois Medical Journal 2:48–57

Teil X
Oberschenkel

Die Oberschenkel als anatomische Region sind komplexer aufgebaut, als man es auf den ersten Blick vermutet. Die anatomischen Untereinheiten und Beziehungen zu den Nachbarregionen müssen bei der Einordnung der Deformitäten beachtet werden, um die korrekten chirurgischen Techniken zu nutzen.

Tatsächlich ist die Bandbreite an Möglichkeiten mannigfaltig. Erste Berichte gehen zurück an den Anfang des 20. Jahrhunderts, bei denen eine einfache Haut-Fett-Resektion durchgeführt worden ist. Erstmals Ende der 1950er wurde die Idee einer zirkulären Resektion mit einer vertikalen Komponenten, um den Gesamtumfang des Oberschenkels zu verringern und die Kontur zu verbessern, beschrieben. Später wurden Ansätze zur direkten lateralen Exzision vorgestellt, die zwar die Kontur des seitlichen Oberschenkels verbesserten, aber deutlich sichtbare Narben hinterließen. Die Techniken wurden zur semizirkulären Exzision weiterentwickelt, die sowohl den äußeren als auch den inneren Oberschenkel adressierte.

In den späten 1980ern und frühen 1990ern stellte Lockwood seine Arbeiten zum „superfiziellen Fasziensystem“ (SFS) vor, das er als stabile Verankerungsschicht bei Straffungsoperationen nutzte. Seine Technik zur medialen Oberschenkelstraffung sollte langlebigere Straffungsergebnisse ermöglichen und das Absacken der Narbe nach inferior verhindern. Des Weiteren stellte er den „Lower Bodylift“ als eine Technik vor, die an der anatomischen Übergangszone von Rumpf und Oberschenkeln ansetzt und damit gleichzeitig den (proximalen) medialen Oberschenkel, das untere Abdomen, die Flanken, den unteren Rücken und das Gesäß samt (proximaler) lateraler Oberschenkel strafft.

Die Integration der Liposuktion hat die technischen Möglichkeiten weiter verfeinert und kann neben einer besseren Konturierung auch eine narbensparende Alternative geben.

Anatomische Grundlagen der Oberschenkelstraffung

32

Asım Gueven

Inhaltsverzeichnis

Die Anatomie der Oberschenkel ist aus chirurgischen und ästhetischen Gesichtspunkten komplex aufgebaut. Zur Orientierung kann in mediale und laterale Teilbereiche des Oberschenkels sowie proximale und distale unterschieden werden. Des Weiteren sind stets die Beziehungen zu den Nachbarregionen zu beachten: Proximal wird der Oberschenkel innenseitig durch die Inguinalfalte, die nach posterior hin zur Infraglutealfalte wird, vom Perineum und der Schamregion abgegrenzt, sowie nach ventral hin vom unteren Abdomen begrenzt. Lateralseitig wird der Oberschenkel von den Hüften (und darüber den Flanken) durch eine Adhärenzzone getrennt, die manchmal als Falte imponieren kann, sowie weiter nach dorsal durch die Infraglutealfalte vom Gesäß. Nach kaudal sind das Knie bzw. die proximalen Unterschenkel die Begrenzungen, die ebenfalls durch eine starke Adhärenzzone um das gesamte Kniegelenk getrennt werden. Wie bei anderen Körperregionen auch, ist das Aussehen der Oberschenkel vom individuellen Fettverteilungsmuster, dem Gewicht und der Gewebsqualität abhängig. Patienten mit massivem Gewichtsverlust können normale (konische) bis extrem abnormale (balkenartige) Oberschenkelkonturen aufweisen. Nur wenn die Hautüberschüsse klar zugeordnet werden, können die richtigen chirurgischen Techniken zur Beseitigung ausgewählt werden.

A. Gueven (✉)
Livion, Hamburg, Deutschland
E-Mail: info@asimgueven.com

32.1 Typische Hautüberschüsse

Am proximalen Oberschenkel zeigen sich die Hautüberschüsse typischerweise medial, unterhalb der festen Adhärenzen der Inguinalfalte, welche nach posterior zur Gesäßfalte wird. Lateral findet sich eine Adhärenzzone mit festen Bindegewebszügen, die anterior unterhalb der Inguinalfalte beginnt und nach posterior bis zum

A. Gueven und S. Allert (Hrsg.), *Postbariatrische Chirurgie*, https://doi.org/10.1007/978-3-662-69269-1_32

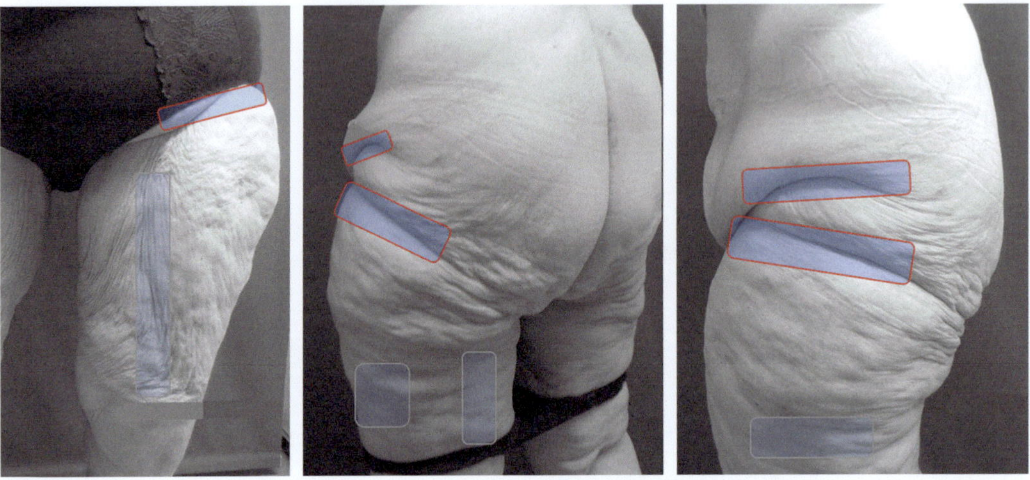

Abb. 32.1 Typische Adhärenzzonen am Oberschenkel, die besonders starken sind rot umrandet

Gesäß reichen kann (Abb. 32.1). Diese Zone trennt das Fettkompartiment der Hüften von dem über dem Trochanter, das üblicherweise als Reiterhosen bezeichnet wird. Bei starker Ausprägung kann hier auch eine sichtbare Falte imponieren (Abb. 32.2). Nach massivem Gewichtsverlust können kranial dieser Zone Hautüberschüsse übrigbleiben. Weitere Adhärenzzonen können sich in der Mittellinie der Oberschenkelvorder- und -rückseite zeigen.

Die Hautüberschüsse am medialen Oberschenkel hängen nach dem Volumenverlust meist senkrecht nach unten herab, während die Hautüberschüsse am lateralen Oberschenkel meist von oben außen nach unten innen spiralförmig absacken. Dies sorgt für einen zusätzlichen Hautüberschuss nach anterior und medial. Am distalen Oberschenkel zeigen sich die Hautüberschüsse typischerweise direkt oberhalb der Kniescheibe und medial des Knies, in einigen Fällen auslaufend bis auf den medialen Unterschenkel (Abb. 32.3).

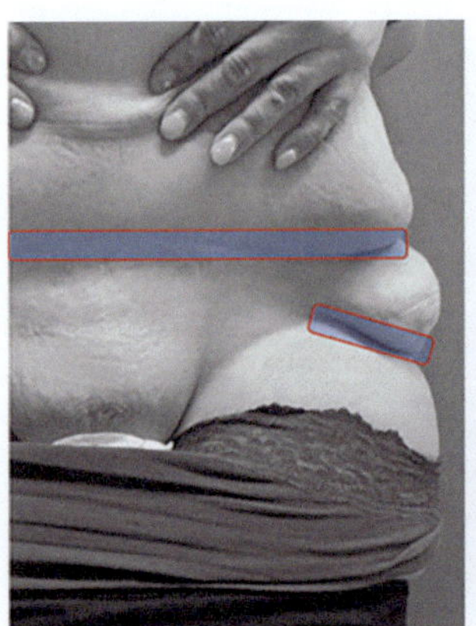
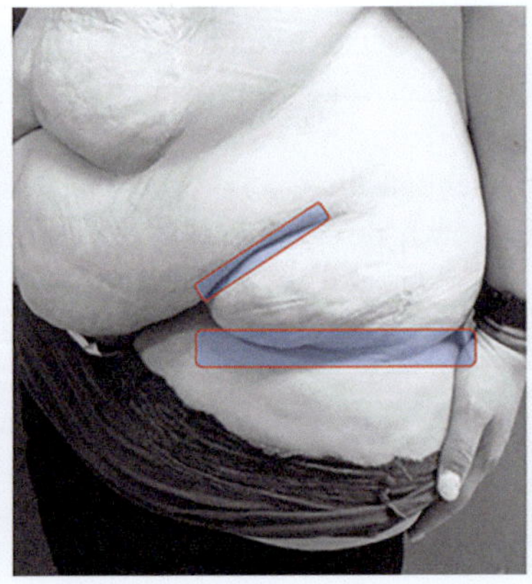
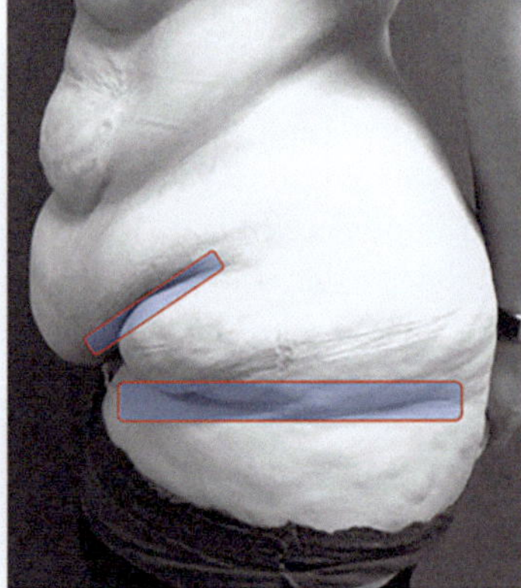

Abb. 32.2 Hautrolle der Hüfte mit Faltenbildung an der lateralen Adhärenzzone

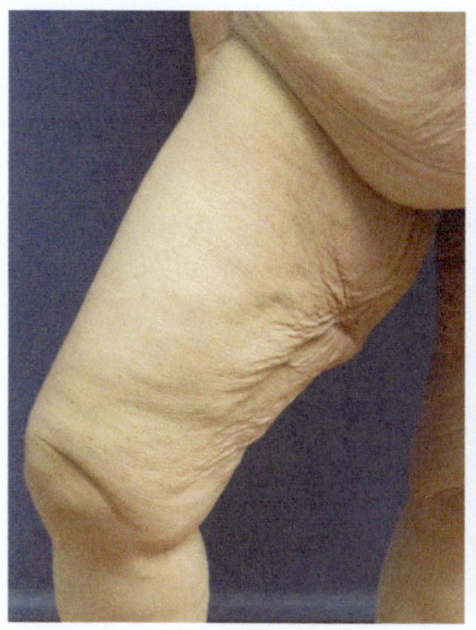
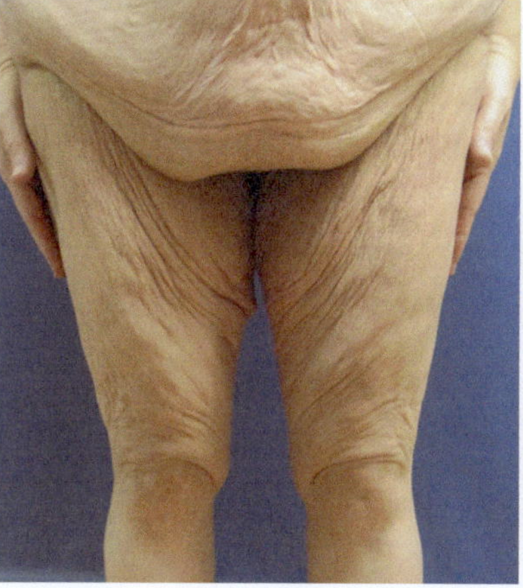
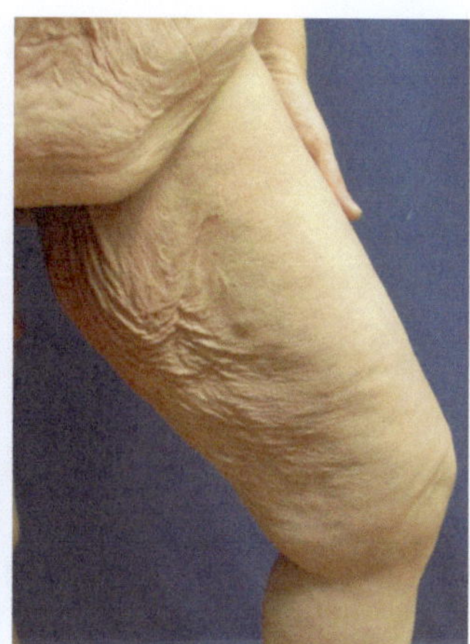

Abb. 32.3 Typische Hautüberschüsse am Oberschenkel

32.2 Faszienstrukturen

Von besonderer Relevanz sind die Faszienstrukturen („superficial fascial system“, STS) am Oberschenkel, wie es Lockwood in seinen Arbeiten dargestellt hat. Nicht nur aufgrund der „Stabilisierung“ der Haut und Bildung der Adhärenzzonen, sondern vor allem als Hilfsmittel zur chirurgischen Stabilisierung der Hautlappen und Narben, wenn gegen die Schwerkraft gearbeitet wird (horizontale Narben). Die oberflächliche Faszie, die am proximalen Oberschenkel vom Perineum kommend nach distal zieht, wird als Colles-Faszie bezeichnet und entspricht dem Äquivalent der Scarpa-Faszie am Abdomen. Die Dicke dieser Faszienstruktur kann allerdings individuell variieren (Abu-Hijleh et al. 2006).

32.3 Relevante Strukturen

Im Femoraldreieck (Trigonum femorale), begrenzt durch Lig. inguinale, M. sartorius und M. adductor longus, liegen die großen Lymphgefäße und Lymphknoten, die als Hauptlymphabflussstation der unteren Extremität dienen. Diese sind bei allen Eingriffen penibel zu schonen. In der Tiefe des Femoraldreiecks liegen die großen Gefäße des Beins, A. und V. femoralis. Eine bei medialen Oberschenkelstraffungen häufig anzutreffende oberflächliche Vene ist die V. saphena magna, die nach Möglichkeit geschont werden sollte. An relevanten Nerven sind die Äste des N. cutaneus femoris lateralis zu nennen, der unter dem Leistenband weit lateral liegt und ca. 2 bis 3 cm darunter die Fascia lata durchstößt, um die gesamte Oberschenkelaußenseite sensibel zu versorgen.

32.4 Typische Resektionsfiguren

Betrachtet man nun die Gesamtheit der typischen Hautüberschüsse, richten sich die Techniken dementsprechend danach, wo diese sich befinden. Da die Hautüberschüsse regelmäßig medial auftreten, sind dies die häufigsten Straffungen. Hier kann man grundsätzlich Straffungen mit kranialem Vektor in der Längsachse des Beines (vertikale Straffung, horizontale Narbe) von denen um die Längsachse zur Mitte (horizontale Straffung, vertikale Narbe) unterscheiden (Abb. 32.4).

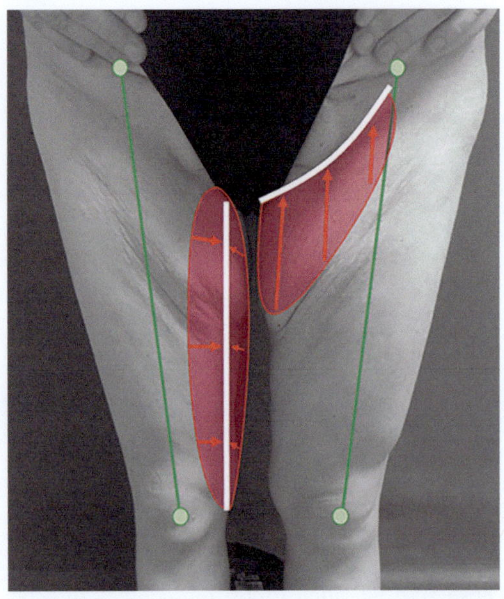

Abb. 32.4 Straffungsfiguren der Oberschenkelinnenseiten, Resektionsspindel und Vektoren (rot), Narbenposition (weiß), Beinachse (grün)

Da die Hautüberschüsse der Innenseite meist über die gesamte Länge reichen, werden Straffungen mit vertikaler Narbe bevorzugt. Es ist stets zu beachten, dass der Oberschenkel an sich konisch geformt ist, also proximal (z. B. am Trochanter major) einen weitaus größeren Durchmesser hat als distal über den Knien. Besonders bei den Straffungen mit vertikaler Narbe ist auf die Form der Resektionsspindel zu achten, die typischerweise nach distal hin schmaler wird.

Die Techniken zur Straffung des lateralen Oberschenkels können ebenfalls nach Straffungsvektor und Narbenverlauf eingeteilt werden (Abb. 32.5). Da die Überschüsse hier meist proximal liegen, werden sie durch vertikale Straffungen mit horizontaler Narbe behandelt. Bei diesen Straffungstechniken werden die Narben „unter der Unterwäsche“ platziert, typischerweise in der Inguinalfalte, Infraglutealfalte oder auf Höhe der Hüften bzw. Flanken.

Es bestehen technische Erweiterungen, um Überschüsse über den Knien oder am Unterschenkel zu behandeln (siehe Kap. 33 und 34). Der Grundsatz, der allerdings stets in der Straffungschirurgie gilt ist: Es kommt nicht darauf an, was man wegschneidet, sondern was man noch hinterlässt.

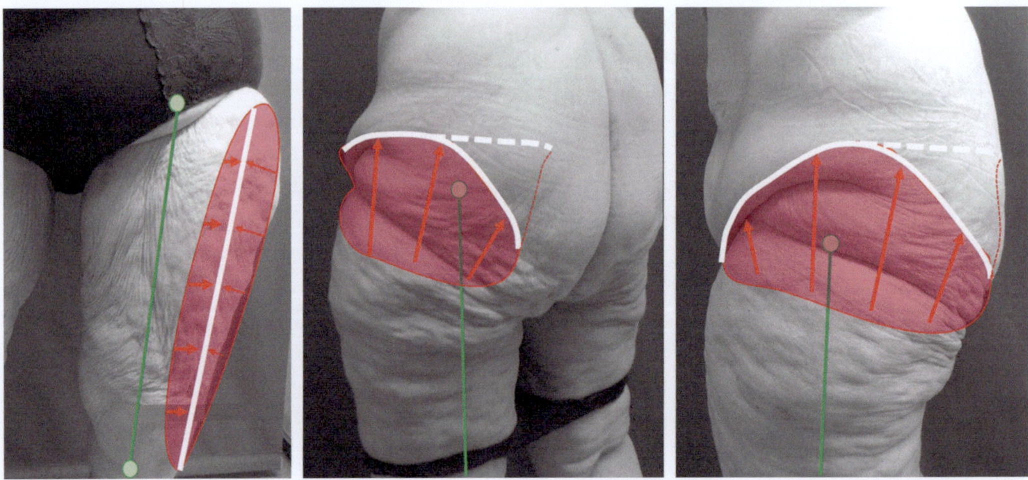

Abb. 32.5 Straffungsfiguren der Oberschenkelaußenseiten, Resektionsspindel und Vektoren (rot), Narbenposition (weiß), Beinachse (grün)

Literatur

Abu-Hijleh MF, Roshier AL, Al-Shboul Q et al (2006) The membranous layer of superficial fascia: evidence for its widespread distribution in the body. Surg Radiol Anat 28(6):606–619

Lockwood T (1988) Fascial anchoring technique in medial thigh lifts. Plast Reconstr Surg 82:299–304

Lockwood T (1991) Superficial fascial system (SFS) of the trunk and extremities: a new concept. Plast Reconstr Surg 87:1009–1018

Lockwood T (1993) Lower body lift with superficial fascial system suspension. Plast Reconstr Surg 92:1112–1125

Mediale Oberschenkelstraffungen

33

Sixtus Allert und Asım Gueven

Inhaltsverzeichnis

Für eine erste Einordnung der Techniken zur Straffung der Oberschenkelinnenseiten kann man grundsätzlich einen kranialen Vektor in der Längsachse des Beines (vertikale Narbe) von einem um die Längsachse zur Mitte (horizontale Narbe) unterscheiden. Auch können die Vektoren beliebig kombiniert werden (Abb. 33.1). Die horizontale Straffung mündet in einer querverlaufenden Narbe, die üblicherweise in der Inguinalfalte platziert wird und je nach Bedarf bis an oder in die Gesäßfalte reichen kann. Diese Schnittführung wurde schon früh mit einem semizirkulären oder auch zirkulären Schnittverlauf am proximalen Oberschenkel beschrieben (Pitanguy 1964; Baroudi 1978; Regnault et al. 1979; Grazer und Klingbeil 1980). Allerdings gab erst Lockwoods Fixierung am stabilen oberflächlichen Fasziensystem („superficial fascial system", STS) am proximalen Oberschenkel die Möglichkeit, die Narbe sicher zu positionieren und damit ein langfristiges Straffungsergebnis zu erzielen (Lockwood 1988). Nach anterior kann die Resektionsfigur in der Inguinalfalte weitergeführt werden, um auch den vorderen Oberschenkel zu straffen. Bei Bedarf kann auch weiter nach lateral reseziert werden, um eine Straffung der Hüften, der Flanken oder zusätzlich eine Straffung der Oberschenkelaußenseiten zu erreichen – wie es auch Lockwood in seinem als Lower Bodylift bezeichneten Kombinationseingriff beschrieb (Lockwood 1993). Die Straffung mit horizontalem Vektor hingegen sorgt für eine Längsnarbe an der Oberschenkelinnenseite, die je nach Bedarf bis auf den Unterschenkel verlängert werden kann.

S. Allert (✉)
Klinik für Plastische und Ästhetische Chirurgie, Handchirurgie, Sana Klinikum Hameln-Pyrmont, Hameln, Deutschland
E-Mail: sixtus.allert@sana.de

A. Gueven
Livion, Hamburg, Deutschland
E-Mail: info@asimgueven.com

A. Gueven und S. Allert (Hrsg.), *Postbariatrische Chirurgie*, https://doi.org/10.1007/978-3-662-69269-1_33

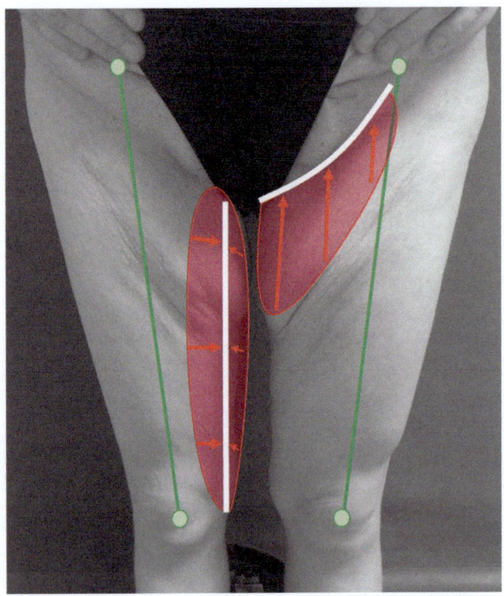

Abb. 33.1 Straffungsfiguren der Oberschenkelinnenseiten, Resektionsspindel und Vektoren (rot), Narbenposition (weiß), Beinachse (grün)

33.1 Straffungstechniken mit vertikalem Vektor

Vor allem bei Hautüberschüssen, die auf die proximalen Oberschenkelinnenseiten begrenzt sind, ist die Straffung mit vertikalem Vektor die Technik der Wahl. Bei weiter distal liegenden Hautüberschüssen zeigt diese Technik wenig bis gar keinen Effekt.

Die Anzeichnung erfolgt am stehenden Patienten, die Beine schulterweit auseinander. Zunächst sollte die Inguinalfalte markiert werden von weit anterior bis nach dorsal hinein in die Gesäßfalte. Neben dem Pinch-Test des überschüssigen Gewebes an der proximalen Oberschenkelinnenseite (etwa 10 cm distal der Leiste) ist das manuelle Verschieben des Hautüberschusses in die Inguinalfalte das Mittel der Wahl, um festzustellen, wieviel Haut insgesamt nach kranial rekrutiert werden kann. Diese Stellen sollten dann sukzessive von anterior nach posterior markiert werden. Die posterioren Markierungen erfolgen von dorsal. Wie weit die Resektionslinie in der Gesäßfalte nach lateral läuft, hängt vom Hautüberschuss an der Oberschenkelrückseite ab. Meistens muss diese bis mindestens in das laterale Drittel der Gesäßfalte gelegt werden, um die Haut beim Verschluss verteilen zu können, da die Resektionsfigur typischerweise einen deutlichen längeren kaudalen Wundrand im Vergleich zum kranialen hat (Abb. 33.2). Wahlweise kann auch die Resektionsfigur nach anterior in der Inguinalfalte verlängert und bis hoch zur Spina iliaca anterior erweitert werden, falls die Überschüsse nach ventral sehr groß sind und verteilt werden müssen.

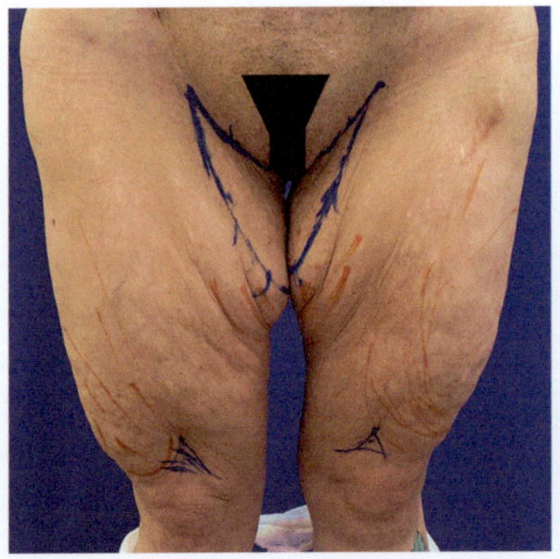

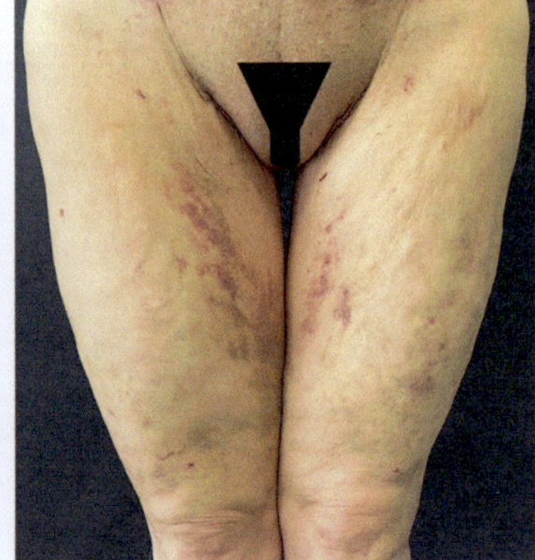

Abb. 33.2 Patientin mit angezeichneter medialer vertikaler Oberschenkelstraffung und Liposuktion beider Oberschenkel präoperativ und eine Woche postoperativ

Falls die Resektionsfigur bis weit in die Gesäßfalte reicht, sollte der Eingriff in Bauchlage begonnen werden und zunächst analog zu einer unteren Gesäßstraffung ablaufen (siehe auch Kap. 20). Das Gesäß und die Oberschenkel werden komplett zirkulär (ggf. im Stehen) abgewaschen und beweglich abgedeckt. Ein Dauerkatheter ist zu empfehlen, der Anus sollte mit einer Gaze bedeckt abgeklebt werden. Die Liposuktion unter der geplanten Resektionsfigur sorgt für eine gleichmäßige Präparationsschicht und aufgrund der Tumeszenz für blutarme Verhältnisse. Es erfolgt die Kontrolle der Resektionsspindel durch Zusammenbringen der Resektionslinien mit zwei groben Pinzetten und ggf. Tackerklammerung oder Einsetzen von Backhaus-Klemmen, und ein Nachzeichnen sowie eine eine Korrektur, wenn notwendig. Die folgende Resektion von lateral nach medial sollte oberflächlich bleiben und das oberflächliche Fasziensystem schonen. Nach der Exzision sollten die Wundränder spannungsfrei zueinander zu liegen kommen und eine harmonisch Kontur ergeben. Bei Bedarf kann noch eine weitere Präparation nach kaudal zur Mobilisierung des dortigen Hautlappens erfolgen. Eine weite Unterminierung darüber hinaus ist in der Regel nicht erforderlich.

Nun erfolgt die Tackerklammerung der Wunde, wobei durch entsprechendes Ziehen der Haut die Spannung verteilt wird und eine Konturierung erfolgt. Zum lateralen Ende der Wunde hin sollte stets vom Ende weggezogen werden, um Dog Ears zu vermeiden. Nach medial bleibt die Resektion unvollständig bzw. wird als Hautlappen belassen und nach dem Wenden des Patienten weiterverfolgt.

Das temporäre Tackern vor dem definitivem Verschluss hilft bereits, Spannung zu verteilen und von den Wundrändern zu nehmen, sodass die nachfolgenden Nähte leichter einzubringen sind. Man kann den schichtweisen Verschluss auch ohne Tackerklammerung durchführen, allerdings dann am besten durch das Vorlegen der tiefen Nähte und nacheinander Knüpfen unter ständigem Hautzug durch den Assistenten, da sonst die Spannung zu groß sein kann. Die Tackerklammern werden schrittweise entfernt und tiefe Nähte zur Verankerung der oberflächlichen und tiefen Faszien in Einzelknopfnahttechnik mit PDS 2–0 oder Vicryl 2–0 oder dicker eingebracht. Die Spannung sollte hiernach vom unteren Hautlappen genommen sein. Es folgt eine fortlaufende Naht der tiefen Dermis mit 2–0 PDS oder dünner und eine fortlaufende Hautnaht mit 3–0 Monocryl oder Stratafix. Abschließend sollten nach dem penibIen Säubern und Entfetten der Wunden diese mit großen Steristrips gesichert werden. Nun erfolgt das Wenden des Patienten in die Rückenlage.

Falls die Resektionsspindel nicht weit in die Infraglutealfalte reicht, kann direkt in der Rückenlage begonnen werden. Die Oberschenkel und das Gesäß werden zirkulär abgewaschen und beweglich abgedeckt. Ein Dauerkatheter ist zu empfehlen. Durch die Lagerung der Oberschenkel in der Froschstellung, also mit gebeugten und außenrotierten Hüftgelenken und gebeugten Kniegelenken, kann die erste Hälfte der Inguinalfalte dargestellt und operiert werden.

Das Vorgehen erfolgt hier wie oben beschrieben mit Liposuktion, Kontrolle der Spindel und dann Exzision. Falls von dorsal begonnen worden ist, gibt das noch verbundene Resektat den Beginn des unteren Schnittrands vor. Die Präparationsschicht sollte weiterhin die oberflächliche Schicht verfolgen. Es kann zwar über den Adduktoren bis auf die Muskelfaszie gegangen werden, sollte aber spätestens danach weit oberflächlich bleiben. Zum Femoraldreieck hin muss die Präparation oberflächlich erfolgen – prinzipiell wird dort nur die Haut entfernt. Nach Einlegen von je einer Drainage und Ausleiten nach ventral erfolgt der temporäre Wundverschluss mit Hautklammern und dann der definitive Wundverschluss erneut dreischichtig. Die tiefen Nähte müssen im Bereich der Adduktoren und der Inguinalfalte die Colles-Faszie greifen, welche sich als derbe Bindegewebsschicht oberhalb bzw. oberflächlich des sehnigen Adduktorenansatzes darstellt. Es besteht auch die Möglichkeit, die tiefe Faszie oder sogar das Periost vom Schambein zu greifen, allerdings sollte das zum Femoraldreieck hin ebenfalls hin vermieden werden, um die Strukturen dort nicht zu gefährden.

Nach dem Hautverschluss erfolgt auch hier nach peniblem Säubern und Entfetten der Wunden das Aufbringen von großen Steristrips sowie danach Kompressen und elastischem Klebevlies oder Tapes, um weitere Spannung von der Haut zu nehmen.

Der Patient erhält eine Bettruhe unter Thromboseprophylaxe von einem Tag sowie eine Kompressionshose für insgesamt 6 Wochen tagsüber und nachts, sowie weitere 6 Wochen bei Belastung.

33.2 Straffungstechniken mit horizontalem Vektor

Die Straffung der Oberschenkelinnenseiten mit horizontalem Vektor ist das „Workhorse" bei Patienten mit massivem Gewichtsverlust. Denn typischerweise liegt ein großer Hautüberschuss mit variabler subkutaner Fettgewebsdicke sowohl proximal als auch distal am Knie vor. Vor allem bei Hautüberschüssen in den distalen zwei Dritteln des Oberschenkels ist diese Technik zu bevorzugen. Falls ein Patient diesen Narbenverlauf partout nicht wünscht, kann alternativ versucht werden, eine Straffung mit vertikalem Vektor durchzuführen in Kombination mit einer ausgiebigen Liposuktion mit energiebasierten Verfahren zur Straffung der Haut. Hier sollte aber stets über die eventuelle Notwendigkeit zur vertikalen Straffung in einem zweiten Schritt hingewiesen werden, falls Hautüberschüsse verbleiben sollten.

Die Anzeichnung erfolgt am stehenden Patienten mittels Pinch, um eine vorher festgelegte Mittellinie (Linie der Narbenposition, Narbenlinie). Der Patient steht Schulterbreit und rotiert das entsprechende Bein leicht nach außen, sodass der Fuß ca. 70 Grad nach außen zeigt. Für die Narbenlinie palpiert man proximal zunächst den Ursprung der Adduktoren in der Leiste und markiert posterior davon die Hautgrube. Distal wird die mediale Femurkondyle palpiert und markiert. Es wird eine verbindende Linie zwischen beiden Punkten gezogen. Um diese Narbenlinie erfolgt nun stückweise von kranial kommend das Pinchen mit Markierung der beiden Punkte.

> **Tipp** Durch diese Anzeichnung entsteht eine leicht nach dorsal gekippte Resektionsspindel. Dadurch lassen sich die proximalen Wundränder im späteren Schritt besser verteilen, und der erhöhte Abstand zum ventral liegenden Femoraldreieck schützt vor Verletzungen der Hauptlymphwege.

Beim Pinchen ist daran zu denken, dass zwischen den Fingern noch subkutanes Gewebe ist und diese Dicke prinzipiell vom Resektionsausmaß abzuziehen ist, damit beide Wundränder zueinander kommen. Dies entspricht theoretisch an jedem Wundrand der Hälfte des gemessenen Pinches (Abb. 33.3). Allerdings ist dieser Punkt weniger wichtig, wenn man die nachfolgende Technik (mit radikaler Liposuktion und temporärer Tackerklammerung) nutzt. Auch die Fettgewebsüberschüsse sollten markiert werden. Horizontale Linien sind hilfreich, um die korrespondieren Punkte an beiden Wundrändern zu markieren. Nicht immer müssen diese Punkte beim späteren Wundverschluss perfekt aufeinander treffen, da durch kleinere

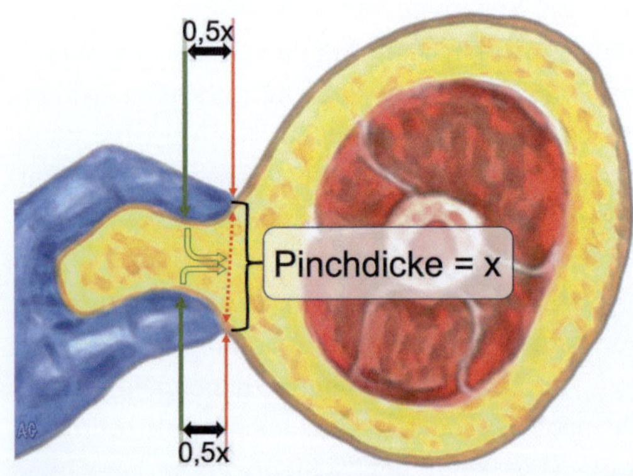

Abb. 33.3 Pinch-Test an einer Extremität im schematisch im Querschnitt. Theoretisch würde eine Resektionslinie direkt am Pinchgriff zu einem Abstand zwischen den Wundrändern von einer Pinchdicke (x) führen, weshalb für einen spannungsfreien Verschluss je Seite eine halbe Pinchdicke (0,5x) von der Markierung abgezogen werden müsste

Umverteilungen der Haut die Kontur und die Spannungsverhältnisse verändert werden können. Von allen Linien ist die Narbenlinie als zentraler Orientierungspunkt der Straffung die wichtigste.

Der Patient wird in Rückenlagerung gebracht, ein Dauerkatheter ist zu empfehlen. Die Beine werden zirkulär (ggf. im Stehen) abgewaschen und so abgedeckt, dass sie komplett beweglich sind. Die Absaugung sollte bei möglichst geraden Beinen durchgeführt werden, um die Konturierung besser einschätzen zu können, der restliche Eingriff wird bei abgewinkelten Beinen in der Froschposition durchgeführt.

Die Operation selbst sollte zunächst mit der Liposuktion beginnen. Diese ist stets zu empfehlen, auch bei geringem subkutanem Fettgewebe, da sie die Präparation und die Konturierung erleichtert. Zum einen sorgt eine radikale Liposuktion unter der geplanten Resektionsfigur dafür, dass man eine gleichmäßige Präparationsschicht erhält, die aufgrund der Tumeszenz blutarm ist. Zum anderen werden die umliegenden Areale durch Liposuktion nicht nur konturiert, sondern – vor allem bei der PAL – gelockert, was eine spannungsfreie Adaptation bzw. Straffung erleichtert. Unter der geplanten Resektionsspindel wird radikal und zu den Wundrändern hin ein Übergang abgesaugt. Diese Übergangszone erleichtert im weiteren Verlauf die Wundnaht, da die Wundränder von Fettgewebsüberschüssen befreit werden.

Es folgt die temporäre Tackerklammerung zur Kontrolle und ggf. zur Korrektur mit Nachzeichnung der Resektionsfigur. Da während des Zusammenbringens der Resektionslinien auch noch die vorhandene Haut dazwischen zusammengepresst liegt, ist prinzipiell keine „Überresektion" möglich, wenn man sich streng an diese Anzeichnung hält. Diese temporäre Tackerklammerung ist allerdings umso aussagekräftiger, je leerer die geplante Resektionsspindel im ersten Schritt abgesaugt wurde, da dementsprechend etwas stärker mit den Pinzetten gezogen und somit gestrafft werden kann. Gerade bei den vertikalen Straffungstechniken können bei diesem Schritt Konturunregelmäßigkeiten auffallen und durch erneutes Tackern korrigiert werden. Dazu empfiehlt es sich, das Bein in verschiedenen Positionen zu halten und von mehreren Perspektiven zu inspizieren (Abb. 33.4).

Die Resektion bzw. Präparation erfolgt unter Belassen der oberflächlichen Faszienstrukturen (Abb. 33.5). Es sollte in der Tiefe auf die V. saphena magna geachtet werden, welche bei oberflächlicher Präparation allerdings geschützt bleibt. Ein zügiges Abpräparieren unter ständigem Zug des Resektats sowie die darauffolgende ausgiebige penible Blutstillung mittels bipolarer Pinzette sorgen für eine minimale „open wound time". Das geschilderte Konzept wird bei unseren Straffungen stets beachtet und hat zu einer

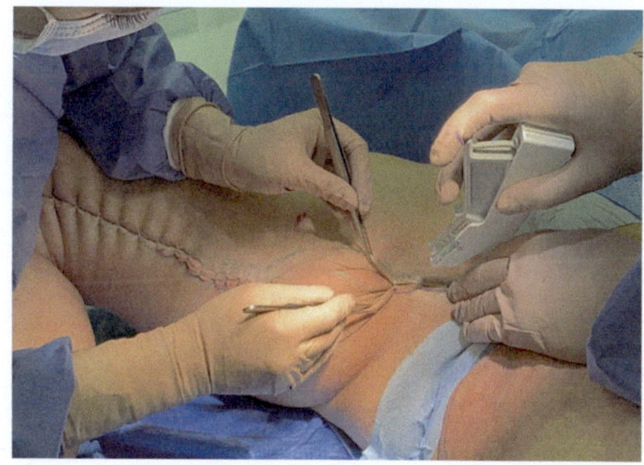

Abb. 33.4 Oberschenkel nach temporärer Tackerklammerung. Der Operateur zieht die geplanten Resektionsränder Punkt für Punkt mit den Pinzetten zusammen und achtet dabei auf die Kontur. Dabei wird je vom Ende der Resektionsspindel zur Mitte gezogen und getackert. Der Assistent übt Gegenzug aus und tackert

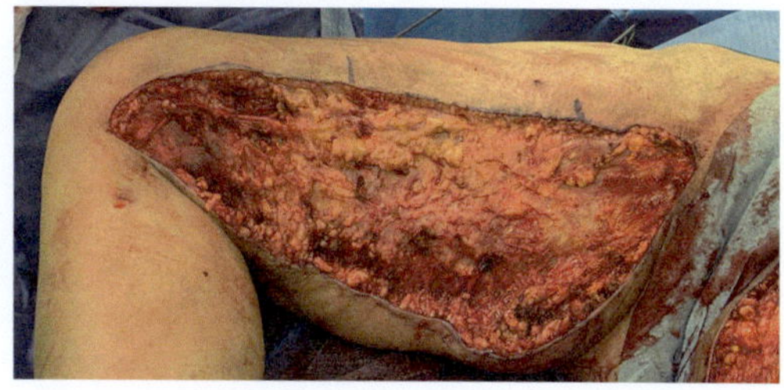

Abb. 33.5 Situs nach Resektion. Am Wundgrund ist noch Fettgewebe, und das oberflächliche Fasziensystem ist zu erkennen. Proximal zum Knie ist das Fasziensystem dünner und die tiefe Faszienschicht sichtbar, wie auch die V. saphena magna

geringeren Komplikationsrate, z. B. hinsichtlich Serombildungen, geführt.

Es sollten eine Redondrainage pro Seite eingelegt und bevorzugt nach distal und anterior ausgeleitet werden, damit der Patient später nicht auf den Drainageschläuchen liegt.

Nun erfolgt die erneute Tackerklammerung der Wunde, wobei durch entsprechendes Ziehen der Haut die Spannung korrekt verteilt wird. Zu den Enden hinten sollte stets vom Ende weg gezogen werden, um Dog Ears zu vermeiden. Das temporäre Tackern vor dem definitiven Verschluss hilft bereits, Spannung von den Wundrändern zu nehmen, sodass die nachfolgenden Nähte leichter einzubringen sind. Die Tackerklammern werden von einer Seite kommend stückweise entfernt, und es folgt eine fortlaufende Naht der tiefen Dermis mit 2–0 PDS und eine fortlaufende Hautnaht mit 3–0 Monocryl oder Stratafix. Prinzipiell kann auf tiefe Fasziennähte verzichtet werden, wenn eine Redondrainage einliegt und eine konsequente Kompressionsbehandlung angeschlossen wird. Nichtsdestotrotz können je nach Vorliebe des Operateurs auch einzelne tiefe Dreipunktnähte (Subkutis-Faszie-Subkutis) eingebracht werden.

Abschließend sollten nach dem peniblen Säubern und Entfetten der Wunden große Steristrips sowie danach Gaze und Fixomull-Stretch-Streifen aufgebracht werden, um weitere Spannung von der Haut zu nehmen (Abb. 33.6).

Der Patient muss eine Bettruhe unter Thromboseprophylaxe von einem Tag einhalten sowie eine Kompressionshose für insgesamt 6 Wochen tagsüber und nachts sowie weitere 6 Wochen bei Belastung tragen. Die Wunddrainagen werden nach erfolgreicher Mobilisierung am 2. postoperativen Tag entfernt und der Patient entlassen.

33.3 Verlängerung zu den Leisten

Prinzipiell kann die Schnittführung der Straffung mit horizontalem Vektor in einer Operation um die Schnittführung des vertikalen Vektors erweitert werden, sodass daraus L- oder T-förmige Narben entstehen, deren horizontale Narbe in der Inguinal- und Infraglutealfalte verlaufen. Zu beachten ist dabei allerdings, dass die Straffungstechniken beide im proximalen Oberschenkel wirken, sodass sie nicht so angezeichnet werden sollten, als wenn man beide Eingriffe separat voneinander machen würde. Es gilt nach dem Pinch der horizontalen Straffung genau zu prüfen, wieviel Haut noch nach kaudal in die Inguinalfalte verschoben werden kann. Bei einigen Patienten ist dies präoperativ aufgrund einer dicken subkutanen Fettgewebsschicht schwer abzuschätzen und kann letztlich nur intraoperativ nach radikaler Liposuktion genau bestimmt werden.

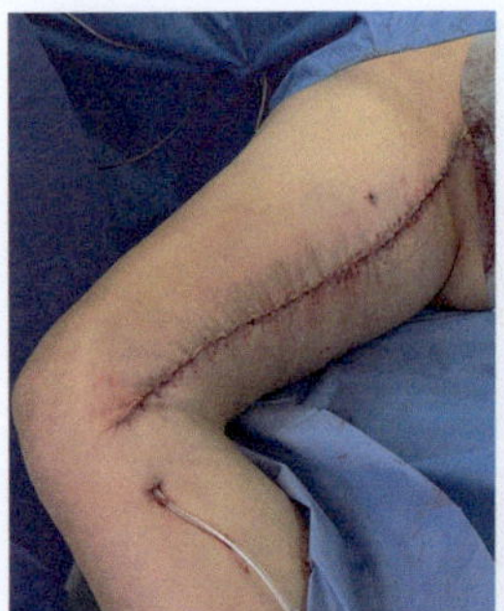
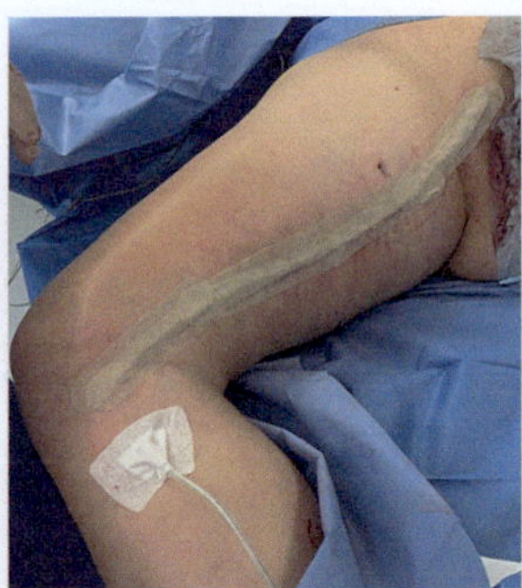
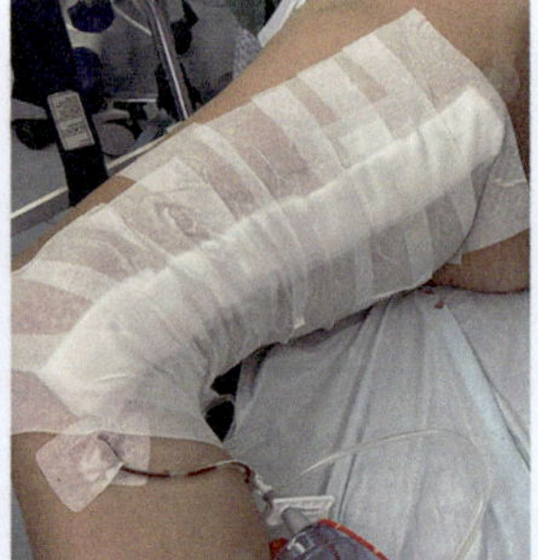
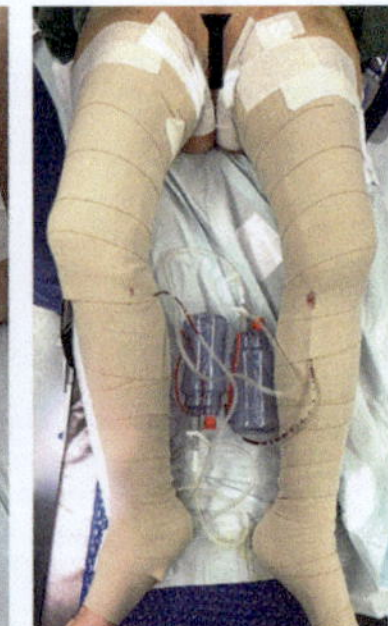

Abb. 33.6 Hautverschluss und Verbände. Hautverschluss und Redondrainage nach distal ausgeleitet über die Liposuktionsinzision. Es folgen das Aufbringen von breiten Steristrips und ein elastischer Vliesverband sowie die elastische Wickelung des gesamten Beines

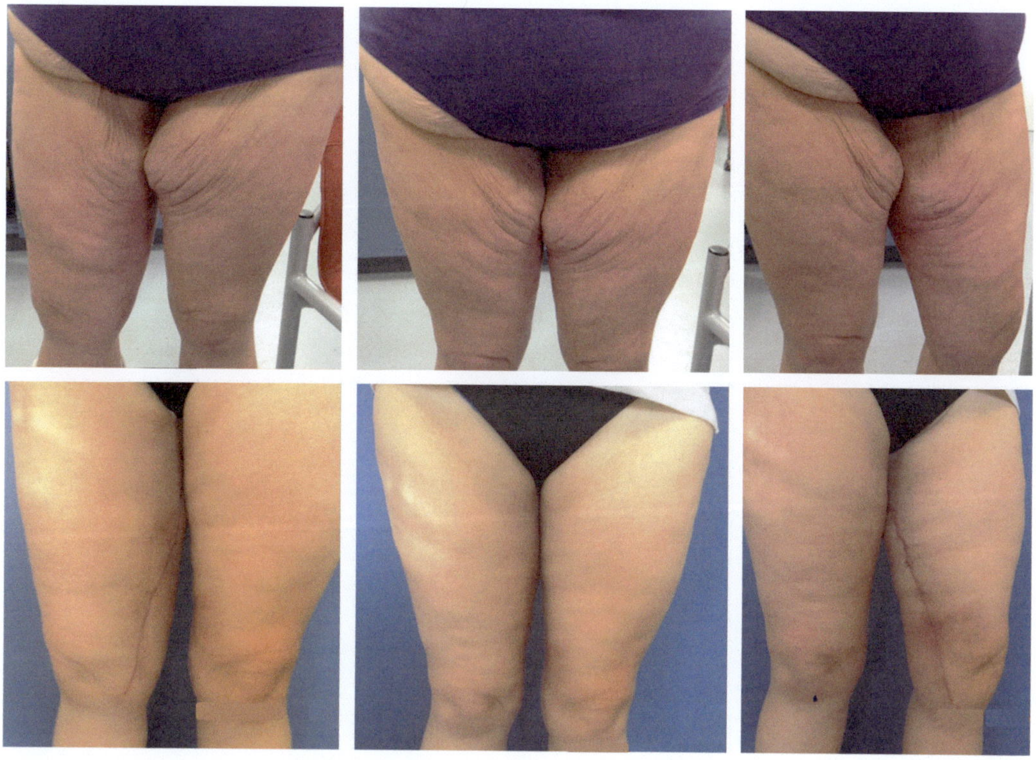

Abb. 33.7 Patientin mit deutlichen Hautüberschüssen an der Oberschenkelinnenseite, prä- und postoperativ nach Straffung mit vertikaler Narbe und Liposuktion in beschriebener Technik

Wir haben festgestellt, dass die horizontale Straffung mit vertikaler Narbe einen sehr guten Effekt auf den proximalen Oberschenkel erzielen kann, wenn sie mit der Liposuktion der entsprechenden Areale und einer leicht nach dorsal gekippten Resektionsspindel durchgeführt wird (Abb. 33.7). Nur sehr selten zeigt sich bei vereinzelten Fällen ein Nachsacken oder restlicher Überschuss am proximalen Oberschenkel, den wir dann frühestens 6 Monate nach der ersten Operation mittels Straffung mit vertikalem Vektor korrigieren.

33.4 Verlängerung zu den Unterschenkeln

In einigen Fällen können die Hautüberschüsse der Oberschenkelinnenseite bis auf den Unterschenkel reichen. Typischerweise zeigt sich dann im proximalen Unterschenkeldrittel ein Hautüberschuss, der vom Oberschenkel her kommt. In diesen Fällen kann die Resektionsspindel in selbiger Technik erweitert werden. Dies kann auch intraoperativ noch geschehen. Dabei ist allerdings zu beachten, die Narbenlinie sowohl bei ausgestrecktem als auch bei abgewinkeltem Bein zu kontrollieren, um Einziehungen oder Einschränkungen in der Gelenkbeweglichkeit zu vermeiden. Oftmals entsteht in der Narbenlinie ein leichter „Knick“ oder „Schwung“ über dem Kniegelenk, den man bevorzugt nach ventral legen kann (Abb. 33.8 und 33.9).

33.5 Kontraindikationen

Je mehr subkutanes Fettgewebe an den Oberschenkeln vorhanden ist, umso wichtiger ist die Liposuktion der entsprechenden Areale. Falls

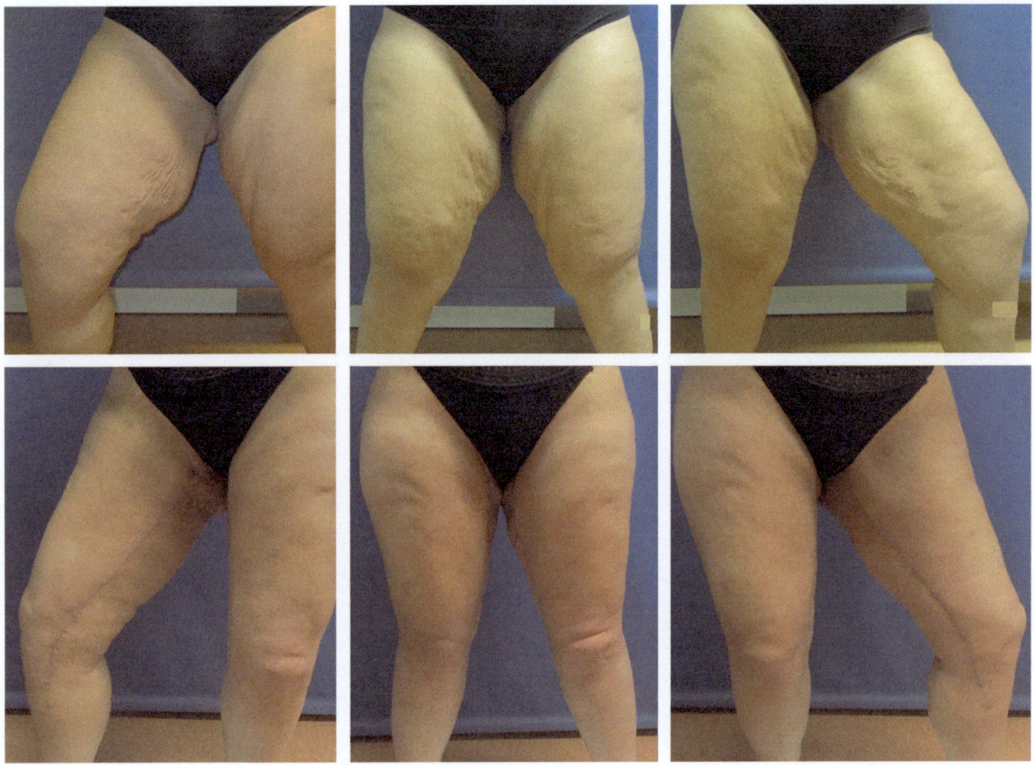

Abb. 33.8 Patientin mit deutlichen Haut- und Fettgewebsüberschüssen an der Oberschenkelinnenseite, die bis unter das Knie auf den proximalen Unterschenkel reichen, prä- und postoperativ nach Straffung mit vertikaler Narbe, Verlängerung auf der Unterschenkel und Liposuktion in beschriebener Technik

ein erheblicher Fettgewebsüberschuss vorliegt, sollte zunächst nur eine Liposuktion durchgeführt werden und 6 Monaten später erst eine Straffung. Es sollte dabei stets auch an das Vorliegen eines Lipödems oder Lymphödems gedacht werden, um dann ggf. die angiologische Mit- und Vorbehandlung einzuleiten. Falls Patienten an höhergradigen Lymphödemen der unteren Extremitäten leiden, stellt dies eine relative Kontraindikation dar. Ebenso gelten Patienten mit einer tiefen Venenthrombose in den unteren Extremitäten in der Vorgeschichte als Hochrisikopatienten und sollte nur nach kritischer Abwägung zur Operation freigegeben werden. Patienten mit prominenten Krampfadern sollten vor einer Oberschenkelstraffung gefäßchirurgisch vorgestellt werden, um eine Entfernung der Krampfadern durchführen lassen.

Unabhängig von diese lokalen Faktoren sind natürlich allgemeine und internistische Faktoren, die gegen einen Eingriff dieser Art sprechen, zu beachten.

33.6 Komplikationen

Die typische Komplikation, über die bei diesem Eingriff besonders aufgeklärt werden sollte, ist das Serom bzw. die Lymphozele. Serome treten in der Regel wenige Tage nach der Entfernung der Drainagen auf und sollten bei Auftreten punktiert und dann komprimiert werden. Bei den Punktionen können ggf. auch Medikamente wie z. B. Doxycyclin zur Sklerotherapie injiziert werden. Auch kann eine erneute Drainage-Einlage hilfreich sein (siehe auch Kap. 5). Ultima Ratio ist die operative

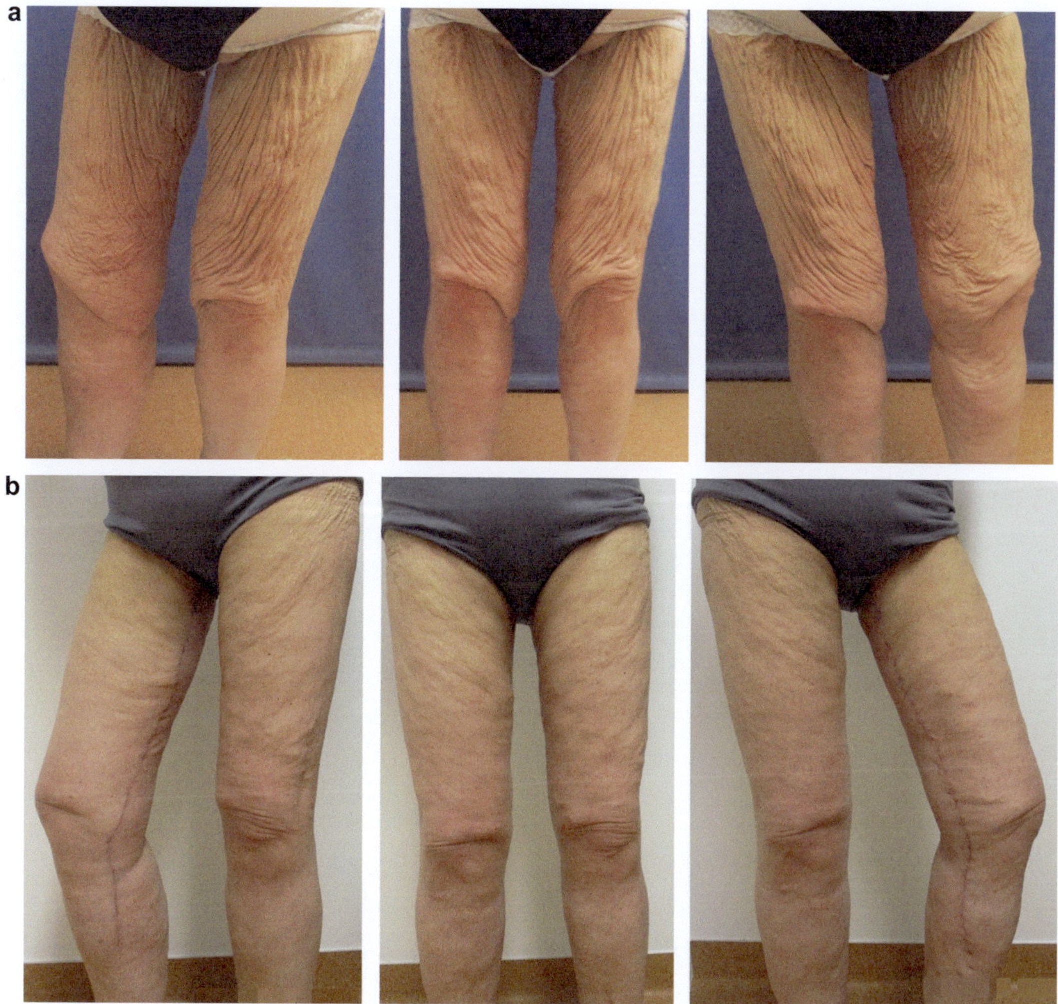

Abb. 33.9 a, b Patientin mit extremen Hautüberschüssen an der Oberschenkelinnenseite, die bis weit unter das Knie auf den proximalen Unterschenkel reichen, prä- und postoperativ nach Straffung mit vertikaler Narbe, Verlängerung auf der Unterschenkel und Liposuktion in beschriebener Technik

Revision (mit Entfernung der Lymphozele) und ggf. zweizeitigem Verschluss und Einlage eines Vakuumverbands. Unsere Inzidenz von Seromen und Lymphozelen wurde mit der in diesem Kapitel beschriebenen Technik zur vertikalen Oberschenkelstraffung drastisch reduziert. Dies ist möglicherweise darauf zurückzuführen, dass wir so viele Lymphgefäße wie möglich erhalten, indem wir eine vollständige Resektion der oberflächlichen Faszienstrukturen vermeiden. Die eher posteriore Lage des gesamten Resektionsbereichs sowie das bevorzugte Vermeiden einer horizontalen Schnittkomponente umgeht auch die Hauptlymphgefäße im Femoraldreieck.

Literatur

Baroudi R (1978) Thigh lift and buttock lift. In: Courtiss E (ed) Aesthetic Surgery Trouble: How to Avoid It and How to Treat It. Mosby: St. Louis

Grazer FM, Klingbeil JR (1980) Body image: a surgical perspective. Mosby, St. Louis

Hurwitz DJ (2005) Medial thighplasty. Aesthet Surg J 2005(25):180–191

Lockwood T (1988) Fascial anchoring technique in medial thigh lifts. Plast Reconstr Surg 82:299–304

Lockwood T (1993) Lower body lift with superficial fascial system suspension. Plast Reconstr Surg 92:1112–1125

Pitanguy I (1964) Trochanteric lipodystrophy. Plast Reconstr Surg 34:280–286

Regnault P, Baroudi R, Carvalho C (1979) Correction of lower limb lipodystrophy. Aesthetic Plast Surg 3:233–249

Laterale Oberschenkelstraffungen

34

Sixtus Allert und Asım Gueven

Inhaltsverzeichnis

Die Techniken der lateralen Oberschenkelstraffungen können in die Straffung mit einem kranialen Vektor in der Längsachse des Beines (horizontale Straffung) und die Straffung um die Längsachse zur Mitte (vertikale Straffung) hin unterschieden werden (Abb. 34.1). Die horizontale Straffung mündet in einer querverlaufenden Narbe, die typischerweise von der Inguinalfalte kommend über die Hüften bzw. Flanken und je nach Bedarf bis zum unteren Rücken fortgeführt wird. Ältere Techniken haben diesen semizirkulären Schnittverlauf am proximalen Oberschenkel tiefer platziert, allerdings nicht tiefer als die Adhärenzzone des lateralen Oberschenkels, und zunächst auf das flächige Unterminieren verzichtet (Pitanguy 1964; Baroudi 1978; Regnault et al. 1979; Grazer und Klingbeil 1980). Um die Narben auch unter moderner Unterwäsche (v. a. Bikini) verstecken zu können, wurden Schnittführung und Narbenplatzierung modifiziert und nach kranial verlegt und folgend eine Unterminierung des zu straffenden Bereiches durchgeführt. Durch diese höhere Platzierung ist es möglich, auch direkt die Hüften und die Flanken zu adressieren. Nach anterior kann die Resektionsfigur in der Inguinalfalte weitergeführt werden, um auch den vorderen Oberschenkel zu straffen, und bei Bedarf auch weiter nach medial, um eine horizontale Straffung auch der Oberschenkelinnenseite zu erreichen. Wahlweise kann nach anterior hin auch zur Mitte zum Mons pubis hin der Verlauf fortgeführt werden, sodass im selben Zuge eine Abdominoplastik mit tiefer Schnittführung durchgeführt werden kann. Damit ist die laterale Oberschenkelstraffung zur Kombination

S. Allert (✉)
Klinik für Plastische und Ästhetische Chirurgie, Handchirurgie, Sana Klinikum Hameln-Pyrmont, Hameln, Deutschland
E-Mail: sixtus.allert@sana.de

A. Gueven
Livion, Hamburg, Deutschland
E-Mail: info@asimgueven.com

A. Gueven und S. Allert (Hrsg.), *Postbariatrische Chirurgie,* https://doi.org/10.1007/978-3-662-69269-1_34

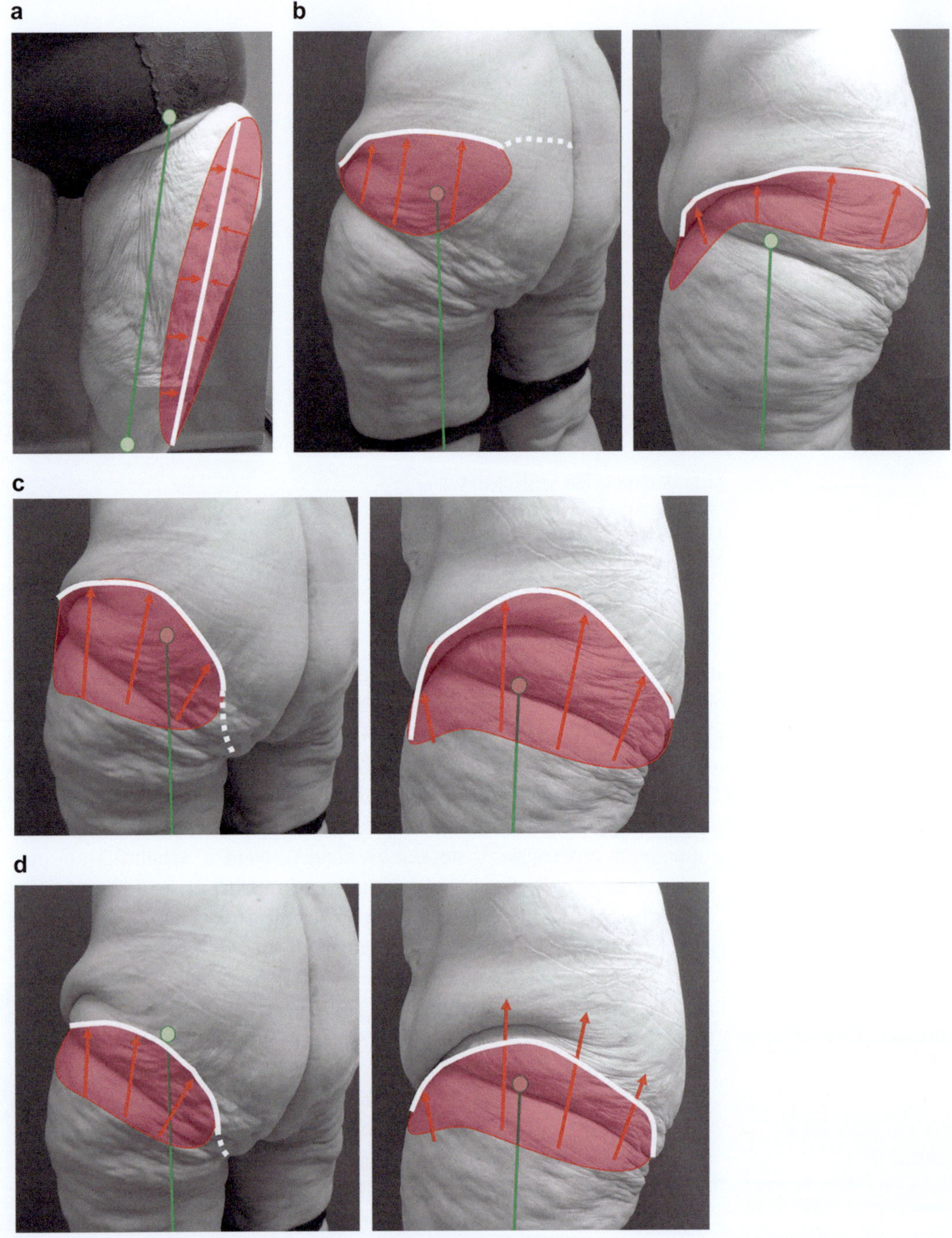

Abb. 34.1 a–d Horizontale und verschiedene vertikale Straffungen am lateralen Oberschenkel

mit einer Straffung der Hüften bzw. Flanken, oberen Gesäßstraffung, medialen Oberschenkelstraffung oder einer Abdominoplastik geeignet, wie es auch Lockwood in seinem als Lower Bodylift bezeichneten Kombinationseingriff beschrieb (Lockwood 1993).

Die vertikale Straffung am lateralen Oberschenkel ist eher eine Seltenheit und sorgt für eine Längsnarbe an der Oberschenkelaußenseite, welche deutlich sichtbar ist. Sie ist nur noch sehr extremen Hautüberschüssen vorbehalten, bei denen die mediale Oberschenkelstraffung und/oder die laterale, horizontale Oberschenkelstraffung nicht ausgereicht haben und weiterhin Hautüberschüsse, typischerweise an der mittleren bis distalen Oberschenkelaußenseite, verblieben sind. Diese Schnittführung kann um eine horizontale Komponente (Hockeyschlägerförmig) über dem Knie erweitert werden, um dort verbliebene Hautüberschüsse zu entfernen.

34.1 Straffung mit vertikalem Vektor

Die horizontale Straffung der Oberschenkelaußenseiten eignet sich besonders dafür, Hautüberschüsse im proximalen Drittel zu adressieren. Dort finden sich aufgrund der Adhärenzzonen am Oberschenkel typischerweise Haut- und Fettgewebsüberschüsse über und an den Reiterhosen. Der Übergang zur Hüfte und darüber zur Flanke kann fließend oder ebenfalls durch eine Faltenbildung gekennzeichnet sein, sodass durch eine Verschiebung oder Erweiterung der Resektionsspindel diese Areale direkt mitbehandelt werden können.

Als einfacher klinischer Test eignet sich der „Hip-Pinch-Test“, bei dem an den Hüften im groben Pinch der Hautüberschuss gezogen wird, um den Effekt dieser Straffung auf das Areal zu simulieren (Abb. 34.2). Wenn die Kontur nach distal sich glättet, ist es eine gute Indikation, falls allerdings keine wesentliche Veränderung zu beobachten ist, ist es eher eine schlechte Indikation (Abb. 34.3). In letzteren Fällen ist meistens ein zu großer subkutaner Fettgewebsüberschuss vorhanden, sodass eine Liposuktion durchgeführt werden sollte – und, wenn dann noch notwendig, die Straffung in einer zweiten Sitzung.

Die Anzeichnung erfolgt am stehenden Patienten. Die Inguinalfalte sollte als Landmarke bis weit nach lateral gekennzeichnet werden, so auch die Crista iliaca als knöcherne Landmarke nach kranial. Eventuell vorliegende Hautfalten im Straffungsbereich sollten ebenfalls markiert werden, damit diese auch bei liegendem Patienten zu erkennen sind. Ebenso sollten Fettgewebsüberschüsse und das gesamte zu mobilisierende Areal zur Liposuktion angezeichnet werden. Nun wird die gewünschte Narbenplatzierung angezeichnet. Dabei kann es hilfreich sein, den Patienten Unterwäsche anziehen zu lassen, um die Narbe nicht außerhalb dieses Bereichs zu platzieren. Um diese Narbenlinie sollte nun mittels Pinch-Test der

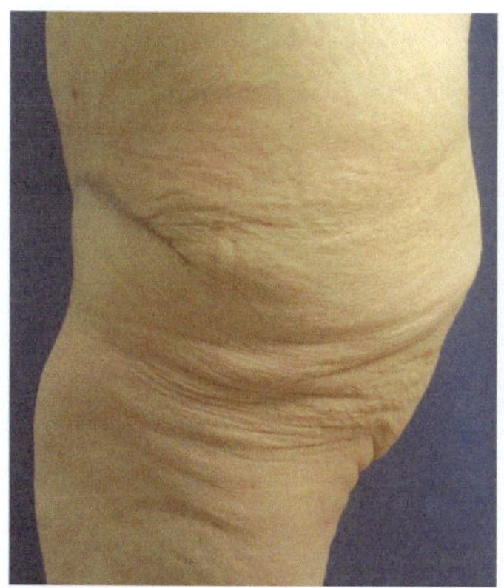

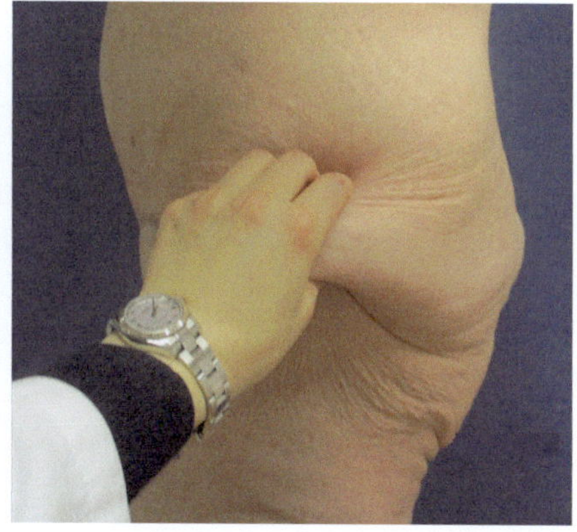

Abb. 34.2 a, b Patientin nach Abdominoplastik mit Hautüberschuss an den Flanken, Hüften und am Gesäß, sowie der Hip-Pinch-Test

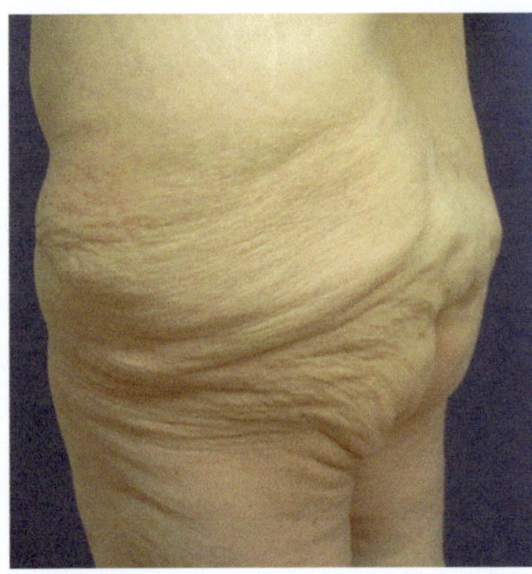
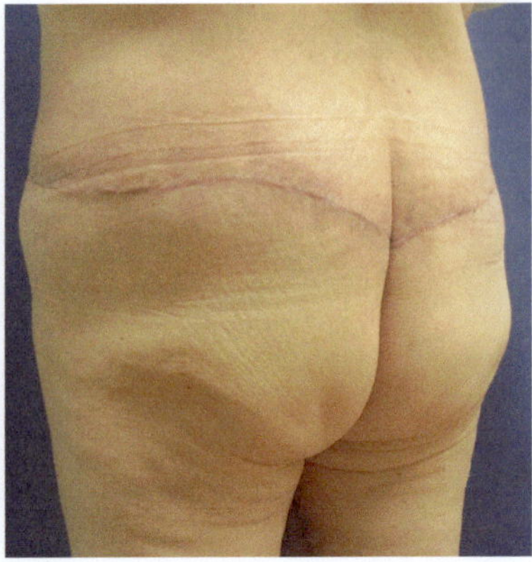

Abb. 34.3 a, b Patientin prä- und postoperativ nach lateraler Oberschenkel-, Flanken- und oberer Gesäßstraffung

zu resezierende Überschuss schrittweise ermittelt und angezeichnet werden. Dabei ist zu beachten, dass die Adhärenzen am Rumpf deutlich stärker sind als die am Oberschenkel bzw. am Gesäß, sodass von kranial weniger Haut zu rekrutieren ist als von kaudal. Das bedeutet, dass die Hautfläche kranial der Narbenlinie meist viel kleiner ist bzw. die Resektionslinie näher an der Narbenlinie liegt als die kaudale. Zuletzt ist das Anzeichnen von senkrechten Linien zu empfehlen, um korrespondierende Punkte der späteren Wundränder zu markieren. Nicht immer müssen diese Punkte beim späteren Wundverschluss perfekt aufeinandertreffen, da durch kleinere Umverteilungen der Haut die Kontur und die Spannungsverhältnisse verändert werden können. Allerdings ist es eine hilfreiche Kennzeichnung, welche Bereiche wieder zueinander finden sollten. Falls nach anterior erweitert werden soll, wird vorgegangen wie bei einer medialen Oberschenkelstraffung mit vertikalem Vektor (siehe auch Kap. 33) oder falls Richtung Abdomen, wie bei einer Abdominoplastik (siehe auch Kap. 13). Falls nach posterior erweitert werden soll, ist das Vorgehen entsprechend wie bei einer oberen Gesäßstraffung (siehe auch Kap. 20).

Die Lagerung hängt vom operativen Plan ab. Eine reine Straffung der Oberschenkelaußenseiten ist in Rücken- oder Bauchlage möglich. Da oftmals die Kombination mit der Gesäßstraffung durchgeführt wird, ist die Bauchlage vorzuziehen. Falls ein kompletter unterer Bodylift durchgeführt wird, ist erst die Bauch- und dann die Rückenlage sinnvoll. Die Seitenlagerung des Patienten mit Seitenwechsel ist auch eine Möglichkeit, führt aber oft zu längeren OP-Zeiten und nimmt vor allem die Möglichkeit weg, auf beiden Seiten parallel arbeiten zu können.

Die Operation selbst sollte zunächst mit der Liposuktion beginnen. Diese ist stets zu empfehlen, auch bei geringem subkutanem Fettgewebe, da sie die Präparation und die Konturierung erleichtert. Zum einen sorgt eine radikale Liposuktion unter der geplanten Resektionsfigur dafür, dass man eine gleichmäßige Präparationsschicht erhält, die aufgrund der Tumeszenz blutarm ist. Zum anderen werden die umliegenden Areale durch die Liposuktion nicht nur konturiert, sondern – vor allem bei der PAL – gelockert, was eine spannungsfreie Adaptation bzw. Straffung erleichtert. Diese Lockerung sollte dabei besonders nach kaudal durchgeführt werden, da hier die Adhärenzzonen der Haut sind. Bevor die Resektion durchgeführt wird, ist es hilfreich, die markierten Resektionslinien temporär mit Pinzetten zueinanderzuführen und mit Hautklammern zu fixieren. Die temporäre Klammerung der Resektionsfigur dient zur Überprüfung und ggf. der Korrektur und zum nachfolgenden Nachzeichnen der Resektionsfigur. Da während des Zusammenbringens der geplanten Resektionslinien die noch vorhandene Haut dazwischen gestaut liegt, ist prinzipiell keine „Überresektion“ möglich, wenn man sich streng an diese Anzeichnung hält. Diese temporäre Hautklammerung ist allerdings umso aussagekräftiger, je leerer die geplante Resektionsspindel im ersten Schritt abgesaugt wurde, da dementsprechend etwas stärker mit den Pinzetten gezogen und somit gestrafft werden kann.

Es folgt die Exzision der Resektionsfigur. Die Präparationshöhe ist zum Gesäß hin oberflächlicher, unter Belassen des tiefen Fettkompartiments, welches als derbere Schicht identifiziert werden kann. Zu den Hüften und Flanken kann bei Bedarf die Präparationsschicht tiefer gewählt werden und bis auf die Muskelfaszie gehen. Zu beachten ist dann allerdings, falls eine Erweiterung nach anterior geplant ist – also entweder Richtung Mons pubis als Abdominoplastik oder zur Inguinalfalte hin als mediale Oberschenkelstraffung –, die Schicht wieder oberflächlich zu wählen, um die inguinalen Blut- und Lymphgefäße sowie Lymphknoten zu schützen. Auch könnte bei einer zu tiefen und radikalen Präparation in diesem Bereich der N. cutaneus femoris lateralis gefährdet werden.

Nach der Exzision sollten die Wundränder spannungsfrei zueinanderkommen und sich eine harmonische Kontur ergeben. Bei Bedarf kann noch ein weitere Präparation nach kaudal zur Mobilisierung des Hautlappens erfolgen. Eine weite Unterminierung des Hautlappens ist aber in der Regel nicht erforderlich. Es sollte eine Redondrainage pro Seite eingelegt und bevorzugt nach anterior ausgeleitet werden, damit der Patient später nicht auf den Drainageschläuchen liegt.

Erfolgt die erneute Hautklammerung der Wunde, wobei durch entsprechende Zugvektoren der Haut die Spannung verteilt wird und eine Konturierung erfolgt. Zu den Enden hin sollte stets vom Ende weg gezogen werden, um Dog Ears zu vermeiden. Das temporäre Klammern vor dem definitiven Verschluss hilft bereits, Spannung zu verteilen und von den Wundrändern zu nehmen, sodass die nachfolgenden Nähte leichter einzubringen sind. Man kann den schichtweisen Verschluss auch ohne Hautklammerung durchführen, allerdings dann am besten durch das Vorlegen der tiefen Nähte und nacheinander Knüpfen unter ständigem Hautzug durch den Assistenten, da sonst die Spannung zu groß sein kann. Die Tackerklammern werden stückweise entfernt und tiefe Nähte zur Verankerung der oberflächlichen und tiefen Faszien in Einzelknopfnahttechnik mit PDS 2–0 oder Vicryl 2–0 oder dicker eingebracht. Die Spannung sollte hiernach vom unteren Hautlappen genommen sein. Es folgt eine fortlaufende Naht der tiefen Dermis mit 2–0 PDS und eine fortlaufende Hautnaht mit 3–0 Monocryl oder Stratafix 3-0.

Abschließend sollten nach dem peniblen Säubern und Entfetten der Wunden große Steristrips sowie danach Gaze und Fixomull-Stretch-Streifen aufgebracht werden, um weitere Spannung von der Haut zu nehmen.

Der Patient erhält eine Bettruhe unter Thromboseprophylaxe von einem Tag sowie eine Kompressionshose für insgesamt 6 Wochen tagsüber und nachts, sowie weitere 6 Wochen bei Belastung.

34.2 Straffung mit horizontalem Vektor

Die vertikale Straffung der Oberschenkelaußenseite beschreibt eine direkte Exzision einer Haut-Weichteil-Spindel am lateralen Oberschenkel. Ihre Effektivität wird hauptsächlich durch die sehr auffällig positionierte Narbe eingeschränkt. Glücklicherweise ist diese Technik nur noch bei sehr starken Hautüberschüssen an den Oberschenkelaußenseiten notwendig, wenn die mediale Oberschenkelstraffung mit horizontalem Vektor oder die laterale Oberschenkelstraffung mit vertikalem Vektor und ggf. zusätzlichem Einsatz von energiebasierten Liposuktionsverfahren nicht ausreichend sein sollte. Typischerweise liegt dann ein ausgeprägter Hautüberschuss in den distalen zwei Dritteln des äußeren Oberschenkels vor. Bei der prinzipiell simpel anmutenden Exzision ist allerdings der konische Verlauf des Oberschenkel zu beachten, um Konturirregularitäten durch ungleichmäßige Exzisionslinien zu vermeiden.

Die Anzeichnung erfolgt am stehenden Patienten mittels Pinch um eine vorher festgelegte Narbenlinie. Diese lässt sich zunächst vom Trochanter major zum Epicondylus lateralis des Femur, als knöcherne Landmarken, zeichnen. Auch die Fettgewebsüberschüsse sollten markiert werden. Horizontale Linien sind hilfreich, um die korrespondieren Punkte an beiden Wundrändern zu markieren. Nicht immer müssen diese Punkte beim späteren Wundverschluss perfekt aufeinandertreffen, da durch kleinere Umverteilungen der Haut die Kontur und die Spannungsverhältnisse verändert werden können.

Der technische Ablauf ähnelt der einer medialen vertikalen Oberschenkelstraffung (siehe auch Kap. 33). Es wird mit der Liposuktion begonnen, wobei der Bereich unter der geplanten Resektionsspindel und eine Übergangszone zu den Wundrändern hin radikal abgesaugt wird (Abb. 34.4).

Wie oben erwähnt, sollte eine temporäre Hautklammerung zur Kontrolle und ggf. zur Korrektur und Nachzeichnung der Resektionsfigur erfolgen. Gerade bei dieser Straffungstechnik können bei diesem Schritt Konturunregelmäßigkeiten auffallen und durch erneutes Klammern korrigiert werden. Dazu empfiehlt es sich, das Bein in verschiedenen Positionen zu halten und von mehreren Perspektiven zu inspizieren. Die Resektion bzw. Präparation erfolgt unter Belassen der oberflächlichen Faszienstrukturen. Je nach Resektionsausmaß sollte in der Tiefe auf den N. cutaneus femoris und seine Äste geachtet werden, welche bei oberflächlicher Präparation allerdings geschützt bleiben. Es sollte eine Redondrainage pro Seite eingelegt und bevorzugt nach anterior ausgeleitet werden, damit der Patient später nicht auf den Drainageschläuchen liegt.

Nun erfolgt die erneute Hautklammerung der Wunde, wobei durch entsprechendes Ziehen und Verteilen der Haut die Spannung verteilt wird und eine Konturierung erfolgt (Abb. 34.5). Zu den Enden hinten sollte stets vom Ende weg gezogen werden, um Dog Ears zu vermeiden. Das temporäre Klammern vor dem definitiven Verschluss hilft bereits, Spannung zu verteilen und von den Wundrändern zu nehmen, sodass die nachfolgenden Nähte leichter einzubringen sind. Die Hautklammern werden von einer Seite kommend stückweise entfernt und es folgt eine fortlaufende Naht der tiefen Dermis mit 2–0 PDS oder dünner und eine fortlaufende Hautnaht mit 3–0 Monocryl oder Stratafix 3-0. Wie bei der medialen vertikalen Oberschenkelstraffung kann auf

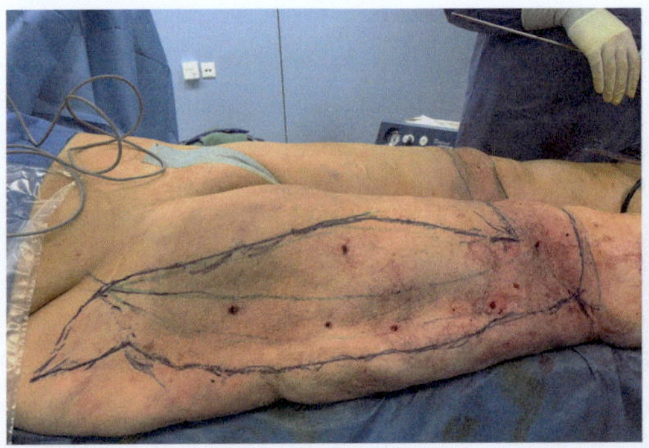

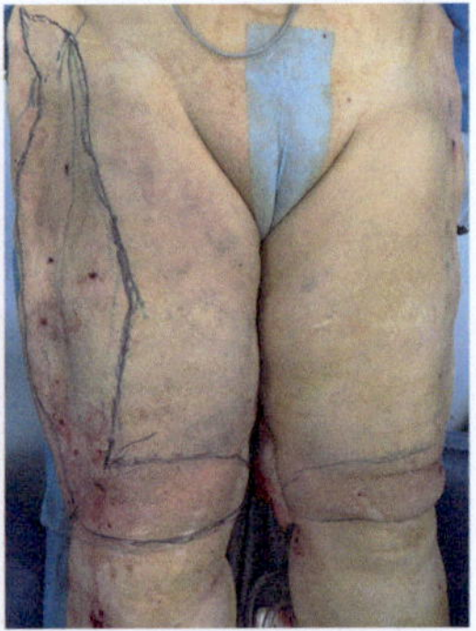

Abb. 34.4 a, b Patientin intraoperativ nach radikaler Liposuktion während der Straffung der Oberschenkelaußenseiten mit horizontalem Vektor. Die Patientin hatte bereits eine Straffung der Oberschenkelinnenseiten mit horizontalem Vektor sowie eine Straffung der Oberschenkelaußenseiten mit vertikalem Vektor in Kombination mit einer Abdominoplastik gehabt. Proximal wird die Resektionsspindel in die bereits vorhandene horizontale Narbe gelegt, distal ist eine Erweiterung nach medial zur Straffung über den Knien angezeichnet

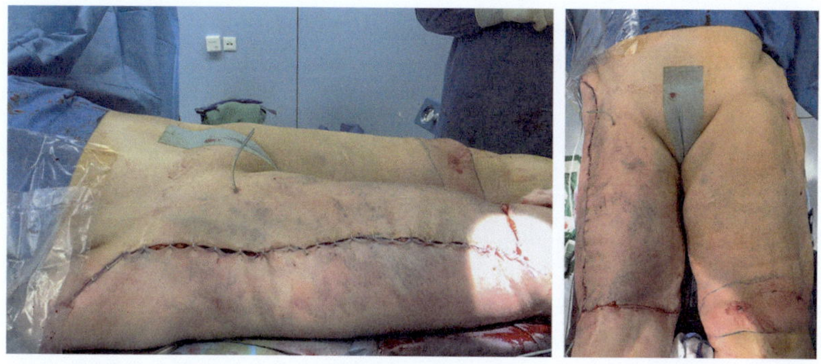

Abb. 34.5 a, b Patientin nach Tackerklammerung während der Straffung der Oberschenkelaußenseiten mit horizontalem Vektor

tiefe Fasziennähte verzichtet werden, wenn eine Redondrainage einliegt und eine konsequente Kompressionsbehandlung angeschlossen wird.

Abschließend sollten nach dem peniblen Säubern und Entfetten der Wunden große Steristrips sowie danach Gaze und Fixomull-Stretch-Streifen aufgebracht werden, um weitere Spannung von der Haut zu nehmen.

Der Patient erhält eine Bettruhe unter Thromboseprophylaxe von einem Tag sowie eine Kompressionshose für insgesamt 6 Wochen tagsüber und nachts, sowie weitere 6 Wochen bei Belastung.

34.3 Straffung über den Knien

Die Straffung über den Knien kann als singulärer Eingriff oder in Kombination mit einer Oberschenkelstraffung mit horizontalem Vektor erfolgen (Abb. 34.6). Die typische Indikation hierfür ist ein hängender Hautüberschuss direkt über der Patella. Üblicherweise reicht die mediale Oberschenkelstraffung mit horizontalem Vektor aus, um diese Überschüsse zu straffen. Bei sehr ausgeprägten Fällen ist die zusätzliche Straffung über den Knien mit vertikalem Vektor allerdings notwendig. Klinisch zeigt sich beim

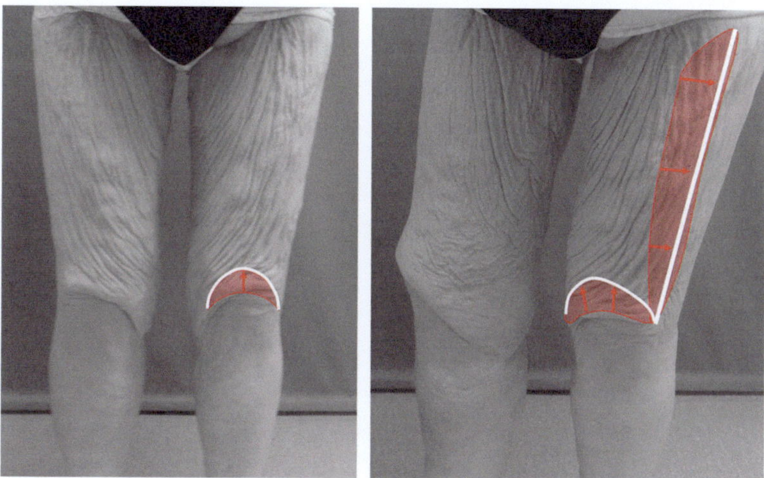

Abb. 34.6 Straffungsfigur über den Knien als singulärer Eingriff (a) oder in Kombination mit einer Oberschenkelstraffung mit horizontalem Vektor und vertikaler Narbe (b)

horizontalen Pinch-Test um das Knie, dass sich der Hautüberschuss nicht relevant bessert.

34.4 Komplikationen

Allgemeine Komplikationen wie Wundheilungsstörungen oder -dehiszenzen, Infektionen, Serome, Hämatome können in seltenen Fällen auftreten. Je nach Resektionsausmaß können Lymphabflussstörungen mit Ödemen der Unterschenkel und Füße auftreten, welche bei längerem Anhalten durch eine regelmäßige Lymphdrainage therapiert werden sollten. Serome sollten punktiert und komprimiert werden, wobei auch die Injektion von Medikamenten wie z. B. Doxycyclin zur Sklerotherapie genutzt werden kann (siehe auch Kap. 5). Als Langzeitkomplikationen können ein übermäßiges Absacken des Gewebes oder auch Narben, vor allem bei den vertikalen Straffungen, auftreten.

Literatur

Baroudi R (1978) Thigh lift and buttock lift. In: Courtiss E (ed) Aesthetic Surgery Trouble: How to Avoid It and How to Treat It. Mosby: St. Louis

Farina R, Baroudi R, Goleman B et al (1961) Riding trousers-like pelvicrural lipodystrophy. Br J Plast Surg 13:174–178

Grazer FM, Klingbeil JR (1980) Body image: a surgical perspective. Mosby, St. Louis

Lockwood T (1988) Fascial anchoring technique in medial thigh lifts. Plast Reconstr Surg 82:299–304

Lockwood T (1991) Superficial fascial system (SFS) of the trunk and extremities: a new concept. Plast Reconstr Surg 87:1009–1018

Lockwood T (1993) Lower body lift with superficial fascial system suspension. Plast Reconstr Surg 92:1112–1125

Pitanguy I (1964) Trochanteric lipodystrophy. Plast Reconstr Surg 34:280–286

Regnault P, Baroudi R, Carvalho C (1979) Correction of lower limb lipodystrophy. Aesthetic Plast Surg 3:233–249

Teil XI
Gesicht

Massiver Gewichtsverlust induziert nicht nur am Körper, sondern auch im Gesicht signifikante anatomische Veränderungen. Der starke Verlust von Volumen führt häufig zu einem hohlwangigen Erscheinungsbild, und die Konturen des Gesichts wirken verwaschen und flach. Zusätzlich kann die Haut- und Gewebselastizität beträchtlich abnehmen, was zu einem starken Absacken bzw. Erschlaffen der Haut führt.

Patienten berichten oft über eine veränderte Gesichtsform und ein nachlassendes ästhetisches Erscheinungsbild, was ihr Selbstwertgefühl beeinträchtigen kann. Während die Veränderungen am Körper durch entsprechende Kleidung kaschiert werden können, ist dies im Gesicht nur eingeschränkt möglich, was eine besondere Belastung darstellen kann.

Eine Lösung dieser ästhetischen und funktionellen Herausforderungen erfordert eine individuelle Herangehensweise, die verschiedene Optionen berücksichtigt. Zu den möglichen chirurgischen Maßnahmen gehören neben verschiedenen Straffungstechniken, bei denen überschüssige Haut und Gewebe entfernt und die Gesichtskonturen wiederhergestellt werden, vor allem auch Maßnahmen zur Volumenrekonstruktion. Auch nichtchirurgische Maßnahmen haben einen Stellenwert in der ganzheitlichen Behandlung des Gesichts.

Eine umfassende Darstellung aller Möglichkeiten in vollem Detail würde aufgrund der Komplexität und des Umfangs dieses Themas mindestens ein weiteres Buch erfordern. Daher stellen die Autoren im folgenden Kapitel die anatomischen Grundlagen sowie die gängigen chirurgischen Konzepte und Techniken zur Behandlung vor und geben wertvolle Tipps und Hinweise.

35 Anatomische Grundlagen des Gesichts

Kai Kaye und Konstantin Frank

Inhaltsverzeichnis

35.1 Schichtung des Gesichts

Das Gesicht besteht in den meisten Regionen aus 5 Schichten, die in enger Koordination zusammenwirken, um dem Gesicht Form und Funktion zu geben (Schenck et al. 2018a, b). Die äußerste Schicht ist die Haut. Unter der Haut folgt die Schicht des subkutanen Fettgewebes, die nicht nur als Isolator dient, sondern auch die Gesichtszüge modelliert. Darunter liegt das sog. SMAS, das superfizielle muskuloaponeurotische System. Diese Schicht besteht aus Bindegewebe und spielt eine Schlüsselrolle bei der Gesichtsstraffung und -formung. Die nächste Schicht, das tiefe Fettgewebe, fungiert als Puffer und Dämpfer für das Gesicht und beeinflusst die Gesichtsvolumetrie. Schließlich bildet das Periost oder die tiefe Faszie die tiefste Schicht. Diese Schicht umhüllt die Knochen des Gesichtsskeletts und bietet strukturelle Unterstützung.

Diese 5 Schichten – Haut, subkutanes Fett, SMAS, tiefes Fettgewebe und Periost/tiefe Faszie – tragen alle zur Gesichtsanatomie bei (Abb. 35.1). Ein umfassendes Verständnis dieser Schichten ist von entscheidender Bedeutung für ästhetische Eingriffe nach massivem Gewichtsverlust, um natürliche und ausgewogene Ergebnisse zu erzielen, die sowohl die Funktionalität als auch die Ästhetik des Gesichts respektieren (Casabona et al. 2019a).

K. Kaye (✉) · K. Frank
Ocean Clinic Marbella, Marbella, Spanien
E-Mail: dr.kaye@oceanclinic.net

K. Frank
E-Mail: dr.frank@oceanclinic.net

A. Gueven und S. Allert (Hrsg.), *Postbariatrische Chirurgie,* https://doi.org/10.1007/978-3-662-69269-1_35

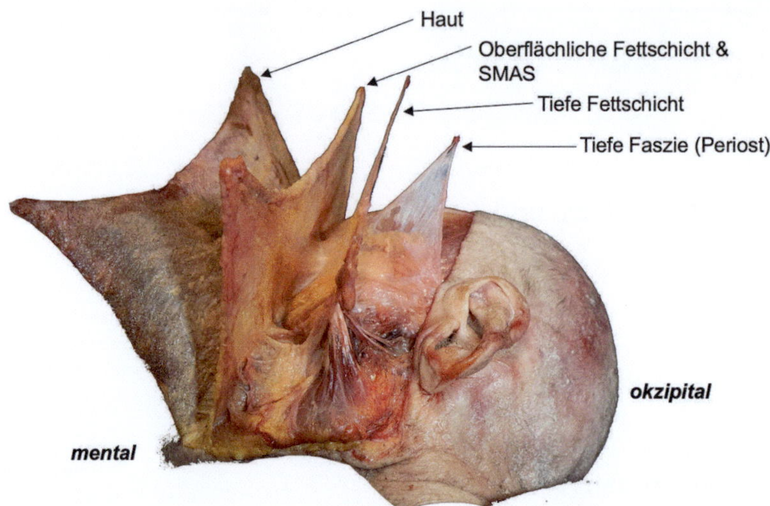

Abb. 35.1 Die 5 Schichten des Gesichts

35.2 Oberflächliche Fettschicht

In der oberflächlichen Fettschicht des Gesichts sind mehrere voneinander separierte Bereiche vorhanden, die als Fettkompartimente bezeichnet werden. Diese Kompartimente sind durch spezielle Strukturen namens „Retinaculae cutis" voneinander abgegrenzt, welche Verbindungen zwischen dem SMAS (superfizielle muskuloaponeurotische System) und der Haut darstellen. Diese organisatorische Struktur spielt eine entscheidende Rolle in der Gesichtsanatomie und beeinflusst die ästhetische Wirkung.

Die verschiedenen Fettkompartimente tragen maßgeblich zur Gesichtsform bei. Sie umfassen das nasolabiale Fettkompartiment, das sich um die Nasolabialfalte erstreckt und das Gesicht in diesem Bereich formt. Ebenso sind das mediale, mittlere und laterale Wangenfettkompartiment sowie das superiore und inferiore Schläfenkompartiment vorhanden. Diese Bereiche beeinflussen die Wangenkontur, die Temporalregion und das Gesamtvolumen des Gesichts. Ein weiteres wichtiges Fettkompartiment ist das sog. Jowl-Kompartiment, das zum unteren Gesichtsdrittel gehört und die Kieferlinie beeinflusst. Die klare Abgrenzung dieser Kompartimente durch die Retinaculae cutis und ihre Verbindungen zum SMAS tragen zur komplexen Dynamik der Gesichtsstruktur bei (Abb. 35.2). Ein tiefes Verständnis dieser Strukturen ist von entscheidender Bedeutung für ästhetische Eingriffe, um natürliche und ausgewogene Ergebnisse bei der Wiederherstellung der Gesichtsästhetik nach massivem Gewichtsverlust zu erzielen (Alfertshofer et al. 2023; Casabona et al. 2019a, 2020a; Cotofana et al. 2019, 2020; Frank et al. 2019; Freytag et al. 2019; Moqadam et al. 2017; Müller et al. 2021; Schenck et al. 2018a, b).

35.3 Superfizielles muskuloaponeurotisches System (SMAS)

Das sog. superfizielle muskuloaponeurotische System, kurz SMAS, wird oft als eine Faserstruktur beschrieben, die aus dem Platysma, der Fascia parotidea und der faserigen muskulären Schicht besteht, welche die Wange bedeckt. Dieses System unterteilt das tiefe und oberflächliche Fettgewebe des Gesichts und weist eine regionsspezifische Morphologie auf. Anatomisch gesehen befindet sich das SMAS unterhalb des Jochbogens und oberhalb des muskulösen Bauchs des Musculus platysma. Die faserige muskuläre Schicht des SMAS verbindet sich kranial mit der superfiziellen Schläfenfaszie und

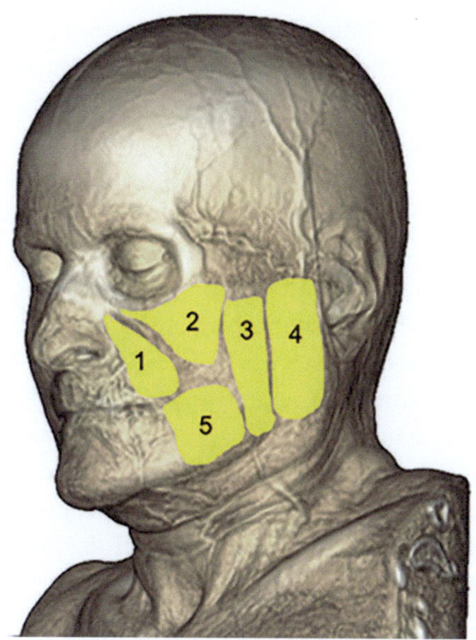

Abb. 35.2 Oberflächliche Fettkompartimente des Gesichts (gelb): nasolabiales Fettkompartiment (1), mediales Wangenfettkompartiment (2), mittleres Wangenfettkompartiment (3), laterales Wangenfettkompartiment (4) und Jowl-Fettkompartiment (5)

dem Musculus frontalis sowie kaudal mit dem Platysma. Das SMAS wird teilweise als eine faserige Degeneration des Musculus platysma selbst beschrieben. In Wirklichkeit ist eine präzise anatomische Definition des SMAS unklar und wurde seit seiner ersten Beschreibung durch Mitz und Peyronie im Jahr 1976 intensiv diskutiert.

Das SMAS verbindet die Gesichtsmuskeln mit der Dermis und hat die Aufgabe, die Aktivität aller Gesichtsmuskeln zu übertragen, zu verteilen und zu verstärken. Es besteht eine enge Beziehung zu den oberflächlichsten Faszienplänen im Gesichts- und Halsbereich. Macchi et al. beschreiben das SMAS als zentrale Sehne für koordinierte muskuläre Kontraktionen im Gesicht und als funktionelle Bewegungsrolle für Ausdrücke. Das SMAS kann als eine aponeurotische „Maske" betrachtet werden, die sich über die wichtigen mimischen Gesichtsmuskeln legt und eine der 5 Gesichtsschichten bildet. Dadurch ist es einzigartig positioniert, um globale Bewegungen und somit Gesichtsausdrücke widerzuspiegeln und darauf zu reagieren.

Das SMAS ist nicht gleichmäßig über seine Breite verteilt; anatomische Sektionsstudien haben zur Klassifizierung von zwei verschiedenen SMAS-Typen in verschiedenen Gesichtsbereichen geführt Typ-1-SMAS ist der Teil des SMAS im Bereich lateral der Nasolabialfalte, während Typ-2-SMAS den Bereich medial der Nasolabialfalte einnimmt. Der grundlegende Unterschied zwischen diesen beiden Bereichen des SMAS liegt in der zellulären Architektur, die für die darunter liegenden Strukturen in diesen Bereichen relevant ist. Typ-1-SMAS überzieht die Gesichtsmuskeln und besteht aus großen Fettlobuli, die in ein Netzwerk aus faserigen Septen eingewoben sind. Dieser Bereich ist relativ locker, was die Beweglichkeit der darunter liegenden Muskeln ermöglicht. Typ-2-SMAS hingegen hat nur wenige Fettlobuli und ist daher ein dichteres Gewebe mit einer steiferen Verbindung zum darunter liegenden Gewebe und eignet sich daher gut für die Repositionierung und Verankerung im Rahmen eines Facelifts.

35.4 Tiefes Fettgewebe

Im tiefen Fettgewebe des Gesichts erstrecken sich verschiedene Fettkompartimente, die durch morphologisch erkennbare Strukturen voneinander abgegrenzt sind. Diese Kompartimente spielen eine wichtige Rolle bei der Gesichtsform und -kontur.

Unterhalb des Musculus orbicularis oculi befindet sich eine Region namens SOOF („sub-orbicularis oculi fat pad"), die sich zwischen dem zygomatikokutanen Ligament und dem „orbicularis retaining ligament" erstreckt. Diese Zone trägt zur Gesichtsästhetik bei und beeinflusst die Form der Augenregion.

Ebenfalls im tiefen Fettgewebe liegen die medialen und lateralen tiefen Wangenkompartimente, die unterhalb des zygomatikokutanen Ligaments angesiedelt sind. Diese Kompartimente werden durch die Vena facialis, die sich in der Mitte befindet, voneinander getrennt. Die Struktur und Verteilung dieser Kompartimente beeinflussen maßgeblich die Konturen und Proportionen der Wangenregion (Abb. 35.3).

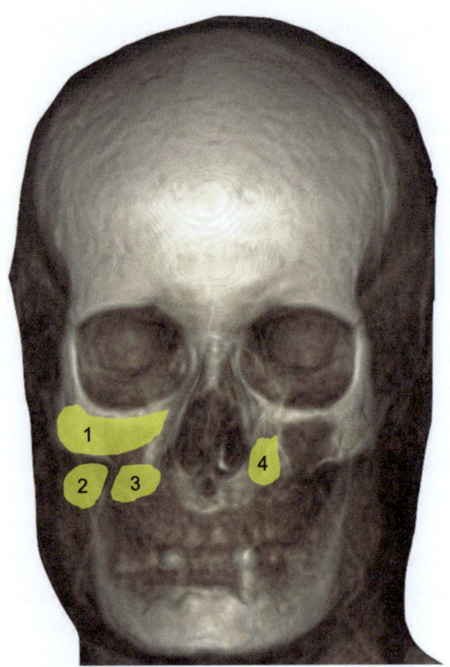

Abb. 35.3 Tiefe Fettkompartimente des Gesichts (gelb): SOOF („sub orbicularis oculi fat pad") (1), tiefes laterales Wangenfettkompartiment (2), tiefes mediales Wangenfettkompartiment (3), tiefes pyriformes Fettkompartiment (4)

Die klare Abgrenzung dieser Fettkompartimente durch morphologische Strukturen wie Ligamente und Gefäße ermöglicht ein präziseres Verständnis der Gesichtsform (Schenck et al. 2018a).

Trotz der allgemeinen Struktur mit 5 Schichten weist das Gesicht regionale Besonderheiten auf, die sorgfältig berücksichtigt werden müssen. In der Schläfenregion zum Beispiel bestehen insgesamt 10 Schichten, die eine komplexere anatomische Struktur aufweisen. Diese Vielfalt an Schichten in der Schläfe trägt zu ihrer charakteristischen Form und Funktion bei und verdeutlicht die Notwendigkeit, bei Eingriffen in dieser Region äußerst präzise vorzugehen.

Im infraorbitalen Bereich hingegen existieren lediglich 3 Schichten, was eine andere Herausforderung bei der Planung und Durchführung von ästhetischen Eingriffen darstellt. Diese regionale Varianz unterstreicht, wie wichtig es ist, bei der Gesichtsbehandlung eine individuelle Herangehensweise zu wählen, die die spezifischen anatomischen Eigenheiten jedes Bereichs berücksichtigt. Dies gewährleistet nicht nur optimale ästhetische Ergebnisse, sondern auch die Sicherheit und Integrität der Gesichtsstruktur.

35.5 Ligamente des Gesichts

Diese Vielfalt an Schichten in verschiedenen Gesichtsbereichen wird durch spezielle Strukturen namens Ligamente zusammengehalten. Diese Bänder sind entscheidend, da sie nicht nur die Schichten stabilisieren, sondern auch eine Verbindung zu den Knochen herstellen. Sie spielen eine essenzielle Rolle bei der Aufrechterhaltung der Gesichtsstruktur und -integrität. Die Ligamente dienen als Verankerungspunkte, die die Schichten in Position halten und ihre Interaktion mit den umgebenden Geweben und Knochen ermöglichen. Ein präzises Verständnis dieser ligamentären Verbindungen ist von großer Bedeutung für die Planung und Durchführung von ästhetischen Eingriffen im Gesicht, um natürliche Ergebnisse zu erzielen und gleichzeitig die Gesundheit und Stabilität der anatomischen Strukturen zu gewährleisten.

Die Verbindung der Schichten im Gesicht von oben nach unten wird durch verschiedene Bänder ermöglicht. Kranial, also im oberen Bereich, ist das temporale ligamentäre Gefüge von großer Bedeutung. Dieses setzt sich aus dem superioren und inferioren Schläfenligament („superior" und „inferior temporal septum") zusammen, welche die Schichten in der Schläfenregion miteinander verbinden und zugleich für Stabilität sorgen.

Weiterhin spannt sich das „orbicularis retaining ligament" um die knöcherne Orbita herum. Diese Struktur gewährleistet nicht nur die Integrität der Schichten im Bereich der Augenregion, sondern beeinflusst auch die Gesamtfunktion und Ästhetik der Augenpartie.

Im Mittelgesicht spielt das zygomatikokutane Ligament eine zentrale Rolle. Dieses Band erstreckt sich über die Wangenknochen und unterstützt die strukturelle Kohäsion der Schichten in dieser Region, was wiederum die Wangenkontur und -form beeinflusst.

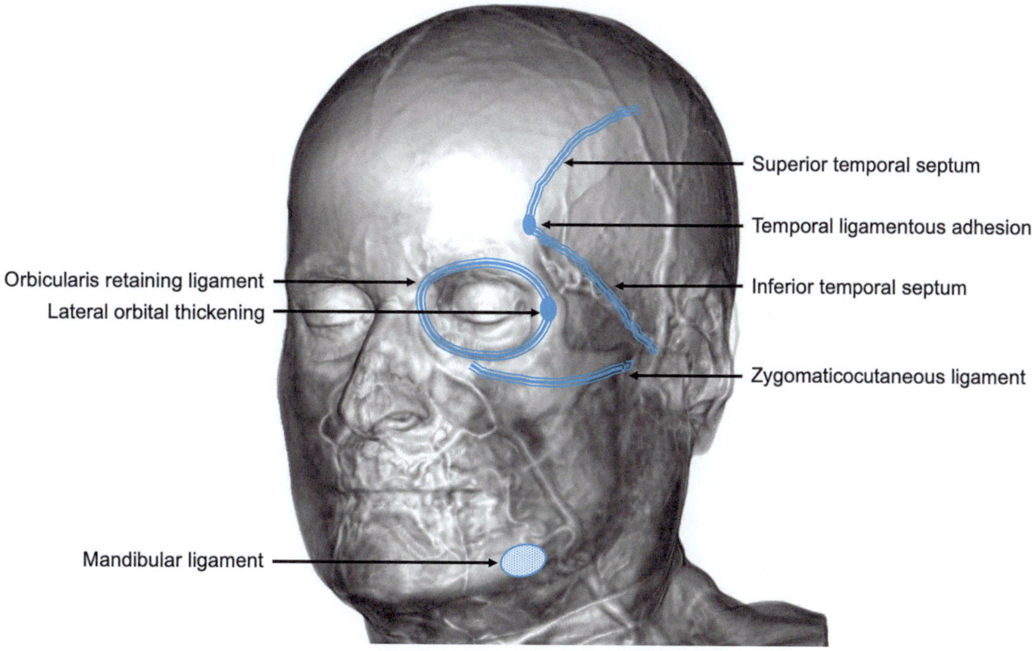

Abb. 35.4 Ligamente des Gesichts

Schließlich, im Bereich der Unterkieferknochen, ist das mandibuläre Ligament von Bedeutung. Es verankert die Schichten an der Mandibula, wodurch die Stabilität im unteren Gesichtsbereich gewährleistet wird (Casabona et al. 2020b).

Die Bänder, die das Gesicht von oben nach unten verbinden, können entlang einer imaginären Linie zusammengeführt werden, die als „Line of Ligaments“ bezeichnet wird. Diese Linie repräsentiert die Verknüpfung der verschiedenen ligamentären Strukturen und ist von zentraler Bedeutung für die Gesichtsanatomie.

Medial dieser „Line of Ligaments“, also in Richtung der Gesichtsmitte, erfolgt die größte aktive Bewegung des Gesichts während der Kontraktion der mimischen Muskulatur. Hier konzentriert sich die Dynamik der Gesichtsausdrücke, da die Muskeln entlang dieser Linie agieren und die vielfältigen Gesichtsbewegungen ermöglichen, die unsere Emotionen und Kommunikation ausdrücken.

Lateral der „Line of Ligaments“ hingegen sind die Schichten des Gesichts parallel angeordnet. Dies erlaubt den Schichten, sanft übereinander zu gleiten und sich zu bewegen. Diese Schichtung ermöglicht es, eine Repositionierung des Gesichts vorzunehmen, sei es aus ästhetischen Gründen oder zur Wiederherstellung einer bestimmten Gesichtsform. Diese Anordnung ermöglicht den Fachleuten, die individuellen Bedürfnisse und Ziele des Patienten zu berücksichtigen und eine gezielte Intervention zu planen.

Die „Line of Ligaments“ bildet somit eine strukturelle Grundlage, die das Verständnis der Gesichtsdynamik erleichtert. Sie verdeutlicht die Verbindung zwischen den verschiedenen Schichten und wie diese in harmonischer Weise zusammenarbeiten, um die Funktion und Ästhetik des Gesichts zu gestalten (Abb. 35.4) (Freytag et al. 2022).

35.6 Arterielle Versorgung des Gesichts

Die Blutversorgung von Kopf und Hals erfolgt hauptsächlich über Äste der A. carotis interna und A. carotis externa. In der Regel versorgt die A. carotis externa Strukturen innerhalb des Viszerokraniums, das Gesicht sowie die oralen und nasalen Höhlen, während die A. carotis interna die Strukturen des Neurokraniums, das Gehirn und den knöchernen Schädel versorgt. Kollateralblutversorgung wird durch zahlreiche Verbindungen zwischen der A. carotis externa und der A. carotis interna erreicht.

35.6.1 Arteria facialis

Die A. facialis, zweigt von der A. carotis externa ab, entweder als eigener Ast oder gemeinsam mit der A. lingualis als linguofazialer Stamm. Sie verläuft nahe an der Gl. submandibularis und tief unter dem profunden Blatt der tiefen zervikalen Faszie. Am Winkel des Unterkiefers überquert die A. facialis den Knochen anterior der begleitenden Vene, tief unter dem Platysma und tief unter dem marginalen Ast des R. mandibularis des N. facialis. An dieser Stelle wird die Arterie durch tiefes Fett geschützt (Abb. 35.5).

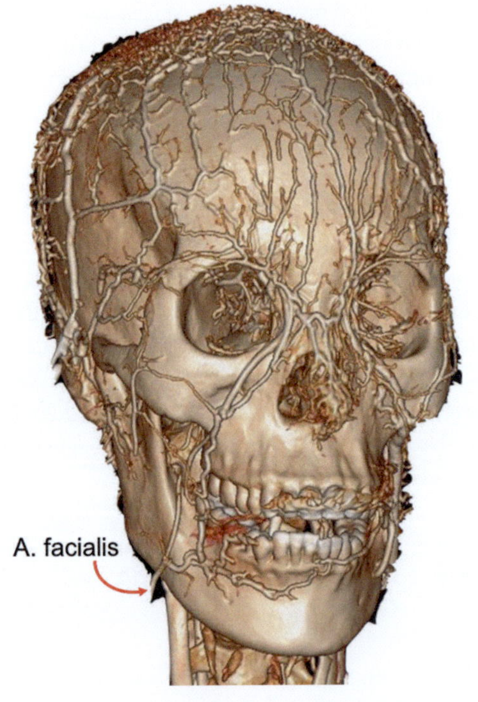

Abb. 35.5 Arterielle Blutgefäße des Gesichts, A. facialis mit rotem Pfeil markiert

Nach dem Überqueren des Unterkiefers gelangt die A. facialis in den „buccal space“, der begrenzt wird durch den bukkalen Musculus buccinator (tief), dem Platysma, den Modiolus (vorne), dem Kanal der Gesichtsvene (hinten), das Mandibularband und das am Unterkiefer haftende Platysma (unten) sowie das transversale Gesichtsseptum (oben). Im bukkalen Raum gibt die Fazialarterie die Arteria labialis inferior und/oder die Arteria labiomentalis horizontalis ab, die das Kinn und die Unterlippe versorgen. Die Tiefe der Arterie an dieser Stelle hängt von der Menge an Fett in den subkutanen Fettkompartimenten und im bukkalen Raum ab.

Am Modiolus kann die Arterie in 100 % der Fälle in enger Nähe zum Mundwinkel identifiziert werden, wo sie durch ein muskulöses Band verbunden ist, das aus dem Musculus buccinator entspringt. Dieses muskulöse Band befestigt die Arterie in ihrer Position 1,5 cm hinter dem Mundwinkel. Die Arterie befindet sich daher zwischen dem Musculus buccinator (tief) und dem modiolaren Teil des Platysma sowie der Fusion des M. levator anguli oris, M. zygomaticus major, M. levator labii superioris und M. depressor anguli oris (Schenck et al. 2018a, b).

Unterhalb und oberhalb des Modiolus gibt die A. facialis die A. labialis inferior und superior ab. Eine frühere Studie hat gezeigt, dass der Verlauf der labialen Arterien nicht konsistent ist und zwischen 3 Positionen variiert: submukosal zwischen der Mundschleimhaut und dem Musculus orbicularis oris (78,1 %), intramuskulär zwischen den beiden Schichten des Musculus orbicularis oris und subkutan zwischen der Haut und dem Musculus orbicularis oris (2,1 %). Dies lässt sich durch die unterschiedliche zeitabhängige embryonale Entwicklung erklären, bei der sich Muskel-Vorläuferzellen erst bilden müssen, nachdem die Arterien ihre endgültige Position eingenommen haben. Dies führt zu Variabilität der Arterien in Bezug auf die Muskulatur. Die A. facialis wird nach Abgabe der A. labialis superior als A. angularis bezeichnet. Die A. angularis verläuft in der Tiefe der Nasolabialfalte in Nähe zur Dermis (Cotofana et al. 2017).

Literatur

Alfertshofer M, Engerer N, Frank K et al (2023) multimodal analyses of the aging forehead and their clinical implications. Aesthet Surg J. 43(7):NP531-NP540

Casabona G, Bernardini FP, Skippen B et al (2020ab) How to best utilize the line of ligaments and the surface volume coefficient in facial soft tissue filler injections. J Cosmet Dermatol 19(2):303–311

Casabona G, Frank K, Koban KC et al (2019a) Influence of age, sex, and body mass index on the depth of the superficial fascia in the face and neck. Dermatol Surg 45(11):1365–1373

Casabona G, Frank K, Koban KC et al (2019b) Lifting vs volumizing—The difference in facial minimally invasive procedures when respecting the line of ligaments. J Cosmet Dermatol. 18(5)

Casabona G, Frank K, Moellhoff N et al (2020ba) Full-face effects of temporal volumizing and temporal lifting techniques. J Cosmet Dermatol 19(11):2830–2837

Cotofana S, Gotkin RH, Frank K et al (2019) The functional anatomy of the deep facial fat compartments: A detailed imaging-based investigation. Plast Reconstr Surg. 143(1)

Cotofana S, Hexsel D, Avelar LE et al (2020) Calculating the thickness of the superficial fatty layer of the body using age, gender, and body mass index. J Drugs Dermatol 19(1):36–44

Cotofana S, Pretterklieber B, Lucius R et al (2017) Distribution pattern of the superior and inferior labial arteries: Impact for safe upper and lower lip augmentation procedures. Plast Reconstr Surg 139(5):1075–1082

Frank K, Gotkin RH, Pavicic T et al (2019) Age and gender differences of the frontal bone: a computed tomographic (CT)-Based Study. Aesthet Surg J. 39(7)

Freytag DL, Alfertshofer MG, Frank K et al (2022) The difference in facial movement between the medial and the lateral midface: a 3-dimensional skin surface vector analysis. Aesthet Surg J 42(1):1–9

Freytag DL, Frank K, Haidar R et al (2019) Facial safe zones for soft tissue filler injections: a practical guide. J Drugs Dermatol. 18(9)

Moqadam M, Frank K, Handayan C et al (2017) Understanding the shape of forehead lines. J Drugs Dermatol. 16(5)

Müller DS, Prinz V, Sulovsky M et al (2021) Volumization of the young and the old temple using a highly cross-linked HA filler. J Cosmet Dermatol 20(6):1634–1642

Schenck TL, Koban KC, Schlattau A et al (2018a) The functional anatomy of the superficial fat compartments of the face: a detailed imaging study. Plast Reconstr Surg 141(6):1351–1359

Schenck TL, Koban KC, Schlattau A et al (2018b) Updated anatomy of the buccal space and its implications for plastic, reconstructive and aesthetic procedures. J Plast Reconstr Aesthet Surg 71(2):162–170

Halsstraffungen bei postbariatrischen Patienten

36

Kai Kaye und Konstantin Frank

Inhaltsverzeichnis

Eine drastische Gewichtsabnahme in Folge einer bariatrischen Chirurgie verbessert nachweislich die generelle Lebensqualität des Patienten und bringt eine Vielzahl gesundheitlicher Vorteile für die Patienten mit sich. So reduziert sich in Folge das Erkrankungsrisiko für Diabetes mellitus Typ 2, kardiale Erkrankungen, Hypertonie und Schlafapnoe, was maßgeblich dazu beiträgt, die Lebenserwartung der betroffenen Patienten zu verlängern (Sierżantowicz et al. 2022). Diese genannten gesundheitlichen Vorteile gehen generell Hand in Hand mit einer erhöhten Mobilität aufgrund des Gewichtsverlustes, die in Folge mittel- bis langfristig zu einer weiteren Verringerung des Körpergewichtes führen kann. Während der dramatische Gewichtsverlust gesundheitlich im Ganzen meist nur Vorteile mit sich bringt, können die Folgen für die Körperform und die resultierende Gesichtsalterung durch den Weichgewebeverlust im postbariatrischen Stadium jedoch eine erhebliche Ursache physischer und psychischer Belastungen für die betroffenen Patienten darstellen.

Neben den klassischen Regionen der postbariatrischen plastischen Verfahren wie dem Körperstamm, der Brust oder der Extremitäten, in welchen der resultierende Hautüberschuss zu teilweise extremen Deformitäten führen kann, ist oft auch der Halsbereich betroffen. In diesen Fällen kann eine Halsstraffung ein geeigneter chirurgischer Eingriff sein, um den exzessiven Gewebeüberschuss umzuverteilen bzw. zu

K. Kaye (✉) · K. Frank
Ocean Clinic Marbella, Marbella, Spanien
E-Mail: dr.kaye@oceanclinic.net

K. Frank
E-Mail: dr.frank@oceanclinic.net

A. Gueven und S. Allert (Hrsg.), *Postbariatrische Chirurgie*, https://doi.org/10.1007/978-3-662-69269-1_36

entfernen und damit den Patienten zu einer verbesserten Lebensqualität zu verhelfen.

36.1 Anatomische Veränderungen nach massivem Gewichtsverlust

Nach einer massiven Gewichtsabnahme, wie sie bei postbariatrischen Patienten auftritt, kommt es zu einer beträchtlichen Reduktion des subkutanen Fettgewebes, was sowohl die oberflächlichen als auch die tieferliegenden Fettkompartimente des Gesichtes sowie des Halses betrifft. Folge hiervon ist oft ein genereller Verlust an Hautqualität und eine Hauterschlaffung, die daraus resultiert, dass das Fett das umgebende superfizielle fasziale System nicht mehr suffizient unterstützen kann. Hiervon ist insbesondere der zentrale Halsbereich betroffen, da die Haut hier dünner ist und weniger Stützstrukturen in Form von Kollagenfasern vorhanden sind. Diese vorangegangen Expansion der Retinaculae cutis durch das vorher bestehende Übergewicht und die resultierende permanente Prolongation des superfiziellen faszialen Systems nach dem Gewichtsverlust sind der Hauptgrund für die Halshauterschlaffung (Engerer et al. 2022) (Abb. 36.1 und 36.2).

36.2 Indikationen für die Halsstraffung bei postbariatrischen Patienten

Die Indikation für eine Halsstraffung sollte grundsätzlich immer in Erwägung gezogen werden, wenn Patienten unter folgenden Problemen leiden:

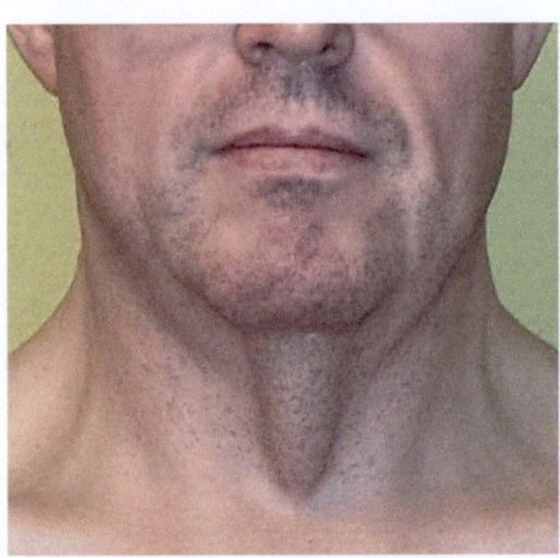
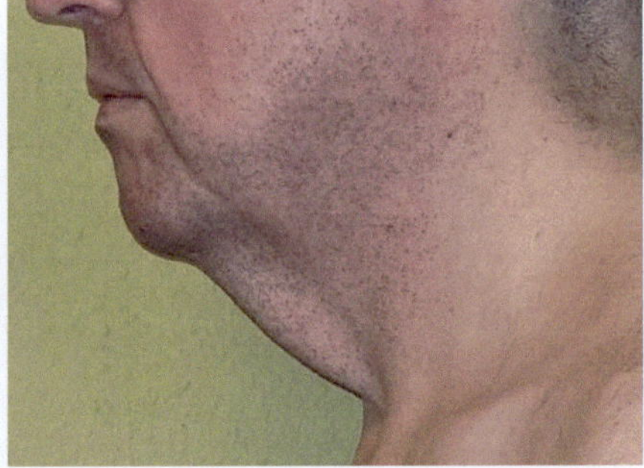

Abb. 36.1 Patient nach massivem Gewichtsverlust mit deutlicher Hauterschlaffung des Halses. (Mit freundlicher Genehmigung der Herausgeber)

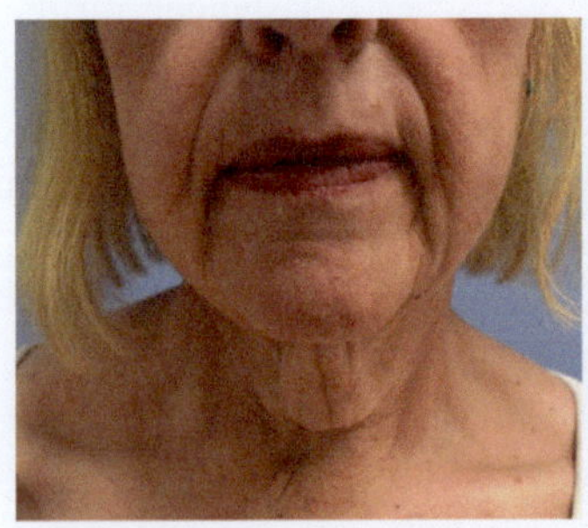
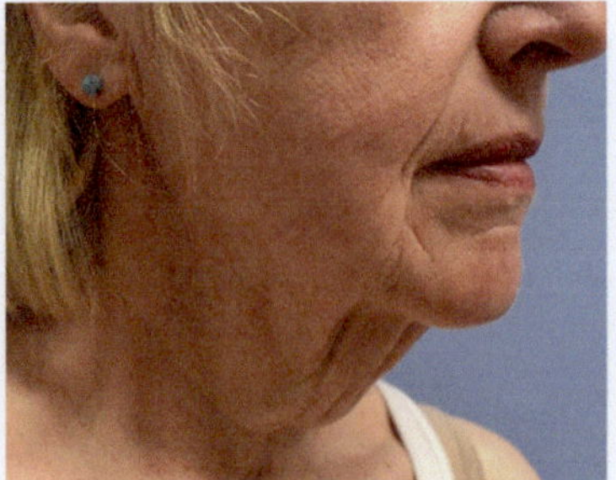
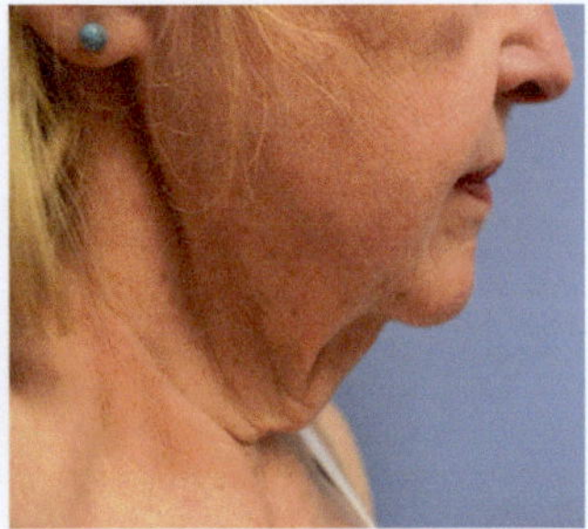

Abb. 36.2 Patientin nach massivem Gewichtsverlust mit extremer Hauterschlaffung des Halses und funktionellen Einschränkungen (mit freundlicher Genehmigung der Herausgeber)

1. Stark erschlaffte Haut im Halsbereich mit ausgeprägt tiefer Faltenbildung und resultierender Hautirritation durch Reibung, insbesondere bei männlichen Patienten mit Bartwuchs
2. Resultierende dermatologische Pathologien wie chronisches Erythem, Kontaktdermatitis im Faltenbereich oder Fungus Erkrankungen

Ein ästhetisch reduziertes Erscheinungsbild durch eine extreme Hals- und Platysma-Erschlaffung stellt in jedem Fall eine wichtige relative Indikation dar, deren Vorteile und Risiken im Einzelfall mit dem Patienten besprochen werden sollte.

36.3 Inzisionen zur Durchführung einer Halsstraffung

Eine Halsstraffung kann je nach Halsform, relativer Menge des zu entfernenden Hautüberschusses, der Ausprägung aggravierender Faktoren wie ausgeprägter Platysmabänder, Skelettisierung der submandibularen Speicheldrüsen oder resultierender Kobrakopf-Deformität durch den Verlust des retroplatysmalen Fettpolsters generell über sieben verschiedene Zugänge durchgeführt werden, die einzeln oder kombiniert geplant werden können und spezifische Vor- und Nachteile mit sich bringen:

1. Submentaler Schnitt: ermöglicht einen ästhetisch unauffälligen Zugang zum medialen Halsbereich zur Durchführung einer medianen Platysmaplastik, zur Korrektur einer Kobrakopf-Deformität durch Modifikation der anterioren Digastrici-Muskeln oder zur Reduzierung und Suspension der Submandibulardrüsen. Dieser Zugang ist weniger geeignet, wenn eine größere Menge von Haut exzidiert oder umverteilt werden muss.
2. Retroaurikulärer Schnitt nur am Ohrmuschelansatz: kann in Kombination mit dem submentalen Schnitt verwendet werden, wenn ein mäßiger zentraler Hautüberschuss nach lateral umverteilt werden muss. Dieser Zugang bietet die Möglichkeit, den seitlichen Hals- und Kieferbereich zu unterminieren, wenn keine zeitgleiche laterale Lipektomie notwendig ist.
3. Dreiviertellanger retroaurikulärer Sulkusschnitt: Option für Fälle mit moderater Hautlaxizität oder für Patienten, bei denen eine offene laterale Halslipektomie erforderlich ist. Dieser Schnitt kann auch in Kombination mit einem isolierten Wangenlift notwendig sein, um ein Dog Ear unterhalb des Ohrläppchens zu verhindern.
4. Dreiviertellanger retroaurikulärer Sulkusschnitt mit einem hohen Back-cut am Haaransatz: wird bei Patienten mit erheblicher Hautlaxizität im Hals verwendet. Der kurze horizontale Back-cut bietet die Möglichkeit, das Risiko einer sichtbaren Falte oder eines Dog Ears entlang der Naht im Sulkus zu reduzieren. Gleichzeitig erleichtert dies auch das kontrollierte Präparieren des Hautlappens über dem Mastoid-Bereich unter Sicht und ermöglicht eine bessere Planung des Straffungsvektors zwischen horizontaler und vertikaler Komponente. Aus all diesen Gründen ist dieser Schnitt eine gute Wahl für Anfänger bei Halsstraffungen (Abb. 36.3).
5. Vollständiger retroaurikulärer Sulkusschnitt ohne Back-cut: kann bei Patienten mit mäßiger Hautlaxizität im Hals verwendet werden, die sehr dünnes, sehr feines oder sehr kurzes Haar haben, einen Back-cut ablehnen oder eine weit kranial-posterior positionierte okzipitale Haarlinie aufweisen.
6. Direkter Hautexzisionszugang in der medianen Halslinie im Sinne einer Multiple-Z- oder Multiple-W-Plastik: Dieser Zugang ist gut geeignet bei stark ausgeprägtem medialem Hautüberschuss, bei Patienten, die einen Schnitt hinter dem Ohr ablehnen, Patienten mit ausgeprägtem Bartwuchs im Halsbereich oder generell schlechter Hautqualität, welche den Effekt einer lateralen Straffung aufgrund der Entfernung von der Zielstruktur deutlich vermindern kann (Abb. 36.4 und 36.5). Nachteil dieses Zugangs ist, dass die Narbe lange sichtbar bleibt und bei Wundheilungsstörungen

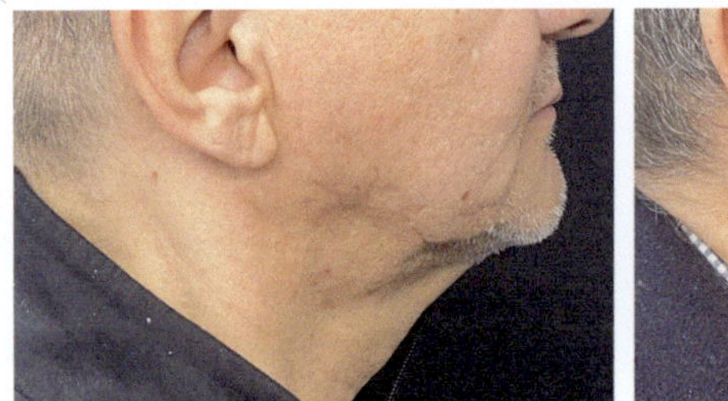
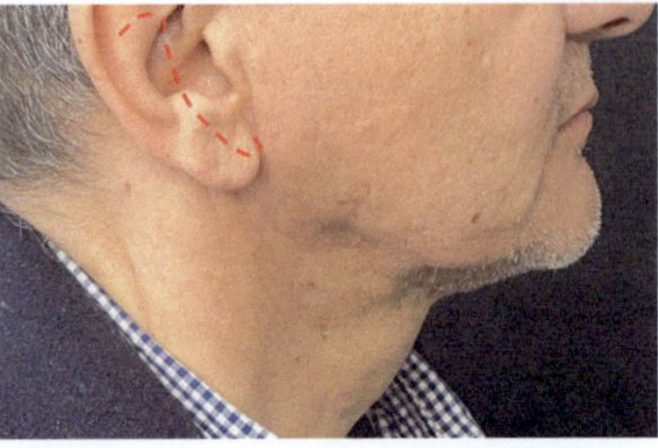

Abb. 36.3 Patient nach massivem Gewichtsverlust und Hautüberschuss am Hals vor und nach Halsstraffung mit retroaurikulärem Sulkusschnitt und hohem Back-cut. (Mit freundlicher Genehmigung der Herausgeber)

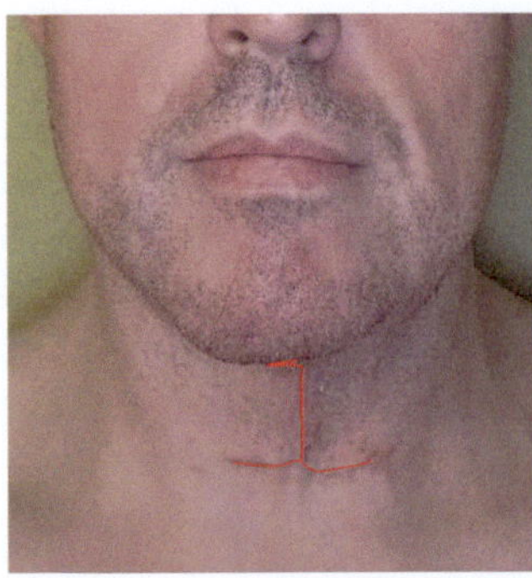
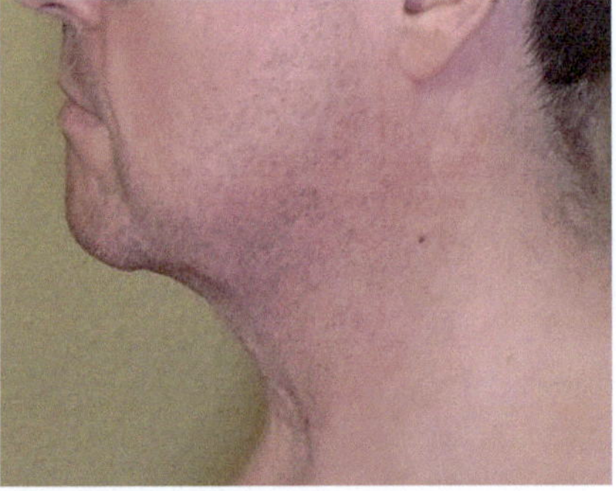

Abb. 36.4 Patient aus 36.1 nach direkter Hautexzision in der medianen Halslinie mit Z-Plastik. (Mit freundlicher Genehmigung der Herausgeber)

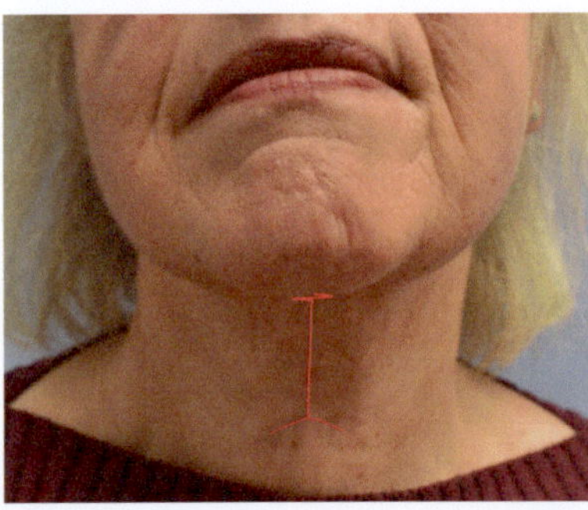
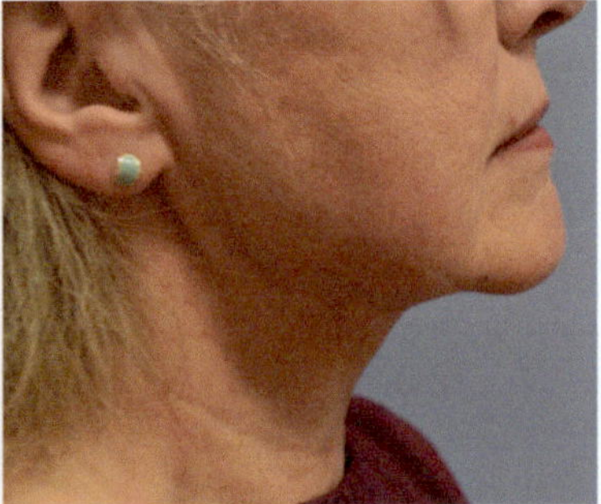

Abb. 36.5 Patientin aus 36.2 nach direkter Hautexzision in der medianen Halslinie mit Z-Plastik. (Mit freundlicher Genehmigung der Herausgeber)

Narbenkontrakturen oder eine permanent auffällige Narbenbildung die Folge sein können.

7. Direkter Hautexzisionszugang im Submandibularbogen im Sinne einer hufeisenförmigen Bogenplastik: Dieser Zugang ist ebenfalls gut geeignet bei stark ausgeprägtem medialem Hautüberschuss, bei Patienten, die einen Schnitt hinter dem Ohr ablehnen, oder bei Patienten mit dicker Haut und ohne Bartwuchs, für welche die mediane Direktexzision mit Multiple-Z- oder Multiple-W-Plastik ästhetisch nicht attraktiv erscheint. Vorteil ist

hierbei die relative große Menge an Haut, die über diesen Zugang umverteilt und entfernt werden kann. Nachteil dieses Zugangs ist, dass die Narbe von unten oder im Liegen sichtbar sein kann und die weitere postoperative Halsalterung zu einem Absinken der Narbe aus dem submandibularen Sulkus in den sichtbaren Bereich führen kann.

Während bei vielen nichtpostbariatrischen Patienten die Menge der Hautexzision zur erfolgreichen Straffung eines Halses relativ gering ist, ist die Hautexzision bei postbariatrischen Patienten oft großflächig, da es durch die vorhergehende Expansion des Gewebes auf Grund der starken Gewichtszunahme und dem anschließenden drastischen Verlust des subkutanen und tiefen Fettgewebes zu einer Überdehnung der Kollagenfasen kommt, welche die Redistributionsfähigkeit und Kontraktionsfähigkeit der Haut permanent reduziert. Daher kann bei diesen Patienten zusätzlich zum retroaurikulären Sulkusschnitt oftmals ein längerer okzipitaler Haarlinienschnitt notwendig werden, um den Hautüberschuss erfolgreich ohne infraaurikuläre Faltenbildung umzuverteilen.

Die häufigste Ursache für eine unvollständige Verteilung der Haut mit Faltenbildung in diesem Bereich ist jedoch nicht Menge oder Qualität der Haut, sondern oft ein unzureichendes Unterminieren des Hautlappens nach kaudal über das Mastoid und über die gesamte Faszie des M. sternocleidomastoideus. Auch eine postoperative Fibrosierung des Hautlappens durch Hämatome oder Serome kann zu einer Reduktion der Lappenelastizität führen, welche die Kontraktionsfähigkeit und die Formadaptation des Hautlappens einschränken und zur Faltenbildung führen kann.

36.4 Offene und geschlossene Lipektomie des Halses

Die erfolgreiche und anatomisch angepasste Entfernung von überflüssigem subkutanem Fett stellt einen entscheidenden Schritt innerhalb einer jeden Halsstraffungstechnik dar. Neben der Modellierung der tiefen Halsstrukturen durch eine mediane Platysmaplastik, Modifikation der anterioren Digastrici-Muskeln oder Reduzierung bzw. Suspension der Submandibulardrüse ist die suffiziente Entfernung von verbliebenem subkutanem Fett ausschlaggebend für die Konturverbesserung.

Trotz der zentralen Rolle für das Endergebnis der Konturverbesserung wird dieser Schritt gerade bei in Gesichtschirurgie unerfahrenen Chirurgen unterschätzt, und die Lipektomie wird nicht mit der notwendigen anatomischen Präzision geplant, sodass es zu einer zu geringen oder zu einer übermäßigen Fettentfernung kommt. Ein häufiger Fehler ist es, die Quantität des Fettgewebes im medialen Halsbereich zu überschätzen und im lateralen Halsbereich, im Winkel zwischen anteriorem Rand des M. sternocleidoideus und der Mandibula, zu unterschätzen. Dies kann gerade bei der Existenz von Platysmabändern zu einer Vertiefung im medianen Halsbereich (Kobrakopf-Deformität) und zu einem verbleibenden Fettüberschuss im submandibulären Winkel mit resultierendem Verlust der Kieferliniendefinition führen.

In diesem Kontext ist es wichtig zu erwähnen, dass zur Konturmodellierung des Halses das verbleibende Fettgewebe genauso bedeutsam ist wie das Fettgewebe, welches entfernt wird. Ein Hals, bei dem zu viel Fett entfernt wurde, resultiert ebenso in einem ästhetisch inadäquaten Ergebnis wie ein Hals, bei dem unzureichend Fett entfernt wurde. Wie bei den meisten plastisch-chirurgischen Eingriffen gilt auch hier: Ein durch Überresektion verursachtes Defizit wieder auszugleichen ist oft weitaus schwieriger und aufwendiger, als in einem zweiten Schritt etwas mehr zu entfernen.

Daher sollte in den meisten Bereichen des Halses eine 2 bis 3 mm dicke Schicht von subkutanem Fett unter dem Hautlappen im zentralen Hals- und Kieferbereich stehen gelassen werden, um sichtbare Hautunregelmäßigkeiten und Konturunebenheiten zu vermeiden. Bei Patienten mit einer vollen Mittelgesichtskontur kann es empfehlenswert sein auch den Halsbereich nicht zu stark zu konturieren, sodass das

Erscheinungsbild des Wangenbereichs mit dem im Hals harmonisiert.

Über dem M. sternocleidomastoideus und M. trapezius sowie in der Mastoidregion ist selbst bei postbariatrischen Patienten normalerweise wenig bis gar kein Fett unter der Haut vorhanden. Daher bedeutet eine anatomische korrekte Kontur des Unterhautfettgewebes nicht, dass die resultierende Dicke nach Lipektomie überall gleich sein muss. Das Ziel ist vielmehr, dass die Hautlappendicke an die darunterliegenden Strukturen angeglichen ist und diese, je nach anatomischer Zone des Halses, im Sinne einer Konturerhöhung mehr hervorhebt (Ramus der Mandibula, M. sternocleidomastoideus, Gonion) oder im Sinne einer negativen Konturierung vertieft (inframandibulärer Sulkus, zervikomentaler Winkel, anterior und posterior des M. sternocleidomastoideus) (Abb. 36.6).

Zur Entfernung des subkutanen Fettgewebes im Halsbereich bietet sich entweder eine offene oder eine geschlossene Lipektomie (Liposuktion) an. Die geschlossene Liposuktion bietet bestimmte Vorteile, insbesondere die vergleichsweise geringere Invasivität, die Vermeidung von linearer Narbenbildung und die Möglichkeit der selektiven, subtilen Konturformung, die bei erfahrenen Operateuren erzielt werden kann. Dennoch ist diese Methode limitiert durch ihre Abhängigkeit von einer adäquaten postoperativen Hautretraktion, durch die allen Eingriffen ohne direkte Visualisierung inhärente längere Lernkurve und das Risiko der Läsion des subdermalen Plexus für den Fall, dass zeitgleich im

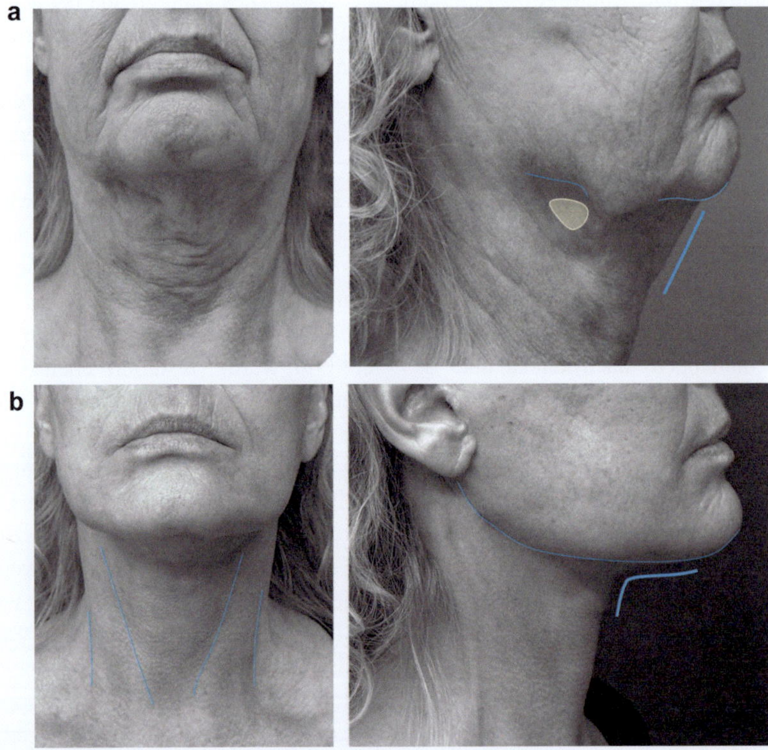

Abb. 36.6 Patientin nach Gewichtsverlust und starker Hautlaxizität am Hals mit ptotischen Submandibulardrüsen (gelb) vor (a) und nach (b) Halsstraffung im Rahmen eines Face-Necklifts mit subplatysmalen Modifikationen (subplatysmale Lipektomie und Suspension der Submandibulardrüsen) zur Konturverbesserung (Konturerhöhung Ramus der Mandibula, M. sternocleidomastoideus, Gonion und negative Konturierung inframandibulärer Sulkus, zervikomentaler Winkel, anterior und posterior des M. sternocleidomastoideus in Blau). (Mit freundlicher Genehmigung der Herausgeber)

Anschluss eine Unterminierung und chirurgische Halsstraffung notwendig ist. Auch das Risiko einer temporären Neurapraxie des R. marginalis durch scharfe Kanülen ist bei der geschlossen Lipektomie höher.

Vor allem bei postbariatrischen Patienten, bei denen der drastische, rapide Gewichtsverlust nicht immer zu einer homogenen Rückbildung des subkutanen Fettgewebes führt, bietet die offene Lipektomie eine bessere visuelle Kontrolle und ermöglicht eine präzisere subkutane Konturierung.

Gerade bei den Fällen, in welchen ein direkter Zugang in den medialen Halsbereich notwendig ist, um entweder eine Modifikation bzw. Resektion der subplatysmalen Strukturen vorzunehmen oder um eine Korsett-Platysmaplastik durchzuführen, besteht das Risiko, dass durch eine subkutane Liposuktion medial zu viel oberflächliches Fett entfernt wird. Oftmals wird dies erst nach der anschließenden Entfernung des darunterliegen subplatysmalen Fettgewebes deutlich, welches in vielen Fällen ursächlich für die schlechte Halskontur und den Verlust des zervikomentalen Winkels ist. Eine subkutane Überresektion führt dann oft zu Konturunregelmäßigkeiten und zu Adhäsionen zwischen Dermis und Platysma mit reduzierter Hautverschiebbarkeit.

Das subplatysmale Fett ist hingegen aufgrund seiner starken Kompartimentierung durch Faszienbänder zwischen der tiefen Halsfaszie und dem Platysma sehr fest, gut vaskularisiert und kann durch eine Kanüle im Rahmen einer geschlossenen Lipektomie oft nur unzureichend oder nur mit einem resultierenden großen Gewebetrauma auf Grund von Gefäß- und Faszienruptur entfernt werden. Aufgrund der zahlreichen Blutgefäße in diesem tieferen Fettgewebe besteht zudem die Gefahr eines Hämatoms.

Daher sollten alle Patienten über diese Risiken und Limitierungen der geschlossenen Liposuktion im Hals informiert aufgeklärt und darüber in Kenntnis gesetzt werden, dass meist verlässlichere und ästhetisch bessere Resultate erzielt werden können, wenn der Eingriff über relative unauffällige Schnitte unter dem Kinn und hinter dem Ohr durchgeführt wird.

36.5 Subplatysmale Modifikationen

In vielen Fällen reicht es bei einer Halsstraffung nicht aus, lediglich das oberflächliche Fettgewebe zu entfernen. Stattdessen sind zusätzlich auch Modifikationen der subplatysmalen Strukturen erforderlich, um optimale ästhetische Ergebnisse zu erzielen. Dieser Prozess beinhaltet verschiedene Schritte, die im Folgenden erläutert werden (Feldman 2014).

1. Subplatysmale Fettentfernung: Dieser Eingriff ist häufig notwendig und wird oftmals auch als isolierte Maßnahme unterhalb des Platysmas durchgeführt. Dabei kann das Spektrum von der Entfernung einer nur geringen Menge fibrösen und fettigen Gewebes nur im zentralen Bereich bis hin zu einer kompletten subplatysmalen Lipektomie lateral über die Digastrici-Muskeln hinaus in den medial zur Speicheldrüse gelegen submandibularen Sulkus reichen. Das Ziel ist hierbei Akzentuierung des zervikomentalen Winkels und eine präzisere Definition des Hyoids (Abb. 2.8.2.6). Es muss auch hierbei Sorge getragen werden, nicht zu viel Fettgewebe zu entfernen und bei der Entfernung vor allem auf eine von medial nach lateral skalierende Restschicht zu achten, sodass die darunterliegenden anatomischen Strukturen wie M. digastricus und Speicheldrüse nicht skelettiert und als Deformität sichtbar werden.
2. Freisetzung der Peri-hyoid- oder Suprahyoid-Faszie: Nach der Entfernung des überschüssigen subplatysmalen Fetts kann eine Durchtrennung der tiefen zervikalen Faszie oberhalb, unterhalb oder seitlich des Zungenbeins erfolgen. Hierbei wird die straffe weiße Faszie aufgespalten, die den Hyoidwinkel überbrückt und abrundet, und dadurch ein deutlich betonterer Hyoidwinkel erreicht.
3. (Teil-)Resektion des Venter anterior des M. digastricus: Dieser Schritt dient der weiteren Definition des Hyoidwinkels und beinhaltet normalerweise eine teilweise Durchtrennung der Muskeln knapp oberhalb des Hyoids und die Teilresektion des anterioren

Muskelbauchs. Normalerweise wird hierbei nicht mehr als die Hälfte des Muskelvolumens reseziert, zur Vermeidung von Blutungen sollte dies mit einem Elektrokauter durchgeführt werden. In einigen Fällen ist auch eine nahezu vollständige Durchtrennung erforderlich, um zu kurze Muskeln vertikal aufzulösen. In seltenen Fällen kann auch eine teilweise Durchtrennung des darunterliegenden Mylohyoidmuskels durchgeführt werden, um bei einem stark zurückgesetzten Kinn einen ästhetisch ansprechenden zervikomentalen Winkel zu schaffen.

4. Korsettplastik der anterioren Muskelbäuche des M. digastricus: Dieser Schritt kann zur Vermeidung einer medialen submentalen Vertiefung nach subplatysmaler Fettabsaugung notwendig sein, wenn die beiden Muskelbäuche relativ ausgeprägt sind oder durch eine sehr breite fettfreie mittige Lücke getrennt sind. Diese Naht dient auch dazu, die verbleibenden Muskelbündel nach einer teilweisen Resektion oder Freisetzung zu verbinden und zu konturieren und kann mit einer Verankerung der Naht in der tiefen Hyoidfaszie kombiniert werden, um hierbei den Hyoidwinkel weiter zu vertiefen.
5. Intrakapsuläre Freisetzung und Suspension der submandibulären Speicheldrüse: Diese Technik beschreibt die Durchtrennung der intrakapsulären Adhäsionen mit anschließender Kapsuloraphie und Suspension bzw. Pexie der Kapsel tiefer in den submandibulären Sulkus. Diese Technik dient dazu, eine sichtbare Ausbuchtung durch eine fehlpositionierte Drüse nach Lipektomie zu verhindern oder zu reduzieren, Voraussetzung hierfür ist, dass keine signifikante Hypertrophie des Drüsenkörpers besteht, und das ausreichend Platz im submentalen Sulkus besteht oder durch die Modifikationen anderer Strukturen (Fett, Muskeln) geschaffen werden kann (Abb. 2.8.2.6).
6. Teilweise Resektion der submandibulären Speicheldrüse: Dies ist die Behandlung der Wahl, wenn eine mehr kraniale Suspension der Drüse aus den o. g. anatomischen Gründen nicht erfolgversprechend erscheint oder der Drüsenkörper stark hypertrophiert ist. Hierbei ist die exakte chirurgische Planung sehr wichtig, da die Drüse segmental durch die großkalibrigen submentalen und sublingualen Arterien (Äste der fazialen und lingualen Arterien) versorgt wird und durch den relative kleinen submentalen Zugang die Sicht eingeschränkt ist. Intra- oder postoperative Blutungen stellen eine Notfallsituation dar, die ohne Verzug chirurgisch unter Kontrolle gebracht werden muss, da es durch Kompression der tiefen Halsfaszie sehr schnell zu einer Verlegung der Atemwege und sukzessivem Atemstillstand kommen kann. Ebenfalls ist ein sorgfältiger Verschluss der Kapsel nach sorgfältiger Blutstillung essenziell wichtig, um das Risiko einer postoperativen Sialozele zu minimieren. Die Dissektion sollte komplett innerhalb der Kapsel erfolgen, um das Risiko einer Läsion des R. marginalis, welcher zwischen Kapsel und Platysma verläuft, zu minimieren.

36.6 Postoperative Hämatom- und Seromprophylaxe

Die effektive Prävention von Hämatomen und Seromen ist eine wichtige Maßnahme im Rahmen der Minimierung von postoperativen Komplikationen. In diesem Zusammenhang ist eine sorgfältige intraoperative Hämostase unerlässlich. In der Praxis hat sich gezeigt, dass eine effektive Hämostase am besten durch wiederholte Überprüfungen während des gesamten Eingriffs erreicht wird, während sich der Operateur von einer Seite des Halses und des Gesichts zur anderen bewegt. Dieses Vorgehen ermöglicht nicht nur einen „zweiten Blick“ auf die initial durchgeführte Blutstillung vor dem Hautverschluss, sondern ermöglicht mehrere Überprüfungen, da bei jeder Gelegenheit Blutungsquellen entdeckt werden können, die bei vorherigen Kontrollen übersehen wurden oder noch aufgrund des Adrenalineffekts nach Unterspritzung mit Liposuktionslösung noch nicht aktiv waren.

Generell ist mittlerweile für Gesichts- und Halsstraffungen der systemische oder lokale Einsatz von Tranexamsäure als gute klinische Praxis zur zusätzlichen Hämostase empfohlen und hat in zahlreichen klinischen Studien ein exzellentes Risiko-Nutzen-Verhältnis aufzeigen können (Auersvald und Auersvald 2014).

36.7 Hämostatisches Netz

Hämatome sind leider immer noch die häufigste Komplikation nach Halsstraffungen und können, je nach Ausmaß und Zeitpunkt der Diagnose bzw. Revision, erhebliche Auswirkungen auf das operative Ergebnis und den postoperativen Patientenkomfort haben. Aufgrund der hohen Varianz in Ausmaß und Lokalisierung können sie verschiedene, oft auch erst unspezifische Anzeichen und Symptome aufweisen. Kleinere, lokalisierte Hämatome (bis etwa 10 ml) können oftmals konservativ behandelt werden und ggf. nach Verflüssigung punktiert werden, ohne das ästhetische Endergebnis endscheidend zu beeinträchtigen.

Größere Volumina oder Hämatome mit großer Ausdehnung jedoch sollten immer chirurgisch revidiert werden, da eine fehlende oder erst späte Revision oft zu weiteren Komplikationen wie akut persistierender Schmerz, sekundäre Suprainfektion, Adhäsion, Narbenbildung oder Hautlappenischämie mit Nekrose führen kann.

Die Prävention von Hämatomen ist daher von entscheidender Bedeutung, insbesondere in der ästhetischen Chirurgie des postbariatrischen Halses. Eine neuere Technik zur Minimierung des Hämatomrisikos, gerade bei postbariatrischen Patienten, ist die temporäre Applikation von transkutanen, kontinuierlichen Steppnähten, welche den Hautlappen für 48 bis 72 h fest mit dem darunterliegenden Platysma und den retroaurikulären Faszien verbinden.

Diese nach ihrem Erstbeschreiber auch Auersvald-Netz oder A-Net genannten Nähte minimieren den Totraum und reduzieren das Risiko einer Ausdehnung eines kleinen Hämatoms, gerade bei Patienten mit schlechter Hautqualität und Verlust der elastischen Gegenkomponente zur Kompression, wie oft der Fall bei postbariatrischen Patienten. Das Netz trägt zusätzlich entscheidend zur adaptiven Umverteilung des Hautlappens in der neu geschaffenen submandibulären Konkavität und im vertieften zervikomentalen Winkel bei und hilft durch eine kontinuierliche Mikrodrainage aus den multiplen Nahtein- und ausstichlöchern das postoperative Ödem in den ersten 3 Tagen zu verringern (Janssen et al. 2023).

Die Bedeutung effektiver Verschlussmethoden und die Vermeidung von Hämatomen sollte bei der Planung und Durchführung von Halsstraffungsverfahren stets berücksichtigt werden, da sie einen wesentlichen Beitrag zur generellen postoperativen Zufriedenheit und schnelleren Genesung der Patienten leisten können.

36.8 Nachsorge und Komplikationen

Eine sorgfältige, engmaschige Nachsorge während der ersten 7 bis 10 postoperativen Tage ist entscheidend, um optimale Ergebnisse nach einer Halsstraffung bei postbariatrischen Patienten zu gewährleisten und Komplikationen frühzeitig zu erkennen und zu behandeln.

Auch ambulante Patienten sollten spätestens 24 h postoperativ in Bezug auf Lappenvitalität und mögliche Hämatombildung hin untersucht werden, da zu diesem Zeitpunkt durch frühzeitige Schritte wie Revision, (Teil-) Öffnung von Nähten und Drainage bzw. Punktion viele Hämatome noch effektiv behandelt werden können, während schon nach 3 Tagen eine Fibrosierung und Adhäsion des Lappens eintritt, die eine effektive Hämatomelimination dann bis zur späteren Verflüssigung schwierig oder unmöglich macht.

Obwohl andere Komplikationen selten sind, können nach einer Halsstraffung Infektionen, Nervenläsionen, Schwellungen und Hautlappenischämie insbesondere bei Rauchern auftreten.

Die Patienten müssen daher umfassend in Bezug auf diese Risiken aufgeklärt werden und sollten klare, schriftliche Anweisungen zur Wundpflege, Narbenpflege und zu empfohlenen Einschränkungen in Bezug auf körperliche Aktivitäten erhalten.

36.9 Ergebnisse und Patientenzufriedenheit

Gerade postbariatrische Patienten berichten generell von einer verbesserten ästhetischen Selbstwahrnehmung, einem erhöhten Selbstvertrauen und einer besseren Lebensqualität. Es ist jedoch wichtig zu betonen, dass die individuellen Ergebnisse variieren können und realistische Erwartungen von großer Bedeutung sind.

Die Halsstraffung bei postbariatrischen Patienten stellt neben den bekannteren körperformenden Eingriffen eine wichtige zusätzliche Therapieoption dar, um die ästhetischen und funktionellen Probleme anzugehen, die häufig nach massivem Gewichtsverlust auftreten können. Individuelle Evaluationen und maßgeschneiderte Behandlungspläne sind unerlässlich, um den jeweils besten Nutzen für die Patienten zu erzielen.

Literatur

Auersvald A, Auersvald LA (2014) Hemostatic net in rhytidoplasty: an efficient and safe method for preventing hematoma in 405 consecutive patients. Aesthetic Plast Surg 38(1):1–9

Engerer N, Frank K, Moellhoff N et al (2022) Aging of the neck decoded: new insights for minimally invasive treatments. Aesthetic Plast Surg 46(4):1698–1705

Feldman JJ (2014) Neck lift my way: an update. Plast Reconstr Surg 134(6):1173–1183

Janssen TJ, Maheshwari K, Sivadasan A et al (2023) Hemostatic net in facelift surgery: a 5-year single-surgeon experience. Aesthet Surg J 43(10):1106–1111

Sierżantowicz R, Ładny JR, Lewko J (2022) Quality of life after bariatric surgery – a systematic review. Int J Environ Res Public Health. 19(15)

Gesichtsstraffungen

37

Dirk F. Richter

Inhaltsverzeichnis

37.1 Besonderheiten beim Facelift nach starkem Gewichtsverlust

Wenn jemand einen erheblichen Gewichtsverlust erlebt hat und ein Facelift in Erwägung zieht, gibt es mehrere wichtige Faktoren zu berücksichtigen:

1. Stabilisierung des Gewichts: Vor einem chirurgischen Eingriff sollte das Gewicht stabil sein. Wenn das Gewicht nach dem Eingriff weiterhin erheblich schwankt, kann dies das Ergebnis negativ beeinflussen.
2. Gesundheitsbewertung: Ein erheblicher Gewichtsverlust, besonders wenn er schnell aufgetreten ist, kann gesundheitliche Probleme verursachen oder aufdecken, die vor einem chirurgischen Eingriff angegangen werden müssen.
3. Erwartungsmanagement: Es ist wichtig, realistische Erwartungen an den chirurgischen Eingriff zu haben. Ein Facelift alleine kann lose Haut straffen und Falten reduzieren, aber es kann nicht alle Spuren eines erheblichen Gewichtsverlusts oder anderer Hautprobleme vollständig beseitigen.
4. Ganzheitlicher Ansatz: Möglicherweise sollten auch andere ergänzende Verfahren in Erwägung gezogen werden, um das gewünschte Ergebnis zu erzielen. Zum Beispiel kann ein Lipofilling zusammen mit einem Facelift

D. F. Richter (✉)
Institut Uniq, Bergisch Gladbach, Deutschland
E-Mail: d.richter@institut-uniq.com

A. Gueven und S. Allert (Hrsg.), *Postbariatrische Chirurgie*, https://doi.org/10.1007/978-3-662-69269-1_37

durchgeführt werden, um ein harmonischeres Gesamtergebnis zu erzielen (siehe auch Kap. 10.). Oft eignen sich auch Energy-based Devices (siehe auch Kap. 11.), Needlingverfahren oder Peelings, um die Hautqualität im Vorfeld oder Nachgang zu verbessern.

37.2 Pathophysiologie nach Gewichtsverlust

Pathophysiologisch findet sich bei Massive-Weight-Loss(MWL)-Patienten eine überdehnte, nicht mehr rückbildungsfähige Haut mit Verlust des Unterhautfettgewebes. Der Bichat-Fettpfropf hingegen ist diätresistent und kann besonders betont wirken. Es besteht also ein Hautüberschuss und ein relativer Fettgewebsmangel, der insbesondere an den Wangen und in der Periorbitalregion auffällt. Eine Ptosis der Weichteile ist in der Regel nicht so stark wie beim alternden Gesicht festzustellen (Abb. 37.1 und 37.2). Die Patienten sehen eingefallen, krank und vorgealtert aus.

37.2.1 Subkutane Gesichtsstraffung

Die Ursprünge der Gesichtsstraffung gehen auf das frühe 20. Jahrhundert zurück und basierten primär auf einer Exzision der Haut entlang bestimmter Gesichtsbereiche wie der Schläfenhaarlinie und anterior des Ohrs. Mit der Zeit hat sich diese chirurgische Intervention zu einer komplexeren Methode weiterentwickelt, bei der ein subkutaner, zufällig vaskularisierter Hautlappen in eine superolaterale Richtung verschoben wird.

Die traditionelle Methode, die bis heute angewandt wird, setzt auf mechanische Spannung der Haut, um sowohl die Epidermis als auch das darunterliegende Weichgewebe zu repositionieren.

Der Vorteil dieses Verfahrens besteht in seiner relativen Sicherheit und Einfachheit, gepaart mit einer raschen postoperativen Erholung. Es zeigt sich besonders effektiv bei schlanken Patienten mit Hautüberschuss und minimaler Ptose des tieferen Weichgewebes. Patienten mit einem höheren Körperfettanteil und einer deutlicheren Gewebsabsenkung profitieren eher weniger.

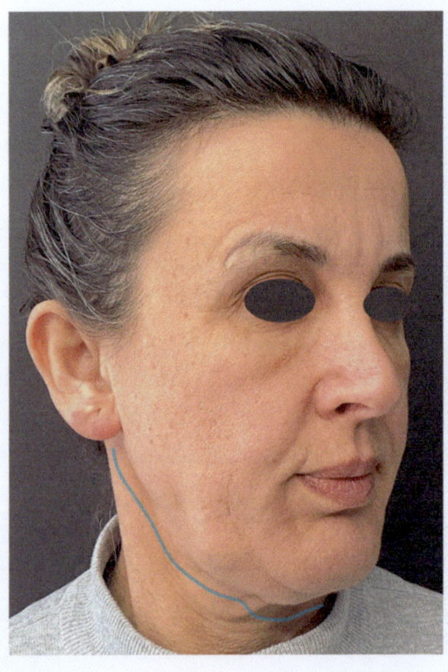

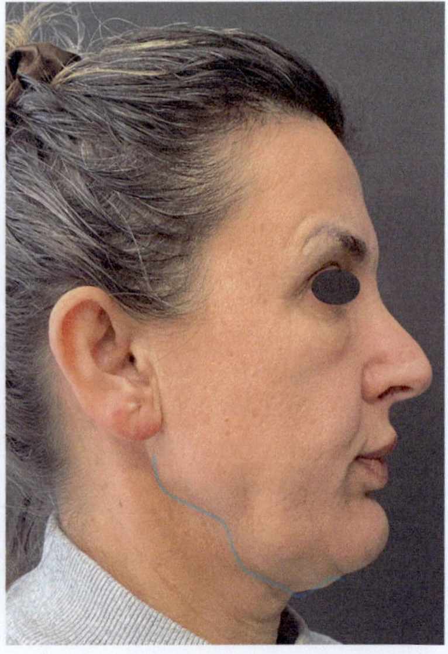

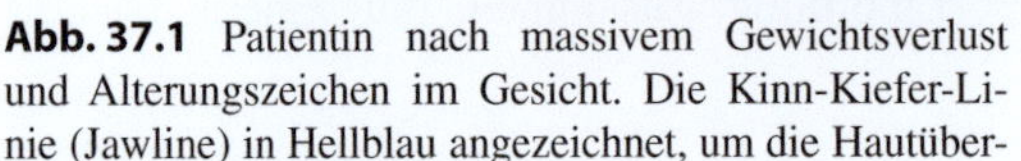

Abb. 37.1 Patientin nach massivem Gewichtsverlust und Alterungszeichen im Gesicht. Die Kinn-Kiefer-Linie (Jawline) in Hellblau angezeichnet, um die Hautüberschüsse und abgesunkenen Weichteile zu markieren. (Mit freundlicher Genehmigung der Herausgeber)

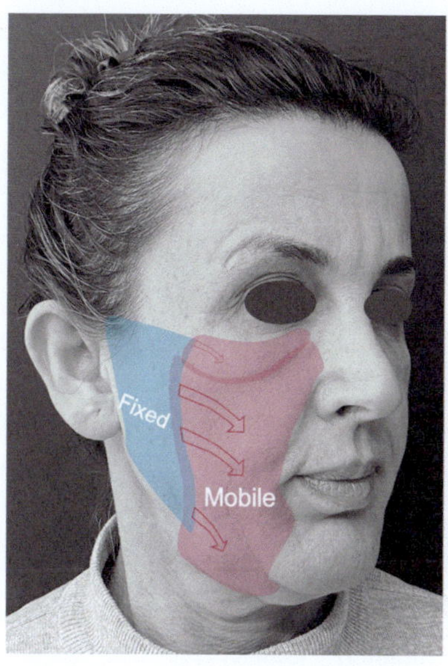

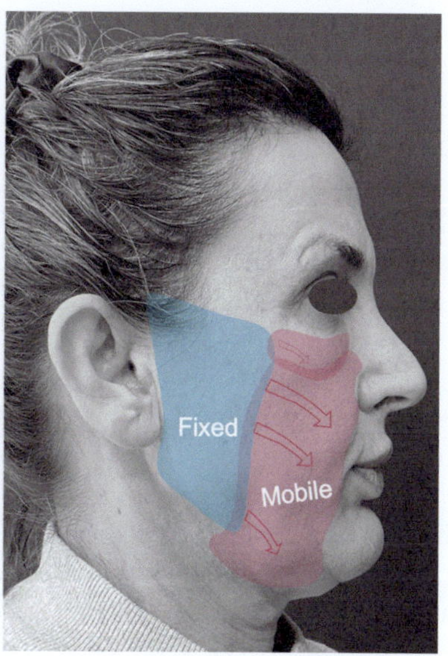

Abb. 37.2 Das mobile und fixierte (fixed) SMAS, welche sich im Alterungsprozess unterschiedlich verhalten. Während das mobile SMAS nach kaudal und ventral absackt, bleibt das fixierte SMAS relativ stabil. (Mit freundlicher Genehmigung der Herausgeber)

Ein inhärenter Nachteil dieser Technik ist die potenzielle Dehnbarkeit der gespannten Haut, wodurch der erzielte straffende Effekt vorzeitig abnehmen kann. Eine exzessive Spannung auf der Haut kann außerdem zu unerwünschten Nebenwirkungen führen, wie der Verflachung des Gesichtsprofils, Verzerrungen und möglicherweise breiten Narbenbildungen oder einer verringerten vaskulären Versorgung des Hautlappens.

Bei der Operationstechnik erfolgt nach individueller Anzeichnung der Schnittführung zunächst die Infiltration mit der Tumeszenzlösung streng subkutan, um eine ausreichende Hydrodissektion zu erzielen. Nun erfolgt die Inzision mit dem Skalpell durch die Haut, und die weitere Präparation erfolgt mit der Faceliftschere ebenfalls streng subkutan in dem eingespritzten Gewebe. Hierbei wird darauf geachtet, dass auf der Seite des gehobenen Hautlappens ein Pflastersteinrelief von Fettgewebe zurückbleibt. Dies stellt sicher, dass der Hautlappen nicht zu dünn gehoben wird und der dermale Gefäßplexus nicht verletzt wird. Die Blutstillung erfolgt in der Regel mit der bipolaren Pinzette. Das Ausmaß der Unterminierung hängt vom Ausmaß des Befundes ab und sollte durch regelmäßiges kontrollieren des Hautüberschusses eingeschätzt werden. Lässt sich nunmehr durch leichtes Aufspannen und Verlagern der Hautlappen über das Ohr und die Inzisionslinien hinaus ein gutes Ergebnis simulieren, so erfolgt das Einbringen von Eckennähten am oberen Rand des Ohres und am Umschlag hinter dem Ohr, wo die Narbe Richtung Haare zieht. Hierdurch lässt sich das letztliche Resektionsmaß einschätzen. Nach Resektion des Hautüberschusses, der sehr sparsam erfolgen sollte, damit keine Spannung entsteht, erfolgt der schichtweise Wundverschluss in der Regel mit einem 4–0 Vicryl und einem intrakutanen Faden zur Feinadaptation, zum Beispiel 5–0 Prolene. Meist kann auf die Einlage einer Drainage verzichtet werden, und es reicht eine Lasche retroaurikulär auszuleiten.

37.2.2 Gesichtsstraffung mittels SMAS-Plikatur (hier: MACS-Lift)

Als die chirurgische Technik fortgeschritten war und es ermöglichte, subkutane Gesichtslappen zu isolieren, wurde das Potenzial erkannt, die Kontur und Struktur des Gesichts durch Manipulation des darunterliegenden Weichteilgewebes, allem voran des „superficial musculoaponeurotic system“ (SMAS), zu modifizieren und zu stabilisieren. Dazu bediente man sich spezieller Nahttechniken. Dieser Ansatz führte zur Entwicklung einer Vielzahl von Variablen innerhalb dieses Konzepts.

Mit dem Einsatz von resorbierbaren oder nichtresorbierbaren Nähten wird subkutanes Fettgewebe so manipuliert, dass es von Regionen des unteren Gesichtsbereichs zentral zur mittleren Wangenregion verschoben wird. So eignet sich die Technik besonders bei abgesacktem tieferem Gewebe und schlanken Gesichtern, wo das tiefere Gewebe eher repositioniert als entfernt werden soll.

Durch die SMAS-Plikatur werden Anhebungen der Weichteile in den tieferen Schichten in alle Richtungen möglich, was eine direktere Behandlung der abgesackten Hamsterbäckchen und vertieften nasolabialen Falten ermöglicht, als bei den reinen kutanen Straffungen. Um optimale Resultate zu erzielen, ist es essenziell, die Nähte im beweglichen Teil des SMAS (Abb. 37.2), welches anterior der Parotisdrüse lokalisiert ist, zu platzieren (Abb. 37.3). Hierbei können diverse Nähte angebracht werden, die jeweils unterschiedliche Vektoren aufweisen, um die gewünschte Gewebemodifikation zu erzielen.

Die Vorteile aller SMAS-Nahttechniken sind vielfältig und teilen einige Charakteristika mit der herkömmlichen subkutanen Gesichtsstraffung. Ein besonderer Vorteil dieser Methode ist jedoch die Fähigkeit, das Gesicht nicht nur durch mechanische Spannung der Haut, sondern auch durch Manipulation der tieferen Gewebeschichten zu rekonfigurieren.

Insbesondere bei Patienten, die einen signifikanten Gewichtsverlust (v. a. MWL) erlebt haben, zeigt sich diese Technik als besonders vorteilhaft. Anstatt Fettgewebe zu exzidieren (wie bei einer SMASektomie), kann es für die Modellierung und Optimierung des Gesichtsvolumens genutzt werden. Zudem erlaubt die Flexibilität des Nahtverfahrens eine angepasste Platzierung der Nähte, etwa parallel zur Nasolabialfalte oder oberhalb bestimmter

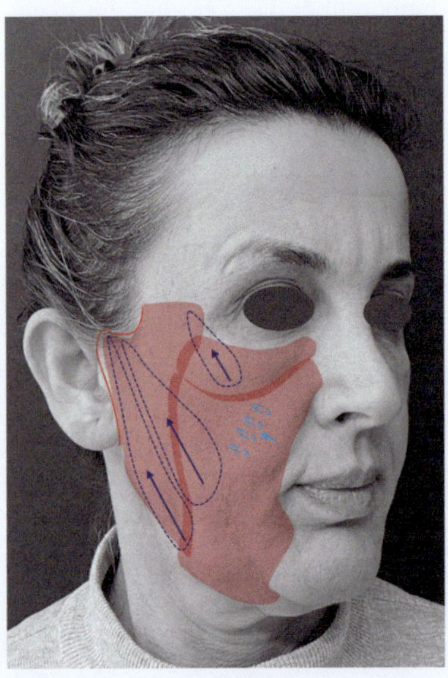

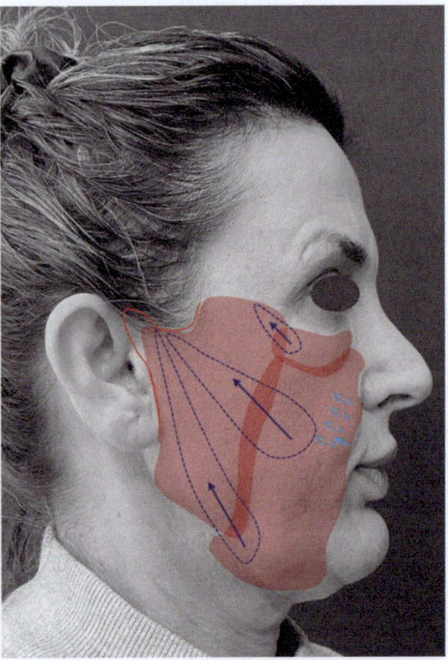

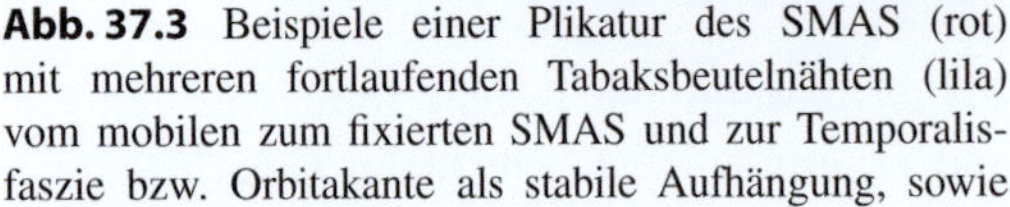

Abb. 37.3 Beispiele einer Plikatur des SMAS (rot) mit mehreren fortlaufenden Tabaksbeutelnähten (lila) vom mobilen zum fixierten SMAS und zur Temporalisfaszie bzw. Orbitakante als stabile Aufhängung, sowie mit einzelnen Nähten parallel zur Nasolabialfalte (blau), um diese zu straffen. MACS-Lift (Mit freundlicher Genehmigung der Herausgeber)

Gesichtsbereiche, um einen intensivierten Straffungseffekt zu erzeugen.

Als Nachteil kann genannt werden, dass bei der Plikatur Anschoppungen und Volumenvermehrungen entstehen, die eine gewisse Immobilität bewirken, insbesondere wenn die darüberliegende Haut nicht frei mobilisiert wurde.

Das Vorgehen bei der Operationstechnik erfolgt zu Beginn wie bei der subkutanen Gesichtsstraffung oben. Nachdem die Haut von dem darunterliegenden Fettgewebe befreit wurde, kann man nun mit zwei Pinzetten evaluieren, in welchem Bereich eine Verlagerung gewünscht wird. In der Regel wird man Gewebe im mobilen SMAS-Anteil wählen und die Fixierung im Bereich des fixierten SMAS-Anteils durchführen. Ist z. B. eine tiefe Nasolabialfalte das Problem, so empfiehlt sich eine Plikatur des SMAS-Gewebes parallel zur Nasolabialfalte, um diese zu straffen. Soll mehr ein Hamsterbäckchen angehoben werden, empfiehlt sich eine horizontale Plikatur. Der Vielfalt und Variabilität sind hier keine Grenzen gesetzt (Abb. 37.3). In der Regel werden hier langfristig resorbierbare Fäden oder nichtresorbierbares Material verwendet, z. B. 3–0 PDS oder 3–0 Prolene.

Nun sieht man den entstandenen Hautüberschuss, der analog zur subkutan Gesichtsstraffung entfernt werden kann. Bei dieser Technik merkt man bereits, dass das SMAS den direkten Zug und die Spannung von der Haut nimmt und auf die tiefere Schicht verlagert.

37.2.3 Subkutane Gesichtsstraffung mit SMAS-Entfernung (SMASektomie)

Bei der SMASektomie wird ein variabler, laxer Streifen des „superficial musculo-aponeurotic system" (SMAS) samt dem unmittelbar darüber befindlichen Fettgewebe exzidiert und anschließend direkt vernäht (Abb. 37.4). Für Patienten, die z. B. nach einem massiven Gewichtsverlust (MWL) noch zu viel Gesichtsvolumen aufweisen, stellt diese Technik eine effektive Methode dar, um eine gezielte Reduktion des Fettanteils im SMAS-Bereich zu erreichen.

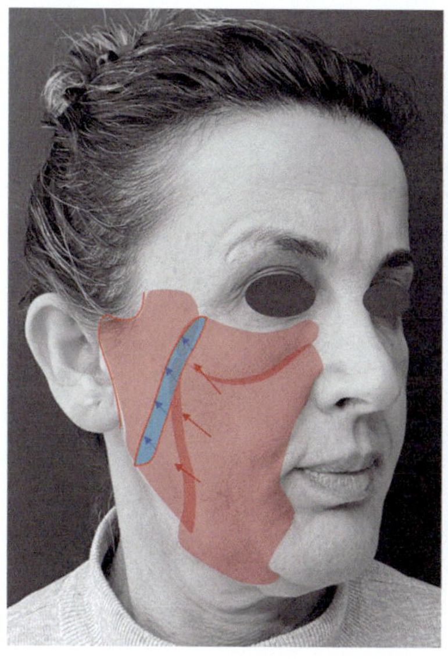

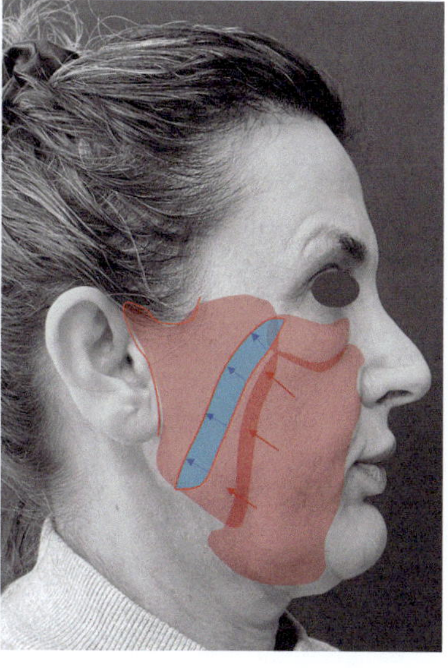

Abb. 37.4 SMASektomie, bei der ein Teil des SMAS (blau markiert) exstirpiert, und die Wundränder miteinander vernäht werden (blaue Pfeile), was einen Straffungseffekt auf die distalen Anteile des SMAS hat (rote Pfeile). (Mit freundlicher Genehmigung der Herausgeber)

Diese chirurgische Herangehensweise, die an Beliebtheit gewonnen hat, profitiert von der zuverlässigen Stabilisierung durch direkte Nahtfixation und Vernarbung zwischen zwei operativ präparierten Rändern, wobei gleichzeitig die Komplikationen einer tiefen umfangreicheren Gewebedissektion umgangen werden. Dennoch besteht ein gewisses Restrisiko bei dieser Methode in der möglichen Verletzung eines Zweiges des Gesichtsnervs, insbesondere wenn die Exzision des SMAS anterior der Parotisdrüse vorgenommen wird, wo die Fazialisäste oberflächlicher liegen.

Diese Technik folgt den grundsätzlichen Schritten, wie bei der SMAS-Plikatur, nur, dass der Überschuss des SMAS-Gewebes nicht gerafft wird, sondern exstirpiert. Man zeichnet sorgfältig den Bereich an, der entfernt werden soll, indem man diesen durch Auspinchen festlegt. Dieser wird dann zur Hydrodissektion mit Tumeszenzlösung unterspritzt. Sodann erfolgt die behutsame Unterminierung des gesamten Streifens unter sorgfältiger Schonung der darunterliegenden zarten Faszie, unter der die wiederum zarten Gesichtsnervenäste liegen. Die Wundränder werden Stoß an Stoß mit einem resorbierbaren Nahtmaterial, z. B. 4–0 Vicryl versenkt genäht. Hierdurch spannt sich das Gewebe gut auf, ohne Volumen anzuschoppen, was insbesondere bei MWL-Patienten wünschenswert sein kann.

37.2.4 Subkutane Gesichtsstraffung mit SMAS-Flap

Zur Differenzierung der Bewegungsdynamiken von Haut und SMAS wurde ein kombinierter Ansatz entwickelt, der die Dissektion unterhalb des „superficial musculo-aponeurotic system“ (SMAS) mit einer subkutanen Dissektion verbindet, resultierend in einem biplanarem Präparationsverfahren zur Gesichtsstraffung. Diese Technik ist geeignet für Patienten mit Hautüberschuss und ptotischem Weichteilgewebe insbesondere wenn eine vertikale Anhebung der Weichteile und eine mehr laterale Aufspannung der Haut erfolgen soll.

Im Verlauf dieses Ansatzes wird primär ein subkutaner Lappen präpariert, nachfolgend von der Isolierung eines unabhängigen SMAS-Lappens. Diese differenzierte Herangehensweise ermöglicht die Erzeugung von zwei unterschiedlichen Bewegungsvektoren und bietet den zusätzlichen Vorteil einer robusten Stabilisierung durch den SMAS-Lappen, wobei nur eine geringfügige Spannung auf die Haut ausgeübt wird, die trotzdem gestrafft wird. Bei MWL-Patienten kann diese Technik gewählt werden, wenn ein Repositionieren des Gewebes gewünscht und das vorhandene Volumen gut ist.

Zu den Herausforderungen dieses Verfahrens gehören die Notwendigkeit der Dissektion in zwei unterschiedlichen anatomischen Schichten und die dazugehörigen potenziellen Gefahren, besonders im Kontext der tieferen Gewebeebenen. Zudem stellt es an Chirurgen höhere Anforderungen hinsichtlich Ausbildung und Erfahrung, da die Lernkurve flacher ist.

Die Operationstechnik beginnt mit den Vorbereitungen wie bei der subkutanen Präparation. Dann erfolgt das Anzeichen des geplanten SMAS-Lappens in der Regel L-förmig mit einer vertikalen Komponente dicht unterhalb des Jochbeinbogens und mit einer horizontalen Komponente die knapp vor der Linie zum mobilen SMAS Richtung Hals zieht (Abb. 37.5). Dieser Bereich wird nun mit der Tumeszenzlösung unterspritzt und so eine Hydroresektion erreicht. Das SMAS wird angehoben und mit der Faceliftschere in einer Dicke von etwa 2–3 mm präpariert. Nun wird zunächst entlang der kranialen Inzision präpariert bis zur Höhe des M. zygomaticus major. Hier findet sich das zygomatische Ligament, welches den SMAS Lappen kranial fixiert. Es muss gelöst werden, damit eine gute Mobilität erreicht werden kann. Zunächst sollte das Ligament gekautert werden, da es regelmäßig kleinere Gefäße mit sich führt. Nach dem scharfen Durchtrennen wird sich nun eine bessere Mobilität des gesamten SMAS-Lappens zeigen. Die Präparation erfolgt dann weiter kau-

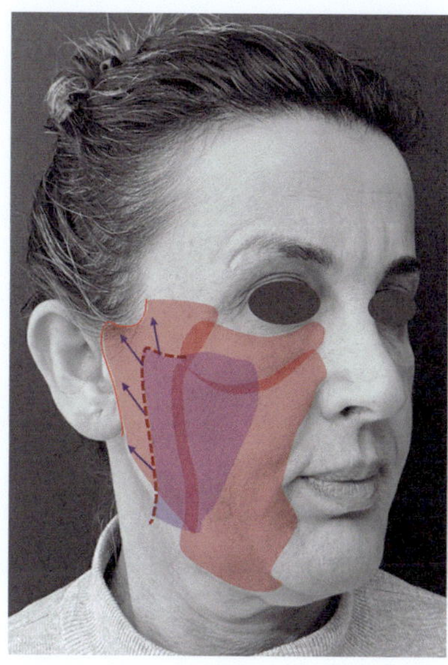
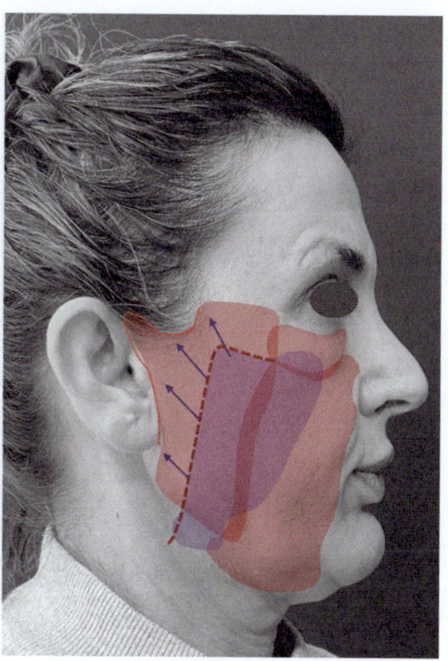

Abb. 37.5 SMAS-Flap mit Inzisionsline (rot) als Zugang zur Sub-SMAS-Präparation (lila) und nachfolgenden Reposition des Lappens (lila Pfeil). (Mit freundlicher Genehmigung der Herausgeber)

dal, bis wir auf Fasern des Platysmamuskels stoßen. Jetzt erfolgt die Präparation entlang des Kieferwinkels und der Unterkieferkante. Besteht ein ausgeprägtes Hamsterbäckchen, so muss das mandibulare Ligament gelöst werden, was auf subkutaner Ebene oder epiperiostaler Ebene erfolgen sollte, da hier der Ramus marginalis des N. facialis sehr oberflächlich läuft.

Der so mobilisierte SMAS-Lappen sollte nunmehr leicht nach kranial und lateral bewegt werden können. Man kann so gut einschätzen, welchen Vektor man wählen will, und fixiert den SMAS-Lappen an der darunterliegenden festen SMAS-Schicht in der so bestimmten Position mit einem lang-resorbierbaren Faden, z. B. PDS 3–0. Jetzt erfolgt das lockere Anpassen des Hautlappens und das weitere Vorgehen wie bei den oben genannten Techniken.

37.2.5 Deep-Plane-Gesichtsstraffung

Beim Deep-Plane-Facelift werden Haut und SMAS gemeinsam als eine einzige Einheit behandelt. Die Dissektion erfolgt also in einer tieferen, sog. Deep-Plane-Ebene (Abb. 37.6). Hierbei wird die Präparation unter dem SMAS und über den darunter liegenden Gesichtsmuskeln durchgeführt, was eine intensivere Mobilisierung und Umpositionierung der tiefen Gesichtsstrukturen ermöglicht.

Diese Technik ist für Patienten geeignet, die ein natürliches Ergebnis wünschen, bei der eine Anhebung der Weichteile „en block" bevorzugt wird und eine gute Konturierung der Jawline notwendig ist (Abb. 37.7). Da tiefer liegende Strukturen neu positioniert werden und die Haut weniger Spannung ausgesetzt ist, sind die Ergebnisse oft natürlicher und durch die Straffung tieferer Gewebeschichten halten die Ergebnisse in der Regel länger als bei herkömmlichen Facelift-Techniken.

Das Deep-Plane-Facelift eignet sich besonders für Patienten, die ein deutliches Absinken des mobilen SMAS und der Wangen aufweisen, was bei MWL-Patienten häufig der Fall ist. Ältere Menschen, die bereits in der Vergangenheit ein traditionelles Facelift hatten und nun eine Auffrischung wünschen, können auch von dieser Methode profitieren. Es eignet sich auch für Raucher, da wenig Haut unterminiert wird.

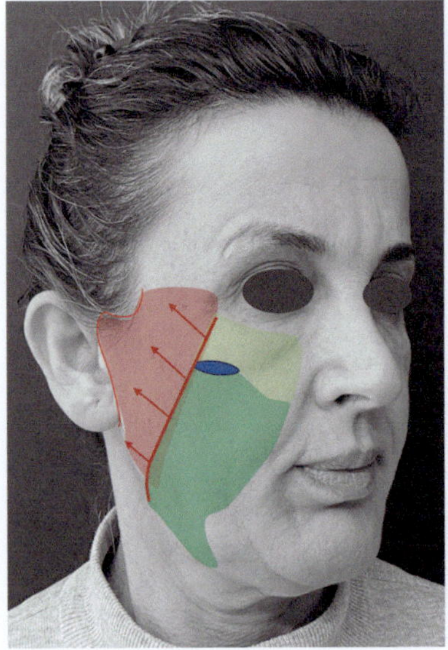
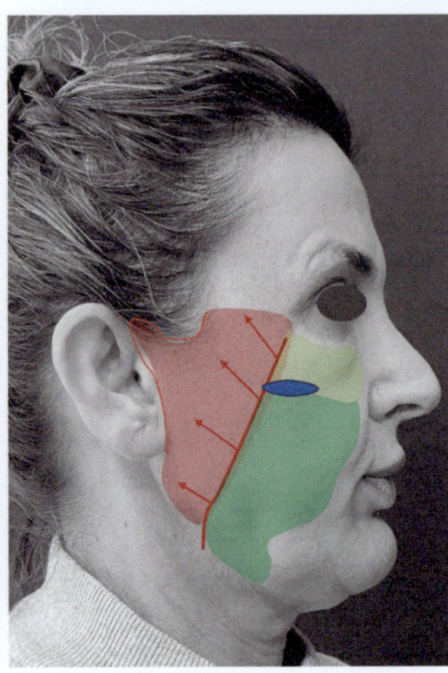

Abb. 37.6 Deep-Plane-Präparation mit zunächst subkutaner Präparation auf dem SMAS (rot) und dann Eingehen in die tiefe Sub-SMAS-Ebene ab der Eingangslinie (rote Linie). Kaudale Dissektion in Dunkelgrün, kraniale Dissektion in Hellgrün, sowie die zygomatischen Bänder, die die beiden Dissektionen trennen in Blau. (Mit freundlicher Genehmigung der Herausgeber)

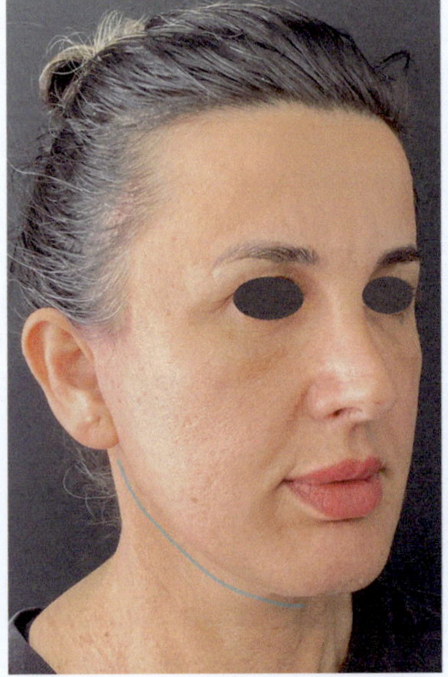
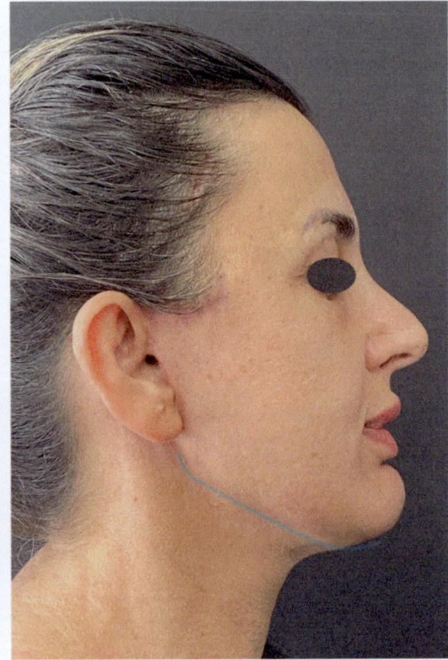

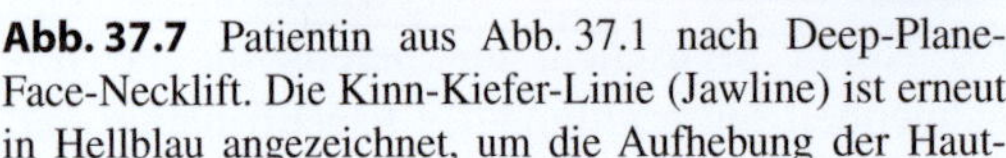

Abb. 37.7 Patientin aus Abb. 37.1 nach Deep-Plane-Face-Necklift. Die Kinn-Kiefer-Linie (Jawline) ist erneut in Hellblau angezeichnet, um die Aufhebung der Hautüberschüsse und abgesunkenen Weichteile zu demonstrieren. (Mit freundlicher Genehmigung der Herausgeber)

Als Nachteil ist zu nennen, dass es ein aufwendigeres Verfahren ist, welches viel Erfahrung des Operateurs voraussetzt und profunde anatomische Kenntnisse verlangt.

Bei der Operationstechnik wird ein subkutaner Lappen wie oben präpariert und bis etwas vor dem markierten Einstiegspunkt in die tiefe Ebene angehoben, unter Verwendung einer Kombination aus scharfer Facelift-Schere, einem Mehrzinkenretraktor, direkter Gegenspannung und Hintergrundbeleuchtung des Lappens. Die postaurikulare Haut wird dann auf ähnliche Weise subkutan disseziert und mit der vorderen Präparationsebene verbunden, wobei darauf geachtet wird, den N. auricularis magnus, der über dem Musculus sternocleidomastoideus liegt, nicht zu verletzen.

Dann wird die tiefe Ebene (Deep-Plane/Sub-SMAS) betreten, indem das SMAS scharf von etwas oberhalb des Kieferwinkels bis zum lateralen Orbitarand eingeschnitten wird (Abb. 37.6). Der zusammengesetzte Haut-SMAS-Lappen wird dann vorsichtig von der Parotis-Masseter-Faszie abgehoben. Es gibt eine natürliche Gleitebene zwischen dem SMAS und der Parotis-Masseter-Faszie. Unter der dünnen Faszie liegen die zarten Äste des Nervus facialis gut sichtbar ebenso wie der Speicheldrüsengang. Diese Schicht ist nahezu avaskulär und blutet kaum. Die masseterischen Bänder, die am vorderen Rand des Masseters liegen, werden gelöst, und die Dissektion wird in Richtung der Mundwinkel vorgenommen, bis man die Arteria facialis identifiziert.

Die Anhebung der tiefen Ebene wird dann weiter kranial vorangebracht, indem eine Tasche oberflächlich zum lateralen Rand des M. orbicularis oculi ausgebildet wird. Diese Dissektion wird medial in den prämaxillären Raum vorgenommen, wo der zusammengesetzte Lappen von Haut/SMAS zu Haut/Malar-Fettgewebe übergeht. Der oberflächliche Aspekt des M. zygomaticus major wird in diesem Schritt deutlich identifiziert. Das scharfe Lösen der zygomatischen Bänder (die jetzt zwischen den oberen und unteren tiefen Taschen isoliert sind) wird mit Vorsicht durchgeführt, um oberflächlich zum zygomatischen Muskel zu bleiben und die Gesichtsnervenäste, die den Muskel von unten innervieren, zu schützen. Dieser Punkt ist besonders wichtig, um eine gute Mobilität des Lappens zu erzielen. Die Dissektion wird nun entlang der zygomatischen Muskeln bis zur Nasolabialfalte fortgeführt und so die Mobilisierung des Mittelgesichts erreicht.

Der SMAS-Lappen wird dann von unten nach oben aufgehängt, wobei mehrere Halbmatratzennähte mit beispielsweise 4–0 Prolene entlang des fixierten SMAS am Einstiegspunkt zur tiefen Ebene angebracht und an der Parotis und tiefen Schläfenfaszie in einem vertikal schrägen Vektor von etwa 45–70 Grad verankert werden. Nach dem Wiederaufhängen des SMAS wird die überschüssige Haut sorgfältig entfernt und in einem ähnlichen Vektor wie der tiefe Lappen aufgehängt, um einen spannungsfreien Hautverschluss zu ermöglichen. Größere Rotationen wie bei der traditionellen SMAS-Lappentechnik sind hier nicht möglich. Eine Kombination aus tiefen (4–0 Vicryl) und oberflächlichen (6–0 Prolene) Nähten ist für den Verschluss möglich. Wegen des fehlenden Hohlraums ist lediglich eine retroaurikuläre Lasche denkbar. Alternativ lässt sich in letzter Zeit auch gut das hämostatische Netz nach Auersvald mit gutem Erfolg von außen anbringen (siehe auch Kap. 36.).

> Bei einer subkutanen Präparation entsteht stets ein unnatürlicher Hohlraum, der sich mit Wundflüssigkeit füllen kann. Das sog. hämostatische Netz ist eine spezielle Nahttechnik, bei der eine Naht tief durch die Haut gestochen wird, um die Schichten aneinander zu bringen und diese Hohlräume zu komprimieren. Es wird üblicherweise wenige Tage postoperativ entfernt, um dauerhafte Einziehungen und Einstiche zu vermeiden.

37.2.6 High-SMAS-Technik

Das High-SMAS ist eine erweiterte Deep-Plane-Technik, bei der der kraniale Rand höher und medialer präpariert wird. So lässt sich das Mittelgesicht gut mobilisieren und anheben, was insbesondere bei Malar Bags sinnvoll sein kann. Die Fixierung erfolgt in der Regel auf der tiefen Temporalisfaszie.

37.2.7 Lipofilling

Mit zunehmendem Alter verliert das Gesicht oftmals an Volumen, besonders in den Wangen, unter den Augen und in der Temporalregion. Ein Lipofilling kann helfen, diesen Volumenverlust auszugleichen und dem Gesicht ein jugendlicheres Erscheinungsbild zu verleihen. Gleiches gilt für Patienten, die stark an Gewicht verloren haben. Außerdem gibt es Hinweise darauf, dass das injiziertes Fettgewebe auch Wachstumsfaktoren enthält, die die Hautqualität verbessern können.

Für Patienten, die eine natürlichere Alternative zu synthetischen Füllstoffen wünschen, kann ein Fettransfer eine gute Option sein, da körpereigenes Material verwendet wird und Volumen oft im Rahmen des Abnehmprozesses verloren gegangen ist.

37.3 Postoperative Nachsorge

Die Schmerzmedikation spielt eine besondere Rolle, um den postoperativen Schmerz zu kontrollieren und somit den Blutdruck zu senken. Es ist essenziell, den Blutdruck regelmäßig zu überwachen, um Nachblutungen zu vermeiden – insbesondere in der Ausleitungsphase und in der Aufwachphase. In der Akutphase erhalten die Patienten oft eine Kombination aus Opioiden und Nichtopioid-Analgetika. Nach der anfänglichen Phase gehen wir auf nichtopioide Analgetika und/oder nichtsteroidale Antiphlogistika über. Selten sind Schmerzmittel länger als 2–4 Tage nötig.

Patienten, die bereits blutdrucksenkende Medikamente einnehmen, sollten diese weiter einnehmen und nicht pausieren. Es ist möglicherweise notwendig, Medikamente anzupassen, um einen stabilen Blutdruck sicherzustellen.

Unmittelbar postoperativ erhalten die Patienten typischerweise einen Kopfverband aus Watte und halbelastischer Wickel und in einigen Fällen möglicherweise Drainagen, um Schwellungen zu minimieren und Flüssigkeiten abzuleiten. Der Verband wird nicht fest gewickelt, um keine venöse Stauung oder gar eine Drucknekrose der unterminierten Haut zu bewirken. Früh postoperativ (2. bis 4. Tag) werden Blutkrusten abgetragen und die Haare mit mildem Shampoo gewaschen, sowie die Narben mit Panthenol gepflegt.

Weiterhin sollten folgende Punkte im postoperativen Regime beachtet werden:

- Aktivitätseinschränkungen: Vermieden werden sollten Aktivitäten, die den Blutdruck erhöhen könnten, wie Beugen oder Heben und Sport für 2 bis 3 Wochen.
- Schlafen: Patienten werden oft angehalten, ihren Kopf erhöht zu halten, auch beim Schlafen, um Schwellungen zu minimieren.
- Ernährung: Eine ausgewogene Ernährung, die reich an Vitaminen und Mineralien ist, unterstützt den Heilungsprozess.
- Kühlung: Kühlpacks oder kalte Kompresse können helfen, Schwellungen und Blutergüsse zu reduzieren. Es ist wichtig, direkten Kontakt von Eis mit der Haut zu vermeiden. Bei gleichzeitigem Lipofilling ist das Kühlen kontraproduktiv.
- Rauchen: Das Rauchen sollte vor und nach der Operation vermieden werden, da es den Heilungsprozess negativ beeinflussen kann.
- Sonnenschutz: Direkte Sonneneinstrahlung sollte vermieden werden, da dies die Narbenbildung verschlechtern kann.

37.4 Komplikationen und deren Behandlungsmöglichkeiten

Die Bildung von Hämatomen ist mit die häufigste Komplikation und ist meist auf eine unruhige Aufwachphase, einen postoperativ erhöhten Blutdruck und Schmerzen zurückzuführen. Es ist von entscheidender Bedeutung, Hämatome umgehend zu behandeln, um Hautnekrosen und langwierige Nachbehandlungen zu verhindern.

Infektionen hingegen treten insgesamt selten auf, dennoch müssen sie umgehend behandelt werden, um mögliche Komplikationen zu vermeiden. Oft helfen kleinere Entlastungen oder Antibiotika.

Eine Hautnekrose ist eher selten und tritt in weniger als 3 % der Fälle auf. Am häufigsten lässt sie sich im Bereich hinter dem Ohr (postaurikulär) finden, weil die Haut hier oft dünn präpariert werden muss. Die richtige postoperative Pflege mit Lappenmassage und Überwachung sind wichtig, um diese Komplikation zu minimieren.

Eine Verletzung dieses Nervs tritt je nach Technik und Literatur in weniger als 1–4 % der Fälle auf, was auch für Standard-Facelifts gilt. Obwohl selten, kann eine solche Verletzung zu signifikanten funktionalen und ästhetischen Problemen führen. Auch wenn sie in 95 % der Fälle spontan reversibel sind, kann eine temporäre kontralaterale Behandlung mit Botulinumtoxin sinnvoll sein. Die Verletzung des Nervus auricularis magnus tritt in bis zu 7 % der Fälle auf, was ihn damit zu dem am häufigsten verletzten Nerven bei einem Facelift macht. Eine Verletzung dieses Nervs kann zu Taubheitsgefühlen im Ohrbereich führen.

Die Pixie-Ohren-Deformität beschreibt einen nach kaudal verzogenen Ohrläppchenansatz. Sie entsteht durch übermäßige Spannung am Ohrläppchen während der Hautverankerung. Es ist von entscheidender Bedeutung, während des Eingriffs auf die korrekte Spannungsverteilung zu achten, um diese Komplikation zu vermeiden.

Die in den Haaren oder an der Haarlinie platzierten Schnitte können selten zu einem Haarausfall führen. Diese Alopezie kann verhindert werden, indem man schräge Haaransatzinzisionen vornimmt und den Einsatz von Kauter in der Nähe des Haaransatzes vermeidet. Es ist wichtig, während des Eingriffs sorgfältig zu sein, um eine Beschädigung der Haarfollikel zu vermeiden.

Sehr selten können bei tieferer Verletzung der Speicheldrüse Parotisfisteln entstehen. In diesem Fall sollte ein straffer Verband (Druckverband) angelegt werden, um den Speichelfluss zu reduzieren und die Heilung zu fördern. Zusätzlich können Anticholinergika (z. B. Scopolamin) oder die Injektion von Botulinumtoxin in die Speicheldrüse den Speichelfluss reduzieren. Auch die Aspiration der Flüssigkeit kann in einigen Fällen helfen.

Straffungen des oberen Gesichtsdrittels

38

Asım Gueven

Inhaltsverzeichnis

Das Gesicht wird aus anatomischen und ästhetischen Gesichtspunkten in drei horizontale Teile untergliedert. Die Gesichtsdrittel werden von den Augen bzw. Augenbrauen und dem Mund bzw. Nasenansatz unterteilt, wobei in der Literatur zahlreiche anthropometrische Messungen die Proportionen des (idealen) Gesichts beschreiben (Rickets 1982, Bashour 2006). Dem unteren Gesichtsdrittel, das nach inferior mit der Mandibula in die Halsregion übergeht, folgt nach kranial das Mittelgesicht. Über die Periorbital- und Schläfenregion geht das Mittelgesicht in das obere Gesichtsdrittel über, dem nach kranial die behaarte Kopfhaut folgt und mit der Haarlinie dem Gesicht einen Abschluss bzw. Rahmen verleiht.

In allen drei Gesichtsdritteln führen Alterungsprozesse, aber auch ein starker Gewichtsverlust, zu typischen sichtbaren Veränderungen. Vor allem die Volumenzunahme und rapide Abnahme der Fettkompartimente sorgen bei Patienten mit massivem Gewichtsverlust zu einem Absacken der Haut- und Weichteile. Hinzukommt, dass der Volumenverlust selbst ebenfalls sichtbare Veränderungen hervorrufen kann und einen Eindruck von Müdigkeit und übermäßiger Alterung im Gesichtsausdruck verstärkt. Gerade die Augen und die Periorbitalregion haben einen wichtigen Stellenwert in der nonverbalen Kommunikation, wobei die Augenlider und die Augenbrauen eine besondere Rolle spielen (Knoll et al. 2008).

Die klassischen Face- und Necklifting-Techniken adressieren üblicherweise das untere und mittlere Gesichtsdrittel (siehe auch Kap. 36 und 37). Um eine Straffung bzw. Reposition

A. Gueven (✉)
Livion, Hamburg, Deutschland
E-Mail: info@asimgueven.com

A. Gueven und S. Allert (Hrsg.), *Postbariatrische Chirurgie*, https://doi.org/10.1007/978-3-662-69269-1_38

der Weichteile im oberen Gesichtsdrittel zu erreichen, werden diese Techniken üblicherweise nach kranial erweitert oder mit einem Straffungsverfahren des oberen Gesichtsdrittels kombiniert, welche im Folgenden vorgestellt werden.

38.1 Relevante Anatomie

Die Weichteile des Gesichts können grundsätzlich in eine Grundstruktur aus fünf verschiedenen Schichten unterteilt werden: von außen nach innen die Hautschicht, subkutane Fettgewebsschicht, muskuloaponeurotische Gewebsschicht, Ligamente und Verschiebeschicht sowie das Periost oder die tiefe Faszienschicht (Mendelson und Jacobson 2008; Mendelson 2009). Diese Schichten variieren je nach Gesichtsregion – besonders über den knöchernen Hohlräumen, also den Orbitae und dem Mund –, wobei die Grundstruktur erhalten bleibt (siehe auch Kap. 35).

An der behaarten Kopfhaut folgen der Haut und dem subkutanen Fettgewebe die Galea aponeurotica und dann eine Verschiebeschicht mit lockerem Bindegewebe sowie das Periost. Die Galea aponeurotica geht nach ventral über bzw. dient als Ansatz für den M. frontalis. Nach lateral zur Schläfenregion geht die Galea aponeurotica in die oberflächliche Temporalfaszie über, während das Periost hier in die tiefe Temporalfaszie übergeht. Die beiden Temporalfaszien bzw. Galea aponeurotica und Periost sind an der temporalen Fusionslinie (Linea temporalis superior) fest miteinander verbunden. Diese Linie bildet eine von mehreren Ligamenten in dieser Region und sorgt für die Stabilisierung der Haut- und Weichteile am Schädel. Weitere stabilisierende Ligamente („retaining ligaments") sind das „orbital retaining ligament" (ORL), das die Orbita umrandet, sowie die zygomatischen Ligamente über dem Jochbein.

Die Rami temporales des Nervus facialis verlaufen in dieser Region vom Jochbogen zur Augenbraue in oder direkt unterhalb der oberflächlichen Temporalfaszie. Um den Verlauf des Nerven abzuschätzen, kann die sog. Pitanguy-Linie angezeichnet werden (Pitanguy und Ramos 1966).

> Die Pitanguy-Linie verbindet einen Punkt 0,5 cm unter dem Tragus mit einem Punkt 1,5 cm über der lateralen Augenbraue und gibt den Verlauf der R. temporales des N. facialis wieder.

Die Augenbrauen bilden einen zentralen Teil des oberen Gesichtsdrittels und der Periorbitalregion. Ihre anatomische Struktur hat einen dreidimensional geschwungenen Verlauf. Oftmals sacken die lateralen Anteile der Augenbraue ab bzw. verlieren an Volumen und Kippen quasi nach inferior, anterior und medial (dreidimensionales Absacken).

Neben dem Retroorbicularis-oculi-Fettkompartiment (ROOF) sind es vor allem die mimischen Muskeln (M. frontalis, M. orbicularis oculi, M. corrugator supercilii, M. procerus), die die Konfiguration der Augenbrauen beeinflussen.

38.2 Operationstechniken

Die Operationstechniken des oberen Gesichtsdrittels basieren auf einer vertikalen bzw. superolateralen Reposition der Weichteile der Stirn, Schläfen und Periorbitalregion. Sie unterscheiden sich grundsätzlich nach dem Ort des Zugangs (Inzision), der Präparations- bzw. Verschiebeschicht und dem Umfang der möglichen Straffung bzw. Repositionierung der Gewebe. Sie können prinzipiell mit weiteren Techniken zur Korrektur der Ober- und Unterlider oder auch angrenzender Areale des Gesichts, wie beispielsweise durch eine Fetttransplantation der Schläfen und Stirn oder einer Anhebung des Mittelgesichts, kombiniert werden.

38.2.1 Direktes Augenbrauenlifting

Beim direkten Augenbrauenlift wird eine Exzision der Haut direkt kranial der Augenbrauenbehaarung durchgeführt (Abb. 38.1). Durch ein entsprechendes Design der Exzisionsspindel lässt sich die Augenbraue in ihren einzelnen Abschnitten gezielt formen. Die Präparation sollte in einer subkutanen Schicht erfolgen, um das in der Tiefe liegende supraorbitale Gefäßnervenbündel zentral und die Äste Ramus temporalis des N. facialis lateral zu schützen. Nach der Exzision erfolgt ein mehrschichtiger, spannungsfreier Verschluss der Wunde. Eine Mobilisation des inferioren Wundrands kann dabei helfen, Spannung zu reduzieren und die Augenbraue besser zu positionieren. Diese Technik bietet einen guten Hebeeffekt und ermöglicht eine präzise Kontrolle über das Ergebnis, allerdings besteht das Risiko einer sichtbaren Narbe.

38.2.2 Offenes Stirnlifting

Bei den offenen Stirnlifting-Techniken wird eine querverlaufende Inzision direkt in der Stirnmitte, an der Haarlinie (prätrichial) oder in den Haaren dahinter (Koronarzugang) genutzt (Abb. 38.1). Die Inzision in der Stirnmitte sollte nur bei bereits ausgeprägten, tiefen Stirnfalten gewählt werden, um in diese dann die Narbe zu platzieren zu können. Die Präparation erfolgt üblicherweise auf oder unter dem Periost der Stirn und nach lateral auf der tiefen Temporalfaszie. Nach kaudal wird die Präparation bis zur Orbitakante durchgeführt, um hier die ORL für eine ausreichende Mobilisierung lösen zu können. Dabei müssen die supraorbitalen und supratrochleären Gefäßnervenbündel penibel geschont werden. Bei Bedarf können die Augenbrauenmuskeln, die sich dann im gehobenen Lappen befinden hier zur Behandlung von mimischen Falten – oder unter anderem auch einer chronischen Migräne-Erkrankung – behandelt werden. Die temporalen Fusionslinien werden ebenfalls gelöst. Der so präparierte Composite-Lappen (Haut mit Subkutis, Muskulatur und Galea sowie ggf. Periost) wird dann kranial und lateral repositioniert und mit tiefen Nähten an Galea und Periost fixiert, sowie der Hautüberschuss getrimmt und spannungsfrei vernäht.

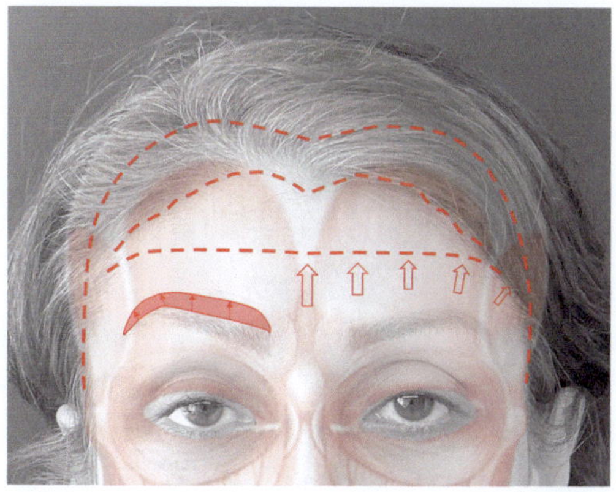

Abb. 38.1 Schematische Darstellung der Inzisionslinien und Zugvektoren der direkten bzw. offenen Augenbrauen und Stirnlifting-Techniken

Diese klassischen Techniken erlauben neben dem Lifting der gesamten Augenbrauen auch eine Straffung und Verkleinerung der Stirn, vor allem wenn die Inzision am Haaransatz gewählt wird, oder aber auch eine Verlängerung der Stirn bzw. das Anheben der Haarlinie, wenn hinter dem Haaransatz geschnitten wird. Besonders der Koronarzugang mit der Inzision von Ohr zu Ohr kann einen starken Straffungseffekt auf das gesamte obere Gesichtsdrittel ausüben. Neben Einschränkungen der Sensibilität der Stirn, kann eine zu starke Anhebung der Augenbrauen bei diesen Techniken vorkommen. Gerade wenn der medialen Anteil der Augenbraue zu hoch positioniert ist, wird dies mit einem Ausdruck von „Überraschung" assoziiert, was die Patienten dauerhaft in ihrer Mimik einschränken kann.

38.2.3 Temporales Augenbrauenlifting (Temporallifting)

Die Inzision erfolgt bei den temporalen Zugängen zum Augenbrauenlift (Temporallift, Schläfenlift) entweder an der temporalen Haarlinie oder in der behaarten Kopfhaut der Schläfe (Abb. 38.2). Ein entscheidender Unterschied zu den vorherigen Verfahren ist, dass hier ein superolateraler Zug-

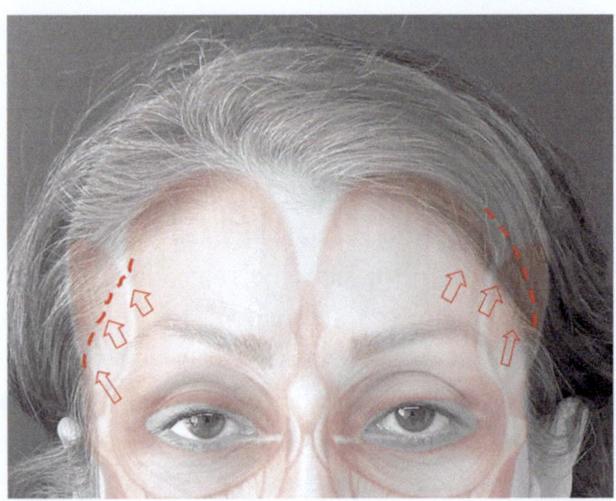

Abb. 38.2 Schematische Darstellung der Inzisionslinien und Zugvektoren der temporalen Augenbrauenlifting- bzw. Schläfenlifting-Techniken

vektor entsteht, wodurch die Stirn und der mediale Anteil der Augenbrauen weniger adressiert werden (Abb. 38.3).

Die Inzision in den Haaren sollte über oder in der Nähe der temporalen Fusionslinie bzw. über dem M. temporalis liegen, um diese darstellen zu können. Die Präparation erfolgt auf der tiefen Temporalfaszie, sodass sowohl die Haarfollikel als auch die Gefäße und Nerven in der darüber liegenden Schicht geschützt sind. Die temporale Fusionslinie wird gelöst, die Stirn sub- oder supraperiostal präpariert, um dann das ORL zu lösen. Der so präparierte Composite-Lappen wird dann repositioniert und mit tiefen Nähten an der Galea bzw. an der tiefen Temporalfaszie verankert, sowie der Hautüberschuss getrimmt. Zu beachten ist, dass dabei die Haarlinie der Schläfe ein Stück weit nach posterior verlagert wird. Um Letzteres zur vermeiden, kann ein Schnitt an der Haarlinie gewählt werden. Dabei erfolgt üblicherweise die Präparation in einer oberflächlichen subkutanen Schicht, da sich dieser Zugang bereits in der Nähe der Äste des R. temporales des N. facialis befindet. Dadurch erfolgt hier eine Straffung der Haut ohne im Speziellen die tiefen Bänder zu lösen. Die Präparation sollte dann bis zum ROOF erfolgen, um diesen repositionieren zu können (Abb. 38.4).

Es werden allerdings auch Techniken beschrieben, bei denen die Präparation von einer oberflächlichen zu einer tiefen Schicht wechselt und umgekehrt (Fogli 2003; Pascali und Massarelli 2023). Grundlegend ist allen Techniken des Temporallifts, dass eine adäquate Positionierung der Weichteile unter Schonung des Ramus temporalis des N. facialis in seinem Verlauf durchgeführt wird.

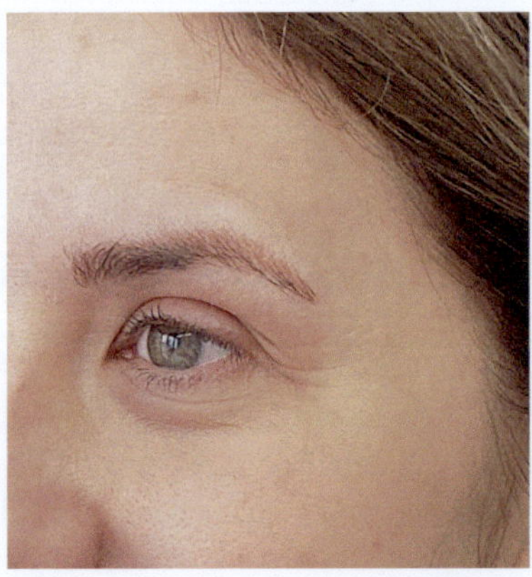

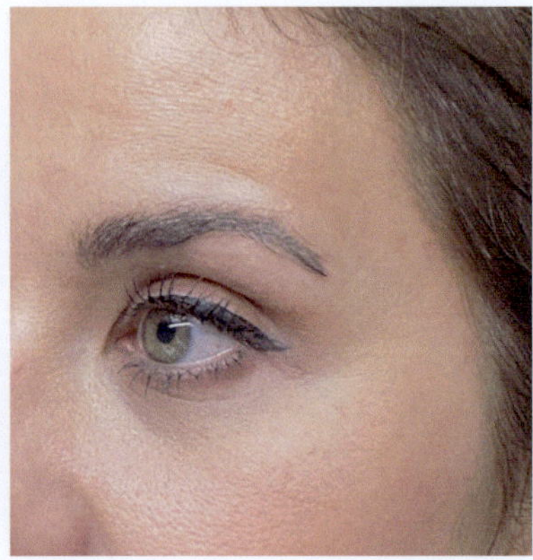

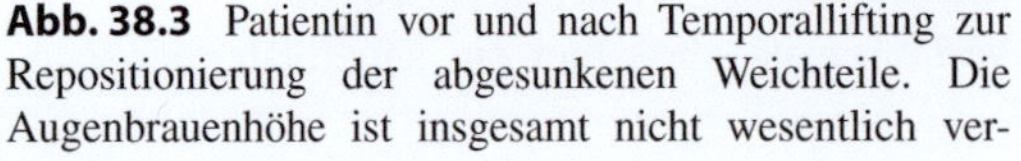

Abb. 38.3 Patientin vor und nach Temporallifting zur Repositionierung der abgesunkenen Weichteile. Die Augenbrauenhöhe ist insgesamt nicht wesentlich verändert, allerdings ist die laterale Augenbraue nach superolateral gestrafft und der laterale periorbitale Hautüberschuss repositioniert

Abb. 38.4 Schematische Darstellung der Repositionierung des ROOF an der Patientin aus 38.3.

38.2.4 Endoskopisches Stirn- und Augenbrauenlifting

Die endoskopischen Techniken basieren auf den bisher beschriebenen Verfahren, wobei die Vorteile einer Video-Endoskopie genutzt werden. Statt größerer Inzisionen zur Präparation können auch über wenige Zentimeter lange Inzisionen Endoskop und Instrumente eingebracht und das Gewebe unter Sicht (und Vergrößerung) präpariert werden (Abb. 38.5). Die operativen Schritte zur Präparation und Lösung der Ligamente sind grundsätzlich wie zuvor genannt.

Ein entscheidender Unterschied ist allerdings, dass aufgrund der kleinen Inzisionen keine oder nur eine geringe Exzision von überschüssigem Hautgewebe durchgeführt wird. Um den durch das Lifting entstehenden Hautüberschuss zu verteilen, wird bei den endoskopischen Techniken jedoch weit nach dorsal eine Verschiebeschicht geschaffen. Dadurch entsteht quasi ein großflächiger Composite-Lappen um den Schädel, der dann repositioniert und wieder an den Untergrund fixiert wird. Zur Fixierung sind verschiedenartige Techniken und Systeme beschrieben, die üblicherweise die tiefe Temporalfaszie oder den Schädelknochen zur Fixierung nutzen.

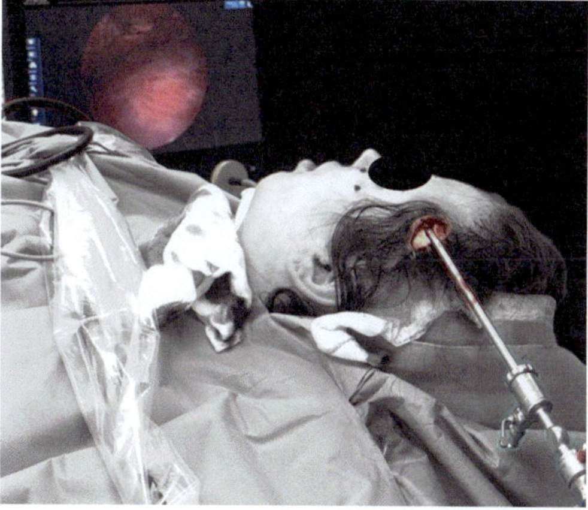

Abb. 38.5 Intraoperativer Situs bei endoskopischem Temporal- und Midfacelift. Der Patient (schwarz-weiß und mit geschwärzten Augen) ist intubiert und beatmet. Das Video-Endoskop ist in der Inzision an der Schläfe, im Hintergrund ist auf dem Bildschirm die Präparation auf der tiefen Temporalfaszie zu sehen

Des Weiteren ist es mittels endoskopischer Technik möglich, die Präparation weiter nach inferior ins Mittelgesicht und sogar ins untere Gesichtsdrittel zu erweitern, um abgesackte Weichteile zu repositionieren, wie es bei den klassischen Techniken zum Midfacelift und Facelift möglich ist (Askeroglu und Pilanci 2019, Askeroglu et al. 2021; Kao und Duscher 2023).

38.2.5 Gliding Brow Lift

Das Gliding Brow Lift (GBL) setzt auf das zuvor beschriebene Prinzip der Schaffung und Verschiebung eines großflächigen Lappens gegen den Untergrund ohne explizite Hautexzision. Im Unterschied zur tiefen Präparation bei den endoskopischen Techniken bleibt die Präparation streng oberflächlich subkutan (Viterbo et al. 2019). Dadurch kann die Haut und Subkutis gegen die darunterliegende muskuloaponeurotische Gewebsschicht nach kranial repositioniert werden. Unter maximalem Zug der Haut werden dann zur Fixierung spezielle Nähte gesetzt, die durch die Haut tief in das darunterliegende Gewebe greifen und beide somit verbinden. Gleichzeitig wird dadurch der Totraum verkleinert und einer Ansammlung von Flüssigkeit entgegengewirkt, weshalb diese Nahttechnik auch als sog. „hämostatisches Netz" bezeichnet wird (Auersvald und Auersvald 2014). Diese Nähte werden üblicherweise 1 bis 2 Tage postoperativ entfernt, um dauerhafte Einziehungen und Einstiche zu vermeiden.

38.2.6 Transpalpebrales Augenbrauenlifting

Beim transpalpebralen Zugang wird die klassische Inzision einer Oberlidstraffung genutzt, um die Augenbraue von inferior kommend zu unterminieren und dann mittels Fixierung des ROOF an das Periost an eine höhere Position zu ziehen (Abb. 38.6). Aufgrund des Zugangs von inferior wird diese Technik teilweise als „reverse browlift" oder „reverse browpexy" bezeichnet.

Typischerweise wird diese Technik in Kombination mit einer Oberlidstraffung genutzt, da oftmals auch neben einem Hautüberschuss des Oberlids selbst ein Absacken der lateralen Augenbraue vorliegt (siehe auch Kap. 39).

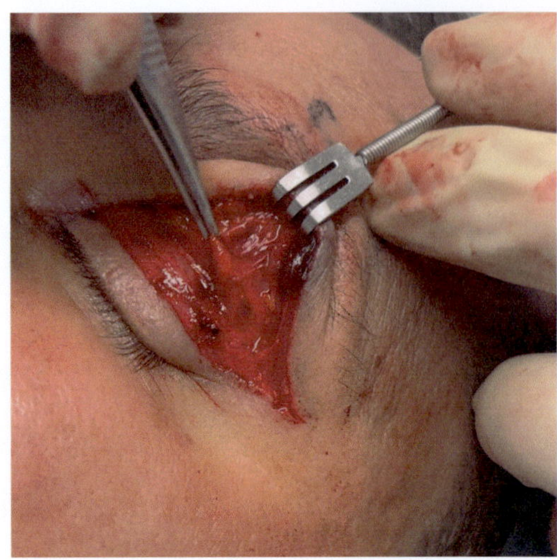

Abb. 38.6 Intraoperative Darstellung des ROOF

38.3 Verfahrenswahl

Während die lateralen Augenbrauen und Schläfen nach massivem Gewichtsverlust regelmäßig durch den Volumenverlust absinken, ist nur bei einem gewissen Teil der Patienten ein Absacken der zentralen Augenbrauen und Stirn zu beobachten. Abhängig von der Notwendigkeit einer zentralen bzw. vertikalen Straffung kann in den meisten Fällen ein Temporallifting, ggf. in Kombination mit weiteren Behandlungen, ausreichend sein (Abb. 38.7). In Fällen von zentralem Absacken mit starker Faltenbildung können die offenen bzw. direkten Techniken oder ein endoskopisches Lifting angewendet werden.

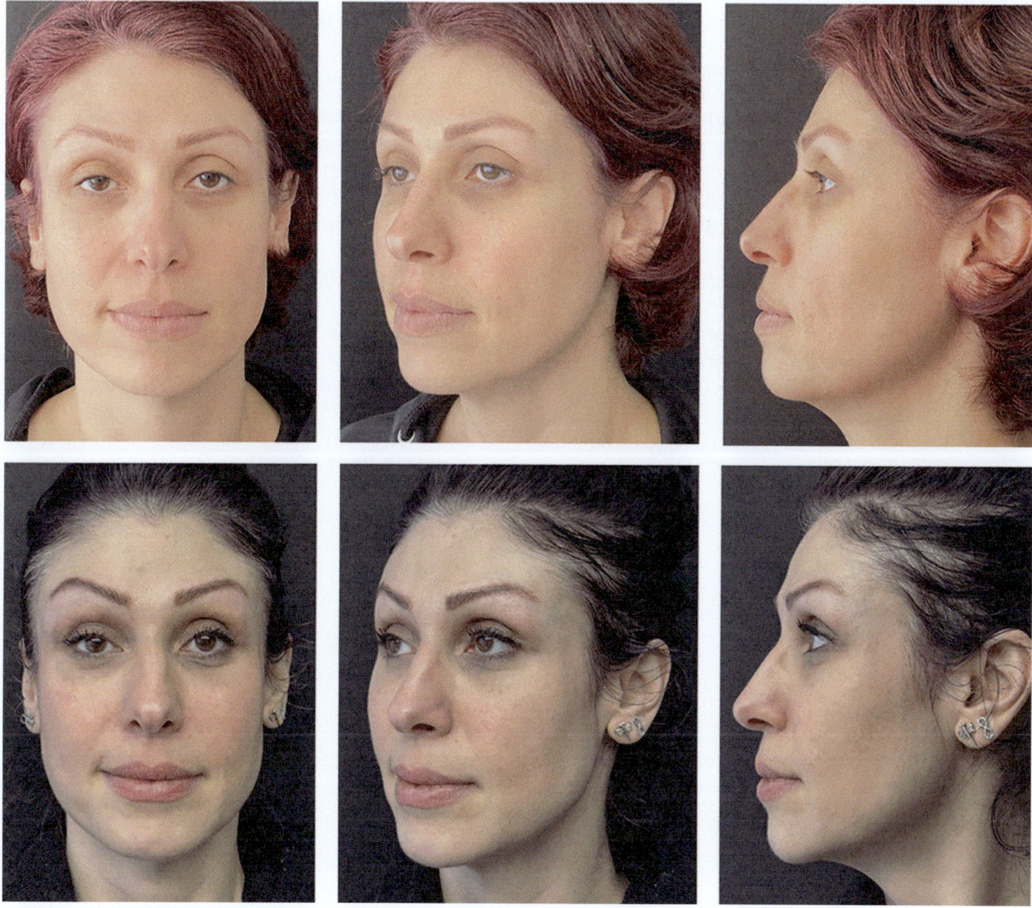

Abb. 38.7 Patientin nach massivem Gewichtsverlust und Volumenverlust im oberen Gesichtsdrittel sowie Mittelgesicht und Laxizität in der Schläfenregion vor und nach Temporallift und Fetttransfer

Literatur

Askeroglu U, Kayadibi T, Pilanci O (2021) Trinity lift: a unique technique for endoscopic midface and lower periorbital unit lift. Aesthetic Plast Surg 45(3):992–1001

Askeroglu U, Pilanci O (2019) A new perspective to the periorbital aesthetics: bella eyes. Aesthet Plast Surg 43:1564–1569

Auersvald A, Auersvald LA (2014) Hemostatic net in rhytidoplasty: an efficient and safe method for preventing hematoma in 405 consecutive patients. Aesthetic Plast Surg 38(1):1–9

Bashour M (2006) History and current concepts in the analysis of facial attractiveness. Plast Reconstr Surg 118(3):741–756

Fogli AL (2003) Temporal lift by galeapexy: a review of 270 cases. Aesthetic Plast Surg 27(3):159–65; discussion 166

Kao CC, Duscher D (2023) The ponytail lift: 22 years of experience in 600 cases of endoscopic deep plane facial rejuvenation. Aesthet Surg J 28:sjad382

Knoll BI, Attkiss KJ, Persing JA (2008) The influence of forehead, brow, and periorbital aesthetics on perceived expression in the youthful face. Plast Reconstr Surg 121(5):1793–1802

Mendelson BC (2009) Facelift anatomy, SMAS retaining ligaments and facial spaces. In: Aston SJ, Steinbrech

DS, Walden JL (Hrsg) Aesthetic Plastic Surgery, 1. Aufl. Elsevier, S 53–72

Mendelson BC, Jacobson SR (2008) Surgical anatomy of the midcheek: facial layers, spaces, and the midcheek segments. Clin Plast Surg 35(3):395–404; discussion 393

Pascali M, Massarelli O (2023) The temporal subcutaneous brow lift with orbicularis oculi muscle elastic flap: technical considerations, systematic review, and terminology standardization. Facial Plast Surg 39(6):691–702

Pitanguy I, Ramos AS (1966) The frontal branch of the facial nerve: the importance of its variations in face lifting. Plast Reconstr Surg 38(4):352–356

Ricketts RM (1982) The biologic significance of the divine proportion and fibonacci series. Am J Orthod 81(5):351–370

Viterbo F, Auersvald A, O'Daniel TG (2019) Gliding Brow Lift (GBL): a new concept. Aesthetic Plast Surg 43(6):1536–1546

Weiterführende Literatur

Guyuron B (2006) Endoscopic forehead rejuvenation: I. limitations, flaws, and rewards. Plast Reconstr Surg 117:1121–1133

Moss CJ, Mendelson BC, Taylor GI (2000) Surgical anatomy of the ligamentous attachments in the temple and periorbital regions. Plast Reconstr Surg 105(4):1475–90; discussion 1491–8

Nahai FR (2013) The varied options in brow lifting. Clin Plast Surg 40(1):101–104

Rohrich RJ, Beran SJ (1997) Evolving fixation methods in endoscopically assisted forehead rejuvenation: controversies and rationale. Plast Reconstr Surg 100(06):1575–1582, discussion 1583–1584

Walrath JD, McCord CD (2013) The open brow lift. Clin Plast Surg 40(1):117–124

39 Komplexe Oberlidstraffungen

Dirk F. Richter und Maria Wiedner

Inhaltsverzeichnis

Die Periorbitalregion ist für die menschliche Kommunikation und Interaktion von entscheidender Bedeutung. Diese Region gibt oft Einblicke in das tägliche Leben, die Stimmung und den körperlichen Zustand einer Person. Hier sind einige Gründe, warum die Periorbitalregion von zentraler Bedeutung ist, und die Eindrücke, die dort entstehen können:

1. Der erste Kontaktpunkt: Wenn Menschen miteinander in Kontakt treten, sind die Augen oft der erste Punkt des Blickkontakts. Der Zustand der Periorbitalregion beeinflusst also stark den ersten Eindruck.
2. Stimmung und Emotionen: Der Zustand der periorbitalen Zone kann Müdigkeit, Traurigkeit, Freude oder Ärger widerspiegeln. Dunkle Ringe unter den Augen können beispielsweise auf Schlafmangel oder Stress hinweisen.
3. Gesundheit und Vitalität: Geschwollene Augen können ein Zeichen für Krankheit oder Allergien sein, während klare, strahlende Augen oft mit guter Gesundheit und Vitalität in Verbindung gebracht werden.
4. Position der Augenbrauen: Die Stellung der Augenbrauen spielt eine wichtige Rolle bei

D. F. Richter (✉) · M. Wiedner
Institut Uniq, Bergisch Gladbach, Deutschland
E-Mail: d.richter@institut-id.com

M. Wiedner
E-Mail: maria@wiedner-plastic.com

A. Gueven und S. Allert (Hrsg.), *Postbariatrische Chirurgie*, https://doi.org/10.1007/978-3-662-69269-1_39

der Wahrnehmung von Alter, Stimmung und Absicht. Hochgezogene Augenbrauen können Überraschung oder Interesse signalisieren, während gesenkte Augenbrauen als Zeichen von Besorgnis oder Nachdenklichkeit, Voralterung oder Traurigkeit gewertet werden können.

39.1 Oberlidchirurgie (Blepharoplastik)

Eine Oberlidoperation kann hängende Augenlider beheben, die oft als Zeichen von Müdigkeit oder Alterung wahrgenommen werden. Dabei kann überschüssige Haut, Fett oder beides entfernt werden, sodass das Auge frischer und wacher wirkt. Eine Blepharoplastik kann auch helfen, das Sichtfeld zu erweitern, wenn überschüssige Haut die Sicht behindert. Heutzutage kann jedoch durch einen oberen Blepharoplastik-Schnitt auch mehr erreicht werden, zum Beispiel die Stabilisierung, Formung oder Anhebung der Augenbrauen durch das transpalpebrale Augenbrauenlifting und Manipulationen des M. corrugator.

Die klassischen Techniken zum Anheben der Augenbraue sind oft komplexe Eingriffe und führen häufig zu sichtbaren Narben. So sind Methoden wie das koronare oder endoskopische Augenbrauenlifting für Menschen mit wenig oder gar keinem Haar nicht geeignet. Ein direktes Augenbrauenlifting führt in der Regel zu Narben, die lange Zeit deutlich sichtbar sind.

Die komplexe Blepharoplastik mit transpalpebralem Brauenlifting stellt ein effektives Gleichgewicht zwischen der Sicherung der Augenbrauenposition und der Verbesserung der Augenbrauenform dar und vermeidet gleichzeitig zusätzliche Narben bei einer Oberlidplastik.

Insgesamt spielt die Periorbitalregion eine Schlüsselrolle bei der Wahrnehmung von Gesundheit, Emotionen und Alter. Korrekturen in diesem Bereich, wie eine komplexe Oberlidchirurgie, können das Aussehen, das Selbstbewusstsein und in manchen Fällen sogar die Funktionalität des Auges verbessern.

39.2 Chirurgische Anatomie

In der Periorbitalregion werden zwei funktionelle Muskelgruppen unterschieden – die Muskeln, die für das Öffnen und Schließen der Augenlider verantwortlich sind:

1. Die Augenlider werden ausschließlich durch den Musculus orbicularis oculi geschlossen. Dieser Muskel verläuft kreisförmig um das Auge und wird von den feinen Ästen des Nervus faciales – Ramus temporales, Ramus zygomaticus und Ramus buccales – innerviert.
2. Das Öffnen des Auges wird von zwei Muskeln ausgeführt – dem Musculus levator palpebrae superior und dem Musculus mullerius. Der Nervus oculomotorius und der Sympathikus sind für die Nervenversorgung dieser Muskeln verantwortlich.

Der Musculus orbicularis oculi, der Musculus corrugator und der Musculus frontalis sind für die Position der Augenbraue verantwortlich.

39.3 Besonderheiten bei Massive-Weight-Loss-Patienten

Im Rahmen des Abnehmprozesses wird auch das periorbitale Fett abgebaut. Dies führt nicht zwangsläufig zu einem Hautüberschuss, sondern eher zu einem eingefallenen, kranken und müden Aussehen. Zusätzlich verliert die Augenbraue an Stabilität durch den Verlust des fetthaltigen Stützgerüstes. Dieser Mechanismus sollte bei diesem Patientengut Berücksichtigung in den Therapieoptionen finden. Hier haben sich insbesondere das Lipofilling (siehe auch Kap. 10), teilweise als eigenständige Maßnahme, bewährt.

39.4 Indikationen und Kontraindikationen

Die klinische Indikation für eine komplexe Blepharoplastik richtet sich nach dem Schweregrad der periorbitalen Deformität. Wenn das Auge Anzeichen von Ermüdung zeigt und die Haut im oberen Lidbereich überflüssig ist, ist eine Oberlidplastik klinisch gerechtfertigt. Postoperativ kommt es nach einer oberen Blepharoplastik häufig zu einer Ptosis oder einem Absinken der Augenbrauenposition, was auf die Hautentfernung und den anschließenden Zug nach unten zurückzuführen ist.

Bei einer leichten bis mäßigen Senkung der Augenbraue ist es medizinisch ratsam, sie entweder in ihrer bestehenden Position zu stabilisieren oder eine leichte Anhebung zu bewirken. Dies kann durch ein transpalpebrales Brauenlifting erreicht werden, das sowohl für die Stabilisierung als auch für die Konturierung der Braue optimal geeignet ist. In Fällen, in denen eine ausgeprägte Ptosis der Augenbrauen vorliegt, ist eine kombinierte Oberlidplastik mit einem transpalpebralen Brauenlift möglicherweise nicht der am besten geeignete Eingriff. In diesen Fällen sollten alternative chirurgische Strategien, wie ein direktes Brauenlifting oder ein gleitendes Brauenlifting („gliding brow lift", GBL) in Betracht gezogen werden (siehe auch Kap. 38).

Mit zunehmendem Alter und auch nach starkem Gewichtsverlust kommt es häufig zu einer Verringerung des palpebralen Fettgewebes, was sich klinisch als leeres Augenlid oder als A-Frame-Deformität äußert (Abb. 39.1). Dies kann auch postoperativ nach einer übermäßigen Fettresektion im Rahmen eines vorherigen Eingriffs am oberen Lidrand beobachtet werden. Anstatt das präaponeurotische Fett zu entfernen, kann es medial und lateral mobilisiert und dann zentral verankert werden (Fetttransposition). Diese Methode erleichtert die strategische Positionierung des Fettgewebes in der Region des Augenlids, die defizitär erscheint. Bei ausgeprägten Volumendefiziten oder einem stark ausgehöhlten Lid kann diese Technik jedoch unzureichend sein und ein zusätzliches Lipofilling erforderlich machen.

39.5 Markierungstechniken

Bei der Markierung der Schnittlinien für eine Oberlidoperation (Blepharoplastik) gibt es einige wichtige Überlegungen, um optimale Ergebnisse zu erzielen und mögliche Komplikationen zu vermeiden:

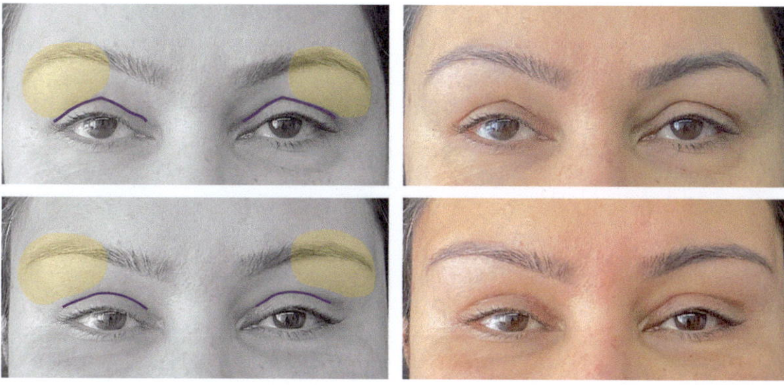

Abb. 39.1 Schematische Darstellung (links) und Fotodokumentation (rechts) einer A-Frame-Deformität bei einer Patientin nach massivem Gewichtsverlust und auswärtiger Blepharoplastik (obere Reihe) sowie nach Oberlidoperation zur Korrektur mittels Fettreposition, ROOF-Reduktion und Augenbrauenerhöhung (untere Reihe). Die Lidfalte (lila) ist vorher dreieckig, nachher harmonisch rund, sowie das aufsetzende ROOF (gelb) reduziert und angehoben. (Mit freundlicher Genehmigung der Herausgeber)

1. Individuelle Anatomie: Jeder Patient hat eine einzigartige Augen- und Lidstruktur. Daher sollte die Inzision individuell angepasst und sorgfältig geplant werden. Der Abstand zwischen Lidrand und unterer Inzision sollte zwischen 8 und 10 mm, zwischen medialer Augenbraue und oberer Inzision etwa 15 mm betragen (Abb. 39.2).
2. Erhalt der Lidfunktion: Die Inzision sollte so geplant werden, dass die Funktionalität des Lids nicht beeinträchtigt wird. Eine unsachgemäße Schnittführung mit zu tiefer Narbe und übermäßiger Hautresektion kann zu Problemen wie Lidfehlstellungen und unvollständigem Lidschluss führen, insbesondere wenn die Oberlidplastik mit einem Augenbrauenlifting kombiniert wird.
3. Natürliche Lidfalte: Die Inzision sollte innerhalb der natürlichen Lidfalte oder etwas darüber liegen, um die Narbe so unauffällig wie möglich zu gestalten.
4. Symmetrie: Es ist wichtig, beide Augen unabhängig voneinander sorgfältig zu markieren, um die postoperative Symmetrie zu gewährleisten, da jedes Augenlid unterschiedlich ist. Auch wenn das andere Auge nicht operiert wird, sollte es als Referenz verwendet werden.
5. Vermeidung von Überkorrekturen: Die Entfernung von zu viel Haut kann zu Schwierigkeiten beim Augenschluss führen. Es ist besser, konservativ vorzugehen und bei Bedarf in einer späteren Sitzung weitere Korrekturen vorzunehmen.
6. Berücksichtigung der Position der Augenbrauen: Die Position und Form der Augenbrauen kann die gewünschte Schnittlinie beeinflussen, insbesondere wenn gleichzeitig ein Brauenlifting in Betracht gezogen wird.
7. Beurteilung in liegender Position: Es ist hilfreich, die Markierungen im Liegen und nicht im Sitzen vorzunehmen, da sich die Augenlidfalten in aufrechter Position anders darstellen können. In der Rückenlage neigt die Augenbraue dazu, sich anzuheben, was die Wahrscheinlichkeit einer Überkorrektur verringert. Außerdem sollte man die Augenbraue mit einer Hand manuell bis zur maximalen Position anheben und dann den Lidschluss simulieren, um sicherzustellen, dass die Markierungen korrekt sind. Dies ist besonders wichtig für Patienten, die sich zuvor bereits einer Oberlidoperation unterzogen haben.
8. Vermeiden Sie seitliche Spannung: Bei der Markierung sollte darauf geachtet werden, dass der seitliche Teil der Inzision keine übermäßige Spannung erfährt, um das Risiko einer nach unten gezogenen äußeren Lidfalte zu verringern.

Eine genaue Markierung vor einer komplexen Oberlidoperation ist von größter Bedeutung und erfordert ein gründliches Verständnis der

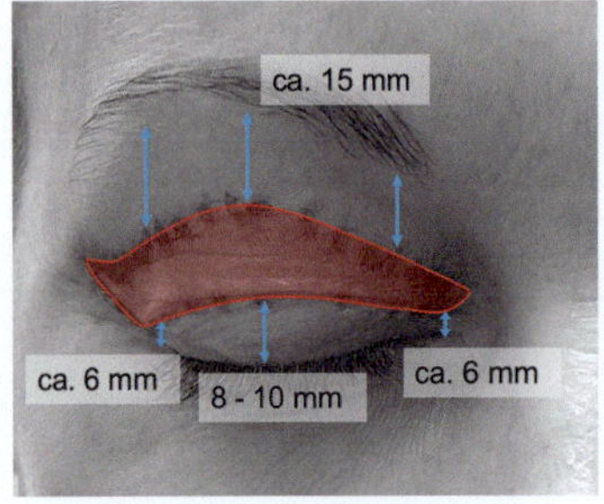

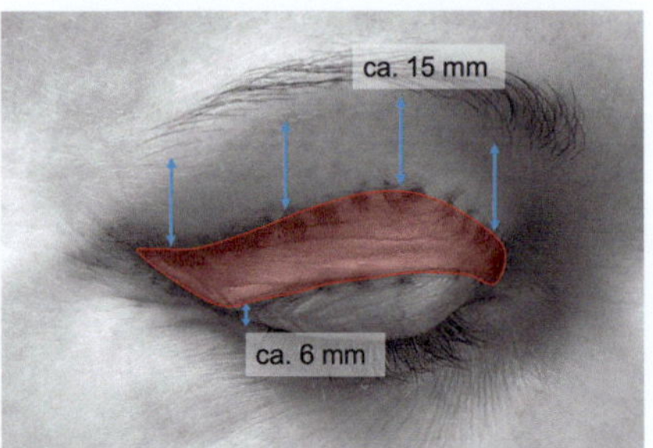

Abb. 39.2 Schematische Darstellung der Anzeichnung einer Oberlidstraffung. (Mit freundlicher Genehmigung der Herausgeber)

anatomischen Gegebenheiten und des gewünschten ästhetischen Ergebnisses.

39.6 Chirurgische Technik

Wir führen den Eingriff in der Regel unter örtlicher Betäubung mit leichter Sedierung durch. Wir legen den Kopf in eine Kopfform, sodass sich der Chirurg gut um den gesamten Kopf des Patienten bewegen kann. Der Oberkörper wird leicht erhöht gelagert, um einen venösen Reflux und damit verbundene Blutungen zu vermeiden. Wir führen die gesamte Operation mit der Colorado-Nadel und monopolarem Ätzmittel durch. Bipolar wird verwendet, um Fettgewebe zu entfernen oder um feinere Blutungen zu kontrollieren.

Die abgegrenzte überschüssige Haut wird zunächst entfernt, wobei der Musculus orbicularis oculi erhalten bleibt. Der Musculus orbicularis oculi, der einzige Muskel, der für den Lidschluss verantwortlich ist, kann, wenn er auch nur teilweise reseziert wird, postoperativ aufgrund von Denervierung und fibrotischen Veränderungen zu einem unvollständigen Lidschluss oder zu Problemen mit der Schmierung führen. Daher ist die Erhaltung des Muskels unerlässlich. Anschließend werden die Fasern des Orbicularis-Muskels entlang der Mittellinie durchtrennt. Darunter liegt das Septum orbitale, das zunächst erhalten bleibt.

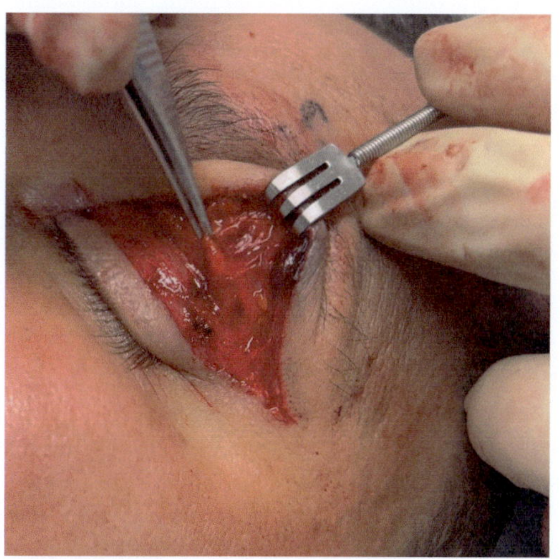

Abb. 39.3 Intraoperative Darstellung des ROOF. (Mit freundlicher Genehmigung der Herausgeber)

39.6.1 ROOF-Reduktion

Mit zwei chirurgischen Haken, die am oberen Rand der Orbicularis-Inzision positioniert werden, wird die Dissektion über das Septum orbitale und unterhalb des Orbicularis-Muskels bis zur Augenbraue fortgesetzt. Je nach intraoperativem Befund kann Retroorbicularis-oculi-Fett (ROOF) hinter der Augenbraue beobachtet werden, das sich unterhalb des Musculus orbicularis in Richtung des Septum orbitale erstreckt (Abb. 39.3). Vor allem bei asiatischen Bevölkerungsgruppen kann sich das ROOF bis zur Tarsalplatte erstrecken. Falls erforderlich, kann dieses Fettgewebe entfernt werden, um die Augenbrauenkontur seitlich zu verfeinern, was insbesondere bei ausgeprägter Augenbrauenfülle von Vorteil ist.

39.6.2 Transpalpebrale Augenbrauenerhöhung

Die Dissektion erfolgt etwa in der Mitte der Augenbraue und umfasst deren seitlichen Aspekt vollständig. Hier ist der Augenhöhlenrand tastbar. Die mittlere bis laterale Augenbrauenregion wird umfassend unterminiert und von den darunter liegenden Strukturen abgelöst. Die seitlichen Bandansätze, die die Braue verankern, werden gelöst. Die gesamte Augenbraue wird dann nach kranial mobilisiert, sodass die optimale Höhe und Position bestimmt werden kann. Die Verankerung der Braue in tieferen Schichten erfolgt durch tiefe Nähte, die idealerweise am Periost befestigt werden. In der Regel werden 5–0 Vicryl-Nähte verwendet.

Resorbierbares Nahtmaterial ist geeignet, da die Unterminierung und Repositionierung der Augenbraue eine Gewebeadhäsion begünstigt, die dauerhafter ist als die Naht selbst. Die Nahtknoten können strategisch gestrafft werden, um die gewünschte Brauenkontur zu modellieren. In der Regel reichen ein oder zwei Nähte aus, um die gewünschte Brauenanhebung oder -kontur zu erreichen. Diese Nähte vergrößern auch das Augenbrauenvolumen, indem sie das darunter liegende Gewebe plikieren, was oft einen ästhetisch günstigen Effekt hat.

Falls erforderlich, kann das Septum orbitale inzidiert werden, um Zugang zum präaponeurotischen Fett zu erhalten und es entweder zu reduzieren oder wieder auszugleichen. Für die mediale Augenbrauenanhebung ist ein Eingriff am Corrugator-Muskel, der das mediale Augenbrauensegment niederdrückt, unerlässlich.

39.6.3 Resektion des Corrugator-Muskels

Beim medialen Zugang zur mittleren Augenbraue wird der Orbicularis-Muskel eingeschnitten und zum Augenhöhlenrand hin durchtrennt, sodass der Ursprung des Corrugator-Muskels sichtbar wird, der aus einer tiefen und einer oberflächlichen Komponente besteht.

Bei der Dissektion im medialen Drittel sollte der Nervus supratrochlearis erhalten bleiben, da er um den oberflächlichen Anteil herum verläuft und auf dem tieferen Segment liegt. Die ausgeprägten schrägen Fasern des Corrugator werden bei sorgfältiger Dissektion sichtbar. Der Muskel ist robust und liegt gut frei. Der Nervus supraorbitalis verläuft zusammen mit kleineren arteriovenösen Strukturen etwa zwischen dem medialen und dem lateralen Drittel durch den Muskel. Um eine Verletzung dieser neuralen und vaskulären Strukturen zu vermeiden, wird empfohlen, die Durchtrennung im mittleren Drittel des Muskels nach sorgfältiger Präparation der Knochenhaut des Orbitarands vorzunehmen.

Die Exzision eines kleinen Muskelsegments und die anschließende Platzierung eines kleinen Segments orbitalen Fetts in den entstandenen Defekt kann das Risiko postoperativer Verwachsungen mindern. Dieses Verfahren reduziert auch die Zornesfalten.

39.6.4 Fettverschiebung

Typischerweise kommt es im Laufe des Alterungsprozesses zu einer Atrophie des präaponeurotischen Fetts. Gelegentlich entsteht ein „A-Frame“, der den Patienten müde und unausgeglichen erscheinen lässt (Abb. 39.1). In solchen Fällen ist es angezeigt, das vorhandene Fettgewebe aus den medialen und bilateralen Fettkompartimenten umzuverteilen, anstatt es zu reduzieren. Auf diese Weise bleibt das Volumen erhalten und der „A-Frame“ wird ausgeglichen. Zu diesem Zweck wird das Septum orbitale seitlich eingeschnitten, um das seitliche präaponeurotische Fett zu lokalisieren, das dann durch das Septum gezogen wird. Die gleiche Technik wird bei der zentralen Fetttasche angewendet, wo das Fettgewebe eine blassere Färbung aufweist. Auch hier wird das Fett sanft durch das Septum gezogen, ohne es zu beschädigen, sodass seine Gefäßversorgung intakt bleibt. Anschließend werden die beiden Fettvorwölbungen mit einem feinen, resorbierbaren Nahtmaterial zusammengenäht.

Nach sorgfältiger Blutstillung wird die Wunde schichtweise mit einer intrakutanen Naht verschlossen, zum Beispiel mit 6–0 Prolene.

39.7 Postoperative Versorgung

Die Patienten bleiben in der Regel 1 bis 2 Stunden zur Überwachung in der Klinik.

Zu diesem Zeitpunkt sollte für eine ausreichende Analgesie gesorgt werden, um postoperative Blutdruckanstiege zu vermeiden. Alle Patienten erhalten mindestens 2 Monate lang befeuchtende Augentropfen, die 5-mal täglich angewendet werden, um ein Austrocknen der Hornhaut zu verhindern. Diese Augentropfen sind besonders wichtig bei einem inkompletten Lidschluss, der aufgrund eines Ödems oder einer Schwäche des Orbicularis-Muskels mehrere Wochen andauern kann. Die Patienten sollten weiterhin für mindestens 48 h kalte Kompressen zur Kühlung anlegen. Eiskompressen sollten nicht mehr als 5-mal täglich für höchstens 20 min angewendet werden und nicht in direktem Kontakt mit der Haut stehen.

Es hat sich als nützlich erwiesen, nachts ein zweites Kissen zu verwenden, um den Oberkörper hochzulegen. Sport sollte für etwa 14 Tage vermieden werden. Kontaktlinsen sollten 2 Wochen lang durch eine Brille ersetzt werden. Die Fäden werden in der Regel nach 5–7 Tagen entfernt. Eine Lymphdrainage kann hilfreich sein, insbesondere bei einer Schwellung des unteren Augenlids.

Da der Eingriff in der Regel schmerzfrei ist, reichen einfache Schmerzmittel aus. Nichtsteroidale Antirheumatika mit gutem schmerzstillendem Potenzial haben nachweislich eine zusätzliche abschwellende Wirkung.

Weiterführende Literatur

Baker TJ, Gordon HL, Mosienko P (1977) Oberlid-blepharoplastik. Plast Reconstr Surg 60(5):692–698

Blumen RS (1993) Obere blepharoplastik durch augenlidinvagination. Anchor Blepharoplasty. Clin Plast Surg 20(2):193–207

Codner M, McCord C jr. (Hrsg) (2016). Eyelid and periorbital surgery. Seite 269, Kapitel 9. Thieme, New York

Codner MA, Kikkawa DO, Korn BS et al (2010) Blepharoplastik und augenbrauenlift. Plast Reconstr Surg 126(1):1e–17e

Horton CE, Carraway JH, Potenza AD (1978) Behandlung einer tränenwulst bei der blepharoplastik durch repositionierung der drüse. Plast Reconstr Surg 61(5):701–702

McCord CD, Doxanas MT (1990) Brauenplastik und brauenpexie: eine ergänzung zur blepharoplastik. Plast Reconstr Surg 86(2):248–254

McCord CD, Kreymerman P, Nahai F et al (2013) Management der postblepharoplastischen chemose. Aesthet Surg J 33(5):654–661

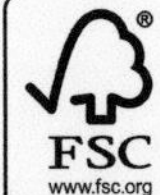

MIX
Papier aus verantwortungsvollen Quellen
Paper from responsible sources
FSC® C105338

If you have any concerns about our products,
you can contact us on
ProductSafety@springernature.com

In case Publisher is established outside the EU,
the EU authorized representative is:
Springer Nature Customer Service Center GmbH
Europaplatz 3, 69115 Heidelberg, Germany

Printed by Libri Plureos GmbH
in Hamburg, Germany